Thieme

Forum Logopädie

Herausgegeben von Dietlinde Schrey-Dern
und Norina Lauer

In dieser Reihe sind folgende Titel bereits erschienen:

Bauer A, Auer P: Aphasie im Alltag
Bigenzahn W: Orofaziale Dysfunktionen im Kindesalter., 2. Aufl.
Biniek R: Akute Aphasie. Aachener Aphasie-Bedside-Test, 2. Aufl.
Bongartz R: Kommunikationstherapie mit Aphasikern und Angehörigen. Grundlagen – Methoden – Materialien
Bühling S: Logopädische Gruppentherapie bei Kindern und Jugendlichen
Costard S: Störungen der Schriftsprache, 2. Aufl.
Huber W, Poeck K, Springer L: Klinik und Rehabilitation der Aphasie – Eine Einführung für Patienten, Angehörige und Therapeuten
Jahn T: Phonologische Störungen bei Kindern. Diagnostik und Therapie, 2. Aufl.
Kotten A: Lexikalische Störungen bei Aphasie
Lauer N: Zentral-auditive Verarbeitungsstörungen im Kindesalter, 3. Aufl.
Lauer N, Birner-Janusch B: Sprechapraxie im Kindes- und Erwachsenenalter
Masoud V: Gruppentherapie bei neurologischen Sprachstörungen
Möller D, Spreen-Rauscher M: Frühe Sprachintervention mit Eltern – Schritte in den Dialog
Nebel A, Deuschl G: Dysarthrie und Dysphagie bei Morbus Parkinson
Nobis-Bosch R, Rubi-Fessen I, Biniek R, Springer L.: Diagnostik und Therapie der akuten Aphasie
Nonn K: Unterstützte Kommunikation in der Logopädie
Sandrieser P, Schneider P: Stottern im Kindesalter, 3. Aufl.
Scharff Rethfeldt W: Kindliche Mehrsprachigkeit. Grundlagen und Praxis der sprachtherapeutischen Intervention
Schlenck C, Schlenck KJ, Springer L: Die Behandlung des schweren Agrammatismus
Schnitzler CD: Phonologische Bewusstheit und Schriftspracherwerb
Schrey-Dern D: Sprachentwicklungsstörungen. Logopädische Diagnostik und Therapieplanung
Sick U: Poltern, 2. Aufl.
Spital H: Stimmstörungen im Kindesalter
Tesak J: Einführung in die Aphasiologie, 2. Aufl.
Weigl I, Reddemann-Tschaikner M: HOT – Ein handlungsorientierter Therapieansatz für Kinder mit Sprachentwicklungsstörungen, 2. Aufl.
Wendlandt W: Sprachstörungen im Kindesalter. Materialien zur Früherkennung und Beratung, 6. Aufl.
Wendlandt W: Stottern im Erwachsenenalter
Ziegler W, Vogel M: Dysarthrie – verstehen, untersuchen, behandeln

Poltern

Theoretische Grundlagen, Diagnostik, Therapie

Ulrike Sick

2., vollständig überarbeitete Auflage

31 Abbildungen

Georg Thieme Verlag
Stuttgart • New York

Anschriften

Frau
Ulrike **Sick**
Tulpenhofstr. 19
63067 Offenbach

Frau
Dietlinde **Schrey-Dern**
Lehrbeauftragte im Studiengang
Lehr- und Forschungslogopädie
RWTH Aachen
Segnistr. 23
52066 Aachen

Frau
Prof. Dr. Norina **Lauer**
Hochschule Fresenius
Fachbereich Gesundheit & Soziales
Limburger Str. 2
65510 Idstein
Rainweg 60
69118 Heidelberg

Impressum

Bibliografische Information der Deutschen Nationalbibliothek

Die Deutsche Nationalbibliothek verzeichnet diese Publikation in der Deutschen Nationalbibliografie; detaillierte bibliografische Daten sind im Internet über http://dnb.d-nb.de abrufbar.

1. Auflage 2004

Rüdigerstraße 14
70469 Stuttgart
Deutschland
Telefon: +49/(0)711/8931-0
Unsere Homepage: www.thieme.de

Printed in Germany

Zeichnungen: Heike Hübner, Berlin;
Angelika Brauner, Hohenpeißenberg
Umschlaggestaltung: Thieme Verlagsgruppe
Umschlagabbildung: Dorit David, Hannover
Redaktion: Martina Kunze, Ehringshausen
Satz: medionet Publishing Services Ltd., Berlin
gesetzt aus 3B2
Druck: Grafisches Centrum Cuno, Calbe

ISBN 978-3-13-131212-9 1 2 3 4 5 6
Auch erhältlich als E-Book:
eISBN (PDF) 978-3-13-170742-0
eISBN (ePub) 978-3-13-176952-7

Vorwort der Herausgeberinnen zur 2. Auflage

Über die Diagnostik und Therapie des Polterns finden sich in der Fachliteratur nur wenige aktuelle Veröffentlichungen, die über eine Auflistung von differenzialdiagnostisch relevanten Symptomen und generellen Behandlungsansätzen hinausreichen. Dieser Befund gilt auch 9 Jahre nach der Erstveröffentlichung der Publikation.

Obwohl in der Medizingeschichte Poltern bereits seit dem 18. Jahrhundert als Störungsbild dokumentiert ist und Deso Weiss bereits 1964 bei Prentice Hall in den USA eine erste Publikation veröffentlicht hat, ist Poltern im Gegensatz zum Stottern nicht nur in der klinischen Praxis, sondern auch in der empirischen Forschung unterrepräsentiert.

Diesem Mangel versucht die im Jahre 2007 gegründete ICA (International Cluttering Association, http://associations.missouristate.edu/ica/) zu begegnen, deren primäres Ziel es ist, das Störungsbild bei Betroffenen und Behandlern bekannter zu machen, ihr Wissen darüber zu vergrößern und damit zu einer effektiveren Behandlung beizutragen. Dementsprechend veranstaltete die ICA bereits 2007 eine erste internationale Konferenz in Bulgarien, die eine Bestandsaufnahme zu empirischen Forschungsprojekten, Diagnoseverfahren und Therapiemethoden in 18 Ländern vornahm.

Wie die Autorin überzeugend vermittelt, führen das mangelnde Wissen über die Symptome des Polterns, deren Wirkungszusammenhänge mit kognitiven und sprachlichen Fähigkeiten sowie fehlende Behandlungskompetenzen der Therapeuten dazu, dass Poltern häufig unbehandelt bleibt. Polternde Jugendliche und Erwachsene und deren Angehörige wissen zudem meist nicht, dass die Störung logopädisch behandelbar ist.

Ziel des Buches ist es, eine praxisrelevante Darstellung des Forschungsstandes zu vermitteln. Die Autorin stellt Definitionen und Konzepte zum Poltern vor, beschreibt die Symptomatik ausführlich und grenzt sie vom Stottern ab. Neben Diagnostikmaterial enthält das Buch im Therapieteil eine Vielzahl von symptomspezifischen Übungen, die von eigenen Erfahrungen und Überlegungen der Autorin geprägt sind oder sich anderweitig in der therapeutischen Praxis bewährt haben. In die 2. Auflage wurden aktuelle wissenschaftlich und berufspraktisch fundierte Informationen eingearbeitet.

Die Veröffentlichung ist sowohl für Studium und Ausbildung von Logopäden und Sprachtherapeuten geeignet, als auch für in den schulischen und klinischen Berufsfeldern tätige Therapeuten.

Wir hoffen, dass das Buch zur Verbesserung der effektiven Diagnostik und Therapie des Polterns beiträgt und Anstoß für vertiefte empirische Forschungen bietet.

Aachen und Idstein, August 2013
Dietlinde Schrey-Dern
Norina Lauer

Merke M!

Wichtiger Hinweis für den Leser

Möchten Sie Ihr eigenes Repertoire um Diagnostik- und Therapiematerialien zu Poltern erweitern?

Erprobte Materialien zum Einsatz in der Praxis finden Sie im Anhang und als kostenlosen Download als Kopiervorlage im Internet unter www.thieme.de/go/Forum-Logopädie/Sick.

Auf dem hinteren Innendeckel des Buches finden Sie eine Anleitung, wie Sie mit Ihrem persönlichen Zugangscode zu den Online-Materialien gelangen.

Vorwort

Bereits im Jahr 2004 erschien die erste Auflage dieses Buches. Seitdem habe ich viel positive Resonanz zu diesem Buch erhalten, über die ich mich sehr gefreut habe. Dennoch war es an der Zeit, die erste Auflage komplett zu überarbeiten und zu aktualisieren. In der zweiten Auflage habe ich versucht, die Waage zu halten zwischen weiterhin ausführlicher theoretischer Information und klarer Strukturierung des praktischen Teils. Neue derzeit im Deutschen, Englischen und Niederländischen zugängliche wissenschaftlich und berufspraktisch fundierte Informationen wurden in diese zweite Auflage eingearbeitet. Die zweite Auflage ermöglicht ausgebildeten Sprachtherapeuten und Logopäden eine qualifizierte logopädische Diagnostik und Therapie von Poltern bei Erwachsenen, Jugendlichen und Kindern nach dem neuesten Wissensstand. Für Studium und Ausbildung liefert dieses Buch alle nötigen Wissens- und Handlungsgrundlagen zum Thema Poltern. Rückfragen, Kommentare und Anregungen sind jederzeit per E-Mail erwünscht an: sick@klar-sprechen.de.

Offenbach, im Herbst 2013
Ulrike Sick

Danksagung

Ausführliche Danksagungen sind mir wichtig, denn ohne Unterstützung, Feedback und Anregungen ist es nicht möglich und wäre es nicht möglich gewesen, dieses Buch zu schreiben, von dem polternde Personen, deren Umfeld und Therapeuten bestmöglich profitieren sollen.

An erster Stelle danke ich meinem Mann Oliver für all die Zeit, die er alleine mit unseren Kindern Leif, Lara und Anna in den „heißen Monaten des Schreibens“ – gerade auch am Wochenende – verbracht hat, um mich an den Schreibtisch zu entlassen und mir so ein zusätzliches konzentriertes, effizientes und effektives Arbeiten zu ermöglichen. Leif, Lara und Anna danke ich für ihr Verständnis, dass ich in dieser Zeit weniger als sonst für sie da war, und ihr Interesse an dem Thema „Buch“. Meiner Mutter Helga Kähler danke ich für diverse Extrakinderbetreuungen und ihre Hilfe, was mir den Rücken frei gehalten hat, um neben meiner Berufstätigkeit schreiben zu können. Meinen beiden Eltern, Helga und Gunther Kähler, danke ich allgemein für ihre Liebe und Unterstützung. Sie haben dazu beigetragen, dass ich die nötige Energie und Freude für derartige Projekte habe. Markus und Tanja Tacker danke ich für die Verwirklichung des Coworking-Projektes *„Offenraum“*, das mir am Wochenende – wann immer ich es brauchte – die Möglichkeit bot, einen Schreibtisch in ruhiger Umgebung mit „free coffee“ in Offenbach zu mieten.

Ich danke all meinen Kolleginnen und Kollegen sowie meinen zahlreichen Seminarteilnehmern für fruchtbare Gespräche, deren Ergebnisse und Essenzen auch in dieses Buch eingeflossen sind. Meinen polternden Patienten danke ich für ihr direktes und indirektes Feedback zu meiner Arbeit mit ihnen, das zu einer Weiterentwicklung von Diagnostik und Therapiemethoden führte. Ich danke Prof. Norina Lauer für die fachliche Durchsicht des Manuskripts.

Mein abschließender Dank gilt dem Thieme Verlag, der mir die nötigen zeitlichen Freiräume gab, das Projekt „Neuauflage“ zu verwirklichen, und der mich immer freundlich unterstützt hat.

Inhaltsverzeichnis

Teil I Theoretische Grundlagen

Teil II Diagnostik

Einleitung

„Über Poltern wissen wir sehr viel mehr als nichts, aber noch lange nicht genug.“ Mit diesem Satz begann die Einleitung zur ersten Auflage dieses Buches im Jahr 2004. Seitdem hat sich die Forschung zum Thema *Poltern* jedoch weiterentwickelt. Durch die Gründung der „International Cluttering Association“ (ICA) im Jahr 2007 sind Forscher und Therapeuten nun weltweit vernetzt. Wir wissen genug, um erfolgreiche logopädische Therapien durchführen zu können, obwohl auch diesbezüglich noch Optimierungsbedarf besteht. Wir wissen, trotz deutlichen Fortschritten in der Forschung, noch nicht genug über die theoretischen Hintergründe von Poltern, um zu verstehen, welche Defizite zur Entstehung einer Poltersymptomatik führen, welche Symptome wirklich dem Poltern und welche assoziierten Störungen zuzuordnen sind.

Ziel dieses Buches ist es, den aktuellen Wissensstand, inklusive historischer Entwicklungen, wiederzugeben, um darauf aufbauend die derzeit erfolgreichsten Methoden zur Diagnostik und Therapie vorzustellen. Im Bereich Diagnostik wurden in dieser zweiten Auflage Diagnostikmethoden präzisiert und das gesamte Diagnostikmaterial (Kap. 10) überarbeitet.

Im Therapieteil werden zu den zahlreichen Symptomen von Poltern praktische Übungen vorgestellt, die sich entweder durch eigene Erfahrung, in Gesprächen mit anderen Therapeuten, Seminarteilnehmern oder in der Literatur als sinnvoll erwiesen haben. Im Vergleich zur ersten Auflage wurden einige Übungen herausgenommen, dafür neue hinzugefügt. Der Therapieteil liefert nun auch einen strukturierten Behandlungsplan für die Kernsymptomatik von Poltern.

Das Buch richtet sich an alle, die sich mehr oder weniger intensiv mit Poltern befassen, und vermittelt in Kombination mit logopädischem Unterricht Studierenden das nötige Wissen für eine hypothesengeleitete, symptomorientierte logopädische Behandlung von Poltern.

Ich habe in diesem Buch keine einheitliche Kennzeichnung von männlichen und weiblichen Personengruppen eingehalten, sondern die Form genommen, die ich spontan als erstes zu Papier gebracht habe. So habe ich beispielsweise Therapeutinnen geschrieben, auch wenn damit männliche Therapeuten selbstverständlich ebenfalls angesprochen sind. Die Schreibweise TherapeutInnen mit einem großen „I“ wollte ich vermeiden.

Wissenschaftliche Auseinandersetzung mit Poltern

Geschichtlicher Überblick

Die Geschichte der Beschreibungen von Poltern beginnt mit einer Überlieferung aus der Antike, wenn man sich wie Weiss der Meinung anschließt, dass Demosthenes vor seiner Selbstbehandlung mit Kieselsteinen eher gepoltert als gestottert hat [Weiss, 1964]. Demnach wurde er nach Überlieferung von Plutarch (ebd.) als eine Person mit „exzessivem Temperament, undeutlicher Aussprache, Dyslalien, schwacher Stimme, Kurzatmigkeit und der Unfähigkeit auf den Punkt zu kommen“ beschrieben. Eine weitere Anekdote berichtet von dem libyschen König Battaros, der schnell und unorganisiert gesprochen haben soll, sodass Menschen, die ähnlich wie er sprachen, als unter *Battarismus* Leidende benannt wurden [Weiss, 1964].

Weiss bezeichnet die Geschichte des Polterns als eine offene und verdeckte Geschichte [Weiss, 1964]. Die offene Geschichte beschreibt die tatsächliche Geschichte, nämlich die der Klinik des Polterns, die verdeckte Geschichte beinhaltet Beschreibungen über vermeintliches Stottern, das nach heutigem Wissensstand als Poltern oder eine Mischform beider Störungen hätte bezeichnet werden müssen.

In der Antike und im Mittelalter wurde Poltern noch nicht als eigene Störung beschrieben, obwohl einige Arbeiten Symptome von Poltern erwähnen, wie beispielsweise Aetius im 6. Jahrhundert und Hieronymus Mercurialis ([Aetius, 1649] [Mercurialis, 1584], beide in: [Weiss, 1964]). David Bazin ([Bazin, 1717], in: [Luchsinger, 1963]) liefert eine Symptombeschreibung von Poltern in seinem Werk *De lingua et eius vitiis morbosis*.

Er schreibt unter anderem:

„Hierher gehört auch die Überstürzung der Sprache, bei der die Menschen aus allzu großem Sprechdrang nicht genügend Zeit auf die Aussprache der Wörter verwenden. Bei solchen eilt die Sprache oft den Gedanken voraus, sie versuchen zumeist noch unverbundene oder verworrene Gedanken auszudrücken. Dies ist eine Störung, die mehr mit dem Geist als mit der Zunge zusammenhängt und deshalb mehr der Psychologie (Ethica) als der Medizin zugehört; ihre Heilung liegt in den 2 Worten *festina lente – eile mit Weile!*“ (vgl. [Luchsinger, 1963], S. 10).

Colombat verwendete 1830 drei Begriffe für Symptomenkomplexe bei Poltern [Colombat, 1830]: *Bredouillement* (exzessive Schnelligkeit, die zu auffälliger Artikulation führt), *Balbutiement* (Unflüssigkeiten durch Wortfindungs- oder Formulierungsstörungen) und *Bafoillement* (Unfähigkeit, auf den Punkt zu kommen (vgl. [Weiss, 1964] [Weiss, 1968]). Luchsinger hebt eine damals wenig beachtete Schrift von Serre (1841) hervor [Luchsinger, 1963]. Dieser betrachtete Poltern als ein Stottern, das in seiner Entwicklung zurückgeblieben ist, und empfahl als Therapie, dass „jede Silbe die ihr zukommende Aussprachezeit bekomme". Zusätzlich setzte er den adäquaten Gebrauch von Gestik in der Therapie ein. Zu gleicher Zeit berichtete der Pariser Arzt Dr. M. Miguel von erfolglosen Zungenoperationen nach der Methode von Dieffenbach bei 2 polternden Sprechern: „Ich habe zwei Kranke operiert, die anstelle eines echten Stotterns eine Unordnung der Rede *La parole confuse* aufwiesen. Man verstand nur schwer und unvollständig die Worte, welche sie aussprachen." ([Luchsinger, 1963], S. 12) 1877 stellte Adolf Kussmaul dar, dass Poltern zwar leicht mit Stottern verwechselt werden kann, sich die beiden Störungen aber unter anderem deshalb unterscheiden lassen, weil sich Poltern verbessert, wenn der Patient seine Aufmerksamkeit auf die Symptome lenkt, Stottern hingegen verschlechtert (in: [Luchsinger, 1963]). Gutzmann (1892, in: [Luchsinger, 1963]) sah die Ursache von Poltern in einer Unaufmerksamkeit, einem Fehler im ideogenen Centrum (S. 13). Seiner Ansicht nach bestand ein „Missverhältnis zwischen Sprechlust und Geschicklichkeit der Sprechmuskulatur, die vor allem bei 12–14-jährigen Kindern hervortreten" (ebd.). Im deutschsprachigen Raum widmete erstmals Albert Liebmann mit seinen *Vorlesungen über Sprachstörungen – Poltern* dieser Störung einen eigenen Band [Liebmann, 1900]. Er bezeichnet Poltern auch als *Paraphrasia praeceps*. 1916 beschrieb James Sonnet Greene einen Fall von Poltern, dessen Symptomkomplex er *Agitophasia* nannte und der mit auffälliger Handschrift einherging [Greene, 1916]. Fröschels stützte noch die These von Bazin, indem er schreibt, dass die Ursache von Poltern in einer mangelhaften Übereinstimmung von Sprechenwollen und Sprechenkönnen liegt, da die Gedanken dem Sprechen vorauseilen [Fröschels, 1931]. Florensky erwähnte erstmals, dass ein erhöhtes Sprechtempo beim Poltern ein Symptom der Störung und nicht deren Essenz darstellt [Florensky, 1933].

In der wissenschaftlichen Auseinandersetzung mit Stottern spielte Poltern eine Rolle, weil der Hypothese nachgegangen wurde, dass die Ursachen von Stottern im Poltern zu suchen sind ([Freund, 1952] [Weiss, 1950], in: [Luchsinger, 1963]). Freund ([Freund, 1952], in: [Van Riper, 1970]) grenzte erstmals Stottern und Poltern tabellarisch voneinander ab und schrieb beiden Störungen charakteristische Persönlichkeitstypen zu. Dies führte aber weniger zu einer wissenschaftlich fundierten Auseinandersetzung mit der Symptomatik von Poltern, sondern vielmehr zu einer Stigmatisierung polternder Menschen. 1950 stellte Weiss erstmalig sein Konzept der *Central Language Imbalance* (vgl. Kap. 1.1) vor. Im deutschsprachigen Raum erschien 1963 ein kompletter Band zum Poltern von Luchsinger. Deso Weiss fasste 1964 in den USA den damaligen Wissensstand über Poltern in seinem Buch *Cluttering* zusammen. Er sprach von Poltern als „orphan in the family of speech language disorders" [Weiss, 1964]. Schon er kritisiert die für diese komplexe Sprach- und Sprechstörung zu geringe Anzahl empirischer Untersuchungen: „We regret that the systematic research cited here is unduly meager, but this mereley reflects the regrettable lack of attention accordes to cluttering" ([Weiss, 1964], preface xii). Gleichzeitig setzte schon er seine Hoffnung auf weitere Forschung und bezeichnete Poltern als „to be the most promising chapter of modern logopaedics" ([Weiss, 1967], S. 258).

1970 erschien eine vollständige Ausgabe der *Folia Phoniatrica* zu Ehren von Deso Weiss mit 13 Artikeln zum Thema Poltern. In den 1970er und 1980er Jahren wurden immer wieder einige Artikel veröffentlicht, darunter 2 zu Poltern bei neurologischen Erkrankungen [DeFusco u. Menken, 1979] [Hanson et al., 1986]. Von einer wirklichen Weiterentwicklung der Forschung zum Thema Poltern in dieser Zeit kann aber nicht gesprochen werden. Iven kritisierte, dass in der gesamten Literatur über Poltern Traditionen, Meinungen und Annahmen gegenüber den objektiv empirisch ermittelten Daten überwiegen [Iven, 1998].

Fazit

Bis Anfang der 1990er Jahre sind einige empirische Forschungsergebnisse zustande gekommen, im Vergleich zu anderen Sprach- und Sprechstörungen ist die Zahl der Ergebnisse jedoch erstaunlich gering.

Im Jahre 1992 versuchten Myers und St. Louis mit ihrem Buch *Cluttering: A Clinical Perspective* das Interesse an der wissenschaftlichen Auseinandersetzung von Poltern wiederzubeleben. 1996 wurde eine vollständige Ausgabe des *Journal of Fluency Disorders* der Thematik des Polterns gewidmet. Diese Ausgabe beinhaltet neben einer kritischen Auseinandersetzung mit der früheren Forschung neue Forschungsergebnisse aus den Bereichen der auditiven Wahrnehmung und Verarbeitung [Molt, 1996] sowie Kommunikation und Pragmatik [Teigland, 1996]. Eine empirische Auseinandersetzung mit Spontansprache bei Poltern im Vergleich zum Schnellsprechen wurde von Sick durchgeführt [Sick, 1999]. Im Jahr 2000 veröffentlichten Blood et al. ebenfalls einen Artikel zu auditiven Verarbeitungsstörungen bei Poltern, der sich auf die Ergebnisse von Molt (s. o.) bezieht [Blood et al., 2000].

Derzeitiger und zukünftiger Stand von Poltern in Wissenschaft und Praxis

Seit dem Erscheinen der ersten Auflage dieses Buches ist die wissenschaftliche und öffentliche Auseinandersetzung mit Poltern deutlich fortgeschritten.

Nach der Veröffentlichung des Buches *Stuttering and Cluttering* [Ward, 2006] initiierten im Jahr 2007 die US-amerikanischen Forscher und Therapeuten um Kenneth O. St. Louis und Florence Myers in Kooperation mit den bulgarischen Forscherinnen bzw. Therapeutinnen Dobrinka Georgieva und Katya Dionissieva in Razlog (Bulgarien) die *„First World Conference on Cluttering"*. Dort präsentierten Kliniker und Forscher aus vielen Ländern ihre Forschungsergebnisse zum Thema Poltern. Darüber hinaus wurde dort die *„International Cluttering Association" (ICA)* gegründet, auf deren Website zahlreiche aktuelle Informationen zum Thema Poltern zu finden sind. Yvonne van Zaalen-op't Hof veröffentlichte 2009 im Rahmen ihrer Dissertation zusammen mit Kollegen neue Forschungsergebnisse [Van Zaalen-op't Hof, 2009]. Per Alm entwickelte 2011 eine neurologische Hypothese zur Erklärung von Poltern [Alm, 2011]. Das im Jahr 2011 von David Ward und Kathleen Scaler Scott herausgegebene Buch *Cluttering: A Handbook of Research, Intervention and Education* fasst neuere Forschungsergebnisse, Berichte und allgemeinere Überlegungen zum Störungsbild Poltern zusammen. Seit der ersten Auflage dieses Buches hat sich somit nicht nur der Wissensstand zum Thema Poltern weiterentwickelt, sondern die Forschung auch professionalisiert. Therapeuten und Forscher, die sich intensiv mit dem Thema Poltern auseinandersetzen, stehen über die ICA weltweit in Kontakt. Der von der ICA ins Leben gerufene *Cluttering Awareness Day* am 14. Mai eines jeden Jahres bietet eine Plattform, um Poltern in der Öffentlichkeit weiter bekannt zu machen.

Hat das Thema Poltern nun in Forschung, Ausbildung, logopädischer Praxis und der Öffentlichkeit eine ausreichende Präsenz erhalten?

Fakt ist, dass Poltern in der Forschung auch heute noch immer unterrepräsentiert ist. Zwar definiert die *International Cluttering Association* Poltern anhand einer Arbeitsdefinition von St. Louis und Kollegen [St. Louis et al., 2007], dennoch besteht weiterhin keine sichere Übereinstimmung in der Definition dieser Redeflussstörung. Studien müssten repliziert oder fortgesetzt werden. Häufig fehlen größere Probandengruppen oder es ist sehr zeitaufwendig, diese zusammenzustellen, sodass Ergebnisse nur eingeschränkt repräsentativ sind.

Höchste universitäre Instanzen und Drittmittelgeber müssen deshalb überzeugt werden, finanzielle Mittel zur Forschung im Bereich Poltern bereitzustellen, da diese Forschung nicht allein der Verbesserung therapeutischer Behandlungsmethoden dient, sondern auch zur Grundlagenforschung über Sprachproduktion beitragen kann.

Mangelndes Hintergrundwissen zur Komplexität des Themas Poltern hat direkte praktische Auswirkungen. So hat der Gemeinsame Bundesausschuss bei der Erstellung der Heilmittelrichtlinien für Poltern weiterhin nur 20 Behandlungseinheiten in Folge erlaubt.

In Studium und Ausbildung ist das Thema Poltern in Deutschland im weltweiten Vergleich im Mittel zwar gut repräsentiert (vgl. [Reichel u. Bakker 2009]), ob dies in jedem Fall ausreichend ist, ist mit dieser Aussage aber nicht gesichert. Das Angebot an Fortbildungsmöglichkeiten zum Poltern ist gestiegen. Das deutliche Interesse daran zeigt, dass Poltern in der logopädischen Diagnostik und Therapie mittlerweile eine feste Rolle spielt.

Durch zunehmende Aufklärung kann dies in Zukunft noch verstärkt werden. Poltern ist als eine nach ICD-10 und ICF anerkannte Erkrankung (vgl. Kap. 1.6) in der breiten Öffentlichkeit noch immer weitgehend unbekannt. Erfahrungen aus Gesprächen zeigen, dass, sobald man eine Person über das Störungsbild Poltern informiert, diese häufig antwortet: *„Ich kenne da auch jemanden...“.* Es ist also davon auszugehen, dass mehr polternde Menschen logopädische Therapie aufsuchen würden, wenn sie wüssten, dass ihre Symptome nicht in ihrem Charakter begründet, sondern zumindest zum Teil Symptome einer medizinisch klassifizierbaren Kommunikationsstörung sind.

M!

Merke

Da Poltern zu massiven Kommunikationsstörungen und damit verbunden auch zu persönlicher Ablehnung der polternden Person führen kann, ist eine qualifizierte logopädische Therapie das Mittel der Wahl zur Besserung dieser gestörten Kommunikation.

Daraus folgt:

- Wir brauchen eine kontinuierliche Weiterentwicklung der Forschung zum Thema Poltern mit dem Ziel, Therapie und Diagnostik zu optimieren.
- Wir brauchen weiterhin Mittler, die Informationen zum Thema Poltern in die Öffentlichkeit und in die Institutionen tragen, um möglichst viele Personen zu erreichen, die von einer logopädischen Therapie profitieren können.

Teil I

Theoretische Grundlagen

I

1 Definitionen und Konzepte von Poltern

In diesem Kapitel werden verschiedene Definitionen und Konzepte zum Poltern, einschließlich der derzeit von der *International Cluttering Association (ICA)* verwendeten Definition [St. Louis et al., 2007], vorgestellt. Es folgt eine ausführliche Darstellung der Symptomatik. Anschließend werden die Themenbereiche der Diskussion um Subgruppen, sowie Häufigkeit und Verlauf der Störung beschrieben. Nach der Darstellung von Hypothesen zur Ätiologie folgen Beziehungen und Abgrenzungen zu anderen Sprach- und Sprechstörungen oder sprachlichen Eigenarten mit dem Schwerpunkt der Beziehungen von Poltern und Stottern. Die Beschreibung von Erkrankungen oder Behinderungen, bei denen ebenfalls Symptome von Poltern auftreten, bilden den Abschluss der theoretischen Grundlagen.

Merke

Eine einheitliche Definition von Poltern, die aus der systematischen Erforschung der Symptome resultiert [St. Louis u. Hinzman, 1986] und von Klinikern und Forschern gleichermaßen akzeptiert wird [St. Louis u. Daly, 1995], liegt noch nicht vor.

Spätestens seit dem ersten Weltkongress zum Thema Poltern *(1st World Congress on Cluttering)* in Razlog (Bulgarien) im Jahre 2007 und der damit verbundenen Gründung der *International Cluttering Association (ICA)* sind sich Forscher und Therapeuten einig, dass sich eine einheitlich akzeptierte Definition von Poltern auf die Beschreibung der möglichen Kernsymptome von Poltern beschränken muss (vgl. [St. Louis et al., 2007]), um Poltern sicher von anderen Sprach-, Sprech- und Redeflussstörungen abgrenzen zu können. Der größte Konsens bezüglich einer Definition von Poltern besteht in der ICA derzeit für die Arbeitsdefinition von St. Louis und Mitarbeitern [St. Louis et al., 2007], die 2011 von St. Louis und Schulte noch einmal präzisiert wurde ([St. Louis u. Schulte, 2011], s. u.). In diesem Kapitel werden exemplarisch einige weitere Definitionen von Poltern vorgestellt.

1.1 Definition und Konzept von Weiss

Im Jahr 1964 fasste der während des zweiten Weltkrieges in die USA emigrierte österreichische Phoniater Deso Weiss – ein Schüler Fröschels – in seinem früher häufig zitierten Buch *Cluttering* den damaligen Wissensstand über Poltern zusammen. Er versteht Poltern als eine mehrdimensionale Störung:

Definition

Poltern ist eine Sprechstörung (speech disorder), die durch mangelndes Störungsbewusstsein, verkürzte Aufmerksamkeitsspanne, Störungen der Wahrnehmung und Artikulation sowie Formulierungsstörungen gekennzeichnet ist und oft mit einer exzessiv hohen Sprechgeschwindigkeit einhergeht. Es ist eine Störung der das Sprechen vorbereitenden Denkprozesse und basiert auf erblicher Disposition. Poltern ist die sprachliche Manifestation einer zentralen sprachlichen Unausgeglichenheit (Central Language Imbalance), die alle Modalitäten der Sprache (Lesen, Schreiben, Rhythmus, Musikalität) und das Verhalten im Allgemeinen betrifft ([Weiss, 1964] S. 1, Übers. d. Verf.).

Nach Weiss bildet eine zentrale sprachliche Unausgeglichenheit die gemeinsame pathologische Basis für verschiedene Arten von Kommunikationsstörungen wie Poltern, Dyslalien oder Störungen des Lesens und Schreibens (vgl. ▶ Abb. 1.1). Deshalb wird Poltern häufig mit den eben erwähnten Störungen assoziiert.

Weiss unterteilt die bei Poltern auftretenden Symptome in *obligatorische, fakultative* und *assoziierte* Symptome [Weiss, 1964] [Weiss, 1967] [Weiss, 1968]. Obligatorische Symptome sind die Symptome, die vorhanden sein müssen, um die Diagnose *Poltern* zu stellen. Fakultative Symptome gehören zum Poltern, müssen aber nicht auftreten. Assoziierte Symptome können Poltern begleiten, gehören aber nicht zur Störung.

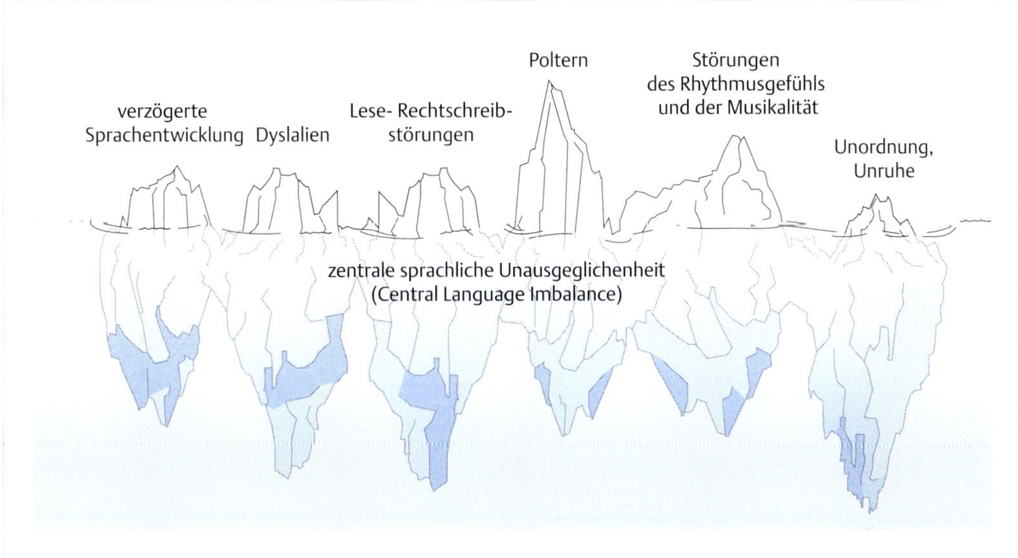

Abb. 1.1 Modell der Central Language Imbalance nach [Weiss, 1964].

Obligatorische Symptome nach Weiss [Weiss, 1968]:

- Mangel an Störungsbewusstsein
- kurze Aufmerksamkeitsspanne und daraus folgend schlechte Konzentration
- exzessive Anzahl von Wiederholungen (überwiegend Silben-, Wort- und Satzteilwiederholungen beim Sprechen, wobei der Begriff exzessiv nicht näher erläutert wird (Anm. d. Verf.)
- Wahrnehmungsstörungen in jedem sensorischen Bereich (Er lässt offen, ob Wahrnehmungsstörungen ein weiteres obligatorisches Symptom darstellen oder den Konzentrations- und Aufmerksamkeitsstörungen zugeordnet werden müssen.)
- schlecht organisiertes Denken

Merke

Das Modell von Weiss ist nach dem heutigen Wissensstand veraltet.

1.2 Definition und Konzept von Daly und Burnett

Daly übernahm über ein Jahrzehnt die meisten Betrachtungsweisen des Polterns von Weiss. In seiner mit Burnett [Daly u. Burnett, 1999] verfassten Publikation wird ein Paradigmenwechsel vollzogen. Poltern wird nicht mehr in obligatorische und fakultative Symptome unterteilt, sondern als *Syndrom* bezeichnet.

Definition

Ein Syndrom ist ein Symptomenkomplex, eine Gruppe gleichzeitig auftretender Krankheitszeichen [Pschyrembel, 1986].

Auch andere Autoren bezeichnen Poltern aufgrund seiner komplexen Symptomatik als Syndrom (vgl. [Tiger et al., 1980] [Diedrich, 1984]. Diesbezüglich entwickelten die Autoren das *Linguistic Disfluency Model.*

Dieses besteht aus 5 sogenannten Dimensionen der Kommunikation: Kognition, Sprache, Pragmatik, Sprechen und Motorik. Zu jedem dieser Oberbegriffe haben Daly und Burnett (s. o.) zahlreiche Unterpunkte angegeben, die im Folgenden aufgelistet sind:

► **Kognition**
- Wachsamkeit (Awareness)
  - Zuhörerverhalten
  - Selbstwahrnehmung
- Aufmerksamkeitsspanne
- Organisation der Gedanken
  - Sequenzierung
  - Kategorisierung
- Gedächtnis
- Impulsivität

► **Sprache**
- rezeptiv
  - Hören/Richtungshören
  - Leseschwäche
- expressiv-verbal
  - Organisation der Gedanken
  - mangelhafte Sequenzierung von Ideen
  - unzureichende Fähigkeiten im Erzählen von Geschichten
  - Formulierung
  - Revisionen und Wiederholungen
  - fehlerhafte linguistische Strukturen
  - Vertauschung von Silben oder Wörtern
  - fehlerhafter Gebrauch von Fürwörtern
  - fehlerhafte Benennungen, Wortfindungsstörungen
  - Füllwörter, Worthülsen
- Expressiv-schriftlich
  - Bandwurmsätze
  - Auslassungen und Vertauschungen von Buchstaben, Silben, Wörtern
  - Satzfragmente

► **Pragmatik**
- inadäquate Einleitung, Aufrechterhaltung und zeitliche Abfolgen von Themen,
- inadäquate Sprecherwechsel
- eingeschränkte Fähigkeiten zum Zuhören; impulsive Antworten
- eingeschränkte Fähigkeiten, sich in die Perspektive des Gesprächspartners hinein zu versetzen
- inadäquate Wahrnehmung nonverbaler Signale
- langatmige, wortreiche oder das Thema tangierende Rede
- eingeschränkter Blickkontakt

► **Sprechen**
- Sprechflüssigkeit
  - exzessive Wiederholungen von Wörtern und Phrasen
- Vertauschungen von Wörtern und Silben
- Prosodie
  - Sprechtempo (erhöht/irregulär)
  - eingeschränkter Sprechrhythmus
  - lautes oder versandendes Sprechen
  - wenig Sprechpausen
  - stimmliche Monotonie
- undeutliche Aussprache
  - Lautauslassungen
  - Silbenauslassungen
  - /r/ und /l/- Vertauschungen
- dysrhythmische Atmung
- inadäquate Pausen/ Beschleunigungen

► **Motorik**
- auffällige motorische Kontrolle
- undeutliche Aussprache
- dysrhthmische Atmung
- Unflüssigkeiten
  - exzessive Wiederholungen von Lauten und Wörtern
- stille Pausen, Beschleunigungen
- prosodische Auffälligkeiten
  - Sprechtempo (schnell/irregulär)
  - eingeschränkter Sprechrhythmus
- ungeschickt, unkoordiniert
- auffällige Handschrift
- Impulsivität

Definition

Folgende Definition für Poltern entstand aus dem *Linguistic Disfluency Model*:

Poltern besteht dann, wenn ein Individuum eine oder mehrere Störungen in jeder von 5 breit gefächerten Dimensionen von Kommunikation zeigt, die kognitive, linguistische, pragmatische, sprechmotorische und motorische Fähigkeiten widerspiegeln ([Daly u. Burnett, 1999], S. 226, Übers. d. Verf.).

Nach heutigem Forschungsstand erlauben nicht alle möglichen Symptomkombinationen innerhalb des Modells die Diagnose *Poltern*. Außerdem arbeitet diese Definition nicht die Kernsymptomatik von Poltern heraus, was eine eindeutige Abgrenzung zu anderen Störungen verhindert.

1.3 Definition und Konzept von Myers

Myers geht nicht nur von einer Koexistenz einzelner Symptome aus, sondern nimmt Wechselbeziehungen der Symptome untereinander an (vgl. [St. Louis u. Myers, 1995]). Die systemische Betrachtung der Symptomatik dient als Basis für neue theoretische Konstrukte, die wiederum neue Ideen zur Therapie liefern sollen [Myers, 1992].

Definition

„There are coexisting anomalies of speech and language in individuals exhibiting cluttering symptoms. In view of the concomitance of symptoms, it may be worthwhile to consider these speech and language behaviours from a systems approach. That is, aspects of rate, fluency, language, and coarticulation have the potential to function interdependently." ([Myers, 1992], S. 83)

Diese Definition basiert auf folgenden Grundannahmen, die Myers (ebd.) in Bezug auf Poltern macht:

- Polterer zeigen gleichzeitig Auffälligkeiten in Sprache und Sprechen. Dafür verwendet Myers den Begriff *Synchronie* (ebd).
- Das gleichzeitige Auftreten der Sprach- und Sprechstörungen legt nahe, diese systemisch zu betrachten. Dies bedeutet, dass linguistische, artikulatorische und suprasegmentale Auffälligkeiten, einschließlich Sprechgeschwindigkeit und Sprechflüssigkeit, in unterschiedlich starken Wechselbeziehungen zueinander stehen. Myers (ebd.) führt hierzu den Terminus *Synergismus* ein.

Auch wenn die Definition von Myers heute nicht mehr präzise genug ist, liefert die Idee ihres Konzepts neue Denkansätze zur Bewertung und Behandlung einzelner Symptome. Die synergistische Betrachtungsweise der Symptome von Myers ist ein Element der logopädischen Behandlung von Poltern.

1.4 Definition von Van Zaalen [Van Zaalen et al., 2008]

Van Zaalen ([Van Zaalen u. Winkelman 2009], S. 21) definiert Poltern folgendermaßen:

Definition

Poltern ist eine Form nicht flüssigen Sprechens, in der der Sprecher unfähig ist, sein Sprechtempo an die momentanen sprechmotorischen und linguistischen Anforderungen anzupassen ([Van Zaalen u. Winkelman, 2009], Übers. d. Verf.).

Van Zaalen und Winkelman unterscheiden demnach 2 Gruppen von polternden Personen [Van Zaalen u. Winkelman, 2009]:

- *Motorisch-phonologisches Poltern* tritt auf, wenn das Sprechtempo nicht ausreichend an die phonologisch-motorischen Kapazitäten angepasst wird. Dies zeigt sich vor allem in Zusammenziehungen von Lautfolgen, übersteigerter Koartikulation und schlecht verständlichen Sprechens (vgl. Kap. 2.3).
- *Linguistisch-syntaktisches Poltern* resultiert aus der Schwierigkeit, das Sprechtempo an die linguistische Komplexität anzupassen. Dies führt zu Abbrüchen und Revisionen von Äußerungen, Phrasenwiederholungen und semantischen Abweichungen.

Obwohl auch diese Definition recht neu ist, ist sie weniger präzise als die Arbeitsdefinition von St. Louis und Schulte. Sie legt nahe, dass Poltern nur aus einem Anpassungsproblem des Sprechtempos resultiert. Dies ist derzeit jedoch noch nicht erwiesen.

1.5 Arbeitsdefinitionen von St. Louis et al. und St. Louis und Schulte

An dieser Stelle werden beide Definitionen, die von St. Louis und Mitarbeitern [St. Louis et al., 2007] und die von St. Louis und Schulte [St. Louis u. Schulte, 2011] vorgestellt: Die Definition von 2007 ist derzeit die von der ICA benutzte Definition. Die Definition von 2011 beschreibt die Symptomatik verständlicher. Die Definitionen stehen im Einklang mit der Definition von Sick ([Sick, 1999], in: [Sick, 2004b]).

Definition

Poltern ist – nach der Arbeitsdefinition von [St. Louis et al., 2007] – ein Syndrom, das durch eine Sprechgeschwindigkeit charakterisiert ist, die entweder abnorm schnell, irregulär oder beides ist. In gepolterter Sprache ist das Sprechen in einem oder mehreren der folgenden Bereiche beeinträchtigt:

1. Unfähigkeit, normale Laut-, Silben-, Phrasen- oder Pausenstrukturen aufrechtzuerhalten,
2. Nachweis von über das normale Maß hinausgehende Unflüssigkeiten, die Mehrheit davon gleichzeitig untypisch für Unflüssigkeiten, die bei Stottern auftreten,
3. eingeschränkte Verständlichkeit bei übermäßiger Koartikulation (Auslassung von Silben oder Lauten) und unpräziser Artikulation [St. Louis et al., 2007], Übers. d. Verf.).

Definition

Poltern ist – nach der Arbeitsdefinition von St. Louis und Schulte [St. Louis u. Schulte, 2011] – eine Redeflussstörung, in der Sprachsegmente der Konversation typischerweise als zu schnell, irregulär oder beides wahrgenommen werden. Die Segmente schnellen oder irregulären Sprechens werden von einem oder mehreren der folgenden Auffälligkeiten begleitet:

- exzessiven normalen Unflüssigkeiten,
- exzessivem Zusammenziehen oder Auslassen von Silben,
- abnormen Pausen, Silbenbetonung oder Sprechrhythmus ([St. Louis u. Schulte, 2011], Übers. d. Verf.).

1.6 Poltern in der ICD-10 und ICF

Poltern kann auf allen Ebenen der *International Classification of Functioning, Disability and Health* (ICF) beschrieben werden [Grötzbach u. Iven, 2009]. Auch in der *International Statistical Classification of Diseases and Related Health Problems* (aktuelle Version: ICD-10) ist Poltern existent.

Der internationale Code lautet F98.6. An dieser Stelle sei noch die kritisch zu bewertende Definition von Poltern nach WHO (2007) dargestellt.

Definition

Poltern, nach [WHO, 2007]: A rate of speech with breakdowns in fluency, but no repetitions or hesitations, of a severity to give rise to diminished speech intelligibility. Speech is erratic und dysrhythmic, with jerky spurts that usually involve faulty phrasing patterns.

2 Symptomatik und theoretische Hintergründe zu einzelnen Symptomen

2.1 Einleitung

In diesem Kapitel werden die für die jeweiligen Symptome theoretischen Hintergründe und Beziehungen zu weiteren Parametern der Sprachproduktion dargestellt. Zum besseren Verständnis werden diese auf der Grundlage des Sprachproduktionsmodells von Levelt [Levelt, 1989] [Levelt, 1993] beschrieben, welches in ▶ Abb. 2.1 überblicksartig erläutert wird. Diese theoretischen Hintergründe bilden die Basis für eine hypothesengeleitete logopädische Therapie.

Die Beschreibung der Symptome von Poltern gestaltet sich in der Literatur als inhomogen. Symptome und Hypothesen zu Ursachen werden dabei nicht immer voneinander abgegrenzt.

Folgende Auffälligkeiten werden als Symptome bezeichnet:

1. sprachliche und nichtsprachliche Auffälligkeiten, die anhand von klinischer oder empirischer Beobachtung beschrieben werden können (z. B. syntaktische Auffälligkeiten, Wiederholungen),
2. sprachliche und nichtsprachliche Auffälligkeiten, die durch Experimente oder Tests erkannt werden (z. B. eingeschränkte Hörmerkspanne),
3. nichtsprachliche Auffälligkeiten, die aufgrund von Schlussfolgerungen oder Hypothesenbildung als Symptome bezeichnet werden (z. B. „schlecht organisiertes Denken").

Nach einer Literaturrecherche von St. Louis und Hinzman wurden 65 Symptome erwähnt, die verschiedene Autoren Poltern zuschreiben [St. Louis u. Hinzman, 1986]. Mittlerweile hat sich das Wissen um die Symptome von Poltern präzisiert. Unsicherheiten bestehen aber noch in der Abgrenzung von Kern- und Begleitsymptomatik. Beispielsweise

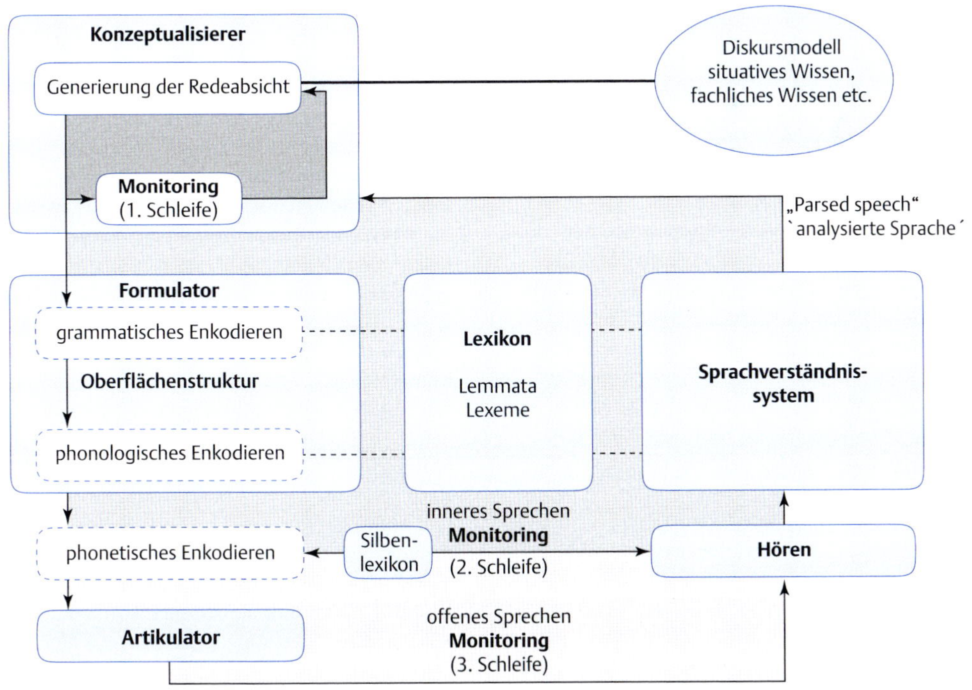

Abb. 2.1 Sprachproduktionsmodell mit Monitoringschleifen (nach [Levelt, 1993] [Levelt, 1999]).

ist nicht klar, ob Störungen der Sprechkontrolle zukünftig als weiteres Kernsymptom von Poltern definiert werden können.

Merke

In diesem Buch werden zusätzlich zu den sicher als Kernsyptomen definierten phonetischen Auffälligkeiten und Störungen des Sprechtempos alle relevanten, in der Literatur beschriebenen und in der klinischen Praxis beobachteten weiteren Symptome von Poltern dargestellt.

Merke

Für eine allgemeingültige Definition von Poltern müssen die Kernsymptome von Poltern weiter untersucht werden. Im Gegensatz dazu ist zur Therapieplanung die zusätzliche Erfassung aller begleitenden Symptome notwendig.

Exkurs

Das Sprachproduktionsmodell von Levelt [Levelt, 1989] [Levelt, 1993]

An dieser Stelle wird das Sprachproduktionsmodell von Levelt (▶ Abb. 2.1) in vereinfachter Form erklärt, da in den folgenden Kapiteln immer wieder Bezug auf das Modell genommen wird.

Das Sprachproduktionsmodell von Levelt wird als hybrides Modell bezeichnet, weil es serielle und interaktionistische Ansätze vereint [Tesak, 1997]. Wesentliche Teile des Modells sind der Konzeptualisierer, der Formulator und der Artikulator. Zentrale Größe ist das Lexikon. Levelt nimmt zusätzlich an, dass zwischen Formulator und Artikulator ein *artikulatorischer Speicher* existiert, in dem temporär artikulatorische Pläne gespeichert werden [Levelt, 1989]. Durch *Monitoring* (s. u.) wird die Sprachproduktion kontrolliert. Im *Konzeptualisierer* wird die Redeabsicht generiert und in Form einer präverbalen Botschaft zum Formulator überführt. Im *Formulator* wird die präverbale Botschaft *grammatisch* und *phonologisch* enkodiert. Grammatische und phonologische Enkodierung interagieren miteinander und stehen in Zusammenhang mit den vom Lexikon in Form von Lexemen und Lemmata gelieferten Informationen. Lexeme und Lemmata sind 2 Aspekte eines Lexikoneintrags:

- *Lexeme* enthalten morphologische und phonologische Informationen.
- *Lemmata* enthalten Konzepte eines Begriffes und syntaktische Informationen.

Bei der *grammatischen Enkodierung* wird mithilfe der Lemmata eine syntaktische Oberflächenstruktur in Form von hierarchisch organisierten syntaktischen Phrasen geliefert. Im Sprachproduktionsmodell von Levelt steht die *phonologische Enkodierung* in Beziehung zur grammatischen Enkodierung und zum Lexikon. Die Beziehung zur grammatischen Enkodierung besteht darin, dass die während des grammatischen Enkodierens gebildeten syntaktischen Oberflächenstrukturen den Input zum phonologischen Enkodieren mitbestimmen. Bei der *phonologischen Enkodierung* wird für die syntaktische Oberflächenstruktur mithilfe der morphologischen und phonologischen Informationen der Lexeme und der Informationen des Prosodiegenerators in verschiedenen Stufen ein *phonetischer Plan* erstellt, der die artikulatorische Bildung von Lautfolgen ermöglicht [Levelt, 1989] [Levelt, 1993]. Die fertigen phonetischen Pläne bestehen aus phonetischen Plänen für Silben, die Artikulationsmuster spezifizieren. Die Pläne für Silben werden nach Levelt aus einem Silbenlexikon (*syllabary*) abgerufen. Ein phonetischer Plan enthält morphologische, metrische und segmentale Informationen. Zusätzliche prosodische Informationen werden nach Levelt von einem *Prosodiegenerator* geliefert. Da nach Levelt das grammatische und phonologische Enkodieren schneller vonstatten gehen als die Artikulationsexekution, geht er von der Existenz eines artikulatorischen Speichers *(articulatory buffer)* aus, in dem die phonetischen Pläne kurzzeitig gespeichert werden. Im *Artikulator* werden die phonetischen Pläne in neuromuskuläre Befehle *übersetzt* (*unfold*, ebd., S. 27) und vom motorischen System in Sprechbewegungen umgesetzt.

Monitoring

Nach Levelt existieren 3 Monitoringschleifen [Levelt, 1989]. Er bezeichnet sie als Schleifen, weil die Botschaft vom Ort ihrer Generierung durch einen Monitor und von dort wieder an ihren Ausgangsort zurückläuft, um korrigiert zu werden.

- In der *ersten Monitoringschleife* findet das Monitoring auf der Stufe der sprachlichen Konzeptbildung statt. Die im Konzeptualisierer generierte präverbale Botschaft wird kontrolliert und wieder in den Konzeptualisierer zurückgeführt.

- Die *zweite Monitoringschleife* wird auch als *inneres Monitoring* oder *inneres Sprechen* bezeichnet. Hierbei wird der im Formulator generierte phonetische Plan kontrolliert.
- Die *dritte Monitoringschleife* kontrolliert das offene Sprechen. Hierbei spielt die auditive Kontrolle eine wichtige Rolle.

Für das Monitoring der Sprach- und Sprechproduktion gibt es zahlreiche weitere Theorien und Modelle, die hier nicht dargestellt werden können. Es ist davon auszugehen, dass weit mehr als die hier benannten Monitoringprozesse für einen reibungslosen Ablauf der Sprachproduktion nötig sind (vgl. [Postma, 1997]).

2.2 Erhöhtes und/oder irreguläres Sprechtempo

2.2.1 Erhöhtes Sprechtempo

Das Symptom, das am häufigsten Poltern zugeordnet wird, ist ein erhöhtes und irreguläres Sprechtempo.

Definition

Sprechgeschwindigkeit: Anzahl gesprochener Wörter, Silben oder Laute pro Zeiteinheit, einschließlich Sprechpausen.

Geißner bewertet Sprechgeschwindigkeiten zwischen 200 und 300 Silben pro Minute als mittelschnelles Sprechtempo im Deutschen [Geißner, 1975], ca. 250 Silben pro Minute werden als moderates Tempo beschrieben.

Definition

Die *Artikulationsrate* gibt die Sprechgeschwindigkeit abzüglich der Pausendauer an (vgl. [Tsao u. Weismer, 1997]).

Butcher maß in deutscher Spontansprache durchschnittliche Artikulationsraten von 342 Silben pro Minute [Butcher, 1981]. In diesem Buch wird, sofern nicht anders angegeben, der Begriff *Sprechtempo* gewählt. Dieser Begriff beinhaltet, dass längere Sprechpausen nicht in die Tempoanalyse miteinfließen, da sonst nicht klar wird, ob eine mittlere Sprech*geschwindigkeit* aufgrund einer durchschnittlichen Artikulationsrate oder einer hohen Artikulationsrate plus langer Sprechpausen resultiert.

Tatsächlich gibt es nur sehr wenige objektive Angaben über Sprechtempo in der Spontansprache von Polternden [Lees et al., 1996]. Die meisten Messungen sind innerhalb von Experimenten durchgeführt worden (vgl. [Hartinger, 2006] [Van Zaalen-op't Hof, 2009] [Bakker et al. 2011]).

In der früheren Literatur wurde Poltern von einigen Klinikern mit dem Begriff Tachyphemie bezeichnet. [Arnold 1960] [Bradford, 1963]. Demgegenüber gibt es Schnellsprecher, die bei hohem Sprechtempo keine Symptome von Poltern zeigen. Diese unterschiedlichen Bewertungen des Parameters Sprechtempo legen eine qualitative Untersuchung zum Sprechtempo bei Poltern nahe. In der Studie von Sick wurde deshalb ein polternder Proband mit einem Schnellsprecher verglichen [Sick, 1999]. Es wurden für jeden Sprecher 2 Spontansprachproben von 5 Minuten reiner Sprechzeit untersucht.

Dabei zeigten beide Sprecher durchschnittlich erhöhte Artikulationsraten, von denen in der ersten Sprechprobe sogar der Schnellsprecher signifikant schneller war (▶ Tab. 2.1). Der Polternde zeigte hingegen hochsignifikant mehr phonetische Auffälligkeiten und signifikant mehr Wiederholungen als der Schnellsprecher.

Tab. 2.1 Vergleich Poltern und Schnellsprechen

	Polternder	Schnellsprecher	p-Wert
Artikulationsrate (Silben/min)	391 465	412 443	0,05 0,53
phonetische Auffälligkeiten (n)	322 491	178 282	< 0,0001 < 0,0001
Wiederholungen (Silben-, Wort-, Laut-, Satzteilwiederholungen; n)	28 32	12 10	0,003 0,002

Dies führt zur Hypothese, dass hohe Artikulationsraten bei Poltern im Gegensatz zum unauffälligen Schnellsprechen kein Zeichen von Sprechkompetenz und flüssigen Sprechens sind, sondern als symptomatisch gewertet werden sollten. Hohes Sprechtempo ist folglich symptomatisch, wenn es der Sprecher nicht mehr den Anforderungen und Kapazitäten von Sprache und Sprechen anpassen kann.

Auch neuere Forschungsergebnisse zeigen, dass es beim hohen Sprechtempo von polternden Menschen weniger um die tatsächlich gemessene Anzahl von Silben pro Minute (oder Lauten pro Sekunde) geht, sondern um die *Qualität des Sprechtempos:*

Polternde Sprecher sind nicht in der Lage, hohes Sprechtempo gemessen an sprechmotorischen und linguistischen Anforderungen zu bewältigen [Van Zaalen u. Winkelman, 2009]. Obwohl diverse Autoren ein auffällig hohes Sprechtempo als ein obligatorisches Symptom von Poltern bezeichnen [Dalton u. Hardcastle, 1989] [St. Louis, 1992] [St. Louis u. Myers, 1995] [St. Louis et al., 2007], ist also weniger das durchschnittlich zu hohe Tempo auffällig, als vielmehr dessen Irregularität.

Polternde Sprecher konnten im Experiment ihr Sprechtempo im Vergleich zu Schnellsprechern und Kontrollpersonen nicht stärker steigern [Bakker et al., 2011]. Alle Sprecher erreichten ähnliche Höchstgeschwindigkeiten. Da Sprecher ihr Tempo normalerweise immer um ca. 25 % steigern können (vgl. [Tsao u. Weismer, 1997]), gehen die Autoren davon aus, dass ein hohes Sprechtempo symptomatisch für Poltern ist.

Schon früher gingen Forscher davon aus, dass das Sprechtempo von Polternden, gemessen an ihren Fähigkeiten zur Sprachproduktion, nur relativ gesehen zu hoch ist [Fröschels, 1955] [Luchsinger, 1963] [Weiss, 1964] [Weiss, 1967] [Arnold, 1970] [Daly, 1996]. Weiss berichtet von Polternden, deren Sprechtempo sich im Normbereich bewegte, wobei dennoch Auslassungen von Silben auftraten [Weiss, 1964]. Es ist davon auszugehen, dass das Sprechtempo bei Poltern höher wahrgenommen wird als bei einem artikulatorisch unauffälligen Sprecher, da es von Störungen der sprechmotorischen Planung und Ausführung begleitet ist (vgl. auch [St. Louis et al., 2007] [Van Zaalen u. Winkelman, 2009]).

Hartsuiker und Kolk gehen davon aus, dass eine erhöhte Sprechgeschwindigkeit eine Folge schneller Sprachplanungsprozesse bereits auf der Höhe des Formulators darstellt und schnelles Sprechen mit der Fähigkeit, schnelles Sprechen zu verstehen, korreliert [Hartsuiker u. Kolk, 2001]. Ob dies auf die gesamte Population polternder Menschen zutrifft, darf bezweifelt werden und würde ein weiteres Argument liefern, dass ein hohes Sprechtempo bei Poltern symptomatisch ist.

2.2.2 Irreguläre Sprechgeschwindigkeit

Sowohl in älterer [Weiss, 1964] [Weiss, 1967] als auch in neuerer Literatur [Diedrich, 1984] [Dalton u. Hardcastle, 1989] [St. Louis et al., 1992] [St. Louis u. Myers, 1995] wird die Sprechgeschwindigkeit von Polternden als unregelmäßig beschrieben. Myers stellt die Hypothese auf, dass die Sprechgeschwindigkeit von Polternden variabler ist als bei Normalsprechern und weniger als sprachliches Ausdrucksmittel eingesetzt wird [Myers, 1992].

In der Untersuchung von Sick, bei der Schwankungen der Artikulationsrate durch die Messung der Differenzen von Artikulationsraten fortlaufender Sprechabschnitte objektiv gemessen wurden, zeigte der Polternde nur in einer von zwei Sprechproben signifikant stärkere Schwankungen der Artikulationsrate als der Schnellsprecher [Sick, 1999]. Im Gegensatz zum Schnellsprecher lagen die Schwankungen der Artikulationsrate beim Polterer in beiden Sprechproben ohne signifikanten intraindividuellen Unterschied auf hohem Niveau. Beim Schnellsprecher unterschieden sich die Schwankungen in beiden Sprechproben signifikant (► Abb. 2.2). Außerdem verlangsamte der Schnellsprecher sein Sprechtempo tendenziell beim Auftreten von Unflüssigkeiten, der Polternde tat dies nicht.

M!

Merke

Die Variabilität des Sprechtempos bei Poltern wird nicht hinreichend als sprachliches Ausdrucksmittel eingesetzt und ist damit als symptomatisch zu bewerten.

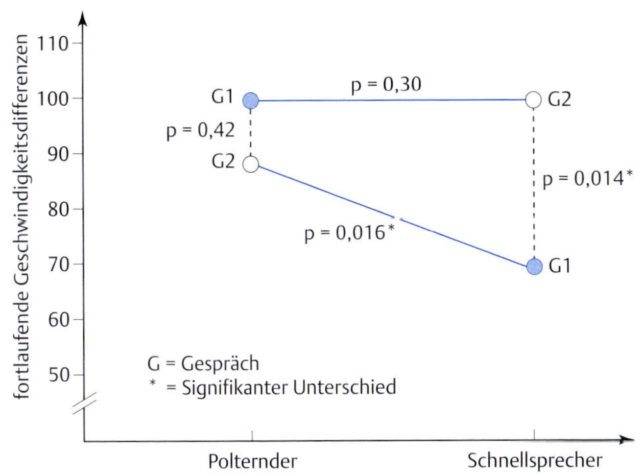

Abb. 2.2 Intra- und interindividuelle Vergleiche fortlaufender Geschwindigkeitsdifferenzen zwischen einem Polternden und Schnellsprechenden.

2.2.3 Theoretische Hintergründe zum Sprechtempo

Nach Goldman-Eisler ist die durchschnittliche Artikulationsrate bei einem Sprecher relativ stabil [Goldman-Eisler, 1968]. Miller et al. stellten allerdings in den Befunden von Goldman-Eisler Variationen von bis zu 25 % bezogen auf einzelne Äußerungen fest [Miller et al., 1984]. Demnach können Sprecher zwar in Kategorien wie „schneller Sprecher", „langsamer Sprecher" eingeordnet werden, die Artikulationsraten variieren jedoch intraindividuell.

Die Sprechgeschwindigkeit von Normalsprechern liegt im oberen Bereich ihrer linguistischen und sprechmotorischen Kapazitäten [Starkweather, 1987]. Gestützt wird dieser Befund durch ein Experiment von Tsao und Weismer [Tsao u. Weismer, 1997]. Darin lagen sowohl bei durchschnittlich schnellen und durchschnittlich langsamen erwachsenen Sprechern die mittleren durchschnittlichen Artikulationsraten ungefähr 25 % unter den maximalen.

Die Sprechgeschwindigkeit nimmt vom Kindes- zum Erwachsenenalter zu [Kowal et al., 1975]. Dies hängt von der Entwicklung der linguistischen und sprechmotorischen Fähigkeiten des Kindes ab [Starkweather, 1987]. Nach Tsao und Weismer trägt die neuromuskuläre Entwicklung zur Erhöhung der Sprechgeschwindigkeit bei [Tsao u. Weismer, 1997].

Van Zaalen gibt an, dass das Sprechtempo nach einer Beschleunigungsphase in der Jugend nach der hormonellen Umstellung wieder abnimmt [Van Zaalen u. Winkelman, 2009]. Die habituellen Sprechgeschwindigkeiten unterscheiden sich bei Erwachsenen deutlich (ebd.). Die neuromuskuläre Hypothese besagt, dass die habituelle Sprechgeschwindigkeit auf einer neurologischen Disposition beruht [Tsao u. Weismer, 1997]. Dalton und Hardcastle schreiben diesbezüglich, dass physiologische Faktoren wie individuelle Fähigkeit zur Geschwindigkeit von Artikulationsabläufen oder Übertragungszeit für motorische Impulse zur Artikulationsmuskulatur die Sprechgeschwindigkeit beeinflussen [Dalton u. Hardcastle, 1989]. Das Experiment von Tsao und Weismer legt nahe, dass die habituelle Artikulationsrate in hohem Maße von neuromuskulären Parametern bestimmt wird. Die mittleren habituellen Artikulationsraten variieren bei einer Person aus verschiedenen Gründen. Sie werden durch linguistische Faktoren, phonetische Anforderungen, kognitive Anforderungen, unterschiedliche Sprechsituationen, Selbstbild des Sprechers, dessen Motivation und affektive Zustände beeinflusst. Auch die Gesprächspartner beeinflussen das Sprechtempo [Hall u. Yairi, 1997]. Guitar und Marchinowski konnten nachweisen, dass fünf von sechs 3-jährigen, normal sprechenden Kindern ihr Sprechtempo signifikant senkten, nachdem ihre Mütter ihr Sprechtempo reduzierten [Guitar u. Marchinowski, 2001].

Die unterschiedlichen Einflussfaktoren auf das Sprechtempo sind in ▶ Abb. 2.3 dargestellt.

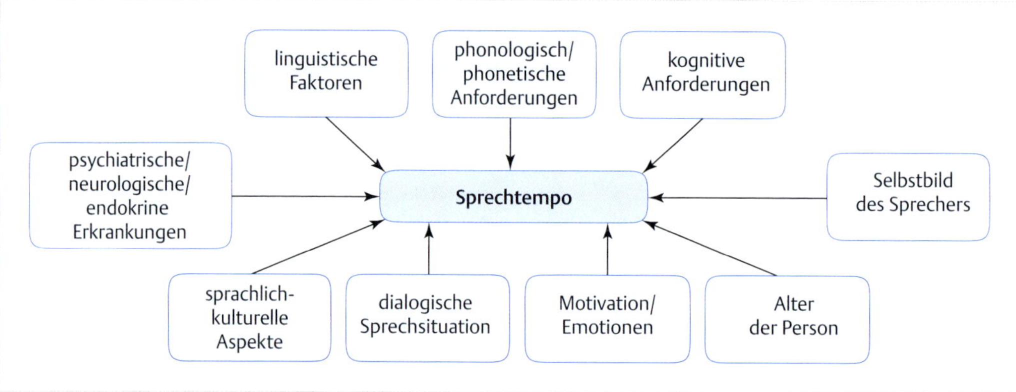

Abb. 2.3 Einflussfaktoren auf das Sprechtempo.

▸ **Linguistische Faktoren.** Zahlreiche linguistische Faktoren haben Einfluss auf die Sprechgeschwindigkeit. Erwähnt werden grammatische Kategorien ([Lehiste 1982] [Lieberman et al., 1985], vgl. [Tsao u. Weismer, 1997]) oder Positionen von Phrasen im Satz ([Huggins, 1978], vgl. [Starkweather, 1987]. Wird eine gleiche Phrase am Satzanfang bzw. am Satzende gesprochen, ist die Sprechgeschwindigkeit derselben Phrase am Satzende langsamer. Längere Phrasen werden durchschnittlich schneller gesprochen als kürzere ([Kelly u. Conture, 1992] [Malécot et al., 1972], vgl. [Starkweather, 1987]).

▸ **Phonetische Anforderungen.** Auch phonetische Anforderungen haben Einfluss auf die Artikulationsrate [Hall u. Yairi, 1997]. Silben in längeren Wörtern werden häufig schneller artikuliert als Silben in kürzeren Wörtern, Segmente am Silbenanfang sind länger als gleiche Segmente am Silbenende ([Huggins, 1978], vgl. [Starkweather, 1987]). Abhängig von den metrischen Strukturen der Wörter, ist die Dauer betonter Silben eines Wortes länger als die Dauer unbetonter Silben. Je stärker betont eine Silbe ist, desto langsamer wird sie gesprochen ([Nakatani et al., 1981], vgl. [Levelt, 1989]). Betonte Silben dauern zum Ende einer phonologischen Phrase hin länger (ebd.). Starkweather stellt die Hypothese auf, dass die durch Längungen am Phrasenende bedingten Schwankungen des Sprechtempos dem Zuhörer das Verständnis syntaktischer Strukturen erleichtern [Starkweather, 1987]. Diese typischerweise auftretenden *mikroskopischen* Temposchwankungen variieren individuell um eine mittlere Sprechgeschwindigkeit und bilden in der Beziehung mit Variationen der Sprechlautstärke und Intonationsverläufen den Sprechrhythmus einer Person.

▸ **Kognitive Anforderungen in unterschiedlichen Sprechsituationen.** In einer Untersuchung von Boutsen und Hood sprachen 6- bis 12-jährige Kinder bei der Beschreibung von Bildern mit niedrigeren Artikulationsraten als in freien Gesprächen [Boutsen u. Hood, 1997]. Hingegen konnte Faust keine regelmäßigen Veränderungen der Artikulationsrate beim Vergleich von Spontansprache und Lesetexten (die weniger Anforderung an die Sprachplanung als Bildgeschichten erfordern) feststellen [Faust, 1997]. Diese Ergebnisse zeigen, dass sich Artikulationsraten auch an kognitive Anforderungen anpassen können. Ist ein Sprecher mit einem Diskussionsthema vertraut oder ist es ein für ihn beliebtes Thema, so ist das Sprechtempo tendenziell höher (vgl. [Miller et al., 1984]).

▸ **Selbstbild des Sprechers.** Durch soziales Lernen wählen Sprecher das Sprechtempo aus, welches ihre Persönlichkeit am besten repräsentiert. Als Beispiel für soziales Lernen nennen Tsao und Weismer, dass hohe Sprechgeschwindigkeit einen Sprecher als engagiert und kompetent charakterisieren kann, langsameres Sprechen dafür als professionell [Tsao u. Weismer, 1997]. Es ist anzunehmen, dass solche Einflüsse das Sprechtempo erst später im Erwachsenenalter beeinflussen.

▸ **Motivation/Emotionen.** Zusätzlich zu hohen kognitiven Anforderungen während des Sprechens können sich auch emotionale Zustände auf die Sprechgeschwindigkeit auswirken (ebd.). Niedergeschlagenheit oder Langeweile gehen tendenziell mit niedrigerer Sprechgeschwindigkeit einher, Aufregung oder Ärger oft mit erhöhter Sprechgeschwindigkeit.

▸ **Dialogische Sprechsituation.** Auch die dialogische Situation beeinflusst das Sprechtempo. Bei Nachfragen des Gesprächspartners zur Verständnissicherung reduziert der Sprecher seine Sprechgeschwindigkeit ([Longhurst u. Siegel, 1973] vgl. [Starkweather, 1987]). Sprecher können darüber hinaus ihre Sprechgeschwindigkeit den sprachlichen Kapazitäten ihrer Gesprächspartner anpassen [Kelly u. Conture, 1992].

▸ **Psychiatrische, neurologische und endokrine Erkrankungen.** Bei hirnorganischen, neurologischen oder psychiatrischen Erkrankungen kann eine erhöhte Sprechgeschwindigkeit auftreten. Dies betrifft die Parkinson-Krankheit, manische Phasen bei manisch-depressiven Erkrankungen oder auch Wernicke-Aphasie [Jaffe et al., 1973]. Freund erwähnt zusätzlich symptomatische Tachylalie, beispielsweise bei Angstneurosen und Phobien sowie bei Schizophrenie [Freund, 1970]. Auch bei Hyperthyreose beobachtete er Tachylalie, wobei diese Beobachtung besonders kritisch bewertet werden muss. Freund kritisiert an seiner Untersuchung selbst, dass er keine Informationen über das Sprechtempo vor den Erkrankungen hat.

▸ **Sprachlich-kulturelle Aspekte.** Gebhard (2012) untersuchte, dass sich das durchschnittliche Sprechtempo zwischen Sprachen (z. B. Deutsch – Spanisch) unterscheidet.

Auswirkungen schnellen Sprechens

Bei hoher Sprechgeschwindigkeit werden normalerweise weniger Pausen gesetzt als bei normaler Sprechgeschwindigkeit [Levelt, 1989]. Untersuchungen des lauten Lesens zeigten, dass zusätzlich zur Anzahl der Pausen auch die Dauer der Pausen bei hoher Sprechgeschwindigkeit abnimmt [Grosjean u. Collins, 1979] [Butcher, 1981].

Eine Zunahme der Sprechgeschwindigkeit wurde in früheren Untersuchungen hauptsächlich auf eine Reduzierung von Pausenanzahl und Pausendauer zurückgeführt (vgl. [Goldman-Eisler, 1968]). Miller und Kollegen [Miller et al., 1984] stellten in einer Reanalyse einer früheren Untersuchung von Grosjean und Deschamps auch deutliche Zunahmen der Artikulationsraten fest [Grosjean u. Deschamps, 1973]. Schnelles Sprechen führt zu Veränderungen auf verschiedenen Ebenen des Sprachproduktionsprozesses [Levelt, 1989]. Umgekehrt können sich Vorgänge auf verschiedenen Ebenen der Sprachproduktion auf die Artikulationsrate auswirken. Je höher die Artikulationsrate ist, desto höher sind die Anforderungen in allen Ebenen der Sprachproduktion.

Die häufige Verwendung von umgangssprachlichen und phonologischen Wörtern bei schnellem Sprechen beinhaltet Veränderungen auf lexikalischer Ebene.

Störungen verschiedener Prozesse des phonologischen Enkodierens können zu einer Reduzierung, möglicherweise auch zu einer Erhöhung der Artikulationsrate beitragen.

Auf phonetisch-artikulatorischer Ebene führt eine hohe Sprechgeschwindigkeit hauptsächlich zu *Reduktionen* und Assimilationen von Phonemen und Silben [Levelt, 1989]. Häufig werden kurze, unbetonte Wörter oder Silben reduziert. Wenn diese Reduktionen mit phonotaktischen Regeln vereinbar sind (z. B. „give'm attention", [Levelt, 1989], S. 369), finden sie während des phonologischen Enkodierens statt. Verletzen sie phonotaktische Regeln (*z. B.* „p'tato", ebd.), entstehen sie erst nach Generierung der phonetischen Pläne.

Assimilationen treten in schnellem Sprechen häufiger auf als bei normaler Artikulationsrate. *Koartikulation,* die physiologisch-artikulatorische Interaktion benachbarter Phoneme, nimmt bei hoher Artikulationsrate ebenfalls zu.

Nach Gay und Hirose ([Gay u. Hirose, 1978], vgl. [Starkweather, 1987]) werden bei schnellem Sprechen betonte Silben weniger stark betont. Damit übereinstimmend schließt Jäncke aus Experimenten, dass die auditive Rückmeldung des eigenen Sprechens stärker bei betonten als bei unbetonten Silben stattfindet und bei hohem Sprechtempo schwächer ist als bei niedrigem Sprechtempo [Jäncke, 1992].

Demzufolge kann erhöhtes Sprechtempo die auditiven Monitoringprozesse einschränken. Ein hohes Sprechtempo kann verstärkt zu Unflüssigkeiten, häufig Laut- und Silbenwiederholungen, führen [Postma u. Kolk, 1993].

Überblick

Auswirkungen eines überhöhten Sprechtempos nach dem Sprachproduktionsmodell von Levelt

- Es können Planungsprobleme auf der Ebene der sprachlichen Konzeptbildung auftreten.
- Hohes Sprechtempo wirkt sich auf verschiedene Stufen der phonologischen Enkodierung aus und kann zur Erstellung fehlerhafter phonetischer Pläne führen.
- Möglicherweise können beim Abruf der phonetischen Pläne Störungen des Timings die Artikulationsrate erhöhen.
- Hohes Sprechtempo verändert die Artikulation.
- Auf der Ebene des Artikulators können sprechmotorische Störungen die Artikulationsrate beeinflussen.
- Hohe Artikulationsraten erschweren das Monitoring des Sprechens auf allen Ebenen.

2.3 Phonetische Auffälligkeiten

Phonetische Auffälligkeiten bei Polternden werden in der gesamten Literatur beschrieben und als obligatorisches Symptom von Poltern bewertet (vgl. auch [St. Louis u. Schulte, 2011]). Der Terminus *phonetische Auffälligkeiten* impliziert für dieses Buch, dass diese auch *phonologisch* bedingt sein können. Da eine phonologische Ursache jedoch nicht immer vorhanden sein muss, werden die Auffälligkeiten, wenn sie nicht ausdrücklich anders bezeichnet werden, nach ihrem äußeren Erscheinungsbild als *phonetische Auffälligkeiten* beschrieben. Meistens gehen die phonetischen Auffälligkeiten bei Poltern mit einer kurzzeitigen Beschleunigung des Sprechtempos einher. Deshalb wird in diesem Buch auch häufig der Begriff *phonetisch-temporale Auffälligkeiten* verwendet.

Phonetische Auffälligkeiten bei Poltern sind nicht phonemspezifisch [St. Louis u. Myers, 1995]. Sie zeigen sich in Form von Laut-, Silben- und Wortauslassungen, Ersetzung von Lauten und Silben, Hinzufügungen von Lauten, Vertauschungen von Lauten, *Kontaminationen* (d. h. Verschmelzung von Laut- und Silbenelementen, vgl. [Bußmann, 1990]), Reduzierung von Konsonantenclustern und Neutralisierung von Vokalen. Das Sprechen kann dadurch bis zur Unverständlichkeit verändert sein. Phonetische Auffälligkeiten weichen qualitativ von denen beim *schnellen Sprechen* (Kap. Auswirkungen schnellen Sprechens) beschriebenen, üblicherweise auftretenden phonetischen Veränderungen quantitativ und qualitativ ab.

Phonetisch-temporale Auffäligkeiten können auch unvermittelt in Abschnitten mit normalem Sprechtempo auftreten. In der Untersuchung von Sick wurden jeweils 30 Phrasen aus den Sprechproben des polternden Probanden und des Schnellsprechers extrahiert, deren Artikulationsraten in einem *normalen Rahmen* lagen [Sick, 1999]. Auch hier zeigte der Polternde hochsignifikant mehr phonetische Auffälligkeiten als der Schnellsprecher (ebd.). Diese Untersuchung stützt die oben genannte Beobachtung.

▸ Abb. 2.4 zeigt einen qualitativen Unterschied phonetischer Auffälligkeiten anhand der unverständlichen Abschnitte, die beim polternden Pro-

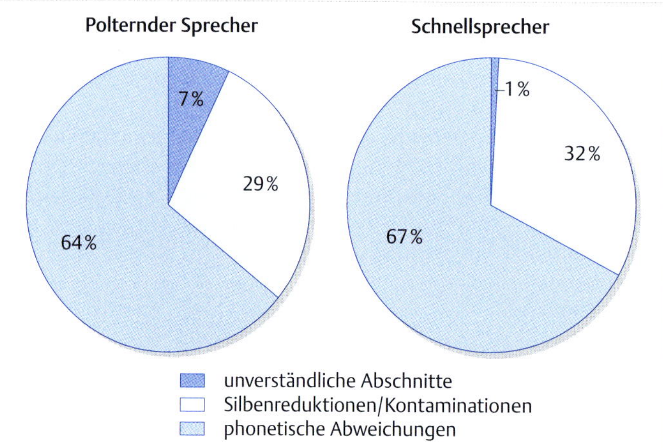

Abb. 2.4 Qualitativer Unterschied phonetischer Auffälligkeiten eines polternden Probanden und eines Schnellsprechers [Sick, 1999].

banden einen deutlich höheren Anteil an den gesamten phonetischen Auffälligkeiten als beim Schnellsprecher ausmachen, obwohl der Schnellsprecher in diesem Gespräch sogar signifikant schneller als der Polternde sprach. Die höhere Prozentzahl unverständlicher Abschnitte beim polternden Probanden impliziert, dass die phonetischen Auffälligkeiten qualitativ schwerwiegender als beim Schnellsprecher sind.

Zwar treten auch Dyslalien bei Polternden auf (vgl. [Fröschels, 1955], in: [Daly u. Burnett, 1999]), diese gehören jedoch nicht zum Störungsbild. Einige Autoren geben an, dass besonders häufig unbetonte Silben ausgelassen werden [Luchsinger u. Arnold, 1959] [Daly, 1996], eine generelle Regelhaftigkeit besteht jedoch nicht. Phonetische Auffälligkeiten verstärken sich bei Zunahme der Wortlänge [Van Zaalen-op't Hof, 2009].

2.3.1 Beziehungen zwischen Sprechmotorik und phonetischen Auffälligkeiten

Auch wenn die nichtsprachlichen mundmotorischen Fähigkeiten unauffällig sind, werden sprechmotorische Auffälligkeiten bei der Entstehung phonetischer Auffälligkeiten diskutiert. Eine Möglichkeit, Aufschlüsse zu sprechmotorischen Störungen zu erhalten, ist die Überprüfung der oralen Diadochokinese (vgl. Kap. 7.8.4). Van Zaalen [Van Zaalen-op't Hof et al., 2009a] führte mit den *Oral Motor Assessment Scales* [Riley u. Riley, 1985] und dem Screening *Pittige Articulatie* (orale Diadochokinese auf Wortebene) einen Vergleich von Personen, die poltern, stottern oder unauffällig sprechen, durch.

Hinsichtlich der artikulatorischen Genauigkeit zeigte sich, dass die Voice Onset Time und die *artikulatorische Ausführung*, insbesondere bei phonetisch und phonologisch komplexen Wörtern, bei polternden Sprechern im Gegensatz zu den Vergleichsgruppen eingeschränkt sind. In der Kategorie „Koartikulation" zeigten polternde Sprecher mehr Zusammenziehungen von Silben als Kontrollpersonen und stotternde Menschen.

Zu beachten ist, dass die Leistungen oraler Diadochokinese auf Silbenebene keine vollständigen Rückschlüsse auf die Sprechleistungen zulassen [Ziegler, 2003].

Merke M!

Es ist davon auszugehen, dass Einschränkungen der Sprechmotorik eine zusätzliche, aber nicht alleinige Ursache für phonetische-temporale Auffälligkeiten bei Poltern darstellen. Poltern kann von einer verbalen Entwicklungsdyspraxie begleitet werden [De Hirsch, 1961] [St. Louis et al., 1992] [Van Zaalen-op't Hof, 2009] (vgl. auch Kap. 6)

2.3.2 Theoretische Hintergründe zu phonetischen Auffälligkeiten

Um Hintergründe für die unterschiedlichen Arten phonetischer Auffälligkeiten verstehen zu können, wird an dieser Stelle ein kurzer ergänzender Überblick über das phonologische Enkodieren und die Artikulation gegeben (vgl. *Exkurs Levelt*, Kap. 2). Neben der Theorie von Levelt gibt es noch diverse andere Modelle, die in diesem Rahmen nicht beschrieben werden können.

▶ **Phonologisches Enkodieren.** Ein Wort wird nicht als Ganzes aus dem Lexikon abgerufen und gesprochen, sondern im Prozess des phonologischen Enkodierens neu konstruiert. Dies wird durch Ergebnisse aus der Versprecherforschung belegt [Levelt, 1992]. Auf eine detaillierte Beschreibung von Theorien der verschiedenen Stufen und Prozesse des phonologischen Enkodierens muss an dieser Stelle verzichtet werden. Die Auswirkungen hohen Sprechtempos auf das phonologische Enkodieren wurden bereits erwähnt (Kap. 2.2).

▶ **Artikulation.** Das Tempo der phonologischen Enkodierung muss nicht dem Tempo der Artikulationsbewegungen entsprechen [Levelt, 1993]. Deshalb geht Levelt von der Existenz eines *artikulatorischen Speichers* aus, der phonetische Pläne so lange speichert, bis sie zur Artikulationsexekution abgerufen werden. Nach dem Abruf der phonetischen Pläne aus dem artikulatorischen Speicher müssen diese *entpackt (unpacking)* werden, um die genaue Abfolge der motorischen Programme zu ermöglichen. Anschließend werden diese motorischen Programme von der Artikulationsmuskulatur in Bewegungen umgesetzt (ebd.).

Die einzelnen Artikulatoren unterscheiden sich in ihrer Präzision und in der Geschwindigkeit der

Artikulationsausführung. Dies liegt zum einen an der unterschiedlichen Muskelbeteiligung, zum anderen an der unterschiedlichen Zahl und Art der rückmeldenden Sensoren. Aufgrund dieser unterschiedlichen Artikulationspräzision kommt es zu zeitlichen Verschiebungen im Bewegungseinsatz [Kohler, 1995]. Nach Levelt sind Segmente einer Silbe derart verteilt, dass angrenzende Segmente ökonomische Bewegungen der Artikulatoren ermöglichen. Dabei tritt *Koartikulation* auf. Bei der Koartikulation werden Artikulationsbewegungen verschiedener Segmente teilweise gleichzeitig durchgeführt. Beispielsweise tritt die Lippenrundung des Vokales /o/ bei dem Wort „crow" schon beim Anfangslaut /c/ auf [Levelt, 1989]. Sehr starke Koartikulation führt zur Verschmelzung von Lauten, sodass das Sprechen phonetisch auffällig wird.

Dies bedeutet, dass Artikulationsrate und Schwierigkeitsgrad der phonetischen Anforderungen für die Artikulatoren für ein Auftreten von Koartikulation miteinander in Beziehung stehen [Shaiman, 2002]. Es bedeutet auch, dass intraindividuell eine erhöhte Artikulationsrate nicht bei jedem Wort auf die gleiche Art und Weise zu einer vertärkten Koartikulation führt.

Für Poltern lässt sich aus diesem Ergebnis ableiten, dass neben der Artikulationsrate auch die phonologisch/phonetische Komplexität die Wahrscheinlichkeit von phonetisch-temporalen Auffälligkeiten erhöht. Genau dies hat van Zaalen experimentell gezeigt [Van Zaalen-op't Hof et al., 2009a].

Abruf und Umsetzung phonetischer Pläne in neuromuskuläre Kommandos sowie Koordination von Muskelbewegungen bezeichnet Levelt als *sprechmotorische Kontrolle* [Levelt, 1989]. Sprechmotorische Kontrolle ist kontextabhängig [Levelt, 1993]. Dies bedeutet, dass Artikulationsbewegungen unter verschiedenen Bedingungen (z. B. mit Kaugummi im Mund) korrekt ausgeführt werden können. Levelt (ebd.) schließt daraus, dass phonetische Pläne nur *Vorschriften (tasks)* an die Artikulatoren liefern. Die Koordination der Artikulationsabläufe unterliegt demnach kontextabhängigen, komplizierten neuromuskulären Steuerungsmechanismen. Ein Ergebnis dazu liefert wiederum das Experiment von Shaiman, das zeigt, dass die Betonung Auswirkungen auf das artikulatorische Timing zeigt [Shaiman, 2002]. Dieses Ergebnis ist ein ebenfalls relevanter Faktor für die logopädische Behandlung phonetisch-temporaler Auffälligkeiten bei Poltern.

Insgesamt zeigt sich, dass diese komplizierten Prozesse von Artikulationsplanung und Ausführung zahlreiche Möglichkeiten für Fehlfunktionen beinhalten, die zu den bei Poltern auftretenden phonetisch-temporalen Auffälligkeiten führen [Ward, 2011].

Überblick

Überblick über Wechselbeziehungen von phonetisch-temporalen Auffälligkeiten zu Prozessen der Sprachproduktion

(aufgelistet auf der Basis des Sprachproduktionsmodells von Levelt [Levelt, 1989] [Levelt, 1993])

- Hohes Sprechtempo wirkt sich negativ auf phonetische Auffälligkeiten aus. Im Formulator können auf allen Stufen des phonologischen Enkodierens Fehler in den phonetischen Plänen und folglich phonetische Auffälligkeiten generiert werden. Fehler auf verschiedenen Stufen des phonologischen Enkodierens führen in der Lautproduktion zu Laut- oder Silbenauslassungen, Vertauschungen, Ersetzungen oder Hinzufügungen.
- Störungen des Timings im Abruf der phonetischen Pläne können zu phonetischen Auffälligkeiten führen.
- Im Artikulator könnten korrekte phonetische Pläne in fehlerhafte Artikulationsbewegungen umgesetzt werden (z. B. durch zu starke Koartikulation). Das Timing einzelner Komponenten von Artikulationsbewegungen kann gestört sein. Auslassungen von Lauten und Silben, Verschmelzungen, Reduzierung von Konsonantenclustern und Neutralisierung von Vokalen sind die Folge.
- *Monitoringstörungen* (= Kontrollstörungen) während des phonologischen Enkodierens, Monitoring des Timings der phonetischen Pläne oder gestörtes Monitoring während der Artikulation führen zu phonetischen Auffälligkeiten aller Art.

2.4 Unflüssigkeiten

Unflüssigkeiten sind bei Poltern häufig auftretende Symptome, die in älterer und neuerer Literatur beschrieben werden (vgl. auch [Weiss, 1964] [Diedrich, 1984] [St. Louis u. Myers, 1995] [Van Zaalen-op't Hof, 2009] [Ward u. Scaler Scott, 2011].

Unflüssigkeiten, die bei Stottern auftreten, werden eingeteilt in:

- *auffällige* Unflüssigkeiten (spannungsvolle Dehnungen, Blockierungen) und
- unauffällige/normale Unflüssigkeitena (syn. *physiologische, funktionelle Unflüssigkeiten*).

Im Gegensatz zu den unphysiologischen Unflüssigkeiten bei Stottern sind die bei Poltern auftretenden Unflüssigkeiten *normale Unflüssigkeiten* [Van Zaalen-op't Hof et al., 2009b] [Van Zaalen-op't Hof et al., 2009c].

Sehr häufig auftretende normale Unflüssigkeiten sind *Wiederholungen* von Silben, Wörtern und Satzteilen [Weiss, 1964] [Weiss, 1967] [Weiss, 1968] [Diedrich, 1984] [Daly, 1986] [Daly, 1993] [Dalton u. Hardcastle, 1989] [St. Louis u. Myers, 1995] [Lees et al., 1996]. Im Rahmen der Wiederholungen werden Lautwiederholungen seltener erwähnt [Weiss, 1967] [Dalton u. Hardcastle, 1989].

Zusätzlich werden *Revisionen* (Satz- und Wortabbrüche, Umformulierungen) und Interjektionen (*Embolophrasien* und *Embolophonien*) verwendet.

> **Merke**
>
> Embolophrasien sind Flickwörter oder Phrasen wie „also" oder „woll'n mal sagen".

Alle Arten von Unflüssigkeiten (s. u.) bei Poltern sind spannungsfrei (vgl. [Daly, 1996]) oder werden auf einem niedrigen Spannungslevel produziert [Van Zaalen-op't Hof, 2009]. Dazu ist anzumerken, dass bei reinem Poltern zwar nicht solch massive Anspannungen wie bei Stottern auftreten, dennoch fühlen sich viele polternde Menschen während des Sprechens angespannt.

Insgesamt liegen nur wenige Angaben über Messungen prozentualer Anteile von Unflüssigkeiten bezogen auf die Anzahl der Wörter oder Silben vor.

In einer Einzelfallstudie von Lees et al. wurden Interjektionen (= Embolophrasien), Wort- und Silbenwiederholungen sowie Revisionen untersucht [Lees et al., 1996]. Der polternde Sprecher hatte eine Rate von 10 %, wobei nicht beschrieben wurde, ob sich die 10 % auf Wörter oder Silben beziehen.

Myers und St. Louis untersuchten bei 2 polternden Erwachsenen zusätzlich noch Satzteilwiederholungen, Wortabbrüche, Dehnungen und Lautwiederholungen mit einem Ergebnis von 5,2 % bzw. 7,9 % Unflüssigkeiten pro 100 Silben [Myers u. St. Louis, 1996].

Dass solche Werte zunächst einmal wenig aussagen und mit dem 3 %-Kriterium auffälliger Unflüssigkeiten bei Stottern (vgl. [Sandrieser, 2003]) nicht verglichen werden können, zeigen Schätzungen normaler Unflüssigkeiten bei Bortfield et al., die bis zu 6 % Unflüssigkeiten in unauffälliger Spontansprache angeben [Bortfield et al., 2001].

Bortfield und Mitarbeiter verglichen in ihrer Untersuchung unauffällige Sprecher verschiedener Altersgruppen und unterschiedlichen Geschlechts in unterschiedlichen Sprechsituationen [Bortfield et al., 2001]. Die durchschnittliche Zahl von Wiederholungen lag bei 1,47 %, Embolophonien wurden durchschnittlich zu 2,56 % pro 100 Wörter produziert.

Van Zaalen gibt einen groben Richtwert für (physiologische) Unflüssigkeiten bei Poltern bezogen auf die Anzahl der Wörter in der Spontansprache an [Van Zaalen-op't Hof, 2009]: Demnach zeigen polternde Sprecher mehr als 5 %, nicht polternde Sprecher weniger als 5 % Unflüssigkeiten.

> **Merke**
>
> Van Zaalen differenziert die Anzahl der Unflüssigkeiten bezogen auf die von ihr postulierten *Untergruppen von Poltern* (vgl. Kap. 3). Personen mit *linguistischem Poltern* zeigen mehr Unflüssigkeiten als Normalsprecher, Personen mit *motorischem Poltern* zeigen ähnlich viele oder auch weniger Unflüssigkeiten als unauffällige Sprecher [Van Zaalen-op't Hof, 2009].

2.4.1 Theoretische Hintergründe zu Unflüssigkeiten

Unflüssigkeiten sind Indikatoren für Störungen der Sprache und des Sprechens. Die vielfältigen Theorien zur Erklärung von Unflüssigkeiten, insbesondere der Blockierungen bei Stottern, können an dieser Stelle nicht diskutiert werden.

Wort- oder Satzteilwiederholungen, Laut- oder Silbenwiederholungen und Dehnungen können linguistische *Planungsprobleme* auf verschiedenen Stufen der Sprachproduktion zugrunde liegen [Wingate, 1988] [Perkins et al., 1991]. Nach der Covert-Repair-Hypothese [Postma u. Kolk, 1993] können Unflüssigkeiten auch durch *verdeckte linguistische Korrekturprozesse* entstehen. Diese Hypothese wurde für Unflüssigkeiten von Stotternden und Nichtstotternden aufgestellt. Die Autoren haben im Rahmen der Covert-Repair-Hypothese sogar bestimmten Unflüssigkeiten spezifische zugrunde liegende linguistische Fehler zugeordnet. Satzteilwiederholungen treten demnach dann auf, wenn semantisch-syntaktische Fehler verdeckt korrigiert werden. Wortwiederholungen treten bei lexikalischen Fehlern auf, Laut- und Silbenwiederholungen sowie Wortabbrüche, Dehnungen und Blockierungen bei der verdeckten Korrektur phonetischer Irrtümer. Sie erwähnen auch, dass Störungen auf verschiedenen Stufen des Monitorings zum Auftreten von Unflüssigkeiten führen können (ebd.). Sick hat die Hypothese aufgestellt, dass verdeckte Korrekturen auch bei Poltern auftreten (s. u.) [Sick, 1999]. Van Zaalen und Mitarbeiter konnten diese Hypothese verifizieren [Van Zaalen-op't Hof et al., 2009a].

▸ **Unflüssigkeiten und phonetische Auffälligkeiten.** In der vergleichenden Untersuchung eines polternden Probanden und eines Schnellsprechers [Sick, 1999] traten in multiplen Regressionsanalysen beim polternden Probanden signifikante Beziehungen von phonetischen Auffälligkeiten und Unflüssigkeiten auf, beim schnellsprechenden Probanden nicht. Diesbezüglich wird die Hypothese aufgestellt, dass der polternde Sprecher möglicherweise mit Wiederholungen phonologische Enkodierungsstörungen verdeckt korrigiert oder versucht, das gestörte System zu stabilisieren. Diese Hypothese könnte erklären, warum beim polternden Sprecher mehr Wiederholungen als beim Schnellsprecher auftraten.

Fazit

Zusammenfassend werden Unflüssigkeiten bei Polternden als Oberflächensymptom für zugrunde liegende Störungen der Sprachproduktion bewertet [St. Louis u. Myers, 1995]. Sie werden durch sprachsystematische und phonologisch-phonetische Arbeit in Kombination mit einer Modifikation des Sprechtempos deutlich reduziert.

Überblick

Überblick über mögliche Beziehungen von Unflüssigkeiten zu Prozessen der Sprachproduktion

(aufgelistet auf der Basis des Sprachproduktionsmodells von Levelt [Levelt, 1989] [Levelt, 1993])

- Auf der Stufe des Konzeptualisierers können plötzliche Änderungen der Sprachplanung zu Satzabbrüchen mit Korrektur (Revision) oder ohne Korrektur führen.
- Auf der Stufe des Formulators sind Störungen beim grammatischen und phonologischen Enkodieren nicht sicher bestimmten Arten von Unflüssigkeiten zuzuordnen.
- Verdeckte Korrekturprozesse (vgl. [Postma u. Kolk, 1993]) grammatischer Enkodierungsfehler oder lexikalischer Störungen können zu allen Arten von Wiederholungen führen, ebenso eine verzögerte grammatische Enkodierung oder ein verzögerter lexikalischer Abruf.
- Semantische/lexikalische Störungen können auch zu Wort- und Satzabbrüchen führen.
- Verdeckte Korrekturprozesse beim phonologischen Enkodieren können sich in Laut- und Silbenwiederholungen und Wortabbrüchen widerspiegeln [Postma u. Kolk, 1993].
- Auch Störungen bei der Generierung und Ausführung artikulatorischer Programme im Artikulator sind nicht generell bestimmten Arten von Unflüssigkeiten zuzuordnen, wobei wahrscheinlicher Wortabbrüche, Laut- und Silbenwiederholungen als Revisionen, Satzabbrüche oder Satzteilwiederholungen auftreten werden.
- Störungen auf allen Ebenen des Monitorings können ebenfalls zu Unflüssigkeiten führen.

2.5 Sprachstörungen bei Poltern

Sprachstörungen im Rahmen des Störungsbildes Poltern werden von nahezu allen Autoren erwähnt. Nach Preus müssen jedoch nicht immer Sprachstörungen vorliegen [Preus, 1992]. Van Zaalen-op't Hof teilt Poltern in *motorisches Poltern* und *linguistisches Poltern* ein [Van Zaalen-op't Hof, 2009]. Sprachstörungen bei Poltern können, müssen aber somit nicht zur Diagnosestellung von Poltern vorhanden sein.

Die Sprache von polternden Sprechern kann in allen Teilbereichen auffällig sein. Beschrieben werden vor allem Störungen der sprachlichen Strukturierung (Kohäsion, Kohärenz, thematische Strukturierung), ferner auch semantisch-lexikalische und morphologisch-syntaktische Störungen. Viele Autoren [Weiss, 1967] [De Hirsch, 1970] [Tiger et al., 1980] [Daly, 1986] [Daly, 1996]) beobachten häufig Sprachentwicklungsstörungen bei polternden Kindern, allerdings können polternde Kinder auch linguistisch unauffällig oder sogar sprachlich über ihre Altersnorm hinaus entwickelt sein (Katz-Bernstein, pers. Gespräch März 2002). Die Abgrenzung der bei Poltern auftretenden Sprachstörungen ist im Kindesalter nicht sauber von einer Sprachentwicklungsstörung zu trennen.

Im Folgenden werden Auffälligkeiten aus den sprachlichen Bereichen Sprachverständnis, Morphologie/Syntax, Semantik/Lexikon und sprachlich-thematische Strukturierung beschrieben. Dabei wird nur die Symptomatik der sprachlich-thematischen Strukturierung näher erläutert, weil diese im Vergleich zu den morphologisch-syntaktischen und semantisch-lexikalischen Störungen ein besonders typisches Symptom bei Poltern ist. Der Themenkomplex Kommunikation und Pragmatik wird im Anschluss an dieses Kapitel separat diskutiert. Die bei Poltern auftretenden physiologischen Unflüssigkeiten spiegeln linguistische Defizite wider (vgl. Kap. 2.4).

2.5.1 Eingeschränktes Sprachverständnis

Diedrich erwähnt, dass manchmal auch das Sprachverständnis von polternden Sprechern eingeschränkt ist [Diedrich, 1984]. Bei Sprachentwicklungsstörungen, Störungen der auditiven Wahrnehmung und Verarbeitung sowie kommunikativ-pragmatischen Auffälligkeiten ist ein eingeschränktes Sprachverständnis, vor allem im Kindesalter, möglich und sollte immer diagnostisch überprüft werden.

2.5.2 Morphologisch-syntaktische Symptome

Zusätzlich zu den morphologisch-syntaktischen Auffälligkeiten bei sprachentwicklungsgestörten polternden Kindern, werden auch bei erwachsenen polternden Sprechern zum Teil noch Störungen der Syntax und Morphologie festgestellt [Daly, 1996]. Weiss berichtet, dass hauptsächlich bei Versuchen, komplexere Satzgefüge zu bilden, syntaktisch-morphologische Schwierigkeiten auftreten [Weiss, 1964]. Beschrieben werden Schwierigkeiten in der Subjekt-Verb-Kongruenz [St. Louis u. Myers, 1995], bei dem Gebrauch richtiger Konjugationen sowie dem Gebrauch von Präpositionen und Pronomen [Arnold, 1960]. Konjunktionen, die in besonderem Maße strukturierende Funktionen haben [St. Louis u. Myers, 1995], werden ebenfalls teilweise falsch verwendet. Zusätzlich fallen Probleme der Wortstellung auf [Daly, 1996]. Einige der hier unter Störungen der Morphologie/Syntax beschriebenen Symptome können terminologisch auch als Störung der Kohäsion (Kap. 2.5.4) bezeichnet werden.

2.5.3 Störungen im Bereich Lexikon/Semantik

Neben den bei Kindern im Rahmen einer Sprachentwicklungsstörung im Sinne von Poltern auftretenden semantisch-lexikalischen Störungen werden häufig auch bei jugendlichen und erwachsenen polternden Sprechern Wortfindungsstörungen erwähnt [St. Louis u. Myers, 1995] [Daly u. Burnett, 1999]. Diese Wortfindungsstörungen können sekundär Unflüssigkeiten wie Interjektionen oder Wiederholungen verursachen. In eigener klinischer Erfahrung wurden bei erwachsenen polternden Sprechern auch Unsicherheiten beim Gebrauch von Fremdwörtern festgestellt.

2.5.4 Störungen der sprachlichen Strukturierung

Polternde haben häufig Schwierigkeiten, semantische Einheiten *kohärent* zu sequenzieren. Zur Verknüpfung dieser semantischen Einheiten fehlen ihnen *kohäsive* Mittel [St. Louis u. Myers, 1995]. (Im Folgenden werden Kombinationen aus Störungen der Kohäsion, Kohärenz und thematischen Strukturierung als Störungen der sprachlichen Strukturierung bezeichnet.) Diese Schwierigkeiten fallen sowohl in der Spontansprache als auch bei der Wiedergabe von Texten auf (vgl. [Weiss, 1964] [Daly u. Burnett, 1999]. Zusätzlich besteht die Neigung zur Elaboration von Details, und es liegen Schwierigkeiten vor, am Thema zu bleiben [St. Louis u. Myers, 1995]. St. Louis und Hinzman bezeichnen dies als „inability to get the point“ [St. Louis u. Hinzman, 1986]: Dies schließt auch plötzliche Themenwechsel ein.

Die Störungen der sprachlichen Strukturierung führen dazu, dass Polternde nicht nur aufgrund des hohen Sprechtempos in Verbindung mit phonetischen Auffälligkeiten, sondern auch aufgrund ihrer gesamten sprachlichen Strukturierung schlecht verstanden werden. In älterer und neuerer Literatur (vgl. [Weiss, 1964] [Daly u. Burnett, 1999]) wird die Hypothese aufgestellt, dass Auffälligkeiten der sprachlichen Strukturierung mit Störungen der das Sprechen vorbereitenden Denkprozesse zu erklären sind (vgl. Kap. 2.16.2). Probleme der sprachlich-thematischen Strukturierung bei Poltern können mit vorsprachlicher gedanklicher Strukturierung, kommunikativ-pragmatischen Störungen, syntaktisch-morphologischen Störungen oder lexikalisch-semantischen Störungen in Beziehung stehen.

Begriffsklärung Kohärenz

Mit dem Begriff *Kohärenz* wird versucht, die logisch-situativen Textbeziehungen zu erfassen.

Definition

Kohärenz beschreibt die zugrunde liegenden Beziehungseigenschaften, die einen Text zu einer thematischen Einheit machen.

Die Beschreibungsebene ist die Ebene der Propositionen.

Definition

Proposition ist der den Wahrheitswert bestimmende Kern der Bedeutung eines Satzes, wobei die spezifische syntaktische Form und lexikalische Füllung der jeweiligen Äußerungsform unberücksichtigt bleiben [Bußmann, 1990] [Regenbrecht et al., 1992].

Kohärenz bezieht sich auf die semantische und pragmatische Zusammengehörigkeit eines Textes [Stark u. Stark, 1992]. Ein Sprecher muss einen komplexen Sachverhalt thematisch und sequenziell so planen, dass eine satzübergreifende Textstruktur entsteht. Somit werden auch die logisch-situativen Textbeziehungen erfasst. Bei der Herstellung von Kohärenz spielen auch kognitive Prozesse eine Rolle (ebd.). Unterschieden wird die *globale* und *lokale* Kohärenz. Für die globale Kohärenz wird in diesem Buch zum besseren Verständnis der Terminus *thematische Strukturierung* gewählt. Die *lokale* Kohärenz bezeichnet die Beziehungen, die zwischen den Propositionen bestehen (vgl. [Regenbrecht et al., 1992]). Mit dem Begriff *Kohärenz* wird in diesem Buch immer die lokale Kohärenz bezeichnet.

Kohärenz wird durch die Auswahl und Anordnung von Propositionen bestimmt. Bei den lokalen Kohärenzbeziehungen wird festgelegt, welche Inhalte dem Gesprächspartner bereits bekannt sind und welche neu eingeführt werden müssen. Kohärenzbeziehungen bestimmen auch, welche Sachverhalte für einen Gesprächspartner explizit oder prominent realisiert werden müssen. Mittel hierzu sind die Topikalisierung (Platzierung einer Konstituente, die nicht als Subjekt fungiert, an den Satzanfang; [Bußmann, 1990]) oder die Betonung von Elementen (vgl. [Regenbrecht et al., 1992]).

Aus diesen Beschreibungen zur Kohärenz wird ersichtlich, dass enge Beziehungen zum Bereich der Pragmatik bestehen. Schwierigkeiten in der Kohärenz werden auch als Sprachplanungsdefizite bezeichnet. Störungen der Kohärenz können somit pragmatische, kognitive und/oder semantisch-lexikalische Ursachen haben bzw. in Wechselbeziehungen mit Störungen in diesen Bereichen stehen.

Beispiel

„Vorhandene Kohärenz"
„Die Sonne scheint. Ich ziehe mir leichte Kleidung an."

Beispiel

„Fehlende Kohärenz"
„Die Sonne scheint. Der Hammer ist verschwunden."

Begriffsklärung Kohäsion

Definition

Kohäsion beschreibt die verbalen Möglichkeiten eines Sprechers, um Sätze oder Teilsätze mit syntaktischen, morphologischen und lexikalischen Mitteln zu verknüpfen (vgl. [Regenbrecht et al., 1992]).

Crystal beschreibt folgende Faktoren der Kohäsion [Crystal, 1995]:

Konjunktionale Verknüpfungen

Beispiel

„Konjunktionale Verknüpfung"
„*Weil* ich Hunger habe, esse ich ein Brötchen."

Eine Aussage bezieht sich genau auf das zuvor Gesagte, indem die Aussage beispielsweise in Gegensatz dazu gestellt wird, als Ergebnis dessen vorgestellt wird oder zeitlich von dieser abgesetzt wird [Crystal, 1995]:

Beispiel

„Konjunktionale Verknüpfung als Gegensatz zum zuvor Gesagten"
„Ich habe die Prüfung bestanden, *aber* mein Freund ist durchgefallen."

Koreferenz

Merkmale der Koreferenz können nur dann semantisch interpretiert werden, wenn auf ein anderes Merkmal innerhalb eines Textes referiert wird. Man unterscheidet anaphorische und kataphorische Beziehungen.

Beispiel

„Anaphorische Beziehung"
„*Einige Kinder* machten nicht mit. (←) *Sie* schienen Angst zu haben".

Beispiel

„Kataphorische Beziehung"
„Lies mal *das* (→) da. Ist dieser Urlaubsort nicht der Passende für uns?"

Substitution

Ein vorangegangener Ausdruck wird durch ein nachfolgendes Element ersetzt.

Beispiel

„Substitution"
„Ich habe einen Sohn. Hast du auch *einen?*"

Ellipse

Crystal zählt auch Ellipsen zu Mitteln der Kohäsion [Crystal, 1995]. Hierbei wird ein Teil einer Struktur weggelassen, der sich aus vorangegangenen Inhalten erschließen lässt. In Dialogen werden sehr häufig Ellipsen gewählt.

Beispiel

„Ellipse"
„Warum bist du zu spät gekommen? *Weil* ich keine Uhr dabei hatte."

Lexikalische Beziehungen

Ein Lexem tritt in Beziehung zu einem anderen, beispielsweise durch Teil-Ganzes-Beziehungen, Ober- und Unterbegriffe oder Synonyme.

Beispiel

„Lexem"
„Ich kaufte mir einen Tisch. Dessen *Beine* waren gedrechselt."

„Der Schrank platzt aus allen Nähten, weil zu viele *Kleidungsstücke* darin sind. Am meisten Platz nehmen die dicken *Pullover* weg."

„Die *Bratsche* kostet 10 000 Euro. Gerechtfertigt ist dieser Preis durch den schönen Klang der *Viola*."

In diesen Fällen entspricht die Kohäsion der Kohärenz.

Vergleich

Logischerweise setzt ein Vergleich eine Äußerung im Text voraus, auf die sich der Vergleich bezieht:

Beispiel

„Vergleich"
„Heute war mir *schlecht*, aber gestern war mit noch *schlechter*."

Verhältnis von Kohärenz und Kohäsion

Kohärenz ist auch ohne kohäsive Mittel zu erreichen.

Beispiel

„Kohärenz ohne Kohäsion"
„Es schneit seit 4 Stunden. Ich muss den Gehweg streuen."

Im Gegensatz dazu kann ein kohäsiver Text dennoch ohne Kohärenz und daher sinnlos sein.

Beispiel

„Kohäsion ohne Kohärenz"
„Ein Hai hat scharfe *Zähne*. *Zähne* können schmerzen."

Überblick

Überblick über mögliche Beziehungen von sprachlicher Strukturierung zu weiteren Symptomen von Poltern

- Zu hohes Sprechtempo kann sich negativ auf die sprachlich-thematische Strukturierung auswirken, da an das gesamte Sprachproduktionssystem zu hohe Anforderungen gestellt werden.
- Lexikalisch-semantische und morphologisch-syntaktische Störungen können sich in Störungen der Kohärenz und Kohäsion widerspiegeln.
- Kommunikativ-pragmatische Störungen verstärken die Symptomatik, umgekehrt führen Störungen der sprachlichen Strukturierung zu Störungen der Kommunikation/Pragmatik.

2.6 Störungen im Bereich Kommunikation und Pragmatik

Polternde Personen können, müssen aber nicht kommunikativ-pragmatische Störungen zeigen.

Im Einzelnen werden die folgenden kommunikativ-pragmatischen Auffälligkeiten bei Poltern beschrieben, die zu einer Störung des Dialogs führen.

Weiss [Weiss, 1964] erwähnt *auffälliges Zuhörerverhalten* in der Form, dass Fähigkeiten wie Wahrnehmung und Aufmerksamkeit gegenüber dem Gesprächspartner eingeschränkt sind. Sprecherwechsel sind auffällig, weil ein *Hang zum Monologisieren* bestehen kann.

Ein Experiment zu pragmatischen Fähigkeiten von Polternden liegt von Teigland vor [Teigland, 1996]. In dem Experiment mussten jugendliche Polternde und Kontrollpersonen ihren normal sprechenden Gesprächspartnern eine Wegbeschreibung mithilfe eines Stadtplans geben. Analysiert wurden neben linguistischen Variablen Qualität und Quantität der Sprecherwechsel sowie das Verhalten nach Kommunikationszusammenbrüchen.

Bei den polternden Sprechern traten etwas häufiger Kommunikationszusammenbrüche (7:5) und deutlich mehr Kommunikationsabbrüche aufgrund von Pausen über 4 Sekunden Länge auf (7:3) (auf Signifikanz wurden diese Werte nicht überprüft). Im Gegensatz zu den Kontrollpersonen *versorgten die polternden Sprecher ihre Gesprächspartner seltener mit nötigen Informationen.* Zusätzlich formulierten Polterer ihre schwer verständlichen Äußerungen im Vergleich zu den Kontrollpersonen seltener um. Sie konnten erst dann zur Klärung des Kommunikationszusammenbruches beitragen, wenn die Gesprächspartner klärende Fragen stellten.

Auffälligkeiten zeigten die polternden Sprecher somit im *Reparaturverhalten zur Verständnissicherung* durch mangelnde Fähigkeiten des Umformulierens und in der *Erkennung von Missverständnissen* bzw. Verständnisstörungen des Gesprächspartners. Interessanterweise stellten die Gesprächspartner der polternden Versuchspersonen nach schlecht verständlichen Äußerungen der polternden Sprecher seltener klärende Fragen und signalisierten häufiger scheinbares Verstehen (z. B. durch zustimmende Kommentare wie „mhm") als die Gesprächspartner der normal sprechenden Kontrollgruppe.

Polternde Sprecher haben teilweise erhebliche Probleme, *sich in das Vorwissen ihres Gesprächspartners hineinzuversetzen*. Dies zeigen eigene klinische Erfahrungen und Berichte von Seminarteilnehmern (vgl. auch [Van Zaalen-op't Hof, 2009]).

Daly und Burnett geben an, dass bei polternden Sprechern *Einführung, Aufrechterhaltung und Beendigung eines Gesprächs* auffällig sein können [Daly u. Burnett, 1999]. Dies kann sich beispielsweise darin zeigen, dass die Gesprächspartner inadäquat oder gar nicht angesprochen werden und die polternde Person aus dem Zusammenhang gerissen ein beliebiges Anliegen an den Gesprächspartner richtet.

Nonverbale Reaktionen wie fragende Blicke ihrer Gesprächspartner werden häufig nicht wahrgenommen.

Bei den nichtlinguistischen Parametern wurden in eigener klinischer Erfahrung und Berichten von Seminarteilnehmern (selten) auch *Probleme mit der körperlichen Distanz* beschrieben. Dies bedeutet, dass wenig Sensibilität dafür vorhanden ist, ob der körperliche Abstand zum Gesprächspartner passend ist.

2.6.1 Theoretische Begriffsklärung und Hintergründe zur Kommunikation und Pragmatik bei Poltern

Definition

Pragmatik ist eine aus verschiedenen sprachwissenschaftlichen, philosophischen und sozialwissenschaftlichen Traditionen hervorgegangene linguistische Teildisziplin, die die Relation zwischen natürlichsprachlichen Ausdrücken und ihren spezifischen Verwendungssituationen untersucht [Bußmann, 1990].

Die Analyse von Sprache im Bereich Pragmatik bezieht sich auf den funktionalen Aspekt der Sprache und setzt voraus, dass Sprache im sozialen Kontext und im Dialog untersucht wird.

Ein Dialog ist eine Interaktion, in der die Kommunikationspartner sich sowohl gegenseitig als auch in ihrer Art der Kommunikation laufend beeinflussen (vgl. [Teigland, 1996]).

Definition

Unter sozialem Kontext sind Interaktionspartner, psychische und soziale Gegebenheiten sowie Ort und Zeit eines Dialogs zu verstehen (vgl. [Flossmann et al., 1998]).

Unauffälliges kommunikativ-pragmatisches Verhalten setzt verschiedene Fähigkeiten voraus. Eine Grundlage zum erfolgreichen pragmatischen Handeln ist die Fähigkeit eines Sprechers, zu erkennen, welche Informationen er einem Gesprächspartner liefern muss und welche Informationen der Gesprächspartner durch situatives Verstehen ohne verbale Erklärung erhält. Er muss sich dem Wissen, den kommunikativen Fähigkeiten und den Bedürfnissen des Gesprächspartners anpassen, also individuelle Vorannahmen über den Gesprächspartner und den Gesprächskontext stellen. Diese notwendigen Vorannahmen über den Gesprächspartner und den Gesprächskontext werden als *Präsuppositionen* (vgl. [Meibauer, 1999]) bezeichnet. Zu dieser Anpassung zählt auch das Reparaturverhalten durch Korrekturen eigener Äußerungen, wenn der Gesprächspartner signalisiert, dass er den Sprecher schlecht verstanden hat, ebenso bestätigende Bemerkungen des Sprechers an den Gesprächspartner, dass dieser verstanden wurde. Der Fähigkeit, sich in den Gesprächspartner hineinzuversetzen, liegt die als *Theory of Mind* bezeichnete soziokognitive Fähigkeit zugrunde. Den Erwerb der Theory of Mind im Kindesalter beschreibt u. a. Frith [Frith, 1992]. Inwieweit pragmatische Auffälligkeiten bei Polternden auf einen Mangel dieser Fähigkeit zurückzuführen sind, wurde bis jetzt noch nicht empirisch untersucht. Hinweise auf die Auswahl inadäquater Informationen, evtl. auf der Grundlage inadäquater Vorannahmen, beschreibt Teigland bei Polternden (s. o.).

Schwarz und Mitarbeiter bezeichnen das Ausrichten der Aufmerksamkeit auf Personen und/oder Situationen in Form von Aufnehmen, Verarbeiten von Sinneseindrücken und Reagieren auf Sinneseindrücke als *Intention* [Schwarz et al., 1998]. Intentionales Verhalten ist eine Komponente der Fähigkeiten eines Sprechers, seinem Gesprächspartner die passenden Informationen zum erfolgreichen Gespräch zu liefern.

Sprecher müssen verbale und nonverbale kontextuelle Botschaften des Dialogpartners verstehen können (z. B. Luftschnappen, weil der Gesprächspartner zur Rede ansetzen möchte), um passende

Sprecherwechsel vornehmen zu können. Ebenso müssen sie erkennen, wann die Äußerung des Gesprächspartners beendet ist und deshalb ein Sprecherwechsel indiziert ist.

Die Sprechakttheorie von Austin hat zum Verständnis von Sprache als einer besonderen Form des Handelns beigetragen [Austin, 1962].

Neben dem Ort der Handlung (*lokutionärer Akt*) beschreibt Austin die Handlung, die durch die Äußerung des Sprechers im Moment des Sprechens durch das Sprechen selbst ausgeführt wird (*perlokutionärer Akt*). Als perlokutionärer Akt ist z. B. die Formulierung einer Bitte zu verstehen. Lokutionäre und perlokutionäre Akte führen zu einer bestimmten Wirkung auf den Gesprächspartner (*illokutionärer Akt*).

Der Bereich Pragmatik steht in enger Beziehung zu den Bereichen Lexikon, Kohärenz, Kohäsion und thematische Strukturierung sowie zur Selbst- und Fremdwahrnehmungsfähigkeit von verbalen und nonverbalen Signalen, sodass diese teilweise in Untersuchungsprotokollen zur pragmatischen Fähigkeiten aufgeführt sind (vgl. [Prutting u. Kirchner, 1987]). Die Entwicklung der sprachlichen Ebenen (zumindest bis zu einem bestimmten Grad) ist Bedingung zum erfolgreichen pragmatischen Handeln. Dennoch kann das, was phonologisch, semantisch oder syntaktisch vollkommen korrekt ist, pragmatisch falsch sein (vgl. [Chrystal, 1995]). Er gibt dazu das Beispiel an, welches allerhöchstens als ironische Begrüßung unter Freunden pragmatisch korrekt wäre: „Wie geht‘s wie steht's, Euer Ehren?“.

Zur Beschreibung der Entwicklung kommunikativ-pragmatischer Fähigkeiten sei auf diesbezügliche Literatur verwiesen ([McTear u. Conti-Ramsden, 1994], vgl. [Meibauer, 1999]).

Im Anschluss werden einige Teilbereiche von Kommunikation und Pragmatik erläutert (▸ Abb. 10.12, *Diagnostikbogen Analyse kommunikativ-pragmatischer Fähigkeiten bei Poltern*).

Antwortverhalten

Antwortverhalten ist dann auffällig, wenn Antworten inhaltlich unpassend sind oder *unpassend zur Gesprächssituation* verzögert oder ausgelassen werden. (Nicht jede verzögerte oder ausgelassene Antwort ist auffällig. In bestimmten Situationen, beispielsweise in Streitgesprächen oder nach provokanten Fragen, sind Verzögern und Auslassen der verbalen Antworten der Situation angepasst.) Auffälliges Antwortverhalten kann auf mangelhaftes Zuhörerverhalten infolge von Aufmerksamkeitsstörungen, auditiven Verarbeitungsstörungen oder auf ein eingeschränktes Sprachverständnis zurückzuführen sein.

Reparaturverhalten und Verständnissicherung

Zur Verständnissicherung dienen alle Aktivitäten von Sprecher und Hörer, um das gegenseitige Verständnis zu gewährleisten. Problematisch ist dabei *alle*, denn man wird nicht alles erfassen oder rekonstruieren können, was der Verständnissicherung dient (Rost-Roth, pers. Mitteilung 2003). Verständnissicherung ist immer ein interaktives Geschehen, in dem man als Aktivität der Verständnissicherung sowohl hörerseitige Aktivitäten als auch sprecherseitige Aktivitäten erfassen kann. Das Konzept der Reparatur, d. h. der interaktiven Störungsbehandlung, liefert dabei einen empirisch gangbaren Weg zur Beschreibung von Prozessen der Verständnissicherung (ebd.). Rost beschreibt 4 verschiedene Typen von Reparaturverhalten [Rost, 1989], in denen sie sich auf das Reparaturkonzept von Schegloff und Kollegen bezieht [Schegloff et al., 1977]. Sie unterscheidet darin Selbst- und Fremdreparaturen, die wiederum selbst und fremd*initiiert* werden können.

Für die *Einleitung* einer Reparatur gibt es 2 Möglichkeiten:

1. Im Falle einer Selbstinitiierung leitet der Sprecher die Reparatur selbst ein.
2. Im Falle einer Fremdinitiierung wird er vom Hörer bzw. Adressaten darauf hingewiesen, dass eine Störung vorliegt.

Für die *Durchführung* der Reparatur werden ebenso 2 Möglichkeiten unterschieden:

1. Der Sprecher, in dessen Äußerung eine Störung vorliegt, nimmt die Reparatur selbst vor.
2. Der Hörer oder Adressat übernimmt einen Sprecherwechsel (Turn), um die Reparatur zu vollziehen.

Bei den genannten Reparaturformen kann es sich um Korrekturen auf allen sprachlichen Ebenen handeln. Der polternde Patient kann sowohl auf der Sprecher- als auch auf der Hörerseite Schwierigkeiten im Reparaturverhalten zeigen.

Selbstreparaturen

Bei der *selbstinitiierten Selbstreparatur* muss der Sprecher seinen Fehler zunächst wahrnehmen, um ihn korrigieren zu können. (Diese Aussage trifft nur auf die Prozesse der selbstinitiierten Selbstreparatur zu, die der Selbstwahrnehmung des Sprechers zugänglich sind. Interne Monitoring- und Korrekturprozesse, die der willentlichen Kontrolle des Sprechers nicht immer zugänglich sind [vgl. Kap. 2], werden an dieser Stelle der Einfachheit halber nicht berücksichtigt.) Die selbstinitiierte Selbstreparatur geht häufig mit Unflüssigkeiten wie gefüllten Pausen einher.

Die *fremdinitiierte Selbstreparatur* erfolgt durch Bitte um Klärung des Gesprächspartners oder aufgrund dessen verbaler und nonverbaler Zeichen von Verständnisstörungen. Bei *polternden Patienten* in der Sprecherrolle sind die Wahrnehmung solcher Reaktionen seines zuhörenden Gesprächspartners und die Fähigkeit zur anschließenden Selbstreparatur häufig gestört (s. o.).

Beim Nachfragen des *Polternden auf der Hörerseite* eines Gesprächs fragt der Polternde seinen Gesprächspartner, ob er ihn richtig verstanden hat, entweder durch Rezipientenkontrollen (z. B. „Du meinst…") oder durch Klärungsaufforderungen (z. B. „Sag nochmal…?"). Dies beinhaltet die Fähigkeit, das eigene Miss- oder Nichtverstehen bemerken zu können und dann aktiv um Klärung zu bitten. Das Nachfrageverhalten bei polternden Patienten als Hörer ist dann auffällig, wenn Nachfragen ausbleiben, obwohl ein Sachverhalt offensichtlich nicht verstanden wurde.

Korrigiert ein polternder Sprecher seine schwer- oder unverständlichen Äußerungen selbst- oder fremdinitiiert zu selten, bleibt die Äußerung nach dem Reparaturversuch weiter unverständlich. Ist sein Nachfrageverhalten eingeschränkt, dann ist sein Selbstreparaturverhalten als auffällig zu bezeichnen.

Fremdreparaturen

Die *selbstinitiierte Fremdreparatur* bedeutet, dass der polternde Patient den Gesprächspartner um Korrektur seiner Äußerungen bittet. Bei der *fremdinitiierten Fremdreparatur* wird der polternde Patient vom Gesprächspartner korrigiert. Die Prozesse der selbst- und fremdinitiierten Fremdreparaturen sind für die Untersuchung kommunikativ-pragmatischer Probleme bei Poltern primär nicht relevant, da sie schwerpunktmäßig das Kommunikationsverhalten der *Gesprächspartner* betreffen.

Fremdreparaturen treten wesentlich häufiger in der Eltern-Kind-Kommunikation oder im Fremdsprachenunterricht als in der alltäglichen Kommunikation auf [Rost, 1989]. Bei der therapiebegleitenden Analyse spezifischer Kommunikationsprobleme zwischen (polternden) Eltern und Kind oder zwischen polternden Sprechern und ihren Partnern sowie in der Forschung kann die Einbeziehung von Fremdreparaturen in die Analyse kommunikativ-pragmatischer Störungen bedeutsam werden.

Nichtlinguistische Parameter

Zu den nichtlinguistischen Parametern der Kommunikation zählen der Einsatz von Gestik und Mimik, der situationsangepasste Blickkontakt und, vor allem bei jüngeren Kindern, auch der Einsatz von Körperkontakt sowie das Wissen um eine angemessene Nähe und Distanz. Auffälligkeiten im Gebrauch von Gestik und Mimik werden nicht explizit als Symptom von Poltern beschrieben. Da aber der Einsatz von Gesten ein therapeutisches Mittel zur Strukturierung des Sprechens darstellt, ist es sinnvoll, zu beobachten, ob der Einsatz von Gesten unangemessen erfolgt.

Überblick

Überblick über Beziehungen von kommunikativ-pragmatischen Störungen zu weiteren Symptomen von Poltern

- Zusammengefasst werden hier Symptome von Poltern, die kommunikativ-pragmatische Störungen verstärken können.
- Störungen der Sprechkontrolle (Self-Monitoring) können dazu führen, dass Fehler des polternden Sprechers, die zur schlechten Verständlichkeit führen, nicht erkannt und folglich nicht selbst korrigiert werden.
- Störungen der sprachlich-thematischen Strukturierung können zu den oben beschriebenen Schwierigkeiten führen, eine Äußerung für den Hörer kohärent und kohäsiv zu gestalten oder diese bei Bedarf durch Umformulierungen zu reparieren.
- Erhöhtes Sprechtempo und phonetisch-temporale Auffälligkeiten führen durch schlechte Verständlichkeit zu gehäuften Kommunikationszusammenbrüchen. Die Reparatur von zu vielen Kommunikationszusammenbrüchen fordert

vom polternden Sprecher zusätzliche Kapazitäten seiner ohnehin häufig eingeschränkten Fähigkeiten zur sprachlichen Strukturierung, da er zum einen eine Korrektur, zum anderen den Fortlauf des Gesprächs planen muss.

2.7 Prosodische Auffälligkeiten

Definition

Crystal definiert Prosodie folgendermaßen [Crystal, 1995]: „Die wichtigsten sprachlichen Effekte beruhen auf den grundlegenden psychoakustischen Eigenschaften von Lauten: Tonhöhe und Lautstärke. Gemeinsam mit den distinktiven Effekten, die sich aus Sprechtempo und -rhythmus ergeben, werden sie als prosodische Merkmale der Sprache bezeichnet.“ (S. 169).

Die Symptome erhöhtes und/oder irreguläres Sprechtempo sowie fehlerhafte Pausensetzung werden in Kap. 2.2 und Kap. 2.18 dargestellt.

Im Folgenden werden prosodische Auffälligkeiten von polternden Personen beschrieben, die auftreten können, aber nicht müssen.

Diedrich beschreibt unangepasste Intonation und Betonung sowie eingeschränkte Variabilität von Tonhöhenunterschieden und Sprechlautstärke bei polternden Sprechern [Diedrich, 1984]. Durch reduzierte Intonation und Lautstärke bewerten verschiedene Autoren das Sprechen von polternden Sprechern als monoton [Weiss, 1964] [Luchsinger, 1970] [Diedrich, 1984] [Dalton u. Hardcastle, 1989] [Daly, 1996]. Van Zaalen beschreibt die Beobachtungen vieler Therapeuten, dass polternde Menschen fehlerhafte Betonungsmuster verwenden [Van Zaalen-op't Hof, 2009]. Teilweise sind diese Unsicherheiten bis zur Wortebene (Wortakzent) zu beobachten. Nach Weiss [Weiss, 1964] ist diesbezüglich eine Wiederholung stereotyper Intonationsmuster zu beobachten.

Daly berichtet über abnehmende Lautstärke bis hin zum Murmeln gegen Ende einer Äußerung [Daly, 1996]. Neben diesem spezifischen Muster, das in der eigenen klinischen Erfahrung nur sehr selten aufgetreten ist, kann die Sprechlautstärke sowohl zu laut als auch zu leise sein.

Das Sprechen von Polternden wird auch als *unrhythmisch* beschrieben [Weiss, 1964] [Grewel, 1970] [Daly, 1986] [Van Zaalen-op't Hof, 2009]. Fehlerhafte Pauseneinteilung, der Sprechsituation unangepasstes Sprechtempo sowie Unflüssigkeiten führen dazu, dass das Sprechen als unrhythmisch erlebt wird. St. Louis et al. beschreiben in ihrer Definition, dass prosodische Muster den syntaktischen und semantischen Inhalten nicht angepasst sind [St. Louis et al., 2007]. Prosodische Störungen erschweren dem Hörer das Sprachverständnis und stellen erhöhte Anforderungen an sein Zuhörerverhalten, sodass pragmatische Auffälligkeiten die Folge sind.

Überblick

Überblick über Beziehungen von prosodischen Störungen zu weiteren Symptomen von Poltern

- Fehlerhafte Betonung in Form von fehlerhaften Wort- oder Satzakzenten und unrhythmisches Sprechen erschweren dem Hörer die Verständlichkeit der Äußerung und führen somit zu pragmatischen Störungen.
- Fehlerhafte Wortakzente zeigen phonotaktische Unsicherheiten, die möglicherweise in Zusammenhang mit phonetisch-temporalen Auffälligkeiten stehen.
- Fehlerhafte Satzakzente spiegeln möglicherweise Unsicherheiten der sprachlich-thematischen Strukturierung des polternden Sprechers wider.
- Eine situationsunangepasste Intonation führt zu pragmatischen Störungen, da der Hörer klassische Redekategorien wie Fragen schwerer identifizieren kann.
- Die negativen Auswirkungen reduzierter Betonung auf das auditive Monitoring werden in Kap. 2.14 beschrieben.

2.8 Sprechpausen

Definition

Artikulatorische Unterbrechungen ab 100 Millisekunden sind Sprechpausen [Butcher, 1981].

Sie unterscheiden sich hinsichtlich ihrer Art, ihrer syntaktischen und prosodischen Positionen, ihrer Dauer und bezüglich ihrer Ursachen und Funktionen. Sprechpausen können sowohl als Parameter der Prosodie als auch, wenn sie unpassend gesetzt sind, als Parameter von Unflüssigkeiten bezeichnet werden [Dalton u. Hardcastle, 1989].

Dalton und Hardcastle beschreiben die Sprechpausen von polternden Sprechern als auffällig, da sie nach ihren Beobachtungen weniger und kürzere Pausen als unauffällige Sprecher einlegen oder die Pausen (regelwidrig) *innerhalb* von Tongruppen gesetzt werden ([Dalton u. Hardcastle, 1989], vgl. auch [Van Zaalen-op't Hof, 2009]. Im Gegensatz dazu zeigen polternde Sprecher nach Daly viele gefüllte Pausen (Embolophonien) [Daly, 1996]. St. Louis und Rustin erwähnen allgemein eine *inkorrekte* Pausensetzung [St. Louis u. Rustin, 1992].

2.8.1 Theoretische Hintergründe zu Sprechpausen bei Poltern

Dieser Abschnitt verdeutlicht nach einer Beschreibung zu Einteilung von Sprechpausen zunächst deren vielfältige Funktionen. Diese werden deshalb dargestellt, weil sie relevant für die logopädische Behandlung sind. Anschließend folgen Überlegungen zu qualitativen und quantitativen Unterschieden der Pausensetzung bei Poltern im Vergleich zu schnellem Sprechen ohne Poltersymptomatik.

Einteilung von Sprechpausen

Sprechpausen können nach unterschiedlichen Kriterien eingeteilt werden:

▸ **Einteilung nach äußerem Erscheinungsbild.** Unterschieden wurde häufig zwischen *gefüllten* und *ungefüllten* Pausen [Butcher, 1981] [Faust, 1997]. Aufgrund ihrer physiologischen Notwendigkeit werden Atempausen als zusätzliche Art von Pausen gezählt. Ungefüllte Pausen sind Pausen ohne Lautproduktion. Gefüllte Pausen sind durch semantisch leere Lautproduktionen wie „äh" oder „mhm" gekennzeichnet [Butcher, 1981] und werden auch als *Embolophonien* bezeichnet. Die Einteilung der Pausen in gefüllte und ungefüllte Pausen verliert in der Forschung an Bedeutung. Faust bemerkt dazu: „Die neueren Untersuchungen zeigen, dass das vorrangige Interesse dem Anteil (d. h. Anzahl und Dauer) und der Position der Pausen in gesprochener Sprache gilt. Einer Differenzierung nach Art der Pausen wird dagegen weniger Beachtung geschenkt." ([Faust, 1997], S. 99)

▸ **Einteilung nach auffälligen und unauffälligen Pausen.** Clark ([Clark, 1971], vgl. [Starkweather, 1987]) teilt Pausen in *konventionelle* und *idiosynkratische* Pausen ein. Konventionelle Pausen werden von Sprechern gemacht, um Mitteilungen hervorzuheben oder Satzgefüge zu strukturieren. Sie gehen oft mit Atempausen einher. Idiosynkratische Pausen sind unangemessene Pausen. Sie zeigen syntaktische oder lexikalische Unsicherheiten an oder werden an beliebiger Stelle gesetzt, wenn z. B. eine Atemphrase überzogen wurde. Je nach ihrer Lokalisation können Pausen von Hörern als mehr oder weniger auffällig wahrgenommen werden.

In Untersuchungen deutscher Spontansprache nehmen Hörer Pausen, die zwischen Tongruppen liegen, also prosodische und syntaktische Grenzen markieren, als unauffällig wahr. Pausen, die sich innerhalb von Tongruppen befinden, betrachten Hörer als auffällig [Faust, 1997]. Letzteres betrifft beispielsweise das Auftreten von gefüllten Pausen bei Problemen der Wortfindung (ebd.). Diese Ergebnisse passen zu Untersuchungsergebnissen von Butcher [Butcher, 1981]. Pausen, die zur Strukturierung von Äußerungen beitragen, nehmen Hörer ab einer durchschnittlichen Dauer von 220 Millisekunden wahr, auffälligen Pausen schon ab einer durchschnittlichen Dauer von 80 Millisekunden (ebd.).

Funktionen von Sprechpausen

Sprechpausen sind abhängig von persönlichen Charakteristiken, von kognitiven Anforderungen oder vom affektiven Zustand einer Person und erfüllen stilistische Funktionen [Butcher, 1981]. Durch Aufreten zwischen zwei Äußerungen oder Tongruppen erhalten sie prosodisch-strukturierende Funktionen.

▸ **Pragmatische Funktionen.** Pausen zwischen Phrasen und Tongruppen erfüllen *pragmatische Funktionen*, weil sie zur besseren Verständlichkeit beitragen. Nach Bortfield und Mitarbeitern können gefüllte Pausen eine pragmatische Funktion haben, indem sie dem Gesprächspartner signalisieren, dass die eigene Rede fortgesetzt werden soll [Bortfield et al., 2001]. Umgekehrt können Pausen am Ende einer Äußerung anzeigen, dass ein Sprecherwechsel vollzogen werden soll.

► **Kognition und Sprachplanung.** Butcher analysierte deutsche Sprachproben von Spontansprache und Lesetexten bezüglich des Verhältnisses von Sprechpausen zu lexikalischem Abruf und Sprechpausen zu syntaktischer Komplexität und fand heraus, dass Sprechpausen sowohl zum lexikalischen Abruf als auch zur syntaktischen und inhaltlichen Sprachplanung genutzt werden [Butcher, 1981].

► **Pausen und Korrekurverhalten.** Auffällige Pausen treten häufig im Zusammenhang mit Selbstkorrekturen auf [Levelt, 1989]. Oft sind dies gefüllte Pausen. Nach Levelt (ebd.) scheint am häufigsten der Laut „äh" verwendet zu werden. Auffällige Pausen können an jeder Stelle im Satz auftreten, sogar mitten im Wort. Postma und Kolk bezeichnen diese Wörter als „broken words" [Postma u. Kolk, 1993]. Auffällige Pausen treten somit bei der Korrektur grammatischer, semantischer, phonologischer und artikulatorischer Fehlfunktionen auf.

Sprechpausen und Sprechtempo bei Poltern

Bei hoher Sprechgeschwindigkeit werden normalerweise weniger Pausen gesetzt als bei normaler [Levelt, 1989]. Zusätzlich nimmt auch deren Dauer ab, was bei der Untersuchung des lauten Lesens festgestellt wurde [Grosjean u. Collins, 1979] [Butcher, 1981]. Diese Beziehung trat in der Untersuchung von Sick auch bei dem polternden Probanden auf. So stellt sich die Frage, ob eine verringerte Pausenfrequenz und Pausendauer von polternden Sprechern ein Phänomen des Störungsbildes *Poltern* oder lediglich die normale Folge von hohen Artikulationsraten ist [Sick, 1999]. In der vergleichenden Untersuchung eines polternden Sprechers und einer schnellsprechenden Kontrollperson [Sick, 1999] zeigten sich diesbezüglich überraschende Ergebnisse:

Beide Sprecher zeigten keine signifikanten Unterschiede hinsichtlich der *Anzahl* der Sprechpausen. Demgegenüber war die *Gesamtpausendauer* pro Atemphrase beim polternden Sprecher signifikant länger als beim Schnellsprecher. Dies führt zu der Hypothese, dass polternde Sprecher längere Planungs- und Korrekturpausen als Schnellsprecher *benötigen*, vielleicht sogar längere Pausen als Sprecher mit unauffälligem mittlerem Sprechtempo.

Da die Pausenanzahl und Pausendauer bei Poltern wie bei Schnellsprechen ohne Poltersymptomatik bei hoher Artikulationsrate zurückgehen, sind die von Dalton und Hardcastle erwähnten Reduzierungen von Pausenanzahl und Pausendauer bei Poltern relativ in Beziehung zu den hohem Artikulationsraten zu bewerten [Dalton u. Hardcastle, 1989)]. Es wird angenommen, dass polternde Sprecher zur Aufrechterhaltung eines intakten Sprachproduktionssystems mehr und längere Sprechpausen als schnelle Sprecher ohne Poltersymptomatik benötigen.

Überblick

Funktionen von Sprechpausen und deren Einsatz in der Behandlung von Poltern

- Sprechpausen haben Funktionen der kognitiven, lexikalischen und grammatischen Sprachplanung. Weiterhin erfüllen sie rhythmisch strukturierende und pragmatische Funktionen.
- Im Zusammenhang mit Selbstkorrekturen entstehen sie bei grammatischen, semantischen, phonologischen und artikulatorischen Fehlfunktionen.
- Aus diesem Grund ist die Arbeit an Sprechpausen in der logopädischen Behandlung von Poltern ein wichtiges Therapie-Element, sowohl in der Poltermodifikation (Kap. 8.12.3) als auch der Arbeit an der Prosodie (Kap. 8.17.1), und trägt zur Verbesserung der sprachlichen Strukturierung bei.

2.9 Poltern und Musikalität

Zwar können polternde Sprecher Auffälligkeiten in der Wiedergabe von Rhythmen oder generelle Unmusikalität zeigen (*congenital amusia*, [Weiss, 1967] [Arnold, 1970], ebenso werden aber auch polternde Sprecher mit guten und exzellenten musikalischen Fähigkeiten beobachtet [Weiss, 1964] [Stang, 1984]. Es gibt keine empirischen Untersuchungen, in denen musikalische mit unmusikalischen polternden Sprechern oder unmusikalische polternde Sprecher mit unmusikalischen Kontrollpersonen bezogen auf sprachliche Auffälligkeiten verglichen wurden.

2.10 Atmung und Stimme

Auffälligkeiten der Atmung und Stimmgebung können begleitend bei Poltern auftreten, sind aber kein Symptom von Poltern. Die Koordination zwischen Atmung und Phraseneinteilung wird als gestört beschrieben [Arnold, 1963] [Weiss, 1964] [Diedrich, 1984] [Daly, 1996]. Braun erwähnt diesbezüglich einen unökonomischen Atemluftverbrauch durch ein zu hohes Sprechtempo [Braun, 1999].

Weiss [Weiss, 1964] und Daly [Daly, 1996] nehmen an, dass die unrhythmische Atmung eine Folge der sprachlichen Störungen, phonetischen Auffälligkeiten oder Unflüssigkeiten ist und bei Poltern keine Atemstörung an sich vorliegt.

Stimmstörungen bei polternden Sprechern werden von verschiedenen Autoren erwähnt (vgl. [Weiss, 1967] [Daly, 1996]). In einer Metaanalyse der Symptomatik von 29 Polternden aus 12 Artikeln wurden bei 17 % der untersuchten polternden Sprecher eine eingeschränkte Stimmqualität und in 10 % der Fälle eine Stimmstörung gemessen [St. Louis, 1996]. Diese Unterscheidung ist interessant, da möglicherweise bei polternden Sprechern zwar keine Stimmstörung im Sinne phoniatrischer Auffälligkeiten diagnostiziert wird, wohl aber eine auffällige Stimmqualität während des Auftretens von Symptomen wie phonetisch-temporalen Auffälligkeiten, Unflüssigkeiten und hohem Sprechtempo beobachtet werden kann.

2.11 Schriftsprachliche Auffälligkeiten

Verschiedene Autoren erwähnen Auffälligkeiten des Lesens und des Schreibens bei polternden Kindern und Jugendlichen [Weiss, 1964] [Bradford, 1970] [De Hirsch, 1970] [Tiger et al., 1980] [Daly, 1996] [Ward, 2006] [Van Zaalen-op't Hof, 2009]. Bei den beschriebenen Auffälligkeiten ist zu differenzieren, ob es sich dabei um grafomotorische Auffälligkeiten, um Entwicklungsdyslexien und -dysgrafien, oder um ein „Widerspiegeln" der Poltersymptomatik beim lauten Lesen oder Schreiben handelt [Ward, 2006]. Während Entwicklungsdyslexien und -dysgrafien mit Poltern assoziiert auftreten können, sind grafomotorische Auffälligkeiten und „Widerspiegelung" der Poltersymptomatik beim lauten Lesen oder Schreiben als Symptome zu werten, die dem Syndrom „Poltern" zugerechnet werden dürfen.

In einer älteren Untersuchung von Kleinsorge zeigten polternde Kinder und Jugendliche in einer Befragung an Hamburger Sprachheilgrundschulen zu 45 % eine Lese-Rechtschreib-Schwäche [Kleinsorge, 1989]. Die von Kleinsorge ermittelten Kinder zeigten zusätzlich zu 69 % einen Dysgrammatismus und zu 57 % phonologisch-phonetische Störungen, sodass die hohe Prozentrate der schriftsprachlichen Auffälligkeiten auch in Beziehung zu diesen Symptomen gesetzt werden muss. Zur genaueren Bestimmung von Auffälligkeiten des Lesens und Schreibens siehe Kap. 7.14.1 und Kap. 7.14.2.

2.11.1 Störungen des Lesens

Weiss beobachtete Wortdurchgliederungsstörungen bis in höhere Klassenstufen [Weiss, 1964]. Er bezeichnet sie als *Buchstabierungsprobleme*, wie auch De Hirsch [De Hirsch, 1970]. Sie erwähnt auch Probleme beim Lesesinnverständnis.

Weiss [Weiss, 1964] und Daly [Daly, 1996] beschreiben Auslassungen von Lauten, Silben und Wörtern, Überspringen von Zeilen, Einschübe von nicht existierenden Wörtern und Phrasen. Weiss beschreibt zusätzlich das Erraten von Wörtern, Vertauschungen von Graphemen und auffällige Blickbewegungen: „... we may observe him trying to glimpse the end of a sentence before he has reached the middle, or looking back at the beginning because he has lost the trend of thought..." ([Weiss, 1964], S. 247). Kehlham ([Kehlham, 1980], in: [Meixner, 1992]) gibt als Beispiele für Wortveränderungen an, dass Zeitformen von Verben verändert oder Pluralendungen ausgelassen werden. Wiederholungen treten beim lauten Lesen seltener als in der Spontansprache auf [Weiss, 1964].

Weiss stellt die Hypothese auf, dass sich Lesestörungen bei Polternden von Dyslexien im Rahmen einer Lese-Rechtschreib-Schwäche unterscheiden [Weiss, 1964]. Nach seinen Beobachtungen lesen Polternde kurzzeitig besser, wenn sie angehalten werden, aufmerksam zu lesen. Im Gegensatz dazu können Dyslektiker ihre Leseleistungen durch verstärkte Aufmerksamkeit weniger gut verbessern. Sie lesen langsam, weil sie Probleme mit der Dekodierung des zu Lesenden haben. Bessere Leseergebnisse werden auch durch eine Reduzierung des häufig zu hohen Lesetempos (vgl. [Dalton u. Hardcastle, 1989] [Daly, 1996]) beobachtet. Eigene klinische Beobachtungen stützen diese Ergebnisse.

2.11.2 Störungen der Schreibfähigkeit bei Poltern

Daly [Daly, 1996] und Ward [Ward, 2006] erwähnen Auffälligkeiten der Schriftsprache, die die Symptomatik der lautsprachlichen Ebene widerspiegeln. Meixner benennt Auslassungen, Umstellungen, Vertauschungen, Angleichungen und Verschmelzungen [Meixner, 1992]. Beim freien Schreiben erwähnt sie die Auslassung von ganzen Handlungsabschnitten, Weiss [Weiss, 1964] das gelegentliche Auftreten von Silben-, Wort- oder Phrasenwiederholungen.

Dalton und Hardcastle (1989) betrachten eine hohe Schreibgeschwindigkeit als Ursache für die Auffälligkeiten in der Schriftsprache bei Polternden. Nach der Aufforderung, langsam zu schreiben, hatten sie in ihrer gesamten Klientel nur noch einen dysgrafischen Polternden (ebd.). Da jedoch keine Untersuchungsergebnisse standardisierter Rechtschreibtests von Daly sowie Dalton und Hardcastle vorliegen, können deren Aussagen zu Dysgrafien bei Polternden nur mit Vorsicht bewertet werden. Kehlham ([Kehlham, 1980] in: [Meixner, 1992]) erwähnt das Auslassen von i-Punkten oder t-Strichen. Vor allem in Kombination mit hoher Schreibgeschwindigkeit ist dies ein Hinweis auf gestörte Kontrollprozesse.

Neben Rechtschreibschwächen treten bei polternden Menschen häufig grafomotorische Auffälligkeiten auf [Weiss, 1964]. Die Handschrift kann dabei fast unleserlich werden [Meixner, 1992]. In der mehrfach beschriebenen Metaanalyse von St. Louis war die Handschrift bei 48 % aller Polternden aus 12 Studien auffällig [St. Louis, 1996]. Nach Van Zaalen kann – bezogen auf das Grundschulalter – die Fähigkeit, Schreibmotorik und die Wortdurchgliederung zu koodinieren, gestört sein [Van Zaalen u. Winkelman, 2009].

Grafomotorische Auffälligkeiten in Form von schwer lesbarer Handschrift wurden auch in eigenen Beobachtungen häufig festgestellt.

Überblick

Hypothesen zu Beziehungen zwischen Lese-Rechtschreib-Schwäche und Störungen der Schriftsprache bei Poltern

Aus den unterschiedlichen klinischen Beobachtungen zu Störungen der Schriftsprache bei Poltern lassen sich folgende Hypothesen ableiten:

- Ursächliche Verbindungen zwischen einer Lese-Rechtschreib-Schwäche und Poltern könnten einerseits in phonologischen Störungen oder auditiven Verarbeitungsstörungen zu suchen sein.
- Bei polternden Sprechern, die bereits flüssig lesen und schreiben können, verstärkt sich die Symptomatik durch hohes Sprechtempo und mangelnde Kontrolle während des Lese- und Schreibprozesses oder wird durch diese erst induziert.
- Bei Kindern, die noch nicht flüssig lesen und schreiben können, ist eine Abgrenzung von reinen Kontrollstörungen zu sprachsystematischen Störungen der Schriftsprache aufgrund des entwicklungspsychologisch bedingten niedrigen Schreib- und Lesetempos nicht möglich.
- Die Grenzziehung zwischen Entwicklungsdyslexie/-dysgrafie und Störungen der Schriftsprache bei Poltern sind möglicherweise fließend [Weiss, 1964]. Dies trifft vor allem dann zu, wenn es sich um eine Form des Polterns mit linguistischem Schwerpunkt handelt (vgl. Kap. 1.4).

2.12 Selbstwahrnehmung und Sprechkontrolle (Monitoring)

Der Begriff Selbstwahrnehmung beinhaltet verschiedene Ebenen:

- Übergeordnet steht ein *generelles Störungsbewusstsein*, das Wissen, dass mit dem eigenen Sprechen etwas nicht in Ordnung ist.
- Auf der nächsten Ebene umfasst die Selbstwahrnehmung die Fähigkeiten zur *Symptomwahrnehmung* in verschiedenen sensorischen Bereichen. Beispielsweise kann hohes Sprechtempo auditiv wahrgenommen werden oder der Patient kann in Phasen des schnellen Sprechens ein Gefühl erleben, seine Motorik nicht mehr steuern zu können. Die Fähigkeit zur Symptomwahrnehmung kann auch zum Auftreten von Sprechängsten führen. Diese können individuell auch gravierend sein. Nach Daly [Daly, 1986] können polternde Kinder manchmal erkennen, dass ihre Gesprächspartner irritiert sind. Sie entwickeln ein Störungsbewusstsein und Ängste, ihr Sprachproblem nicht lösen zu können [Katz-Bernstein, 1986].

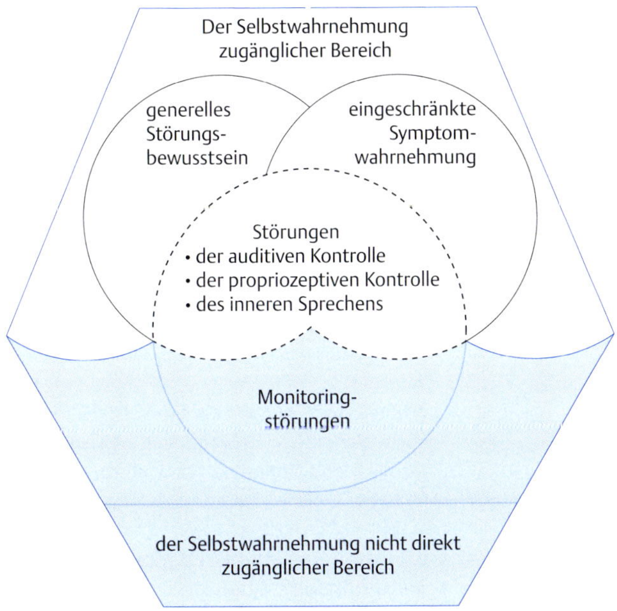

Abb. 2.5 Zusammenhänge zwischen Selbstwahrnehmung und Sprechkontrolle.

Die Symptomwahrnehmung ist nur bei intakter Sprechkontrolle (*Self-Monitoring*) möglich. Monitoringprozesse werden anhand des Sprachproduktionsmodells von Levelt in Kap. 3, ▶ Abb. 2.1, beschrieben. Monitoringprozesse können auf sprachlicher oder vorsprachlicher Ebene ablaufen (vgl. auch ▶ Abb. 2.5).

Ein Mangel an generellem Störungsbewusstsein wurde vor allem in älterer Literatur sehr häufig als Symptom von Poltern erwähnt (vgl. [Weiss, 1964] [Weiss, 1968] [Diedrich, 1984] [Dalton u. Hardcastle, 1989] [Daly, 1996] [Braun, 1999]). *„The typical clutterer is unaware of his speech disorder and may even react with surprise when his attention is brought to the problem."* ([Weiss, 1964], S. 45) Obwohl es diese polternden Personen gibt, liegt bei den meisten polternden Menschen das Problem der Selbstwahrnehmung auf der Stufe der Symptomwahrnehmung und impliziert damit Störungen des Monitorings. Viele polternde Menschen wissen, *dass* ihr Sprechen schwer verständlich oder undeutlich ist, aber nicht *wann genau* dieser Moment ist (vgl. auch [Van Zaalen-op't Hof, 2009]). Diese Probleme des Self-Monitorings beinhalten sowohl Schwierigkeiten, auffällige Sprache und auffälliges Sprechen sofort zu erkennen als auch eine Aufrechterhaltung der Sprechkontrolle nach logopädischer Therapie [St. Louis u. Myers, 1995].

Andere wiederum wissen auch genau, *wann* ihr Sprechen auffällig ist, haben aber keine *Methode*, in diesem Moment ihr Sprechen zu kontrollieren.

Zu beobachten ist, dass es polternden Sprechern gelingen kann, ihr Sprechen kurzzeitig zu kontrollieren. Dies wurde in der Untersuchung zur oralen Diadochokinese auf Silbenebene [Hartinger, 2006] oder auch in bestimmten Gesprächssituationen (z. B. dem Anamnesegespräch) festgestellt.

2.12.1 Theoretische Hintergründe zu Monitoringfunktionen bei Poltern

Auffälligkeiten der Sprechkontrolle können durch weitere Symptome von Poltern bedingt oder verstärkt werden. Dies betrifft Aufmerksamkeitsstörungen (Kap. 2.13) oder Störungen der auditiven Wahrnehmung und Verarbeitung (Kap. 2.14).

Die Ergebnisse zum Einfluss des *Delayed Auditory Feedback* (DAF) auf Poltern sind kontrovers. Polternde Sprecher verschlechtern ihr Sprechen unter DAF [Weiss, 1967] [Langová u. Morávek, 1970], vergleichbar mit unauffälligen Sprechern. Langová und Morávek führten Vergleichsuntersuchungen zwischen erwachsenen polternden Sprechern und unauffälligen Sprechern zur Wiedergabe einer Wortliste unter Ausschaltung des auditiven Feedbacks mit weißem Rauschen durch [Langová u. Morávek, 1970]. Sie fanden keine signifikanten Unterschiede bezüglich phonetischer Auffälligkeiten. St. Louis et al. fanden in 2 Einzelfallstudien zur Therapie mit DAF, Altered Audtitory Feedback (FAF) und verstärktem auditivem Feedback heraus, dass erwachsene polternde Personen die Anzahl ihrer Unflüssigkeiten verringerten [St. Louis et al., 1996]. Ob diese sprachlichen Verbesserungen tatsächlich durch die unterstützenden Monitoringfunktionen oder durch die damit einhergehende Reduzierung des Sprechtempos induziert wurden, muss an dieser Stelle offen bleiben.

Da auf verschiedenen Ebenen des Sprachproduktionsprozesses Kontrollfunktionen stattfinden, sind Störungen der Sprechkontrolle nicht allein auf Störungen des auditiven Kanals zurückzuführen. Störungen der Sprechkontrolle können auch auf anderen sensorischen Ebenen auftreten oder auf Ebenen, die dem Sprecher bewusst nicht mehr zugänglich (vgl. [Postma, 1997]), also auch von außen nicht direkt beeinflussbar sind (vgl. ▸ Abb. 2.5). Denkbar sind Störungen eines *Motor Execution Monitors* [Postma, 1997], der mithilfe des propriozeptiven und taktilen Feedbacks die Artikulation kontrolliert, oder eines *Input Timing Monitors*, der zeitliche Asynchronien zwischen dem Abruf phonetischer Pläne und der artikulatorischen Ausführung (*articulatory unpacking*, ebd.) überprüft. Oomen und Postma haben sehr interessante Ergebnisse bezüglich Monitoringfunktionen bei normalen und hohen Artikulationsraten herausgefunden, die auch für die zukünftige Polterforschung von Bedeutung sind [Oomen u. Postma, 2001]. Sie stellten zunächst fest, dass bei schnellem Sprechen mehr lexikalische, phonologische und syntaktische Fehler auftraten als bei normalem Tempo. Die Anzahl von Wiederholungen und gefüllten Pausen erhöhte sich nicht signifikant. Das spannende an den Ergebnissen von Oomen und Postma ist, dass bei schnellem Sprechtempo Versprecher zum einen schneller erkannt und korrigiert wurden (außer Fehlern auf der Ebene des Konzeptualisierers) und zum anderen sich die Akkuratheit der Monitoringprozesse bei schnellem und normalem Sprechen nicht unterschied. Dies bedeutet, dass Sprechkontrollprozesse sich an schnelles Sprechtempo anpassen. Würden sich diese Ergebnisse bei Polternden von den eben angegebenen unterscheiden, könnten neue und detailliertere Rückschlüsse auf möglicherweise gestörte Monitoringprozesse gezogen werden.

Überblick

Überblick über Beziehungen von Störungen der Selbstwahrnehmung zu weiteren Symptomen von Poltern

- Ein nicht vorhandenes oder eingeschränktes generelles Störungsbewusstsein führt zu mangelhafter Therapiemotivation.
- Störungen der auditiven Sprechkontrolle/Symptomwahrnehmung oder der Kontrolle des inneren Sprechens (Self-Monitoring) erschweren den logopädischen Behandlungserfolg und tragen zur Aufrechterhaltung der Symptomatik bei.
- Zusätzliche Störungen der Sprechkontrolle auf Ebenen, die dem Sprecher nicht bewusst zugänglich sind, könnten ursächlich zur Entstehung der Gesamtsymptomatik beitragen.

Möglicherweise besteht bei polternden Personen ein doppeltes Defizit:
Die Monitoringprozesse an sich sind gestört. Gleichzeitig liegen in ausgewählten Bereichen der Sprachproduktion so gravierende Defizite vor, dass ein Monitoring dieser Defizite nicht mehr ausreichend möglich ist.

2.13 Aufmerksamkeit und Konzentration

Unspezifische Störungen der Aufmerksamkeit und Konzentration werden von verschiedenen Autoren im Zusammenhang mit Poltern angegeben und von einigen als eines der Kernsymptome bezeichnet [Weiss, 1964] [Op't Hof u. Uys, 1974] [Daly, 1996]. Die Begriffe *Aufmerksamkeit* und *Konzentration* werden aber nicht, wie im Rahmen einer neuropsychologischen Betrachtung nötig, näher beschrieben oder unterteilt. Oades und Röpcke ordnen die Konzentration dem großen Bereich der Aufmerksamkeit zu [Oades u. Röpcke, 2000].

Kleinsorge stellte in ihrer vergleichenden Untersuchung von 42 polternden Grundschulkindern aus Sprachheilschulen und 150 Kontrollkindern aus Regelschulen anhand einer Lehrerbefragung fest, dass polternde Schüler hinsichtlich ihrer Konzentrationsleistungen signifikant ($p = 0{,}01$) schlechter als die Kontrollpersonen eingeschätzt wurden, die allgemeine Merkfähigkeit wurde sogar hochsignifikant schlechter (p = 0,001) bewertet [Kleinsorge, 1989]. Diese Untersuchung lässt keine Rückschlüsse auf Unterschiede der Gedächtnisleistungen in verschiedenen Wahrnehmungskanälen zu. Außerdem ist bei der Untersuchung von Kleinsorge nicht bekannt, nach welchen Kriterien die Lehrer selbst die polternden Schüler diagnostiziert haben.

Molt diagnostizierte bei 3 polternden Kindern, bei denen er die auditive Wahrnehmung und Verarbeitung überprüfte, zusätzlich Aufmerksamkeitsstörungen [Molt, 1996]. In der Metaanalyse von St. Louis werden bei nur 10 % von 29 Polternden Aufmerksamkeitsstörungen im Sinne einer ADD (Aufmerksamkeitsdefizitsyndrom, engl.: Attention Deficit Disorder) mit Hyperaktivität beschrieben [St. Louis, 1996].

Ward beschreibt, dass in der logopädischen Arbeit mit polternden Kindern die Poltersymptomatik immer wieder mit einem Aufmerksamkeitsdefizitsyndrom (ADD; mit oder ohne Hyperaktivität) einhergeht [Ward, 2006]. Diese Beobachtung wird von zahlreichen Logopäden/Sprachtherapeuten, die mit polternden Kindern arbeiten, geteilt (pers. Mitteilungen).

St. Louis und Myers [St. Louis u. Myers, 1995] und Daly [Daly, 1993] schlagen gezielte neuropsychologische Untersuchungen zur Abklärung von Aufmerksamkeitsstörungen vor. Dies beinhaltet die Untersuchung verschiedener Teilbereiche der Aufmerksamkeit wie Wachheit, Daueraufmerksamkeit (Vigilanz), geteilte Aufmerksamkeit, selektive Aufmerksamkeit, automatische oder kontrollierte Aufmerksamkeit (vgl. [Oades u. Röpcke, 2000]). Erst nach gründlichen neuropsychologischen Testungen kann ermittelt werden, ob und in welchen Bereichen Störungen der Aufmerksamkeit und Konzentration bei einem polternden Patienten vorliegen. Die zukünftige Forschung wird zeigen, ob Aufmerksamkeitsstörungen als Symptome des Polterns betrachtet werden dürfen oder ob sie assoziierte Störungen darstellen.

Überblick

Überblick über Beziehungen von Störungen der Aufmerksamkeit und Konzentration zu Symptomen von Poltern

Störungen der Konzentration und Aufmerksamkeit wirken sich negativ auf Symptomwahrnehmung, Sprechkontrolle und kommunikativ-pragmatische Parameter aus.

2.14 Auditive Wahrnehmung und Verarbeitung

Schon sehr früh wurden Hypothesen aufgestellt, dass Poltern und Störungen der auditiven Wahrnehmung und Verarbeitung miteinander in Beziehung stehen, da bereits Liebmann den sensorischen Typ des Polterers aufgrund *akustischer Unaufmerksamkeit* definierte [Liebmann, 1900]. Daly erwähnt Störungen der auditiven Aufmerksamkeit und des auditiven Gedächtnisses [Daly, 1996], De Hirsch Störungen des auditiven Gedächtnisses und der auditiven Diskrimination [De Hirsch, 1970]. Wolk untersuchte einen erwachsenen Polternden mit einem dichotischen Hörtest für CV-Silben [Wolk, 1986] nach Studdert-Kennedy und Shankweiler [Studdert-Kennedy u. Shankweiler, 1970]. Auf beiden Ohren wurden im Vergleich zur Norm deutlich schlechtere Diskriminationsleistungen erzielt, der Rechtsohrvorteil war beim Polternden deutlicher als im Vergleich zur Norm ausgeprägt. Auf Signifikanz wurde nicht geprüft.

Folgende Untersuchungsergebnisse liegen von Molt vor [Molt, 1996]: In einem Vergleich von 3 polternden Kindern mit 3 Kontrollpersonen zeigten alle 3 Polternden in Teilbereichen der auditiven Wahrnehmung und Verarbeitung Auffälligkeiten. Bei allen 3 polternden Kindern wurden zusätzlich Aufmerksamkeitsstörungen diagnostiziert, 2 zeigten eine Lernbehinderung, eines war hyperaktiv.

Im Einzelnen lagen folgende Ergebnisse vor:

- Alle 3 Polternden waren beim SSW (*Staggererd-Spondaic-Word*-Test nach Katz [Katz, 1962]) auffällig. Bei diesem Test werden 2 semantisch verwandte 2-silbige Wörter folgendermaßen präsentiert: Die erste Silbe des einen Wortes ist auf einem Ohr hörbar. Dichotisch präsentiert werden die zweite Silbe des ersten und die erste Silbe des zweiten Wortes. Die zweite Silbe des zweiten Wortes wird monaural auf dem anderen Ohr präsentiert. Dieser Test ist nach Molt (ebd.) sensitiv für die Messung von Störungen im auditorischen Hirnstamm oder auditorischen Kortex ([Katz u. Smith, 1991], vgl. [Molt, 1996]). Die Versuchsperson muss beide Wörter benennen.
- *Speech*-Test, [Willeford, 1977], vgl. [Molt, 1996]). Hierbei werden monosyllabische Wörter bei 50 dB HL (Hearing Level) mit wenig akustischer Energie oberhalb 500 Hz rechts-, links- und beidohrig getestet. Dieser Test wurde konzipiert, um die Reife der interhemisphärischen Bahnen zu messen ([Musiek u. Baran, 1987], vgl. [Molt, 1996]).

- Zwei polternde Kinder zeigten Auffälligkeiten beim PPS (*Frequency-Pitch-Pattern-Sequence*-Test) [Pinheiro, 1977], vgl. [Molt, 1996]), der nonverbale auditive Sequenzierungsfähigkeiten misst und Auffälligkeiten beim SRT (*Seashore-Rhythm*-Test, [Seashore et al., 1964], vgl. [Molt, 1996]). Dieser Test prüft die auditive Diskrimination, die auditive Aufmerksamkeit und die Konzentration ([Batchelor et al., 1991], in: [Molt, 1996]).
- Ebenfalls wurden AEPs (*auditory event-related potentials*) gemessen. Hierbei werden 16 Elektroden (ECI, *Electro Cap Electrode System*) am Kopf befestigt und binaural 60 Töne von 1000 Hz bei 70 dB 1,1-mal pro Sekunde präsentiert. Ein Zufallsgenerator streut in einem Verhältnis von 5:1 Töne von 2000 Hz ein. Die Testpersonen sollen während eines Durchgangs die hohen Töne leise mitzählen. Gemessen wird die Hirnaktivität während der Aufgabe. Zur Auswertung der Ergebnisse muss die Anzahl der höheren Töne mit einer Schwankung von 5 % richtig angegeben werden. Alle 3 Polternden zeigten auffällige Wellenformen. Die auditiven Latenzen (P300) waren bei den Polternden länger als bei Normalsprechern. Häufig fehlten die Wellen N100 und/oder P200 (ebd.). Die Ergebnisse können aufgrund der zahlreichen zusätzlichen Störungen der Kinder und aufgrund der geringen Stichprobengröße nicht verallgemeinert werden. Die festgestellten auditiven Verarbeitungsprobleme könnten somit auch nicht mit dem Poltern, sondern mit der Aufmerksamkeitsstörung, Hyperaktivität oder Lernbehinderung korrelieren. Messungen mit größeren Stichproben und Polternden ohne psychopathologische Auffälligkeiten sind notwendig [Molt, 1996].

In einer Untersuchung zum dichotischen Hören von Unsinnssilben [Wolk, 1986] hörten die polternden Probanden 22 % der Silben richtig, während Vergleichswerte nach Shore ([Shore, 1975], vgl. [Wolk, 1986]) und Berlin und McNeill [Berlin u. McNeill, 1974] (ebd.) zwischen 39 % und 43 % der Unsinnsilben liegen. Zu den Beziehungen zwischen ADD, auditiven Wahrnehmungs- und Verarbeitungsstörungen und Poltern stellt Molt 2 Hypothesen auf [Molt, 1996]: Entweder reflektieren alle 3 Störungen in verschiedenen Ausprägungsgraden und Erscheinungsbildern eine gemeinsame Grundstörung oder die 3 Störungen stehen in noch nicht näher erforschten kausalen Zusammenhängen.

In einer weiteren Untersuchung zur auditiven Wahrnehmung und Verarbeitung bei polternden Kindern [Blood et al., 2000] wurden 6 polternde Kinder mit 6 bezüglich Alter, Geschlecht und Schulbildung vergleichbaren Kindern in 4 Tests zur auditiven Wahrnehmung und Verarbeitung verglichen.

- Der erste Test zum dichotischen Hören von sinnfreien CV-Silben (pa, ba, da, ta, ka, ga) wurde unter den Hörbedingungen freier Abruf, gelenkte Aufmerksamkeit auf linkes Ohr und gelenkte Aufmerksamkeit auf rechtes Ohr durchgeführt. Beim freien Abruf sollten die Kinder die Silbe nennen, die sie zuerst gehört hatten, unter den gelenkten Bedingungen nur die Silbe, die auf das Ohr übertragen wurde, auf welches die Aufmerksamkeit gelenkt werden sollte. In der Gruppenauswertung ergaben sich für beide Gruppen Rechtsohrvorteile, wobei die durchschnittlichen Lateralitätswerte für die Kontrollpersonen bei 0,52 und die der polternden Kinder bei 0,22 lagen. Die Lateralität bei den polternden Kindern war demnach geringer, 4 polternde Kinder zeigten auch gar kein bevorzugtes Ohr. Alle Kinder schnitten besser ab, wenn die Aufmerksamkeit auf ein bestimmtes Ohr gelenkt wurde. Die polternden Kinder zeigten unter dieser Bedingung aber deutlichere Verbesserungen als die nichtpolternden und erreichten teilweise die Werte der Kontrollpersonen. Dieses Ergebnis werten die Autoren als ein Zeichen für *geringere auditive Aufmerksamkeit* bei Poltern, solange die Polternden ihre Aufmerksamkeit nicht bewusst lenken. Im SSW (s. o.) schnitten auch in dieser Studie die polternden Kinder schlechter ab als die nichtpolternden.
- Im Test zur Untersuchung der Verarbeitung zeitkomprimierter Sprache, der die Integrität der gesamten auditiven Hörbahn misst, werden Wörter zu 60 % komprimiert präsentiert. Dabei zeigten beide Gruppen in der Gesamtauswertung Normwerte, wobei bei den polternden Kindern 2 Kinder auffällig waren.
- Als Novum in der Untersuchung auditiver Verarbeitungsstörungen bei polternden Kindern wurde die auditive Vigilanz [Keith, 1994] überprüft. Dabei mussten die Kinder über einen Zeitraum von 11 Minuten immer dann den Daumen heben, wenn sie das Wort „dog“ hörten. Interessanterweise schnitten auch in diesem Test zwei Drittel der polternden Kinder unauffällig ab.

Die Ergebnisse führen zu der Hypothese, dass die auditive Aufmerksamkeit bei Poltern dann eingeschränkt ist, wenn sie über einen längeren Zeitraum *ohne Anweisung* aufrechterhalten werden soll. Muss sich die polternde Person hingegen bewusst konzentrieren, können die Ergebnisse unauffällig sein. Diese Hypothese passt zu den bereits erwähnten Beobachtungen einiger Autoren, dass die auditive Sprechkontrolle bei Polternden eingeschränkt zu sein scheint [Liebmann, 1900] [Daly, 1996] [Myers, 1996], die Symptomatik aber kurzzeitig durch Hinlenkung der Aufmerksamkeit verbessert werden kann [Van Zaalen u. Winkelman, 2009].

Fazit

Zusammenfassend weisen die empirischen Studien darauf hin, dass Beziehungen zwischen auditiven Wahrnehmungs- und Verarbeitungsstörungen zu anderen Symptomen von Poltern, vor allem der auditiven Sprechkontrolle und Aufmerksamkeitsstörungen, weiter untersucht werden müssen. Ein besonderes Augenmerk sollte dabei der auditiven Vigilanz unter erschwerten Bedingungen zukommen.

Überblick

Überblick über Beziehungen von Störungen der auditiven Wahrnehmung und Verarbeitung zu weiteren Symptomen von Poltern

Störungen der auditiven Wahrnehmung und Verarbeitung wirken sich, insbesondere bei hohem Sprechtempo, negativ auf die Symptomwahrnehmung, Sprechkontrolle und kommunikativ-pragmatischen Parameter aus. In der Sprachentwicklung führen sie zum Auftreten phonologischer Störungen, die wiederum eine Basis für das Auftreten phonetisch-temporaler Auffälligkeiten bei Poltern darstellen. Störungen des auditiven Gedächtnisses tragen zu geringen Fähigkeiten der Textreproduktion bei.

2.15 Visuelle Wahrnehmungsstörungen und Poltern

Visuelle Wahrnehmungsstörungen bei Poltern werden von einigen Autoren angegeben [Weiss, 1968] [De Hirsch, 1970] [Op't Hof u. Uys 1974] [Daly, 1986]. Weiss erwähnt *Wahrnehmungsstörungen in allen Bereichen* als Kernsymptom von Poltern [Weiss, 1968], eine Ansicht, der sich Daly sowie Op't Hof und Uys anschließen. Daly erwähnt visuomotorische Auffälligkeiten [Daly, 1986], Meixner überprüft visuelle Serialitätsfähigkeiten [Meixner, 1992].

Zusammengefasst können visuelle Wahrnehmungsstörungen als Begleitsymptomatik im Rahmen einer Sprachentwicklungsstörung oder einer Lese-Rechtschreib-Schwäche auftreten. Ein direkter Bezug zu den Symptomen auf der lautsprachlichen Ebene ist eher unwahrscheinlich.

2.16 Kognition und Poltern

2.16.1 Intelligenz und Schulleistungen bei Poltern

Die von einigen Autoren angenommenen Störungen des Denkens sind von niedriger Intelligenz abzugrenzen. Bei Polternden ohne Lernbehinderung werden im Allgemeinen keine unterdurchschnittlichen Intelligenzquotienten gemessen [Weiss, 1964] [Daly u. Burnett, 1999], auch überdurchschnittliche Intelligenzquotienten sind möglich. Eigene Erfahrung und das Feedback von Seminarteilnehmern zeigen wiederholt, dass Personen mit sehr hoher Intelligenz bzw. Hochbegabung die Symptome (motorischen) Polterns aufweisen. Störungen der Aufmerksamkeit, Konzentrations- und Merkfähigkeit sowie Störungen des Schriftspracherwerbs und Sprachentwicklungsstörungen können fächerübergreifend zu schlechten Schulleistungen führen (vgl. [Kleinsorge, 1989] [Iven, 1998]). Weiss [Weiss, 1964] bezeichnet Polternde manchmal als *Underachievers*, d. h. sie schneiden in ihrer schulischen und beruflichen Laufbahn unter ihren Möglichkeiten ab. Ein gleichzeitiges Auftreten von Lernbehinderungen ist möglich (vgl. Kap. 6.3).

2.16.2 Beziehung zwischen Denken und Sprechen bei Poltern

Inkongruenz zwischen Denken und Sprechen ist eines der ersten Symptome, die in der Literatur über Poltern beschrieben werden [Weiss, 1964].

Über die Beziehungen von Denken und Sprechen bei Poltern wurden viele Vermutungen angestellt:

Verschiedene Autoren [Luchsinger, 1963] [Weiss, 1964] [Mussafia, 1970] [Daly, 1996] nehmen an, dass der inkohärenten, inkohäsiven und mit Unflüssigkeiten durchsetzten Sprachproduktion von Polternden, Probleme der *Strukturierung von Gedanken* zugrunde liegen. Luchsinger und Arnold bezeichnen das Denken von Polternden als zu schnell [Luchsinger u. Arnold, 1959]. Weiss [Weiss, 1964] setzt dagegen, dass Polternde nicht zu schnell, möglicherweise sogar zu langsam denken und dabei *zu früh* versuchen, ihre unausgereiften Gedanken in Sprache umzusetzen, das Denken also unstrukturiert und schlecht organisiert ist [Daly, 1986] [Daly, 1993] [Daly, 1996]. St. Louis und Myers sagen ähnlich wie Weiss, dass Polternde oft nicht genau wissen, was sie sagen wollen und verschiedene *halbfertige* Äußerungen ungeordnet aneinanderreihen [St. Louis u. Myers, 1995]. Der Eindruck unstrukturierter Gedanken werde durch hohes Sprechtempo, syntaktisch-morphologische und lexikalische Probleme bei Polternden verstärkt.

Weiss fand durch Befragung von Polternden heraus, dass diese während der Produktion von Iterationen oft nicht wissen, was sie sagen wollen [Weiss, 1964]. Deshalb stellt er die Hypothese auf, dass Polternde weniger *sprachlich* denken, sondern in besonderem Maße *abstrakt*. Dies bedeutet, dass sie ihre Gedanken nicht mithilfe innerer Sprache überprüfen und deshalb ungeordnet sprachlich enkodieren.

Für Luchsinger ist die Beziehung von Denken und Sprechen ein quantitatives Problem [Luchsinger, 1963]. Er stellte sich vor, dass Polternde ihre *Flut* von Gedanken nicht in Sprache umsetzen können. Polternde Personen, die Probleme mit der Strukturierung ihrer Gedanken haben, beschreiben selbst diese Probleme, ihre unstrukturierten und springenden Gedanken in Worte zu fassen.

Peter Kizzagizlis, eine sehr schwer polternde Person, die sich intensiv für US-amerikanische Selbsthilfe polternder Personen eingesetzt hatte, beschreibt seine Störungen der Denkprozesse folgendermaßen: „*Die ersten Gedanken sind relevant, aber die folgenden sind es in Bezug auf das Gesprächsthema nicht mehr. Während ich spreche oder denke, können meine Gedanken zu völlig anderen Themen abschweifen. Obwohl ich hart daran arbeite, meine Gedanken zu stabilisieren, werden sie nicht auf dieselbe Art und Weise kommuniziert, wie ich sie geplant hatte. Der resultierende Satz kann völlig aus dem Kontext gerissen sein.*" (Kizzaglizlis im persönlichen Gespräch mit F. Myers, in: [Myers, 2011], sinngemäße Übers. d. Verf.)

Weiss bemerkt zu Recht, dass die empirische Untersuchung der das Sprechen vorbereitenden Denkprozesse ein schwieriges Unterfangen ist [Weiss, 1964]. In der gesamten Literatur über Poltern wurden diesbezüglich keine Experimente durchgeführt.

Übersetzt in linguistische Terminologie können Störungen der das Sprechen vorbereitenden Denkprozesse im Sprachproduktionsmodell von Levelt auf der Ebene des Konzeptualisierens angesiedelt werden [Levelt, 1989]. Mikro- und Makroplanung einer Botschaft [Levelt, 1989] finden auf dieser Ebene statt. Die entscheidende Frage nach der Schnittstelle, in der abstraktes Denken sprachlich wird, und wo genau mögliche sprachliche Planungsprobleme bei Poltern auftreten, kann derzeit nicht beantwortet werden.

Überblick

Hypothesen zu Beziehungen von konzeptuellen Störungen zu weiteren Symptomen von Poltern

- Störungen auf der Ebene des Konzeptualisierers können nicht die gesamte Symptomatik von Poltern, insbesondere nicht das Auftreten phonetischer Auffälligkeiten, erklären.
- Störungen der Makro- und Mikroplanung können zu Störungen der thematischen Strukturierung und Kohärenz führen.
- Aufmerksamkeitsstörungen, auditive Wahrnehmungs- und Verarbeitungsstörungen, Störungen der Kohärenz, Kohäsion und der Wortfindung, Unflüssigkeiten sowie erhöhtes Sprechtempo, die einen erhöhten Aufwand an Kontrollprozessen erfordern, können umgekehrt Denkprozesse erschweren, die das Sprechen vorbereiten.

2.17 Grob- und Feinmotorik

Einige Autoren erwähnen eine auffällige Grobmotorik bei Polternden (vgl. [Weiss, 1964] [Daly, 1993] [Daly u. Burnett, 1999]. Bewegungen werden als schlecht koordiniert, schnell und impulsiv beschrieben. Häufig tritt dies bei polternden Kindern auf. Wie bereits erwähnt, kann Poltern zusammmen mit Aufmerksamkeitsdefizitsyndrom und Hyperaktivität auftreten (vgl. Kap. 2.11) [Ward, 2006]. Daly bezeichnet Polternde als körperlich unreif, dergestalt, dass sie häufig jünger wirken, als sie sind [Daly, 1993]. Diese Beobachtung ist sehr kritisch zu bewerten und möglicherweise darin begründet, dass das Gesamtverhalten zu einem jüngeren Eindruck beiträgt. De Hirsch ([De Hirsch, 1961], in: [Daly, 1993]) dokumentierte Verzögerungen der grobmotorischen Entwicklung bezüglich Sitzen und Laufen.

De Hirsch [De Hirsch, 1970] und Weiss [Weiss, 1964] erwähnen feinmotorische Probleme bei Polternden, die sich hauptsächlich in einer unordentlichen Handschrift zeigen (vgl. Kap. 2.12). Die Beziehung Sprechmotorik und Poltern wurde bereits beschrieben (Kap. 2.3). Polternde sind häufiger Links- als Rechtshänder [Wolk, 1986] [Daly, 1996].

Insgesamt werden Auffälligkeiten der Grob- und Feinmotorik nicht bei allen polternden Personen beobachtet. Experimentelle Untersuchungen können zukünftig klarere Aussagen zum Thema Poltern und Feinmotorik liefern. Dennoch sollten Störungen der Grob- und Feinmotorik, verbunden mit der Körperwahrnehmung in Diagnostik und Therapie, vor allem bei Kindern beachtet werden, um ggf. diesbezüglich weitere Therapiemaßnahmen wie Ergotherapie oder Psychomotorik einzuleiten.

2.18 Verhalten und Persönlichkeit

Vor allem in der älteren Literatur wurden polternden Menschen häufig typische Verhaltensweisen zugeordnet, sodass *„der typische Polterer“* folgendermaßen beschrieben wird:

„Zusammenfassend kann man sagen, dass man beim typischen Polterer folgende Charakteristika findet: Ungeduld, Oberflächlichkeit, lässige Lebensführung, Schwierigkeiten, Konsequenzen einer Handlung oder Kommunikationsführung vorauszusehen, und ein aufbrausendes Temperament, das sich schnell wieder beruhigt.“ ([Weiss, 1964], S. 53, Übers. d. Verf.)

Durch negative Reaktionen der Umwelt können sich nach Weiss [Weiss, 1964] diese Persönlichkeitsmerkmale bis hin zu Aggressionen verstärken. Zu bemerken ist, dass schon Weiss diese Persönlichkeitszuschreibungen nicht zur Abwertung der polternden Person benutzt, sondern sie als Folge der *„zentralen sprachlichen Unausgeglichenheit“* bewertet. Diesbezüglich schreibt er: „They should not be punished but treated in terms of their basic problem.“ ([Weiss, 1964], S. 56) Freund ([Freund, 1952], vgl. [Dalton u. Hardcastle. 1989]) bezeichnet Polterer als überproduktiv, aggressiv, extrovertiert, unkontrolliert und hektisch. Liebmann [Liebmann, 1900] erwähnt Zerstreutheit, Luchsinger einen Mangel an Selbstkontrolle und explosives Temperament [Luchsinger, 1963]. Daly konnte in seiner Arbeit mit Polternden ebenfalls die von Freund und Weiss erwähnten Eigenschaften beobachten, allerdings variieren deren Ausprägungsgrade stark [Daly, 1996]. Er betont die Individualität jedes polternden Sprechers. Katz-Bernstein [Katz-Bernstein, 1986] beobachtet bei polternden Kindern Fantasie, Lebhaftigkeit und Kreativität gepaart mit Ungeduld und Sorglosigkeit.

Dalton und Hardcastle bezeichnen solch verallgemeinernde Persönlichkeitszuschreibungen für polternde Sprecher wie die von Freund (a. a. O) als *komplett unsolide* (*completely unsubstantiated*, [Dalton u. Hardcastle, 1989], S. 124).

> M!
>
> **Merke**
>
> Die beschriebenen Verhaltensweisen können alle auch kombiniert bei Poltern auftreten. Von individuell auftretenden Verhaltensweisen darf aber nicht auf eine *allgemeingültige Polterpersönlichkeit* geschlossen werden.

2.18.1 Sprechängste

Entsprechend den überlieferten Persönlichkeitsmerkmalen und eingeschränkter Selbstwahrnehmung von polternden Menschen wurde häufig davon ausgegangen, dass diese keine Sprechängste haben [Freund, 1952] [Weiss, 1967] [Bloodstein, 1981] in: [Daly, 1986]). Von einer eingeschränkten Sprechkontrolle kann jedoch nicht generell auf das Nichtvorhandensein von Sprechängsten geschlossen werden. Liebmann beschreibt viele Polternde als schüchtern, weil diese um ihre Sprechstörungen wissen und von anderen dafür kritisiert werden – es liegen also Sprechängste vor [Liebmann, 1900].

Polternde Kinder können aus den Reaktionen ihrer Umwelt ein Störungsbewusstsein und folglich Sprechängste entwickeln. Nach Rieder und Rumler können sie bezogen auf ihr Sprechen mutlos werden, weil sie nicht daran glauben, ihr Sprechen verändern zu können [Rieder u. Rumler, 1990]. Auch Dalton und Hardcastle (1989) erwähnen Sprechängste. Ihrer Ansicht nach besteht kaum Furcht vor einzelnen Lauten oder Wörtern, aber Angst vor Sprechsituationen.

M!

Merke

Aus den in der Literatur angegebenen Hinweisen, eigener klinischer Erfahrung und aus Gesprächen mit Kollegen können Sprechängste allgemeiner auch situations- und wortbezogen bei Poltern auftreten. Ängste vor einzelnen artikulatorisch komplizierten Wörtern können so stark sein, dass sie zum Vermeiden dieser Wörter führen. Sprachangst bei Poltern kann ein solches Ausmaß erreichen, dass sich die polternde Person komplett aus dem sozialen Leben zurückzieht.

3 Poltern: Entität oder Untergruppen?

3.1 Einleitung

Aufgrund der Variabilität der Poltersymptomatik wird diskutiert, ob man bei Poltern von einer Entität des Syndroms mit unterschiedlichen Ausprägungen oder von Subgruppen sprechen kann.

Dazu gibt es unterschiedliche Sichtweisen:

Einige Autoren nehmen an, dass bei Poltern Untergruppen existieren, die sich in ihrer Ätiologie unterscheiden [Dalton u. Hardcastle, 1989] [Bakker, 1996]. Bakker (in: [Myers u. St. Louis, 1992]) hypothetisiert eine Gruppe von Polternden, deren Symptomatik aufgrund mangelhafter Koordination (*Mismatching*) phonologischer, linguistischer und kognitiver Kapazitäten oder Einschränkungen in einem dieser Bereiche bei kommunikativen Anforderungen auftreten könnte. Eine andere Gruppe könnte lediglich im Bereich der Sprechflüssigkeit eingeschränkt sein. St. Louis und Myers stellen in einer Fallstudie diese beiden unterschiedlichen Typen vor [Myers u. St. Louis, 1996]. Diese hypothetische Einteilung zeigt Parallelen zu den alten Einteilungen von Liebmann und Grewel auf. Liebmann differenzierte Poltern in *motorisches* und *rezeptives* Poltern [Liebmann, 1900]. Beim motorischen Poltern nahm er Störungen der Aufmerksamkeit für die Sprechmotorik, beim rezeptiven Poltern eine Störung der auditiven Aufmerksamkeit an. Grewel [Grewel, 1970] bezieht sich in seiner Unterteilung auf Liebmann, benennt das rezeptive Poltern aber in *sensorisches* Poltern um.

Van Zaalen und Winkelman unterscheiden das *motorisch-phonologische Poltern* und das *linguistisch-syntaktische Poltern* [Van Zaalen u. Winkelman, 2009] (Kap. 1.4).

Myers und St. Louis überlegen, ob die 2 verschiedenen Gruppen eine leichte und schwere Erscheinungsform einer Grundstörung darstellen [Myers u. St. Louis, 1996]. Gibt es diesbezüglich ein *Basis-* oder *Kernpoltern*, das nur die beschriebenen Kernsymptome beinhaltet, und ein *Vollbild* von Poltern, das zusätzlich sprachsystematische, kommunikativ-pragmatische und weitere Symptome enthält? Vorteil an diesem Modell ist, dass Schwierigkeiten bei der Zuordnung von Patienten zu bestimmten Subgruppen (die möglicherweise in der Form gar nicht existieren) wegfallen.

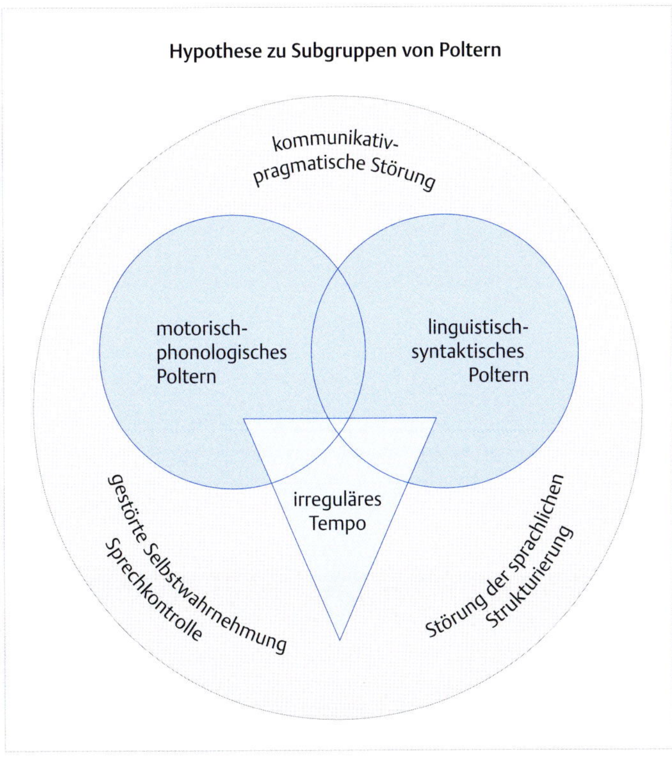

Abb. 3.1 Hypothese zu Subgruppen von Poltern.

Fazit

Zusammenfassend kann die Frage nach Subgruppen von Poltern noch nicht nicht befriedigend beantwortet werden. Zur letztendlichen Abklärung wären große Untersuchungsgruppen nötig.

3.2 Neurogenes Poltern

Neurogenes Stottern ist ein fachlich diskutierter Terminus (vgl. [König, 2009]) zur Beschreibung von Stottersymptomen, die bei einem neurologischen Ereignis auftreten. Im Folgenden werden Beobachtungen dargestellt, die ein Auftreten von Poltersymptomen im Rahmen eines neurologischen Ereignisses beschreiben. DeFusco und Menken beschreiben einen Patienten mit Hirnstamminfarkt und einen mit multipler Sklerose ([DeFusco u. Menken, 1979], vgl. auch [Molinari u. Menken, 1977]), die beide nach dem Auftreten ihrer Krankheit alle Kernsymptome von Poltern zeigten. Die Autoren grenzen diese komplexe Symptomatik von verschiedenen Dysarthrietypen ab und postulieren somit die Existenz von erworbenem neurogenem Poltern. Multiple Sklerose trug bei einem polternden Menschen, der für dieses Buch interviewt wurde, zur drastischen Verstärkung seiner Poltersymptomatik bei. Diese bestand auch schon vor seiner Erkrankung. In einer weiteren Fallstudie [Thacker u. de Nil, 1996] bezeichnen die Autoren die Symptomatik einer Patientin, die nach mehreren Schlaganfällen kortikale, subkortikale, zerebelläre Läsionen und Läsionen der Medulla oblongata zeigte, als Poltern. Unklar bleibt in dieser Studie, ob die Patientin auch vor dem Aufreten der Erkrankungen polterte, da bei ihr Poltern in der Familie auftritt. Lebrun stellte bei 2 Patienten mit Morbus-Parkinson-Symptomen von Poltern in Form von Tachylalie und artikulatorischen Auffälligkeiten, bei einem Patienten auch zusätzliche Wiederholungen (Palilalien) fest und bezeichnet sie als erworbenes Poltern [Lebrun, 1996]. Insgesamt gibt es damit deutliche Hinweise, dass Poltern im Zusammenhang mit neurologischen Erkrankungen erstmalig aufreten kann.

4 Auftretenshäufigkeit und Verlauf

4.1 Auftretenshäufigkeit

Die Auftretenshäufigkeit von Poltern wird unterschiedlich angegeben. Reines Poltern tritt bezogen auf unflüssig sprechende Menschen (Stottern und Mischformen von Stottern und Poltern) zwischen 5 % und 16 % auf (vgl. ▶ Tab. 6.1). Wenn man davon ausgeht, dass 4 % aller Kinder und 1 % aller Erwachsenen stottern, so wäre der Anteil an der Gesamtbevölkerung gering. Böhme [Böhme, 1997] führt eine Untersuchung von Perelló [Perelló, 1970] an, der unter 7 227 Sprach- und Sprechgestörten aller Altersklassen 0,4 % mit einem reinen Poltern fand. Becker und Grundmann (in: [Becker u. Sovák, 1983]) untersuchten 4 984 Kinder und fanden 39 polternde Kinder heraus, ein Anteil von 0,78 %. Bei 7- bis 8-jährigen Schülern fanden sie bei 606 Schülern 1,5 % polternde [Becker u. Grundmann, 1970].

Da Poltern in der Öffentlichkeit noch immer nicht ausreichend bekannt ist, ist es durchaus möglich, dass der Anteil von Personen mit reiner Poltersymptomatik höher ist, als hier angegeben.

4.2 Verlauf

In der Literatur liegen keine Längsschnittuntersuchungen zum Verlauf von reinem Poltern vor. Über den Beginn gibt es unterschiedliche Angaben. Die Symptomatik zeigt sich erst dann vollständig, wenn die Sprache so weit entwickelt ist, dass mehrere Äußerungen direkt hintereinander artikuliert werden können und bei den polternden Kindern ein großer Drang zu sprechen auftritt (vgl. [Ward, 2006] [Daly, 1996], in: [Van Zaalen u. Winkelman, 2009]). Nach Weiss ist die Diagnose vor dem 3.–4. Lebensjahr nicht zu stellen, da vor diesem Alter sowohl die Sprachentwicklung an sich als auch die Entwicklung des Sprechtempos noch zu wenig fortgeschritten sind [Weiss, 1968].

Poltern tritt in der Kindheit auf, verstärkt sich in der Pubertät und besteht über die gesamte Lebensspanne weiter [Langová u. Morávek, 1970]. Auf eine Verstärkung in der Pubertät weist auch Arnold hin [Arnold, 1970]. Dies passt zur Beschreibung von Van Zaalen [Van Zaalen-op't Hof, 2009], dass nach einer Beschleunigung des Sprechtempos in der Jugend das Sprechtempo nach der homonellen Umstellung zum Erwachsenenalter wieder sinkt. Nach eigener klinischer Erfahrung berichteten Patienten oder deren Eltern über Schwankungen der Symptomatik, aber nicht über völlig symptomfreie Phasen. Die Beobachtung von Luchsinger, dass sich die Symptomatik im Alter abschwächt, ist kritisch zu beurteilen [Luchsinger, 1963].

5 Hypothesen zur Ätiologie

5.1 Poltern und Heredität

Autoren haben anhand von Anamnesegesprächen ein gehäuftes familiäres Auftreten von Poltern festgestellt [Luchsinger, 1963] [Weiss, 1964] [Becker u. Grundmann, 1970] [Op't Hof u. Uys, 1974] [Diedrich, 1984]. Diedrich betont, dass in diesen Familien nicht nur Poltern, sondern auch andere Sprach- und Sprechstörungen wie Sprachentwicklungsverzögerungen oder Stottern auftreten können. Einige Autoren erwähnen wechselndes familiäres Auftreten von Stottern und Poltern über mehrere Generationen [Weiss, 1968] [Seeman, 1974] [Diedrich, 1984] [Preus, 1992]. Nach Op't Hof und Uys tritt Poltern ähnlich wie Stottern 4-mal häufiger bei Jungen als bei Mädchen auf, nach Becker und Sovák sogar im Verhältnis 9:1 [Becker u. Sovák, 1983]. Familiäres Auftreten von Poltern und verstärktes Auftreten von Poltern bei Jungen wurden auch in einer weiteren Untersuchung festgestellt [Ludlow et al., 1995]. Diese Beobachtungen machen eine genetische Komponente wahrscheinlich, die auch Alm beschreibt [Alm, 2011]. Eine wissenschaftliche Untersuchung zu genetischen Ursachen von Poltern ist nach Drayna aufwendig [Drayna, 2011].

5.2 Erklärungsansätze

Schon früh ([Luchsinger u. Landolt, 1951], in: [Weiss, 1967]) wurde über neurologische Auffälligkeiten als Ursache für Poltern nachgedacht. Neue Forschungsergebnisse [Van Zaalen-op't Hof et al., 2009c] [Van Zaalen-op't Hof et al., 2009d] [Alm, 2011] festigen diesen Ansatz. Nach einer kurzen Beschreibung weiterer Erklärungshypothesen werden diese neurologischen Ergebnisse dargestellt:

5.2.1 Ausgewählte ältere Erklärungsansätze

► **Poltern als Verhaltensstörung.** Westrich bezeichnete Poltern lediglich als Symptom von Störungen im Ausdruck von Konfliktabwehrverhaltensweisen [Westrich, 1992]. Durch Poltern versuchen sich extrovertierte Kinder gegen erzieherische Fehlentwicklungen zu behaupten, indem sie schlecht verständlich sprechen. Auch Fetzer stellt die Frage, ob Poltern trotz organisch-genetischer Ätiologie nicht auch psychische Ursachen in Form einer Sprechneurose oder Sprechverhaltensstörung hat und letztendlich aus Angst entsteht [Fetzer, 1986]. Diese Erklärungsansätze sind nach allem, was an empirischer Forschung zum Poltern existiert, als alleinige Erklärungsursache nicht aufrechtzuerhalten.

► **Diskrepanz von Sprechtempo und sprachlichen Kapazitäten.** Freund stellte nach einem Vergleich von Tachylalie bei verschiedenen neurologischen und psychiatrischen Erkrankungen folgende Hypothese auf [Freund, 1970]: Tachylalie kann ursächlich bedingt sein durch organische Faktoren, Störungen von Impulsen und psychomotorischer Kontrolle, affektive und emotionale Faktoren, Gedankendruck oder endokrine Faktoren. Trifft diese aus einem oder mehrerer solcher Ursachen bedingte Tachylalie auf geringe sprachliche Kapazitäten, entsteht Poltern. Sind die sprachlichen Fähigkeiten unauffällig, tritt reine Tachylalie auf.

► **Poltern und auditive Verarbeitungsstörungen/ auditives Monitoring.** Diedrich betrachtet Poltern als *auditives Monitoringproblem* [Diedrich, 1984]. Als alleiniger Erklärungsansatz ist das Auftreten auditiver Wahrnehmungs- und Verarbeitungsstörungen nicht ausreichend, da es genug Kinder mit auditiven Wahrnehmungs- und Verarbeitungsstörungen gibt, die nicht poltern.

► **Neurologische Kontrollstörung.** Dalton und Hardcastle stellen zur Erklärung der Kernsymptome die Hypothese auf, dass beim Poltern ein Zusammenbruch der neurologischen Kontrolle für temporales Ordnen sprechmotorischer Bewegungen vorliegt [Dalton u. Hardcastle, 1989]. Sie gehen davon aus, dass zur Koordination sprechmotorischer Bewegungen auch zeitliche Ordnungsprozesse wie ein *Temporal Grid* oder *Pacemaker* (ebd., S. 14) beitragen, die bei Poltern gestört sein könnten.

► **Hypothese der Asynchronie.** Myers integriert einige der in den anderen Modellen angenommenen Kontroll- und Timingstörungen in ein Modell der Wechselbeziehungen der Symptome untereinander [Myers, 1996]. Sie nimmt an, dass Poltern aus einer *Asynchronie von Prozessen* resultiert, die in die Sprach- und Sprechproduktion involviert sind. Jeder dieser Prozesse, wie z. B. Bildung von Propositionen, Artikulation oder Pragmatik, kann demnach Störungen aufweisen. Durch die Abhängigkeiten der einzelnen Parameter voneinander führen Störungen in einem Bereich zu weiteren Störungen. Sie stellt die Hypothese auf, dass zusätzlich ein gestörtes *Servosystem* [Myers, 1992] (der Terminus Servosystem wird von Meyers an keiner Stelle definiert), welches Fehler nicht entdeckt oder korrigiert, zu den Störungen beitragen könnte. Sie wirft die Frage auf, ob – als Basis aller Störungen – die Wahrnehmung des Timings für die Produktion von Einheiten der Sprache und des Sprechens gestört ist [Myers, 1996].

5.3 Neurophysiologische Befunde und Erklärungshypothesen

„The answer to the question (ob Poltern eine genetische bzw. organische Grundlage hat – Anm. d. Verf.) is not entirely clear. It does appear that clutterers manifest a significant degree of organicity which may be inherited." ([Myers u. St. Louis, 1992], S. 17)

▸ **EEG-Untersuchungen.** In der älteren Forschung wurden einige Untersuchungen mit EEGs bei Polternden durchgeführt, deren Ergebnisse unterschiedlich ausfielen. Aufffällige EEGs zeigten sich bei [Luchsinger u. Landolt, 1951], vgl. [Weiss, 1967]. Langová und Morávek [Langová u. Morávek, 1970], Seeman [Seeman, 1959] sowie Streifler und Gumpertz ([Streifler u. Gumpertz, 1955], vgl. [Weiss, 1967]) konnten keine Auffälligkeiten im EEG feststellen.

▸ **Neurologische Befunde.** Die in Kap. 3.2 angegebenen Fälle zeigen, dass neurologische Schädigungen zu Symptomen von Poltern führen können. Einige Autoren stellten die Hypothese auf, dass Poltern in Beziehung zu *Schädigungen im extrapyramidalen System* steht ([Langová u. Morávek, 1970] [Seeman, 1970], in: [Bakker, 1996] [Lebrun, 1996]). Sie beziehen sich dabei nur auf die Symptome der erhöhten Sprechgeschwindigkeit und phonetischen Auffälligkeiten, da das extrapyramidale System zur Steuerung des Sprechtempos beiträgt. In älteren Arbeiten werden Schädigungen der Basalganglien, und des Kleinhirns (beides Teile des extrapyramidalen Systems) sowie des Mittelhirns als Ursache für das Auftreten von erworbenem Poltern angegeben ([Arnold, 1971] [Luchsinger u. Arnold, 1965] [Seeman, 1967], alle in: [DeFusco u. Menken, 1979]). Die von DeFusco und Menken beschriebenen Fälle von erworbenem Poltern zeigten einen Hirnstamminfarkt bzw. multiple Sklerose mit Hirnstamm- und Rückenmarksbeteiligung [DeFusco u. Menken, 1979].

5.3.1 Aktuelle neurologische Ergebnisse und Hypothesen

Untersuchungen mit funktioneller Magnetresonanztomografie

Van Zaalen et al. untersuchten mit der funktionellen Magnetresonanztomografie (fMRI) 16 stotternde und 14 polternde Erwachsene im Rahmen einer Gruppenstudie [Van Zaalen-op't Hof et al., 2009d]. Untersuchungsergebnisse mit fMRI bei stotternden Menschen zeigten, dass diese mehr rechtshemisphärische, präzentral sensomotorische und frontale Aktivierungen zeigten als Kontrollpersonen [Neumann et al., 2003]. Diese Aktivierungen wurden als Kompensationsstrategie gewertet, um Sprechflüssigkeit herzustellen. Ausgehend von diesem Ergebnis stellten van Zaalen und Mitarbeiter die Hypothese auf, dass die polternden Probanden im Vergleich zu den stotternden als Kompensationsstrategie vergleichsweise mehr rechtshemisphärische Aktivitäten in Arealen der Sprachplanung zeigen sollten, um linguistische Sprechflüssigkeit herzustellen. Die Versuchspersonen sollten unter fMRI Nonsenssilben, hochfrequente mehrsilbige Wörter und niedrigfrequente 6- bis 14-silbige Wörter so schnell und so deutlich wie möglich flüstern (flüstern deshalb, um Artefakte während der Messung zu vermeiden).

Beide Gruppen zeigten Aktivierungen im Frontallappen und den subkortikalen Nuklei. Unterschiedliche Aktivierungen traten in folgenden Bereichen auf: Die polternden Personen zeigten Aktivierungen im rechtshemisphärischen Gyrus praecentralis im rechtshemisphärischen frontalen Gyrus inferioris und in der linken Insel. Die stotternden Personen zeigten höhere Aktivierungen im rechten primären Motorkortex, im Temporallappen und Globus pallidus. Die Aktivierung stieg bei polternden Menschen mit zunehmender Schwierigkeit der Aufgabe, bei stotternden blieb sie gleich. Die hohe arealspezifische rechtshemisphärische Aktivierung bei den polternden Personen wurde als Kompensationsstregie für Fehlfunktionen derselben linkshemisphärischen Areale interpretiert.

> **Merke**
>
> Van Zaalen et al. stellten aufgrund dieser Ergebnisse die Hypothese auf, dass bei polternden Personen Fehlfunktionen des *linken Gyrus praecentralis* (involviert in höhere sprechmotorische Planung, Ausführung und Kontrolle) und des *linken frontalen Gyrus inferioris* (involviert in die phonologische Enkodierung) zur Erklärung des Poltersymptomatik beitragen [Van Zaalen-op't Hof et al., 2009d].

Die Autoren geben selbst an, dass diese Hypothese erst dann verifiziert werden kann, wenn die gleiche Untersuchung mit sprachunauffälligen Kontrollpersonen durchgeführt wird.

Neurologische Hypothese zur Erklärung von Poltern

Aus Reviews der neurologischen Forschung und fMRI-Studien über die Funktion von Hirnstrukturen leitet Per Alm folgende Hypothesen zur Lokalisation von Poltersymptomen ab [Alm, 2011]:

Poltern ist somit im medialen Kortex im linken Frontallappen (ungefähr über dem Corpus callosum) lokalisiert (vgl. ▸ Abb. 5.1).

Es scheint, dass die Schlüsselregionen für Poltern folgende sind:

- anteriorer cingulärer Cortex (ACC)
- supplementär-motorische Rinde (*Supplementary Motor Area*, SMA)
  - prä-SMA
  - SMA proper

ACC und SMA sind zuständig für Funktionen, deren Ausfall oder Einschränkung zur Entstehung von Poltersymptomen führen kann:

▸ **Funktionen von ACC und SMA**

- Antrieb, Anregung, Initiierung einer Aktion,
- Hemmung von Impulsen,
- Aufmerksamkeit, Monitoring und Korrektur von (sprecherischem) Verhalten,
- Planung sequenzierenden Verhaltens,
- Selektion von Wörtern und Wortformen,
- Ausführung und Timing sequenzierenden (sprecherischen) Verhaltens.

Für die Kernsymptome Tempo und phonetisch-temporale Auffälligkeiten wären Defekte in der SMA proper zuständig, während die voll ausgeprägte Poltersymptomatik aufgrund von Fehlfunktionen im ACC und in der gesamten SMA auftreten könnte. Eine Dysregulierung von ACC/SMA könnte die Folge einer Dysregulierung in den Basalganglien darstellen. EEG-Ergebnisse und pharmakologische Effekte lassen Rückschlüsse auf eine Hyperaktivierung des dopaminergen Systems (Basalganglien) zu. Durch diesen fehlerhaften Input der Basalganglien in die Areale ACC und SMA könnte nach Alm die Poltersymptomatik verursacht werden. Alm stellte ferner die Hypothese auf, dass bei Poltern sprechmotorische Segmente zu früh, also „unreif", initiiert werden [Alm, 2006].

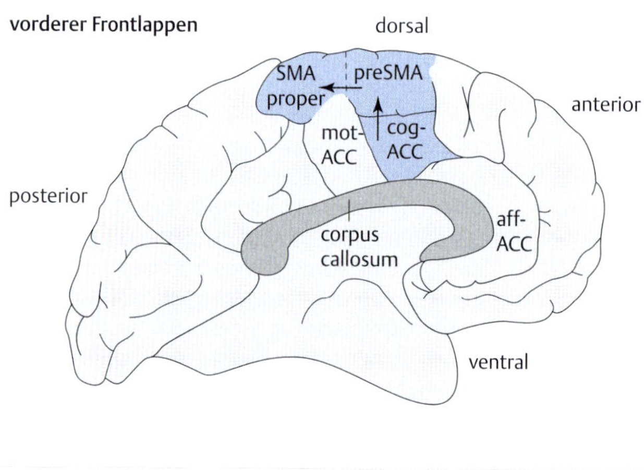

Abb. 5.1 Mittlerer Bereich des linken Frontallappens. Bereiche, die bei Poltern eine besondere Rollen spielen könnten, sind blau eingefärbt, vgl. [Alm, 2011]. ACC = anteriorer cingulärer Cortex, motACC = motorischer anteriorer cingulärer Cortex, cogACC = kognitiver anteriorer cingulärer Cortex, affACC = affektiver kognitiver anteriorer cingulärer Cortex, SMA = supplementär motorische Rinde syn. supplementär motorisches Areal, preSMA = präsupplementär motorisches Areal, verbunden mit dem präfrontalen Kortex, SMA proper = hinterer motorischer Bereich des supplementär motorischen Areals.

6 Beziehungen und Abgrenzungen zu anderen Störungen

6.1 Einleitung

In diesem Kapitel werden zunächst die Gemeinsamkeiten und Unterschiede zwischen Stottern und Poltern ausführlich diskutiert, anschließend Abgrenzungen zu anderen Störungen vorgenommen und zum Ende kurz das Auftreten von Poltern beim Fragilen-X-Syndrom vorgestellt. Abgrenzungen zu anderen Störungen sind differenzialdiagnostisch relevant.

▶ Abb. 6.1 gibt den Komplex von Störungen, die häufig im Zusammenhang mit Poltern auftreten und bis auf Stottern auch als Einflussfaktoren diskutiert werden, wieder.

6.2 Poltern und Stottern

Poltern und Stottern treten häufig kombiniert auf (▶ Tab. 6.1), wobei die einzelnen Komponenten unterschiedlich gewichtet sein können. (Mischtypen werden in der Literatur auch als Polter-Stottern oder als Stotter-Poltern bezeichnet, in Abhängigeit davon, welche Störung überwiegt. Der Einfachheit halber wird hier Poltern *und* Stottern geschrieben.)

Beide Störungen lassen sich voneinander abgrenzen, zeigen aber auch Gemeinsamkeiten auf. Dies wird im folgenden Abschnitt näher erläutert.

Tab. 6.1 Prozentuale Verteilung von Poltern und Stottern

Autoren	Poltern	Poltern und Stottern	Stottern
[Weiss, 1967]	ca. 16 %	ca. 66 %	ca. 16 %
Langová und Morávek ([Langová u. Morávek, 1964]; vgl. [Daly, 1986])	16 %	30 %	54 %
[Daly, 1996]	5 %	40 %	55 %
[Van Zaalen-op't Hof, 2009]	5 %	35–40 %	55–60 %

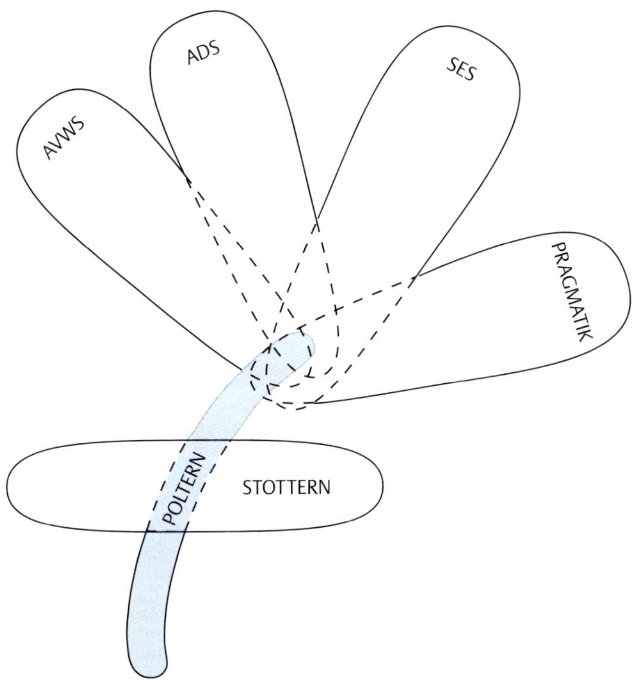

Abb. 6.1 Symptomatik von Poltern in Beziehung zu Sprach-, Sprech- und Teilleistungsstörungen (stark modifiziert nach Myers und St. Louis [Myers u. St. Louis, 1996]).

6.2.1 Abgrenzung von Stottern

Abgrenzungen zwischen Poltern und Stottern können bezogen auf Symptome und Ursachen vorgenommen werden. Nach van Zaalen et al. [Van Zaalen-op't Hof, 2009]. Hier stand als Verweis: Van Zaalen 2009Ich gehe davon aus, dass „Van Zaalen-op't Hof, 2009" gemeint ist. Bitte prüfen. können neurofunktionelle Unterschiede in der Sprachproduktion im Experiment festgestellt werden (vgl. Kap. 5.3.1).

In den 1950er bis 1970er Jahren wurden nahezu alle fakultativen Parameter herangezogen, um Unterschiede zwischen Poltern und Stottern zu beschreiben, die häufig anhand von Tabellen gegenübergestellt wurden. Dalton und Hardcastle kritisieren, dass viele Parameter dieser Tabellen eher dazu dienten, polternde und stotternde Menschen als Persönlichkeiten zu stereotypisieren als Unterschiede im klinischen Erscheinungsbild darzustellen [Dalton u. Hardcastle, 1989]. Diese Art von Unterschieden zeigt zwar häufig Tendenzen auf, kann aber zur sicheren differenzialdiagnostischen Abklärung von Stottern und Poltern nicht herangezogen werden, da die Unterschiede nicht allgemeingültig sind. Tabellarische Gegenüberstellungen von Unterschieden zwischen Stottern und Poltern finden sich bei weiteren Autoren wie Becker u. Sovák [1983], vgl. [Langová u. Morávek, 1970] [Van Riper, 1970] [Daly, 1996] [Wendler et al., 1996] [Iven, 1998].

Eine sichere Abgrenzung zwischen Poltern und Stottern anhand sprachlicher Symptome kann allerdings nur *anhand der Kernsymptome beider Störungen* erfolgen (vgl. ▶ Tab. 6.2).

Preus vergleicht Poltern und Stottern auf der Symptomebene anhand von Definitionen [Preus, 1992].

Abgrenzung von Poltern und Stottern anhand der Kernsymptome

Obwohl noch keine allgemeingültige Definition von Poltern vorliegt, stimmen viele Definitionen des Polterns dahingehend überein, dass die 2 Hauptcharakteristika ein hohes/irreguläres Sprechtempo und phonetisch-temporale Auffälligkeiten sind.

Als Kernsymptome von Stottern definiert Bloodstein [Bloodstein, 1995] unfreiwillige Wiederholungen von Lauten und Silben, Dehnungen von Lauten und Blockierungen vor oder in einem Wort. Diese sind häufig begleitet von Anstrengung und Anspannung (vgl. [Sandrieser u. Schneider, 2008]).

Eine sichere Abgrenzung anhand der Kernsymptome beider Störungen ist letztendlich nur anhand von Blockierungen und Dehnungen möglich. Bei

Tab. 6.2 Differenzierung von Poltern und Stottern

Parameter	Poltern	Stottern
Blockierungen	nein	ja
spannungsvolle Dehnungen	nein	ja
Sprechtempo	erhöht und/oder irregulär verbunden mit vielen phonetischen Auffälligkeiten	normal bis langsam, in Kombination mit Stottersymptomem auch irreguläres Tempo möglich als strategische Sekundärsymptomatik
phonetisch-temporale Auffälligkeiten	ja, Hauptsymptom von Poltern	möglich als Sekundärsymptomatik in Kombination mit Blockierungen, ansonsten untypisch für Stottern
Wiederholungen allgemein	*Anteil aller Wiederholungen:* mehr Wort- und Satzteilwiederholungen, kaum Lautwiederholungen	Anteil aller Wiederholungen: mehr Lautwiederholungen als bei Poltern
Silben-/Lautwiederholungen	spannungsfrei oder leichte Spannung	kombiniert mit Spannung und Blockierungen, auch spannungsfrei/-arm möglich
Aufmerksamkeit	häufig beschriebene Auffälligkeiten	keine Beziehung zu Aufmerksamkeitsstörungen
Symptomwahrnehmung	eingeschränkt	besser
Sprechen unter kommunikativem Stress	häufig besser	häufig schlechter
Sprechen in Entspannung	häufig schlechter	häufig besserr
Handschrift	häufig unkoordiniert	unauffällig

einem reinen Poltern dürfen keine Dehnungen und Blockierungen auftreten.

In einer Gruppenstudie [Van Zaalen-op't Hof et al., 2009a] wurden signifikante Unterschiede in der Koartikulation zwischen polternden und stotternden Versuchspersonen gemessen.

Merke

Im Einzelfall sind die für Poltern typischen Symptome des irregulären Sprechtempos und der phonetisch-temporalen Auffälligkeiten nur dann ein hartes Abgrenzungskriterium, wenn sie beim Stottern *nicht* in Kombination mit einer Blockierung auftreten, sondern in Sprechphasen, die frei von Dehnungen und Blockierungen sind. Ist dies der Fall, sind die Symptome der Polterkomponente zuzuordnen und eine Mischdiagnose Stottern und Poltern ist korrekt.

Treten bei einer stotternden Person phonetisch-temporale Auffälligkeiten und irreguläres Sprechtempo nur in direkter Verbindung mit spannungsvollen Dehnungen und Blockierungen auf, sind sie als Sekundärsymptomatik von Stottern zu bewerten. Die Diagnose bleibt dann ein reines Stottern.

Können Wiederholungen bei Stottern und Poltern voneinander abgegrenzt werden?

Unterschiede in *Qualität und Quantität von Wiederholungen* beschreiben verschiedene Autoren.

► **Quantitative Unterschiede.** In einer vergleichenden Untersuchung von polternden und stotternden Kindern zeigten die polternden weniger Laut- und Silbenwiederholungen als die stotternden Kinder [St. Louis et al., 1985]. In Wort- und Satzteilwiederholungen wurden keine signifikanten Unterschiede gefunden. Georgieva und Miliev kamen bezüglich der Wort- und Satzteilwiederholungen zu anderen Ergebnissen. In einem Vergleich von 5 jugendlichen Polternden und 6 jugendlichen Stotternden in verschiedenen Sprechsituationen wurden Wort- und Satzteilwiederholungen nur bei den Polternden beobachtet, exzessive Laut- und Silbenwiederholungen nur bei den stotternden Probanden [Georgieva u. Miliev, 1996]. Dazu passend wurden in einer Metaanalyse der Symptomatik von 29 Polternden aus 12 Artikeln [St. Louis, 1996] als häufigste Wiederholungen bei Poltern Satzteil- und Wortwiederholungen beschrieben.

► **Qualitative Unterschiede.** Georgieva und Miliev stellten in ihrer Untersuchung fest, dass Laut- und Silbenwiederholungen bei Polternden spannungsfrei waren, während bei Stotternden Anspannungen der Sprechmuskulatur auftraten [Georgieva u. Miliev, 1996].

Fazit

Bewertung der Wiederholungen in der Differenzialdiagnostik von Stottern und Poltern

Zusammenfassend treten bei beiden Störungen alle Formen von Wiederholungen in verschiedenen Gewichtungen auf, wobei die Lautwiederholungen typisch für Stottern sind und nur vereinzelt bei Poltern auftreten. Sobald Wiederholungen in Kombination mit Anspannung auftreten, sind sie einer Stottersymptomatik zuzuordnen. Lockere Silbenwiederholungen können sowohl der einen als auch der anderen Störung zugeordnet werden. Das bedeutet: Habe ich eine Person mit phonetisch-temporalen Auffälligkeiten, irregulärem Sprechtempo und lockeren Wiederholungen, handelt es sich immer noch um ein reines Poltern. Habe ich eine Person mit Dehnungen, Blockierungen und lockeren Wiederholungen, handelt es sich um ein reines Stottern. Hinsichtlich monosyllabischer Wiederholungen sind beide Störungen derzeit also nicht voneinander abgrenzbar. Dies gilt auch für vereinzelte lockere Lautwiederholungen.

Diskussion weiterer Unterschiede zwischen Poltern und Stottern

► **Pharmakologische Unterschiede.** Leichte Unterschiede zeigten sich bei Langová und Morávek bezüglich positiver Reaktionen auf Psychopharmaka. Bei 86 % der Polterer verbesserte sich das Sprechen unter Chlorpromazin, während sich bei 66 % der Stotternden das Sprechen verschlechterte [Langová u. Morávek, 1970]. Im Gegensatz dazu verschlechterte sich bei 100 % der Polternden das Sprechen unter Dexfenmetrazin, während 78 % der

Stotterer besser sprachen. Seeman gibt an, dass sich Alkohol auf Symptome von Poltern symptomverschlechternd, auf Stottern symptomverbessernd auswirkt [Seeman, 1959].

▸ **Sprechen in unterschiedlichen Sprechsituationen.** Während sich in klinischen Beobachtungen das Sprechen stotternder Personen in kommunikativem Stress wie Erstuntersuchung oder Bewerbungsgespräch oft verschlechtert, zeigen polternde Personen in diesen Fällen häufig ein verbessertes Sprechen. Dies führt dazu, dass teilweise in der Erstuntersuchung kaum Poltersymptome auftreten. Umgekehrt berichten viele polternde Menschen über eine Verschlechterung der Symptomatik, wenn sie entspannt oder müde sind, bei stotternden Menschen ist es oft umgekehrt.

Fazit

Zusammenfassend sind Stottern und Poltern bezüglich der Kernsymptome voneinander abgrenzbar. Spannungsfreie Silben- und Lautwiederholungen können nach derzeitigem Wissensstand beiden Störungen zugeordnet werden.

6.2.2 Gemeinsamkeiten zwischen Poltern und Stottern

Da beide Störungen häufig bei ein und derselben Person auftreten, drängt sich die Frage nach Gemeinsamkeiten und Beziehungen beider Störungen auf.

Nach Weiss ([Weiss, 1964], vgl. auch [Van Riper, 1970]) besteht eine enge Beziehung zwischen Poltern und Stottern bei der Entstehung von Stottern. Danach tritt zuerst Poltern auf, bevor sich Stottern entwickelt. Das Poltern wird dann durch das Ankämpfverhalten bei einer voll ausgebildeten Stottersymptomatik unterdrückt und tritt wieder auf, wenn das Stottern zurückgeht. Diese Theorie wurde empirisch nicht verifiziert. Therapeuten beobachten häufig, dass nach Abbau einer Stottersymptomatik eine Poltersymptomatik besteht. Derzeit ist jedoch nicht klar, ob eine der Störungen die andere induziert [Daly, 1986] oder ob sich beide Störungen parallel entwickeln und direkt miteinander interagieren [Preus, 1992].

Wichtiger als die Frage nach einer spezifischen Mischform von Poltern und Stottern ist es letztendlich, bei jedem Patienten die für Poltern und für Stottern typischen Symptome zu differenzieren, um einen passenden therapeutischen Ansatz zu finden.

Fazit

Poltern und Stottern können als verwandte, unterschiedliche und antagonistische Störungen bezeichnet werden [Preus, 1992]. Verwandt, da sie kombiniert bei einer Person auftreten und die Symptomatik der Wiederholungen ähnlich ist. Unterschiedlich, da sie anhand der Kernsymptome voneinander abgrenzbar sind. Antagonistisch, beispielsweise in den Reaktionen auf kommunikativen Stress.

6.3 Beziehung und Abgrenzung von Lernbehinderung

Lernbehinderungen sind ein inhomogenes Störungsbild. In einer Beschreibung von Lernbehinderung (*Interagency Committee on Learning Disabilities* 1987, vgl. [St. Louis u. Myers, 1997]) zeigen sich Schwierigkeiten im Erwerb und Gebrauch von Sprache, Lesen, Schreiben, Problemlösen, mathematischen oder sozialen Fähigkeiten. Sie können zusammen mit anderen Behinderungen wie Wahrnehmungsstörungen, geistiger Behinderung oder sozial-emotionalen Störungen auftreten, speziell mit Aufmerksamkeitsstörungen (ebd.) Der IQ liegt um 80, kann in Einzelfällen aber auch höher liegen. Lernbehinderungen gehen in der Regel mit Schulversagen in der Regelschule einher. Da einige dieser Störungen auch bei Polternden auftreten können, betrachten Tiger, Irvine und Reis (1980) Poltern als eine Form von Lernbehinderung. Nach Iven (1998) zeigen sich bei Polternden und Lernbehinderten Auffälligkeiten in Sprache und Sprechen, Schriftspracherwerb sowie Wahrnehmung und Motorik, wobei häufig Wortfindungsstörungen und eine verkürzte Aufmerksamkeits- und Hörgedächtnisspanne beobachtet werden.

St. Louis und Myers bestätigen, dass es Gemeinsamkeiten zwischen Poltern und Lernbehinderungen gibt, grenzen Poltern aber grundsätzlich von Lernbehinderungen ab [St. Louis u. Myers, 1997]. Unterschiede sehen sie in den Bereichen Sprechtempo und Auftreten von Unflüssigkeiten. Gleichzeitig räumen sie ein, dass Unflüssigkeiten in Form von Füllwörtern, Interjektionen, Wort- und Satzteilwiederholungen auch bei Lernbehinderungen vorliegen können.

Auch Daly und Burnett grenzen Poltern grundsätzlich von Lernbehinderungen ab [Daly u. Burnett, 1999]. Um von einer Lernbehinderung zu sprechen, muss ein Bereich so auffällig sein, dass eine gesonderte schulische Förderung (*special education*) erforderlich ist (ebd.). Diese ist bei Poltern nur selten nötig. Die Autoren bezeichnen die Auffälligkeiten von Polternden als subtiler. Auch die bei Lernbehinderungen häufig auftretenden Störungen in Mathematik oder logischem Denken treten bei Polternden nur selten auf, im Gegenteil werden tendenziell eher gute mathematisch-naturwissenschaftliche Leistungen beschrieben [Daly u. Burnett, 1999]. Trotz dieser Kriterien zur Abgrenzung gehen sie davon aus, dass polternde Menschen und Menschen mit Lernbehinderungen 2 sich überschneidende Gruppen darstellen.

Van Zaalen et al. haben polternde Kinder, Kinder mit Lernbehinderung (LD) und Kontrollpersonen beim Nacherzählen einer Geschichte untersucht [Van Zaalen-op't Hof et al., 2009d]. Dabei zeigten sich klare Unterschiede zwischen den 3 Gruppen: Kinder mit Lernbehinderung gaben signifikant weniger relevante Inhalte wieder und machten mehr grammatische Fehler als die polternden Kinder und die Kontrollpersonen. Polternde Kinder machten signifikant mehr Wort- und Silbenwiederholungen als die LD-Kinder und die Kontrollpersonen.

Fazit

Beide Störungen sind voneinander abgrenzbar, obwohl sie auch viele Überschneidungen bieten und bei ein und derselben Person kombiniert auftreten können. Da Lernbehinderungen selbst nur ein Konglomerat verschiedener Störungen darstellen, trägt die Diskussion einer möglichen Zuordnung zu Lernbehinderungen nicht zum Verständnis der Ursachen und Wechselbeziehungen der Symptomatik von Poltern bei.

6.4 Abgrenzung von reiner Tachylalie

Der Terminus *reine Tachylalie* wird hier im Sinne von Schnellsprechen ohne neurologische oder psychiatrische Grunderkrankung verwendet.

Poltern kann klar von reiner Tachylalie abgegrenzt werden. Reine Tachylalie äußert sich in hohem Sprechtempo, wobei im Gegensatz zum Poltern das Sprechen vom Zuhörer als flüssig und verständlich wahrgenommen wird [Weiss, 1964]. Die bei reiner Tachylalie tempobedingten phonetischen Veränderungen in Form von Assimilationen und Reduktionen unterscheiden sich qualitativ und quantitativ von den bei Poltern auftretenden phonetisch-temporalen Auffälligkeiten [Sick, 1999]. Im Gegensatz zum Poltern kann sich das Sprachproduktionssystem bei reiner Tachylalie ohne besondere Auffälligkeiten an hohes Sprechtempo anpassen. Es gibt Hinweise, dass Schnellsprecher ohne Poltersymptomatik ihr Sprechtempo beim Auftreten von Unflüssigkeiten reduzieren [Boutsen u. Hood, 1997] [Sick, 1999].

6.5 Beziehung und Abgrenzung zur verbalen Entwicklungsdyspraxie

Definition

Der Terminus *verbale Entwicklungsdyspraxie* beschreibt eine Sprechstörung, bei der die Fähigkeit, Sprechbewegungen räumlich und zeitlich sequenziell zu programmieren, beeinträchtigt ist.

Das Wissen über Ursachen und Symptome ist auch zu diesem Störungsbild noch eingeschränkt. Zwei relativ sichere Merkmale beschreiben McCabe et al. ([McCabe et al., 1998], in: [Dannenbauer, 1999]): Variabilität wiederholter Produktionen im spontanen Sprechen auf Segment- und Silbenebene, Fehlartikulationen von Vokalen und prosodische Abnormitäten. Im Gegensatz zum Poltern ist das Sprechen oft verlangsamt, die Artikulation angestrengt [Dannenbauer, 1999]. Das Sprechtempo kann aber auch erhöht sein (ebd). Teilweise entstehen bei den Artikulationsversuchen Suchbewegungen, dies ist bei Poltern nicht der Fall. Lautsubstitutionen treten überwiegend am Wortanfang, Lautauslassungen überwiegend am Wortende auf.

Während Lautauslassungen am Wortende bei Poltern häufig auftreten, sind Lautersetzungen am Wortanfang untypisch. Im Gegensatz zum Poltern werden häufig auch Laute hinzugefügt, wodurch der Sprechablauf sogar verkompliziert wird (ebd.). Bei der verbalen Entwicklungsdyspraxie kann das Kind Laute oder Lautkombinationen teilweise gar nicht aussprechen, während dies bei reinem Poltern ohne sonstige phonologische oder artikulatorische Störungen immer möglich ist. Bei der Entwicklungsdyspraxie häufen sich die Auffälligkeiten bei zunehmender Wortlänge von Einzelwörtern. Dieser Effekt tritt bei Poltern ebenfalls auf, aber nicht in dieser Deutlichkeit. Betonungsfehler sind bei Poltern ebenfalls weniger auffällig als bei der Entwicklungsdyspraxie. Interessanterweise geht die verbale Entwicklungsdyspraxie ebenso wie Poltern auffällig häufig mit Störungen der Schriftsprache und auditiven Verarbeitungsstörungen einher. Wie bei Poltern existiert auch ein familiäres Auftreten und eine Geschlechterspezifität von einem Verhältnis Jungen:Mädchen von bis zu 9:1. Daly und Burnett geben an, dass bei vielen polternden Patienten Zeichen oraler Dyspraxie vorliegen, nähere Angaben werden dazu aber nicht gemacht [Daly u. Burnett, 1999].

Fazit

Poltern kann zwar von der verbalen Entwicklungsdyspraxie abgegrenzt werden, ein gemeinsames Auftreten beider Störungen ist jedoch möglich.

6.6 Abgrenzung zur Dysarthrie

DeFusco und Menken (1979) beschreiben erworbenes Poltern bei multipler Sklerose und Hirnstamminfarkt (vgl. Kap. 3.2) [DeFusco u. Menken, 1979]. Arnold ([Arnold, 1971], in: [DeFusco u. Menken, 1979]) postuliert, dass bei Poltern in Zusammenhang mit Schädigungen des zentralen Nervensystems von Dysarthrie gesprochen werden muss. In Bezug auf die Definitionen von Dysarthrie nach Darley et al. zeigten die von DeFusco und Menken untersuchten Patienten Elemente der hypokinetischen, hyperkinetischen und ataktischen Dysarthrie [Darley et al., 1975]. Dennoch grenzen die Autoren erworbenes Poltern von dysarthrischen Störungen ab, da sie bei Dysarthrien eine konstantere Symptomatik sehen und die phonetischen Auffälligkeiten bei Poltern häufiger mit einem erhöhten Sprechtempo auftreten. Zusätzlich sind die bei Poltern auftretenden linguistischen Auffälligkeiten mit Dysarthrien nicht vereinbar. Unabhängig der Beobachtungen von DeFusco und Menken sind rigide Dysarthrien, die mit einer Erhöhung des Sprechtempos einhergehen können, im Gegensatz zum Poltern mit einer auffälligen Phonation (behaucht, rau, Vokalentstimmung, Stimmschwund und teilweise zu tiefer Stimme) kombiniert (vgl. [Darley et al., 1975]). Eine Abgrenzungsmöglichkeit besteht auch darin, dass polternde Personen zumindest kurzzeitig ihre Symptomatik kontrollieren können.

6.7 Poltern und Sprachentwicklungsstörung

De Hirsch bewertete Poltern als eine Form der Sprachentwicklungsstörung [De Hirsch, 1970]. Diese Bewertung kann zwar nicht mehr aufrechterhalten werden, dennoch ist eine Abgrenzung im Kindesalter nicht immer zu leisten. Oft gehen bei Kindern im Vorschulalter und frühen Grundschulalter beide Störungen miteinander einher. Häufig treten auch in Familien beide Störungen auf.

Merke

Gehen phonologisch-phonetische Auffälligkeiten oder linguistische Unflüssigkeiten mit hohem Sprechtempo einher und reduzieren sie sich deutlich, wenn das Sprechtempo verringert wird, sind die Symptome dem Poltern zuzuordnen [Van Zaalen u. Winkelman, 2009] (S. 201). Treten sprachliche Auffälligkeiten konstant und konsequent auf, sind sie sicher Sprachentwicklungsstörungen zuzuordnen. Unscharf kann die Differenzialdiagnose bleiben, wenn Reste einer inkonsequenten phonologischen Störung (vgl. [Fox, 2004]) vorliegen. In diesen Fällen ist teilweise nicht klar abzugrenzen, welche Symptome welcher Störung zugeordnet werden können.

6.8 Poltern und Jugendsprache/ Ethnolekt

Nach Van Zaalen (vgl. Kap. 4.2) zeigen Jugendliche durchschnittlich ein höheres Sprechtempo als Erwachsene [Van Zaalen-op't Hof, 2009]. Jugendsprache beinhaltet viele (teilweise den Erwachsenen nicht direkt verständliche) Abkürzungen von Phrasen (z. B. „lol“ für „laughing out loud“) und ethnolektspezifische Wörter. Artikel werden oft weggelassen, Präpositionen vereinfacht. Die Sprechdeutlichkeit kann eingeschränkt sein. Spezifische Wörter können regelmäßig undeutlich ausgesprochen werden. Dieser Effekt verstärkt sich im Ethnolekt. Sobald Jugendliche ihren Code switchen, also wieder in die Hochsprache zurückkehren können, beispielsweise im Unterricht, liegt keine Poltersymptomatik im eigentlichen Sinn vor.

6.9 Poltern und Nuscheln

Nuscheln steht umgangssprachlich für *undeutlich sprechen*. Becker und Sovák sprechen von Nuscheln als Ausdruck für verwaschene Aussprache oder artikulatorische Unschärfe [Becker u. Sovák, 1983]. Braun erwähnt den Begriff im Zusammenhang mit Sigmatismus palatalis, der zu einem *nuschelnden Rauschen* ([Braun, 1999], S. 102) führe. In modernen Beschreibungen von Sprechstörungen wird dieser Terminus nicht mehr verwendet. Trotzdem stellt sich immer wieder die Frage nach der Abgrenzung zum *Nuscheln*. Dies betrifft Personen, die Vokale und Konsonanten unpräzise aussprechen, Endsilben verschlucken, eine geringe Kieferöffnungsweite und reduzierte Bewegungen der Artikulationsorgane sowie leise Sprechlautstärke zeigen. Versteht man unter Nuscheln zusätzlich ein gleichförmiges, undeutliches Sprechen, ohne irreguläre Temposchwankungen, so sind Poltern und Nuscheln diesbezüglich voneinander abzugrenzen, da die Poltersymptomatik sich durch irreguläres Sprechtempo und qualitativ schwerere phonetische Auffälligkeiten auszeichnet. Die bei Poltern auftretenden Unflüssigkeiten, sprachsystematischen oder schriftsprachlichen Störungen sind weitere Abgrenzungskriterien zum Nuscheln.

6.10 Poltern bei anderen Grunderkrankungen oder Behinderungen

6.10.1 Poltern bei Down-Syndrom und anderen geistigen Behinderungen

Preus ([Preus, 1973], in: [Preus, 1992]) untersuchte 47 Patienten mit Down-Syndrom, von denen 12,7 % Poltern ohne Stottern, 27,7 % reines Stottern, 19,2 % Mischformen und 40,4 % keine Unflüssigkeiten aufwiesen. Van Borsel (2011) beschreibt ebenfalls das Auftreten von Unflüssigkeiten und irregulärem Sprechtempo bei Down-Syndrom. Seminarteilnehmer berichteten aus ihrer praktischen Arbeit immer wieder von Patienten mit Down-Syndrom, die eine Poltersymptomatik zeigten. Die Frage bleibt unbeantwortet, ob diese Unflüssigkeiten den Redeflussstörungen Poltern bzw. Stottern zugeordnet werden können, oder ob sie möglicherweise aufgrund anderer genetischer Defekte auftreten. Diesbezüglich sei weitere Forschungsarbeit notwendig. Stansfield stellte in einer Befragung der Betreuer von 793 Erwachsenen mit geistiger Behinderung 6 Fälle von Poltern fest [Stansfield, 1990]. Die Formen der geistigen Behinderung werden nicht beschrieben. Poltern kann somit auch bei geistiger Behinderung auftreten.

6.10.2 Beziehungen von Poltern zum Fragilen-X-Syndrom

Bei milden Formen des Fragilen-X-Syndroms (syn. Martin-Bell-Syndrom) kann es im Rahmen der bei dieser Erkrankung auftretenden Sprach- und Sprechstörungen zu einer Symptomatik kommen, die am ehesten als Poltern beschrieben werden kann [Hanson et al., 1986]. Die Autoren haben diese Symptomatik bei 9 von 10 männlichen Patienten mit einem IQ über 70 festgestellt und diskutieren, ob Poltern als ein Symptom des Fragiles-X-Syndroms bezeichnet werden kann. Sarimski fasst die Beschreibung der Sprache von Jungen mit Fragilem-X-Syndrom aus mehreren Übersichtsarbeiten ([Sarimski, 2009]) folgendermaßen zusammen: *„Die Äußerungen sind aufgrund einer überhasteten, polternden Sprechweise oft schwer verständlich. Besonderheiten finden sich jedoch im Sprachgebrauch. Zu den pragmatischen Auffälligkeiten gehört eine Neigung zur Wiederholung bestimm-*

ter Worte, Sätze oder Themenbeiträgen (repetitive und perseverierende Äußerungen) sowie eine ausgeprägte Schwierigkeit, sich auf ein gemeinsames Gesprächsthema zu beziehen, so dass die Äußerungen oft „tangentiellen“ Charakter haben.“ (Sarimski, 2009.

6.10.3 Poltern und Autismus

Scaler Scott [Scaler Scott u. St. Louis, 2011] beschreibt, dass bei autistischen Störungen Poltern auftreten kann, aber nicht muss. Die Auftretenswahrscheinlichkeit von Poltern bei Autismus scheint höher zu sein als die Auftretenswahrscheinlichkeit von Poltern bei Personen ohne weitere Behinderung (ebd.). Scaler Scott postuliert weitere Forschung der Sprechmuster bei Autismus.

Teil II

Diagnostik

7 Logopädische Diagnostik von Poltern

7.1 Einleitung

In der logopädischen Diagnostik von Poltern bei Kindern, Jugendlichen und Erwachsenen gibt es neben methodischen Unterschieden auch Unterschiede hinsichtlich der zu untersuchenden Störungsbereiche. Dennoch treffen viele Untersuchungskriterien auf alle Altersgruppen gleichermaßen zu. Um zahlreiche Wiederholungen zu vermeiden, wurde das Kapitel *Diagnostik* für alle Altersgruppen zusammengefasst und nicht in Diagnostik für Kinder, Diagnostik für Jugendliche und Diagnostik für Erwachsene aufgeteilt. Dafür werden bei der Beschreibung der einzelnen Untersuchungsverfahren die unterschiedlichen Verfahren für Kinder, Jugendliche und Erwachsene genau aufgeführt.

7.2 Ziele logopädischer Diagnostik bei Poltern

Die logopädische Diagnostik von Poltern hat 2 Ziele: Zum einen soll festgestellt werden, ob Poltern vorliegt. Dies ermöglicht die Differenzialdiagnose *Poltern*. Da noch keine standardisierten Tests existieren, muss Poltern nach dem derzeitigen Wissensstand anhand der wahrscheinlichen Kernsymptome diagnostiziert werden. Zum anderen dient die Diagnostik einer umfassenden und individuellen Therapieplanung. Alle Diagnostikmethoden, die zur genauen Untersuchung von Poltern notwendig sind, werden mit ED (= Erstdiagnostik) gekennzeichnent. Alle Untersuchungen, die bei Bedarf zusätzlich durchgeführt werden sollten, mit WD (= weiterführende Diagnostik).

Auf der Grundlage des aus einer umfassenden Diagnostik resultierenden logopädischen Befundes werden Hypothesen zur Therapieplanung erstellt. In der Verlaufsdiagnostik werden Veränderungen in der Therapie dokumentiert und Beobachtungen aus ED und WD präzisiert. Die Abschlussdiagnostik dokumentiert den abschließenden Behandlungsstand und ermöglicht einen Vergleich mit der Symptomatik zu Therapiebeginn.

Zu einer logopädischen Diagnosestellung gehört immer auch die Messung des Schweregrades der Symptomatik. Noch immer gibt es kein im Deutschen evaluiertes Messinstrument, das den Schweregrad von Poltern exakt bestimmt. Bakker und Myers haben für den angloamerikanischen Raum ein Messinstrument zur Messung des Schweregrades von Poltern entwickelt [Bakker u. Myers, 2008] (vgl. Kap. 7.6), das erste Möglichkeiten zur Bestimmung des Schweregrades von Poltern liefert.

Besteht der Verdacht auf Poltern bei Kindern im Vorschulalter und frühen Grundschulalter, ist eine komplette Untersuchung der kindlichen Sprachentwicklung obligatorisch. Dies beinhaltet auch eine Untersuchung des Sprachverständnisses, z. B. mit dem TROG-D [Fox, 2006].

Die Diagnostik nichtsprachlicher begleitender Störungen sollte in Kontakt mit weiteren Diagnostikern und Therapeuten wie Phoniatern, Hals-Nasen-Ohrenärzten, Psychologen, Neuropsychologen, Sonderpädagogen oder Ergotherapeuten erfolgen.

7.3 Diagnosestellung von Poltern

Es existiert weiterhin noch kein Test, dessen Durchführung und Auswertung die Diagnose *Poltern* zweifelsfrei stellen lässt. Dennoch ist die Diagnose *Poltern* anhand der in den folgenden Kapiteln beschriebenen Verfahren in den allermeisten Fällen hinreichend sicher zu stellen.

Wie bereits erwähnt, ist es nicht vollständig klar, welche Symptome obligatorisch zum Poltern gehören. Von daher ist die Diagnosestellung von Poltern immer noch mit einem gewissen Unsicherheitsfaktor behaftet.

M!

Merke

Nach dem derzeitigen Kenntnisstand sollten als Kernsymptome hohes und/oder irreguläres Sprechtempo auftreten sowie phonetisch-temporale Auffälligkeiten. Diese sollten mindestens vorhanden sein, um die Diagnose *Poltern* zu stellen.

Auch hohes und/oder irreguläres Sprechtempo in Kombination mit auffällig vielen stotteruntypischen Unflüssigkeiten in Form lockerer Wiederholungen von Wörtern, Phrasen und Silben sowie Satzabbrüchen und Revisionen erlaubt nach neueren Forschungsergebnissen [Van Zaalen u. Winkelman, 2009] die Diagnosestellung von Poltern. Milde phonetisch-temporale Auffälligkeiten (die zwar vorhanden sind, die Verständlichkeit aber nur leicht einschränken) sollten aber auch bei diesem sogenannten linguistisch-syntaktischen Poltern [Van Zaalen u. Winkelman, 2009] vorhanden sein, um die Diagnose mit hinreichender Sicherheit stellen zu können.

Um die Differenzialdiagnose zum Stottern stellen zu können, ist das Sprechen auch auf stottertypische Unflüssigkeiten zu untersuchen. Sprachstörungen, häufig in Form von Störungen der sprachlichen Strukturierung, stützen die Diagnose, ebenso kommunikativ-pragmatische Störungen und prosodische Auffälligkeiten. Häufig ist die Selbstwahrnehmung der Poltersymptomatik eingeschränkt. Zusätzlich gestützt wird die Diagnose durch auditive Wahrnehmungs- und Verarbeitungsstörungen.

M!

Merke

Treten die Kernsymptome hohes und/oder irreguläres Sprechtempo und phonetisch-temporale Auffälligkeiten in der Spontansprache auf, so kann allein anhand der Spontansprachanalyse die Diagnose gestellt werden.

7.3.1 Checklisten zur Diagnosestellung von Poltern

Das einzige derzeit im deutschen und angloamerikanischen Raum existierende Instrument, das versucht, Poltern anhand einer numerischen Auswertung zu diagnostizieren ist das *Predicitve Cluttering Inventory* (PCI, s. Online-Materialien und http://associations.missouristate.edu/ica/Resources/Resources%20and%20Links%20pages/clinical_materials.htm, Deutsche Übersetzung, Stand: 22.10.2013). Diese Checkliste ist die zweite Überarbeitung der 1991 erstellten Checkliste zur Erkennung von Poltern [Daly, 1993].

David Ward [Ward, 2006] veröffentlichte eine ähnliche Checkliste, die den damaligen Wissensstand zum Thema Poltern in Kombination mit Wards eigenen klinischen Erfahrungen widerspiegelt.

Das Vorhersageinstrument zur Erkennung von Poltern

Das PCI erhebt den Anspruch, ein häufig verwendetes und hilfreiches Instrument zur Differenzialdiagnostik von Poltern darzustellen [Daly u. Cantrell, 2006]. Es soll (1) Menschen mit reinem Poltern, (2) Menschen, die poltern und stottern und (3) Menschen, die weder poltern noch stottern, voneinander differenzieren. Es enthält 33 dem Poltern zuzuordnende Symptome, deren Stärke jeweils mit 0 bis 6 Punkten bewertet wird, sodass maximal 198 Punkte erreichbar sind. Im Vergleich zur vorangegangenen Checkliste wurde die Bewertungsskala verfeinert. Diese Checkliste legt nahe, dass eine Bewertung von mehr als 120 Punkten die Diagnose erlaubt. Werte zwischen 80 und 120 führen zur Diagnose *Poltern und Stottern*. Auch diese neue Checkliste erhebt keinen Anspruch auf Reliabilität und Validität, da derzeit alle Items mit 0–6 Punkten bewertet werden. Beispielsweise wird dem Item 29 (schlechte Handschrift) die gleiche Wertigkeit zugesprochen wie dem Item 12 (irreguläre Sprechgeschwindigkeit). Dies führt zu Fehldiagnosen. Diese Problematik haben Van Zaalen et al. in einer Studie überprüft [Van Zaalen-op't Hof et al., 2009c]. Die Validität des PCI ist nach dieser Studie nicht gegeben. Dennoch ist das PCI im Anhang aufgelistet, da sich die Untersucher selbst ein Urteil über Sinn und Nichtsinn dieser Liste bilden sollen, die Checkliste auch auf der offiziellen Website der *International Cluttering Association* (ICA) zu finden ist und sie ggf. zur Dokumentation des Therapieverlaufs eingesetzt werden kann.

Checklist of Cluttering Behaviours

Die von Ward zusammen gestellte Checkliste von Poltern *(Checklist of Cluttering Behaviours)* listet ebenfalls die unterschiedlichen Symptome von Poltern auf ([Ward, 2006]). Seine Checkliste beschreibt die Symptome präziser und liefert durch die klare Anordnung der Items ein übersichtliches Profil der Symptomatik des untersuchten Klienten. Dies ist eine wichtige Voraussetzung zur Therapieplanung und Evaluation von Behandlungserfolgen.

7.4 Ablauf und Methoden einer logopädischen Diagnostik bei Poltern

Bei der Erstdiagnostik werden die Untersuchungsverfahren angewandt, die die Diagnosestellung von Poltern und den Einstieg in die logopädische Behandlung ermöglichen (vgl. ▶ Tab. 7.1).

Manchmal kann bei Poltern eine eindeutige Diagnose anhand einer Spontanspracheprobe nicht in der ersten Diagnostikstunde gestellt werden, da die Poltersymptomatik seitens des Patienten gut kurzzeitig kontrolliert werden kann. Hinweise aus der Anamnese in Kombination mit Ergebnissen der weiteren Untersuchungen der Erstdiagnostik können aber auch in diesem Fall bereits die Diagnosestellung von Poltern ermöglichen.

Ist lediglich eine einmalige Untersuchung des Patienten zur logopädischen Abklärung vorgesehen, sind die im Ablaufplan unter *Erstdiagnostik* angegebenen Untersuchungsverfahren durchzuführen.

Inhalte der Erstdiagnostik sind:

- Anamnese,
- Spontansprachanalyse, ggf. ressourcenorientierte Spontansprache,
- orale Diadochokinese auf Silbenebene, ggf. Wortebene,
- Variationen des Sprechtempos,
- Überprüfung der Selbstwahrnehmung (Fragebogen),
- Kommunikation und Pragmatik (Beobachtungsbogen),
- auditive Merkfähigkeit für Zahlen und Silbenfolgen,
- Nacherzählung, wenn möglich.

Können diese Aspekte aufgrund von Zeitmangel nicht alle durchgeführt werden, kann die Diagnose *Poltern* zwar meistens anhand des Eindrucks der Spontansprache gestellt werden, dennoch muss im Befund geschrieben werden, welche Diagnostikverfahren noch durchgeführt werden müssen.

Treten bei einem Patienten Stottern und Poltern gemeinsam auf, muss nach Aufnahme der Spontansprachprobe entschieden werden, welche Symptome besonders schwerwiegend sind. Dementsprechend ist zu entscheiden, ob die Diagnostik primär eher die Stotter- oder die Poltersymptomatik gewichtet.

Merke

Kinder im Vorschul- oder frühen Grundschulalter müssen auf jeden Fall zuerst bezüglich einer Sprachentwicklungsstörung untersucht werden.

Der folgende Ablaufplan (▶ Tab. 7.1) liefert eine Orientierung zur Art und zum zeitlichen Ablauf logopädischer Untersuchungsverfahren. Er teilt sich auf in die Untersuchungsmethoden der Erstdiagnostik und der weiterführenden Diagnostik. Zur Vergleichbarkeit und besseren Übersicht wurden die Ablaufpläne für Kinder, Jugendliche und Erwachsene in einem Plan gegenübergestellt.

Die Vorbereitung der Erstdiagnostik erfolgt durch ein *Telefongespräch bei der Anmeldung* und die *Terminvergabe*. Ergänzend zur Schilderung des Anliegens durch die Eltern oder den erwachsenen Patienten sollten folgende Fragen im telefonischen Erstgespräch geklärt werden:

- Treten Blockierungen und spannungsvolle Dehnungen beim Sprechen auf (Abgrenzung zum Stottern)?
- Ist das Sprechen teilweise schnell?
- Ist das Sprechen undeutlich/schwer zu verstehen?
- Gibt es Schwierigkeiten in der Grammatik, dem Wortschatz, dem Lesen und Schreiben?

Tab. 7.1 Ablaufplan logopädischer Diagnostik

Diagnostikbereich	Vorschulkinder und Kinder im frühen Grundschulalter	Schüler, Jugendliche und Erwachsene
Telefongespräch bei der Anmeldung		
vor dem Erstgespräch (z. B. im Wartezimmer)	Welcher Anamnesebogen ist der richtige (Poltern, Stottern, SES)? Ggf. Ausfüllen von Teilen des Anamnesebogens durch die Eltern	Welcher Anamnesebogen ist der richtige (Poltern, Stottern, ggf. SES)? Ggf. Teile des Anamnesebogens oder Bogen zur Selbstwahrnehmung ausfüllen lassen.
1. Logopädischer Erstkontakt		
Erhebung der Anamnese (Kap. 7.5.1)	bei Bedarf folgen nach der Anamnese zusätzliche Termine: • zusätzlicher Termin ohne Kind • ggf. Abklärung einer LRS • ggf. Abklärung einer auditiven Verarbeitungsstörung	bei Bedarf folgt nach der Anamnese an zusätzlichen Terminen: • bei Schülern: ○ ggf. Abklärung einer LRS ○ ggf. Abklärung einer auditiven Verarbeitungsstörung
Erhebung der Spontansprachproben (Kap. 7.6)	nach Ersteindruck aus der Spontansprache: • bei offensichtlichem Überwiegen von Stottersymptomen zuerst komplette Diagnostik für Stottern (vgl. [Sandrieser u. Schneider, 2008]) durchführen • anschließend komplette Diagnostik für Poltern • bei SES ausführlichere Diagnostik von Syntax/Morphologie, Lexikon/Semantik; Lautbefund in der Erstdiagnostik, wenn in Spontansprache Hinweise auf Artikulationsstörung oder Störung phonologischer Prozesse vorliegen, dann weiter Diagnostik Poltern	nach Ersteindruck aus der Spontansprache: • bei offensichtlichem Überwiegen von Stottersymptomen zuerst Stotterdiagnostik • anschließend komplette Diagnostik für Poltern • bei Mischformen, je nach Überwiegen der Symptome, die Diagnostik fortsetzen
ressourcenorientierte Diagnostik (Kap. 7.7)	Eine ressourcenorientierte Diagnostik ist frühestens ab dem dritten Grundschuljahr möglich.	Diese Untersuchung ist zur Therapieplanung für ältere Schulkinder, Jugendliche und Erwachsene sinnvoll.
Überprüfung der oralen Diadochokinese (Kap. 7.8.4)	Ergänzend: • Überprüfung der Mundmotorik • ggf. Überprüfung der oralen Stereognose an weiterem Termin	Ergänzend: • ggf. Überprüfung der Mundmotorik
Untersuchung zu Variationen des Sprechtempos (Kap. 7.9.2)	• Reduzierung des Sprechtempos auf Wort- und Satzebene und in Spontansprache • Steigerung des Sprechtempos auf Wort- und Satzebene	• Reduzierung und Steigerung des Sprechtempos anhand von Lesetext • bei LRS alternativ Reduzierung und Steigerung des Sprechtempos mithilfe von Bildmaterial
Untersuchung der kommunikativ-pragmatischen Fähigkeiten (Kap. 7.12)	• Untersuchungsbegleitend durch Beobachtung anhand eines Beobachtungsbogens • Beobachtung auch der Interaktion von Eltern und Kind	• untersuchungsbegleitend durch Beobachtung anhand eines Beobachtungsbogens • Beobachtung auch der Interaktion von Eltern und Kind bzw. von Partner und Patient
Untersuchung der Selbstwahrnehmung (Kap. 7.15)	direkte Befragung des Kindes (abhängig von Fähigkeiten und Offenheit des Kindes)	• Fragebogen zur Selbstwahrnehmung dem Klienten geben • Abklärung von möglichen Unklarheiten nach Ausfüllen des Fragebogens gemeinsam mit Untersucherin

Tab. 7.1 Fortsetzung

Diagnostikbereich	Vorschulkinder und Kinder im frühen Grundschulalter	Schüler, Jugendliche und Erwachsene
Auditive Merkfähigkeit für Zahlen und Silbenfolgen (Kap. 7.13)	• *Mottier-Test* von Graichen aus dem Zürcher Lesetest [Linder u. Grissemann, 1996] oder *Heidelberger Auditives Screening* bei der Einschulungsuntersuchung (HASE) [Schöler u. Brunner, 2007] oder *Sprachscreening für das Vorschulalter* (SSV) [Grimm et al., 2003] • Untertest „Zahlenfolgegedächtnis" aus dem *Psycholinguistischen Entwicklungstest* (PET) [Angermeier, 1974] • bei Verdacht auf AVWS diesbezüglich weiterführende Diagnostik	• orientierend *Mottier-Test* von Graichen aus dem Zürcher Lesetest [Linder u. Grissemann, 1996] • orientierend ggf. Untertest „Zahlenfolgegedächtnis" aus dem *Psycholinguistischen Entwicklungstest* (PET) [Angermeier, 1974]
Überprüfung von sprachlicher Strukturierung (Kap. 7.11)	• Nacherzählung einer Handlung oder eines Erlebnisses • ggf. Bildgeschichte oder Nacherzählung einer Geschichte	Nacherzählung eines selbstgelesenen Textes, bei Entwicklungsdyslexie darf Untersucherin diesen Text vorlesen
2. Weiterführende Diagnostik		
Untersuchung zur willentlich deutlichen Artikulation anhand eines Lesetextes (Kap. 7.8.2)	in dieser Altersstufe nicht durchführen	Bei Vorliegen einer Leseschwäche kann diese Untersuchung nicht ausgewertet werden.
Untersuchung des Lesens (Kap. 7.14)	• bei Verdacht auf eine Entwicklungsdyslexie modellgeleitete Lesetests, vgl. [Costard, 2007]) • bei Bedarf Abklärung von phonetisch-temporalen Auffälligkeiten, Unflüssigkeiten, Sprechtempo, Atmung, Stimme und Prosodie • Untersuchung von Stottersymptomen beim Vorliegen von Stottern	• ggf. Abklärung einer Entwicklungsdyslexie, vgl. [Costard, 2007]) • Untersuchung von Stottersymptomen beim Vorliegen von Stottern • bei Bedarf Abklärung von phonetischen Auffälligkeiten, Unflüssigkeiten, Sprechtempo, Atmung, Stimme und Prososdie
Untersuchung des Schreibens (Kap. 7.14)	• bei Verdacht auf Entwicklungsdysgrafie ab Schulalter modellgeleitete Untersuchung der Schriftsprache, vgl. [Costard, 2007]) • Schreibmotorik • Schreibtempo	• ggf. modellgeleitete Abklärung Entwicklungsdysgrafie, vgl. [Costard, 2007]) • Schreibtempo, Schreibmotorik • Abhängigkeit der Fehler vom Schreibtempo
ergänzende Überprüfung von sprachlicher Strukturierung (Kap. 7.11.2)	freies Erzählen einer Bildgeschichte	• freies Erzählen einer seriellen Handlung oder Bildgeschichte • frei formulierte Schriftsprachprobe
Untersuchung der auditiven Wahrnehmung und Verarbeitung	Bei Hinweisen aus der Anamnese und Einschränkungen der auditiven Gedächtnisleistungen ist eine vollständige Abklärung der zentral auditiven Verarbeitungsleistungen indiziert (vgl. [Lauer, 2006]).	Bei Hinweisen aus der Anamnese und Einschränkungen der auditiven Gedächtnisleistungen ist bei Schülern eine vollständige Abklärung der zentral auditiven Verarbeitungsleistungen indiziert (vgl. [Lauer, 2006]).
automatisiertes Sprechen (Kap. 7.10.3)	• bei Stottern und Poltern immer durchzuführen, bei Verdacht auf reines Poltern fakultativ • nur auswertbar bezüglich Phonetik und Unflüssigkeiten, wenn Reihensprechen sicher beherrscht wird	bei Stottern und Poltern immer durchzuführen, bei Verdacht auf reines Poltern fakultativ

Tab. 7.1 Fortsetzung

Diagnostikbereich	Vorschulkinder und Kinder im frühen Grundschulalter	Schüler, Jugendliche und Erwachsene
Stimmdiagnostik	bei Verdacht auf Stimmstörung	bei Verdacht auf Stimmstörung
Überprüfung von Symbol- und Rollenspiel (Kap. 7.11.2)	Auswertung eines Rollen- oder Symbolspiels	
Gegebenenfalls sind weitere diagnostische Abklärungen bei Verdacht auf Störungen der Aufmerksamkeit, Hyperaktivität, Verdacht auf visuelle Wahrnehmungsstörungen, psychische Auffälligkeiten, grob und feinmotorische Auffälligkeiten nötig		
AVWS: Auditive Verarbeitungs- und Wahrnehmungsstörung, LRS: Lese-Rechtschreib-Schwäche, SES: Sprachentwicklungsstörung		

7.5 Diagnostikbereiche

In den nachfolgenden Kapiteln werden zu allen Symptombereichen Untersuchungsverfahren vorgestellt und zu jedem Verfahren Methoden, Auswertung und Hypothesenbildung in Bezug auf die Therapieplanung beschrieben. Die Verfahren sind nach logopädischen Störungsbereichen angeordnet. Wie bereits erwähnt, wird zu jedem Verfahren angegeben, ob es ein Verfahren der Erstdiagnostik (ED) oder der weiterführenden Diagnostik (WD) ist. Die Kopiervorlagen zu den einzelnen Diagnostikbereichen befinden sich jeweils im Anhang (Kap. 10 bzw. bei den Online-Materialien).

7.5.1 Anamnese – Erstdiagnostik

Haben Eltern oder Patient im telefonischen Erstgespräch über das Auftreten von Blockierungen ohne schnelles oder undeutliches Sprechen berichtet, sollte zunächst eine Anamnese für Stottern durchgeführt werden (für Stottern im Kindesalter vgl. [Sandrieser u. Schneider, 2008]). Zeigen sich dabei Symptome von Poltern, sollten ergänzende Informationen mit den Anamnesebögen *Poltern* gewonnen werden.

Anamnese bei Kindern und Jugendlichen

Wird ein Kind mit Verdacht auf Poltern zur logopädischen Untersuchung vorgestellt, liegen häufig auch eine Sprachentwicklungsstörung, Stottern, eine auditive Verarbeitungsstörung oder eine Lese-Rechtschreib-Schwäche vor. Deshalb muss ein Anamnesebogen *Poltern* Informationen zur weiteren Diagnostik all dieser möglicherweise gestörten Bereiche liefern. Dies führt, insbesondere bei Kindern und Jugendlichen, zu einer sehr ausführlichen Anamneseerhebung.

Material und Methoden

Material

Anamnesebogen für Kinder und Jugendliche
(▸ Abb. 10.1)

Neben den Stammdaten und dem Grund der Vorstellung werden Informationen über Familie, Besuch pädagogischer Einrichtungen, weiterer Förderung, Schwangerschaft und Geburt, kindliche Entwicklung, Krankheiten bzw. Unfälle und Behinderungen bzw. Teilleistungsstörungen erfragt.

Es folgen Fragen zur Sprachentwicklung und Störungen der Sprach- und Sprechentwicklung. Anschließend geben die Eltern und – abhängig vom Alter – auch das Kind eine möglichst genaue Beschreibung der gesamten Symptomatik ab. Hierbei sollte die Symptomatik zunächst frei geschildert werden. Anschließend versucht die Untersucherin durch Nachfragen, die Beschreibungen zu präzisieren. Dabei ist es sinnvoll, dass die Untersucherin Poltersymptome durch Vorgabe von Pseudosymptomen verdeutlicht. Mit diesem Teil des Anamnesebogens werden erste Informationen zu Stottern, Poltern und Sprachentwicklungsstörungen gewonnen.

Bei der Untersuchung von Kindern ist es nicht immer sinnvoll, die gesamte Anamnese mit Eltern und Kindern gemeinsam durchzuführen, da Eltern manchmal Ängste haben, Probleme des Kindes in Gegenwart ihres Kindes offen anzusprechen. Auch familiäre Konflikte werden im Erstgespräch von einigen Eltern lieber in Abwesenheit des Kindes verbalisiert. In diesem Fall ist im Erstgespräch ein kurzer Überblick über die Sprachentwicklung des Kindes und die Schilderung der sprachlichen Symptome durch die Eltern für die logopädische Untersuchung zunächst ausreichend. Daran anschließend wird die logopädische Diagnostik direkt fortgesetzt.

Zu den weiteren Punkten des Anamnesebogens vereinbart die Untersucherin ein separates Gespräch mit den Eltern in Abwesenheit des Kindes. Darin erhebt sie den vollständigen Befund.

In der Anamnese von Poltern werden wie in der Anamnese von Stottern *Veränderungen der Symptomatik in verschiedenen Gesprächssituationen* erfragt. Beim *familiären Auftreten von Sprach- und Sprechstörungen* sollte nicht nur nach Eltern und Geschwistern, sondern auch nach Symptomen bei Großeltern und Cousinen/Cousins, Onkeln und Tanten gefragt werden.

Im Bereich *Sozialverhalten/Spiel- und Lernverhalten* müssen bei Schulkindern mögliche Auffälligkeiten im Kindergarten nicht mehr detailliert erfragt werden (außer, ein Kind wurde erst wenige Monate vorher eingeschult).

Die Punkte *Reaktionen der Umwelt auf das Sprach- und Sprechproblem* und *Auswirkungen dieser Reaktionen auf den Patienten* müssen flexibel gehandhabt werden. Bei Vorschulkindern und frühen Grundschulkindern werden die Eltern die meisten Informationen liefern. Dennoch ist es sinnvoll, auch die jüngeren Kinder direkt zu befragen. Dies muss nicht gleich zu Beginn der Untersuchung sein. Dieser Teil des Anamnesegesprächs kann auch während oder nach der Befunderhebung mit dem Kind/Jugendlichen allein durchgeführt werden.

Praxis

Es ist sinnvoll, eine *Tonaufnahme* des Anamnesegesprächs anzufertigen, da Teile des Anamnesegesprächs zur Analyse der Spontansprache verwendet werden können. Selbstverständlich muss hierfür von den Eltern zu Untersuchungsbeginn das Einverständnis eingeholt werden.

Im Bereich *Therapiemotivation/Erwartungen* teilt sich der Anamnesebogen in Teile für Kinder und Jugendliche auf. Der Teil für Jugendliche (▸ Abb. 10.1) ist frühestens ab der 3. Klasse durchzuführen, da er erhebliche Fähigkeiten zur Selbstreflexion verlangt.

Auswertung und Hypothesenbildung

Die Anamnesebögen liefern Informationen zur Vorgeschichte, zur derzeitigen Situation und zur Komplexität der Sprach- und Sprechstörung. Von den Eltern beschriebene Auffälligkeiten in einzelnen Bereichen führen zu weiterführenden Untersuchungen, auch wenn die Untersucherin diese Auffälligkeiten bis dahin nicht beobachten konnte. Beispielsweise liefert der Anamnesebogen erste Hinweise über das mögliche Vorliegen einer auditiven Verarbeitungsstörung, wenn die Eltern angeben, dass ihre Kinder akustische Informationen schlecht behalten können und bei höherer Geräuschkulisse leicht ablenkbar sind.

Anamnese bei Erwachsenen

Der *Anamesebogen für Erwachsene* behandelt den Bereich der kindlichen Entwicklung im Vergleich zum Kinder/Jugendbogen deutlich verkürzt, da Punkte wie *Ess- und Trinkentwicklung* zur Abklärung orofazialer Probleme für Erwachsene weder relevant, noch in den meisten Fällen zu erinnern sind. Erwachsene können die ersten beiden Seiten des Anamnesebogens selbstständig ausfüllen, diese müssen aber durch die Untersucherdurch Nachfrage bestätigt werden. Jugendliche, bei denen der Diagnostikbogen für Kinder und Jugendliche ausgefüllt wurde, füllen den Teil „Therapieerwartung/ Motivation" aus dem Anamnesebogen für Erwachsene im Gespräch mit der Untersucherin aus.

Material und Methoden

Material

Anamnesebogen für Erwachsene (▸ Abb. 10.2)

Praxis

Der *Anamnesebogen für Erwachsene* beinhaltet zahlreiche Themen (z. B. erstes Auftreten der Störung, Reaktionen der Umwelt), über die der Patient über längere Zeit sprechen kann. Bei der Anamnese von Erwachsenen ist es daher in jedem Fall sinnvoll, eine *Tonaufnahme* zur Auswertung der Spontansprache anzufertigen. Eine Erlaubnis dazu ist im Vorfeld der Untersuchung einzuholen.

Auswertung und weiteres Vorgehen

Die im Anamnesebogen gewonnenen Informationen führen in Kombination mit den weiteren Untersuchungsergebnissen zur Entscheidung für oder gegen eine logopädische Therapie. Zur Entscheidung, eine logopädische Therapie zu beginnen, tragen neben der tatsächlichen Stärke der Symptomatik auch die Stärke des Leidensdruckes, die Therapiemotivation und die Einschätzung des zeitlichen Aufwandes für eine logopädische Behandlung bei. Zeigt sich nach dem Anamnesegespräch kein Leidensdruck oder ist die Therapiemotivation sehr niedrig, ergeben sich 2 Möglichkeiten: Entweder findet keine logopädische Therapie statt oder es wird mit dem Patienten eine Probebehandlung von 5 Stunden vereinbart. Möglicherweise kann in dieser Zeit die Therapiemotivation erhöht werden. Diese Situationen können beispielsweise dann eintreten, wenn Patienten von Vorgesetzten, Angehörigen oder Freunden gebeten werden, ihr Sprechen zu verändern, sie selbst aber wenig Notwendigkeit erkennen.

7.6 Spontansprachanalyse – Erstdiagnostik

Eine Spontansprachanalyse ist das Hauptkriterium zur Diagnosestellung von Poltern. Die Diagnose *Poltern* kann nie ohne die mehr oder weniger detaillierte Analyse von Spontansprache gestellt werden. Alle weiteren Untersuchungsverfahren dienen dazu, die Diagnose zu stützen und Einblicke in die Zusammenhänge zwischen den einzelnen auffälligen Parametern zu erhalten.

Spontansprache wird in Bezug auf phonetisch-temporale Auffälligkeiten, Sprechtempo, Unflüssigkeiten, Sprachstörungen, kommunikativ-pragmatische Störungen, prosodische Parameter sowie Atmung und Stimme untersucht. Dazu werden Tonaufzeichnungen (ggf. auch Video) angefertigt. Bakker und Myers [Bakker u. Myers, 2008] messen zur Bestimmung des Schweregrades von Poltern auch den zeitlichen Anteil gepolterter Spontansprache im Vergleich zu unauffälligen Abschnitten, ein Verfahren, das Hinweise auf den Schweregrad der Poltersymptomatik gibt (s. u.). Treten die zur Differenzialdiagnose *Poltern* relevanten Kriterien in der Spontansprache auf, kann die Diagnose *Poltern* gestellt werden.

Numerische Richtwerte (beispielsweise prozentualer Anteil von Silbenreduktionen bezogen auf die Gesamtzahl aller Silben einer Spontansprachprobe), um polternde von nichtpolternden Patienten anhand von Spontansprachanalysen sicher unterscheiden zu können, existieren nicht. Dennoch können Untersucher, die ein fundiertes Wissen über unauffällige Spontansprache besitzen, differenzieren, ob ein untersuchter Parameter symptomatisch ist. Anhand dieses Wissens ist eine hinreichend zuverlässige Beurteilung der Spontansprache und die daraus folgende Diagnosestellung möglich.

Die Analyse der angegebenen Parameter ermöglicht nicht nur die Diagnosestellung von Poltern, sondern liefert auch wichtige Hinweise zu therapeutischen Ansätzen. Im Folgenden werden verschiedene Methoden vorgestellt, die auf die unterschiedlichen zeitlichen Möglichkeiten und Ansprüche der Untersucher abgestimmt sind.

7.6.1 Methoden der Spontanspracherhebung

Die Transkription und Auswertung von Spontansprache ist zwar ein aussagekräftiges Diagnostikinstrument, gleichzeitig aber sehr zeitaufwendig. Da bei Poltern sehr viele Parameter untersucht werden müssen und die Beurteilung durch hohes Sprechtempo und schlechte Verständlichkeit erschwert ist, kann eine umfassende Untersuchung von Spontansprache mit vollständiger Transkripition aus Zeitgründen nur für Ausbildungs- und Forschungszwecke sowie ggf. zur Therapieplanung geleistet werden.

Wer im Rahmen einer einmaligen, zeitlich terminierten logopädischen Untersuchung Spontansprache einer polternden Person untersuchen möchte, kann auch ein zeitsparendes, dafür weniger aussagestarkes Screeningverfahren wählen. Ein solches Verfahren ist zwar weniger zuverlässig als die Analyse mit Transkription, aber aussagekräftiger als eine Bewertung von Spontansprache rein aus dem Gedächtnis der Untersucherin.

Praxis

In der logopädischen Praxis bewährt haben sich Mischverfahren. Darin werden Parameter, die eindeutig zu hören sind, rein auditiv im Screeningverfahren bewertet, schwerer zu bestimmende Parameter (z. B. grammatikalische Auffälligkeiten) werden anhand eines Transkriptes analysiert.

Mindeststandard zur Bewertung von Spontansprache bei Poltern sollte die Untersuchung einer einzelnen Sprechprobe mit einem Screeningverfahren und eine ergänzende Einschätzung der Spontansprache während der Untersuchungssituation aus dem Gedächtnis der Untersucherin sein.

Monologische Sprechproben eignen sich besser als dialogische, um das Sprechtempo schätzen zu können. Folglich können die Bereiche Kommunikation/Pragmatik anhand einer solchen Probe nur unzureichend beurteilt werden. Für die Beurteilung kommunikativ-pragmatischer Fähigkeiten bietet sich die begleitende Analyse des gesamten Gesprächsverlaufs der Untersuchungssituation anhand eines Beobachtungsbogens (vgl. Kap. 7.12) an. Sinnvoll ist die Auswahl einer Sprechprobe, in der die Symptomatik deutlich ausgeprägt ist, da eine solche Sprechprobe die tatsächliche Problematik des Patienten widerspiegelt.

Generell kann die Stärke der Symptomatik in Abhängigkeit von der Sprechsituation schwanken. Je wohler und entspannter sich der Patient fühlt, desto größer ist die Wahrscheinlichkeit, dass „unkontrolliertes Poltern" auftritt [Ward, 2006]. Bei der Erstuntersuchung tritt die Poltersymptomatik häufig abgeschwächt auf, da sich der Patient in einer Situation befindet, in der er sich auf sein Sprechen fokussiert. Daher sollte für die Spontansprachprobe eine Gesprächssituation gewählt werden, in der der Patient gerne und ohne Anstrengung über ein Thema spricht. Bei jüngeren Kindern bieten sich Gespräche über beliebte Figuren samt ihrer Merchandisingprodukte aus der Kino- und Fernsehwelt, Erlebnisse aus Kindergarten und Schule oder Ausflüge und Ferien an. Auch die Auswertung einer Freispielsituation kann eine gute Spontansprachprobe liefern. Ältere Kinder oder Erwachsene können zu PC-Spielen, Urlaub, Kinofilm, Schulerlebnissen oder Erlebnissen am Arbeitsplatz etc. befragt werden. Bewährt hat sich auch die Frage nach einem Ereignis, über das sich die Patienten besonders geärgert oder gefreut haben. Häufig können auch Teile aus der Anamnese analysiert werden.

Da Polternde ihr Sprechen zeitweilig kontrollieren können, kann es nötig sein, mehrere Aufnahmen zu machen, bis sich die Symptomatik vollständig zeigt [Daly, 1996].

Praxis

Ist in der ersten Stunde keine Sprechprobe zu erheben, die Symptome enthält, obwohl in der Anamnese über Symptome berichtet wurde, darf keine Sprechprobe zur Beurteilung der Spontansprache herangezogen werden.

Analyse einer transkribierten Spontansprachprobe bei Poltern

Soll die Symptomatik qualitativ und quantitativ möglichst genau erfasst werden, ist die Analyse von Spontansprache nur mithilfe von Transkripten möglich. PC-gestütze Transkriptionen können die Auswertungsarbeit erleichtern. Beispielsweise ermöglicht das kostenfreie PC-Programm *PRAAT* [Boersma u. Weenink, 2009] die Transkription innerhalb der Audioaufnahme. Zu allgemeinen Konventionen von Transkription sei auf das *Gesprächsanalytische Transkriptionssystem (GAT)* von Selting und Kollegen verwiesen [Selting et al., 1998]. Um Auffälligkeiten von Kommunikation und Pragmatik vollständig erfassen zu können, ist die (ausschnittsweise) Transkription der Äußerungen der Untersucherin oder des Gesprächspartners ebenfalls notwendig. Soll die Transkription lediglich zum Verständnis der rein sprachlichen Auffälligkeiten beitragen, sind die Zählung der Wörter und Silben sowie die Einteilung in Atemphrasen nicht notwendig. Soll anhand der Spontansprache das mittlere Sprechtempo gezählt werden, muss die Silbenanzahl bestimmt werden (s. u.). Soll eine genaue Analyse von irregulären Sprechtemposchwankungen stattfinden, ist die zusätzliche Einteilung in Atemphrasen nötig (s. u.).

Praxis

Eine „Spontansprachprobe sollte eine Dauer von 2,5 Minuten reiner Sprechzeit des Patienten nicht unterschreiten und mindestens 25 (satzähnliche [Anm. d. Verf.]) Äußerungen enthalten." [St. Louis u. Myers, 1997] Gelingt es nach einer ersten auditiven Analyse einen Abschnitt zu finden, in dem sich die Symptomatik deutlich zeigt, ist auch eine Analyse von 300 Silben ausreichend. Um genug Auswahlmöglichkeiten für eine geeignete Spontansprachprobe zu erhalten, müssen mindestens 10 Minuten Spontansprache aufgenommen werden [Van Zaalen et al., 2008].

Vorgehen bei der Transkription gepolterter Sprache

Hohes Sprechtempo und schlechte Verständlichkeit können die Transkription erheblich erschweren. Abhilfe schaffen kann das verlangsamte Abspielen der Äußerungen. Dies ist beispielsweise

R	> all										<				
U		Eo			Er									Eo	
T/P	**UP**	äh	**AP**	sprach	halt	auch	wie	jetzt	ungefähr	sehr	schnell	**UP**	aber	äh	unverst./
IPA				ʃrax	hal		ie	jets		sz			ava		dabas dau
Phon				EL	EL		EL	EL		LV/N			LV/L		Unv--
S													> Khn <		

R	> all							<				> acc			<
U					Er							Er	STW	Phon/Korr	
T/P	bisschen	vervös	**AP**	Aber	eben	nich	böswillig	ne	**UP**	und	er	also	hat's	hat	es
IPA	vis			ava	e:m		boesvix			n		z	sets		
Phon	LV/L			LV/L	K		K			K		K	SUB		
S															

Abb. 7.1 Beispiel zur Transkriptgestaltung (vgl. auch AAUS [Schneider u. Zückner, 2005]). R = Sprechtempo, U = Unflüssigkeiten, T = Text, P = Pausen (AP = Atempause, UP = ungefüllte Pause), IPA = phonetische Transkription auffälliger Abschnitte nach dem Internationalen Phonetischen Alphabet, Phon = phonetische Auffälligkeiten, S = Sprache (siehe auch ▶ Tab. 7.2, ▶ Tab. 7.4, ▶ Tab. 7.5).

mit den PC-Programmen *Audacity* [Mazzoni u. Dannenberg, 2000] und *PRAAT* möglich. Die Untersucherin muss in der auditiven Analyse von unauffälliger, gestotterter oder linguistisch auffälliger Spontansprache bereits trainiert sein. Bevor die Untersucherin das erste Mal eine Spontansprachprobe bei Poltern zu diagnostischen oder therapeutischen Zwecken auswerten möchte, sollte sie eine andere Spontansprachprobe mindestens 2-mal hintereinander vergleichend transkribiert und analysiert haben, um bei den eigentlichen Analysen ein Mindestmaß an Reliabilität zu gewährleisten. Sinnvoll ist auch eine vergleichende Analyse mit einer Kollegin. Transkribiert wird zunächst orthografisch, im Anschluss daran phonetisch.

▶ Hinweise zur orthografischen Transkription. Eine korrekte orthografische Transkription gepolterter Spontansprache gestaltet sich beim Auftreten von vielen phonetisch-temporalen Auffälligkeiten verbunden mit hohen Artikulationsraten als schwierig. Dies kann dazu führen, dass die Untersucherin nicht mehr analytisch, sondern interpretierend hört. Um dies zu verhindern, sollte ein zu transkribierender Abschnitt nicht öfter als 3-mal angehört werden. Ist ein Abschnitt nach dieser Zeit immer noch unverständlich, muss dieser als unverständlich markiert werden.

Wörter werden primär nach Orthografieregeln transkribiert. Allerdings wird bei der Transkription eine oberflächennahe Position eingenommen. Demnach werden Wörter im Falle umgangssprachlicher Verschmelzungen zweier Wörter oder umgangssprachlicher Reduktionen von Wortformen in ihrer umgangssprachlichen Variante transkribiert und als phonologische Wörter bewertet (z. B. „gibt's“ oder „wir ham“, vgl. ▶ Abb. 7.1). Dabei sind die Grenzen, wann ein Wort als umgangssprachlich verändert und wann als phonologisch auffällig bezeichnet wird, nicht immer klar (vgl. auch [Zimmerer et al., 2009]). Unflüssigkeiten werden ausgeschrieben (z. B. „er er er hat…“). Sprechpausen, Embolophonien und Embolophrasien müssen ebenfalls im Transkript markiert werden.

Anschließend kann die Spontansprachprobe anhand dieses orthografischen Transkripts analysiert werden. Hierbei werden qualitative Beschreibungen der phonetischen Auffälligkeiten und gestotterter und nicht gestotterter Unflüssigkeiten, Schwankungen der Artikulationsrate, Auffälligkeiten im sprachlichen Bereich und ggf. Wort- und Satzakzente sowie Melodieverläufe im Transkript eingetragen. Genaue Beschreibungen zur qualitativen Auswertung einzelner Parameter in der Spontansprache finden sich in den jeweiligen Kapiteln zur logopädischen Diagnostik. Vorschläge zu Abkürzungen der verschiedenen Symptome im Transkript sind in den jeweiligen Diagnostikbereichen (z. B. Phonetik, Sprechtempo) nachzulesen. Sie stimmen teilweise mit den Bezeichnungen der *Aachener Analyse unflüssigen Sprechens* (AAUS) [Schneider u. Zückner, 2005] überein.

Zählung der Wörter

Für eine fundierte Spontansprachanalyse ist die Zählung von Wörtern unumgänglich. Wörter werden primär nach Orthografieregeln transkribiert und gezählt. Umgangssprachliche Verschmelzungen zweier Wörter oder umgangssprachliche Reduktionen von Wortformen in ihre umgangssprachliche Variante werden als phonologische Wörter gezählt. Beispiele für umgangssprachliche Verschmelzungen sind Formen wie „gibt's", „kann's" oder „auf'm". Durch die Anwendung von Silbenstrukturregeln (vgl. [Duden, 1995]) wird entschieden, ob es sich bei umgangssprachlichen Verschmelzungen um 1 oder 2 Wörter handelt. Beispielsweise wird die Verschmelzung „gibt's" aus den Wörtern „gibt" und „es" als ein phonologisches Wort gezählt, während die Verschmelzung der 2 Wörter „auf" und „dem" zu „auf'm" nach phonotaktischen Regeln aus 2 Silben besteht und somit auch als 2 Wörter gezählt wird. Umgangssprachliche Reduzierungen sind Reduzierungen wie „haben" in das phonologische Wort „ham" oder „einen" zu „'nen" oder „'n" (vgl. auch ▶ Tab. 7.2).

Zählung der Silben

Soll das Sprechtempo bestimmt werden, ist eine Zählung der Silben unumgänglich.

> **Merke**
>
> Die Zählung von Silben bei gepolterter Spontansprache muss nach klaren Regeln erfolgen, da ohne diese die Untersucherin durch die phonetischen Auffälligkeiten verunsichert werden kann, wie Silben zu zählen sind.

Für jedes Wort wird die Silbenzahl durch die Anzahl der *orthografischen* Silben bestimmt.

Die Problematik der Festlegung von Silbengrenzen hat keinen Einfluss auf die Silbenzählung, da unklare Silbengrenzen nicht die Anzahl der Silben beeinflussen (vgl. [Heike, 1992]).

Sonderfälle sind die Zählung der Silben in durch umgangssprachliche Verschmelzungen entstandenen phonologischen Wörtern oder umgangssprachlichen Reduzierungen. Bei diesen Wörtern werden die Silben bezogen auf das phonologische Wort nach Silbenstrukturregeln (vgl. [Duden, 1995]) gezählt. Danach besteht beispielsweise das phonologische Wort „gibt's" aus einer Silbe, ebenso das umgangssprachlich veränderte Wort „haben" zu „ham". Umgangssprachliche Reduzierungen beispielsweise von Verben in der 1. Person Präsens Singular (z. B. „ich lauf'", statt „ich laufe") führen auch zu einer reduzierten Silbenzahl im Vergleich zur Hochlautung.

Einteilung der Transkripte in Atemphrasen

Eine Einteilung der Transkripte in Phrasen ist zur detaillierten Analyse des Sprechtempos mithilfe eines PC-Programms sinnvoll, da nur durch eine solche Einteilung die irregulären Schwankungen der Artikulationsraten erkennbar werden. Auch zur qualitativen statistischen Auswertung von Spontansprache (vgl. [Sick, 1999]) ist eine Einteilung in Phrasen notwendig. Dabei ist zur Analyse von Artikulationsraten, phonetischen Auffälligkeiten, Unflüssigkeiten oder prosodischen Merkmalen eine Einteilung in Atemphrasen oder sogar in Tongruppen einer Einteilung nach rein linguistischen Kriterien (z. B. Propositionen) vorzuziehen.

Dies liegt darin begründet, dass, im Gegensatz zu einer linguistisch terminierten Phraseneinteilung, keine Phrase in eine andere eingebettet sein sollte. Alle Phrasen müssen seriell und nicht hierarchisch gegliedert sein, weil dies für die Bestimmung der Artikulationsrate pro Phrase zwingend notwendig ist. Da Atempausen in Spontansprache zu 65 % syntaktische Einheiten markieren [Goldman-Eisler, 1968], wird mit der Einteilung der Phrasen in Atemphrasen eine serielle Phrasenfolge gewährleistet, die zusätzlich zumindest teilweise syntaktisch determiniert ist.

Atempausen sind die Pausen, die bei hohem Sprechtempo im Vergleich zu anderen Pausen als letzte erhalten bleiben [Grosjean u. Collins, 1979]. Da Polternde in hohem Tempo reden, unterstützt dies die Wahl der Atempause als Phrasengrenze.

Eine *Atemphrase* beginnt mit der Atempause am Äußerungsanfang und endet mit dem Beginn der nächsten Atempause. Atempausen sind bei guter Aufnahme sehr gut vom Tonträger oder im PC-Programm wahrnehmbar.

Grundlagen zur Analyse der verschiedenen Parameter anhand der Transkripte

Die Transkripte werden anschließend auf phonetische Auffälligkeiten, Sprechtempo, Unflüssigkeiten, Sprachstörungen, prosodische Störungen und, je nach Zielsetzung, auch bezüglich kommunikativ-pragmatischer Störungen analysiert.

Praxis

Um so wenig wie möglich Symptome zu übersehen, sollten die unterschiedlichen Symptomarten nicht parallel beurteilt werden. Beispielsweise sind phonetische Auffälligkeiten nicht in Kombination mit Unflüssigkeiten zu zählen und auszuwerten.

Um eine Bezugsgröße zur Bewertung der Symptome zu haben, ist die Auszählung der gesamten Wörter und Silben der Sprechprobe sinnvoll. Dies kann entweder am PC oder mithilfe eines Handzählers durchgeführt werden. Die Zählung der Silben ist für die Messung der Artikulationsrate nötig, da diese in Silben pro Minute angegeben wird.

Alle Ergebnisse werden in den Auswertungsbogen zur Spontansprachanalyse eingetragen.

Allgemeine Kriterien zur Auswertung und Hypothesenbildung

Material

Auswertungsbogen zur transkribierten Spontansprachanalyse (▸ Abb. 10.3)

Die Methoden zur Erhebung, Auswertung und Interpretation der einzelnen Symptome anhand des Auswertungsbogens werden in den jeweiligen Kapiteln genau beschrieben.

Die Symptome werden qualitativ und quantitativ im *Auswertungsbogen zur transkribierten Spontansprachanalyse* eingetragen.

Nach der prozentualen Auswertung entscheidet die Untersucherin subjektiv, ob sie das im Auswertungsbogen angegebene Symptom als *unauffällig* (0), *Verdacht auf Auffälligkeit* (1) bis zu *sicher auffällig* (2) bewertet. Beispielsweise werden unverständliche Abschnitte eher als sicher auffällig wahrgenommen als lautliche Veränderungen. Trotz quantitativer Analyse muss diese Einschätzung subjektiv bleiben, da keine prozentualen Angaben für das Auftreten eines Symptoms zur Bestimmung dessen Schweregrades vorliegen.

Prozentuale Auswertung unterschiedlicher Symptome von Poltern – Messung des Schweregrades von Poltern anhand einer Spontansprachanalyse

Noch existiert in der Literatur über Poltern kein *validcs* Maß, in dem eine bestimmte Menge phonetischer Aufälligkeiten, irregulärer Sprechtempi, Unflüssigkeiten oder weiterer dem Poltern zuzuordnender Symptome definitiv einem bestimmten Schweregrad von Poltern zuzuschreiben ist. Das *Computer Aided Asessment of Cluttering Severity* zur Messung des Schweregrades der Poltersymptomatik [Bakker et al., 2005] [Bakker u. Myers, 2008] (s. u.) bietet eine erste Möglichkeit zur Auswertung des Schweregrades von Poltern. Für eine einfache logopädische Untersuchung ist eine solch detaillierte Auswertung aufgrund des hohen zeitlichen Aufwands nicht zu leisten. Sinnvoll ist sie zu Forschungszwecken, zum Trainieren der analytischen Fähigkeiten in der Ausbildung und zur Messung von Therapieeffekten. Dabei ist zu beachten, dass Therapieffekte durch die bei Poltern bedingte Variabilität der Symptomatik nicht allein anhand zweier beliebiger Spontansprachproben bewertet werden können. Verbesserungen in der zweiten Spontansprachanalyse zum Therapieende können erst dann als Verbesserung gewertet werden, wenn Therapeutin und Patient auch unabhängig davon subjektive Verbesserungen beschreiben und beide Spontansprachproben hinsichtlich Thematik, Sprechsituation und Befindlichkeit des Patienten vergleichbar sind.

Screeningverfahren zur Analyse von Spontansprache bei Poltern – ED

Aus zeitökonomischen Gründen ist im therapeutischen Tagesgeschehen eine umfangreiche Auswertung von Spontansprache mit Transkription häufig nicht möglich. In einem solchen Fall bietet sich ein Screeningverfahren ohne Transkription an, das zeitökonomischer ist, allerdings auch weniger genaue Daten liefert (▸ Abb. 10.4).

Das Screening kann für die Analyse von Monologen, Nacherzählungen und Telefongesprächen eingesetzt werden und erlaubt nur eine orientierende quantitative Analyse. Zur Beurteilung der kommunikativ-pragmatischen Leistungen ist es nicht vorgesehen.

Praxis

Obwohl die Symptomatik in unterschiedlichen Sprechsituationen stark schwanken kann, ist für eine zeitökonomische Spontanspracherhebung die *Untersuchung einer einzigen Sprechprobe, die möglichst viele Symptome enthält, ausreichend.* Lässt sich keine Sprechprobe finden, die die in der Anamnese angegebenen Symptome enthält, sollte sich der Patient baldmöglichst erneut vorstellen.

Das Verfahren dient lediglich zur Diagnosestellung von Poltern. Zur genaueren Auswertung, insbesondere der sprachlichen Aspekte und der linguistischen Unflüssigkeiten, ist eine Transkription häufig doch nötig.

Material und Methoden

Material

- Protokollbogen *Screening zur Spontansprachanalyse bei Poltern* (▶ Abb. 10.4),
- *Orientierende Auswertung der Spontansprachprobe* (▶ Abb. 10.5).

Nach Auswahl des geeigneten Sprechabschnitts aus einer Audio- oder Videoaufzeichnung wird dieser mithilfe des Protokollbogens *Screening zur Spontansprachanalyse bei Poltern* und *Orientierende Auswertung der Spontansprachprobe* schrittweise analysiert.

Ohne Transkription ist eine Einteilung der zu analysierenden Sprechabschnitte in linguistische Äußerungen (z. B. Propositionen oder Konstituenten) oder auch eine Einteilung von Atempause zu Atempause nicht möglich. Aus diesem Grund wird eine *Einteilung in Höreinheiten* vorgeschlagen, *die der jeweiligen auditiven Merkspanne einer Untersucherin* entspricht. Auch bei dieser Einteilung ist die Analyse mithilfe von Computerprogrammen sehr hilfreich, da die immer gleichen markierten Abschnitte mehrmals angehört werden können.

Die Spontansprachprobe wird in 4 Hördurchgängen analysiert, in denen die Untersucherin ihre Aufmerksamkeit jeweils auf einen bestimmten Störungsbereich richtet. *Während eines Hördurchgangs hat die Untersucherin den Protokollbogen vor sich liegen.* In jedem Hördurchgang werden die einzelnen Höreinheiten in den hinter den Symptomen liegenden Zeilen des *Screenings zur Spontansprachanalyse bei Poltern* direkt nach folgendem Schema bewertet:

Bewertungsschema des Screenings zur Spontansprachanalyse

Praxis

Nach jedem zu hörenden Abschnitt entscheidet die Untersucherin, ob sie diesen Abschnitt auf dem Protokollbogen *Screening zur Spontansprachanalyse bei Poltern* in Bezug auf die zu hörenden Symptome als unauffällig (0), vielleicht auffällig (1) oder sicher auffällig (2) bewertet. Dies bedeutet, dass nach einem Hördurchgang zu jedem Parameter so viele Bewertungen wie Höreinheiten abgegeben wurden:
Beispiel:
unverständliche Abschnitte: 0 1 2 1 2 0. . .

Dabei ist es weder realistisch noch nötig, alle vorhandenen Symptome zu markieren. Es geht lediglich um einen ungefähren Höreindruck.

▶ **1. Hördurchgang: phonetische Auffälligkeiten.** Im ersten Schritt wird die Spontansprachprobe ausschließlich auf phonetische Auffälligkeiten untersucht.

Auf dem *Screeningbogen zur Spontansprachanalyse* werden in diesem ersten Hördurchgang in der ersten Zeile die Bewertungen für Reduktionen, Kontaminationen und artikulatorische Veränderungen eingetragen, die zur Unverständlichkeit von mehr oder weniger langen Abschnitten eines Hörabschnittes führen. In der zweiten Zeile werden ebenfalls Reduktionen, Kontaminationen und artikulatorische Veränderungen eingetragen, die aber nicht so stark ausgeprägt sind, dass sie zur Unverständlichkeit führen. In der Zeile *weitere Bemerkungen* werden alle weiteren phonetisch/phonologisch/artikulatorischen Auffälligkeiten (z. B. Sigmatismus) angegeben.

▶ **2. Hördurchgang: Unflüssigkeiten.** Im zweiten Hördurchgang wird die Aufmerksamkeit der Untersucherin auf den Bereich Unflüssigkeiten gerichtet. Im Vergleich zur Version von 2002 werden die Laut-, Silben-, Wort- oder Satzteilwiederholungen wieder getrennt klassifiziert, da dies eine genauere Diagnose erlaubt und auditiv zu leisten ist. Eingefügt wurde der Parameter der *unspezifischen Wiederholungen.* Dies trifft dann zu, wenn anhand des Sprechrhythmus klar ist, dass es sich um eine Wiederholung handelt, diese aber aufgrund phonetischer Entstellungen nicht bewertbar ist. Des

Weiteren werden stottertypische Blockierungen und Dehnungen analysiert. Auch Embolophonien und Empolophrasien werden in diesem Hördurchgang analysiert. Weitere poltertypische linguistische Unflüssigkeiten werden aufgrund der besseren Durchführbarkeit im 3. Hördurchgang analysiert, in der Auswertung anschließend aber wieder den Unflüssigkeiten zugeordnet.

► **3. Hördurchgang: Sprache/linguistische Unflüssigkeiten.** Die rein auditive Analyse ohne Transkription sprachlicher Auffälligkeiten ist schwierig. Deshalb wurden für diesen dritten Hördurchgang einige Parameter zusammengefasst. Dies trifft vor allem dann zu, wenn immer wieder Teile von Äußerungen unverständlich sind. Beispielsweise kann unklar sein, ob es sich um einen Satzabbruch mit schlecht verständlicher Weiterführung oder eine Satzverschränkung handelt. Zusammengefasst wurden syntaktisch-morphologische Fehler, Satzverschränkungen, Satz- oder Wortabbrüche (unabhängig ob mit oder ohne Revision).

Semantisch-lexikalische Auffälligkeiten und eindeutige Wortfindungsprobleme (indem sich der Sprecher z. B. fragt „Wie heißt das noch mal?") bewerten im Groben das Thema *Lexikon/Semantik*. Bei der Bewertung der *sprachlichen Strukturierung* werden die Punkte „Kohärenz – Kohäsion" und „auf den Punkt kommen" bewertet. Redundanz wird dann als auffällig markiert, wenn die Untersucherin den Eindruck hat, dass Redeinhalte in leicht veränderter Form wiederholt werden, obwohl diese Wiederholung für den Gesprächspartner keine neue Information liefert.

► **4. Hördurchgang: Sprechtempo, Prosodie und Stimme.** Im Gegensatz zu den ersten 3 Hördurchgängen empfiehlt sich bei der Untersuchung von Sprechtempo, Prosodie und Stimme, die Spontansprachprobe möglichst wenig zu unterbrechen.

Bei der Bewertung des Sprechtempos sollte zum einen das durchschnittliche Sprechtempo bewertet werden (*„Ist es ein auffällig schneller Sprecher?"*). Parallel dazu ist die Bewertung irregulären Sprechtempos mit auffälligen Temposchwankungen unumgänglich. Ein überwiegend hohes Sprechtempo und auffällige Temposchwankungen schließen sich gegenseitig *nicht* aus.

Die Parameter Betonung und Satzmelodie wurden zusammengefasst, da aus einer auffälligen Betonung auch eine auffällige Satzmelodie entstehen kann. Pausen sind dann auffällig, wenn sie auffallend kurz, lang oder unpassend gesetzt sind.

Auswertung und Hypothesenbildung auf dem Bogen „Orientierende Auswertung der Spontansprachprobe"

Die Auswertung der Symptome aus den jeweiligen Hördurchgängen mithilfe des Bogens zur orientierenden Auswertung der Spontansprachprobe, erlaubt anschließend die Diagnosestellung von Poltern.

Nach jedem Hördurchgang werden die zu untersuchenden Parameter desselben Hördurchgangs auf dem *orientierenden Auswertungsbogen* mit 0, 1 oder 2 bewertet. *Ist die Symptomatik absolut eindeutig bzw. ist der Hörer sehr geübt*, und nur dann, ist eine Analyse in Höreinheiten nicht nötig. Die Untersucherin kann diesen Parameter (z. B. unverständliche Abschnitte bewertet mit 2 [= sicher auffällig]) *direkt und ohne vorangegangene Analyse* in Höreineinheiten auf dem *orientierenden Auswertungsbogen* eintragen. In die Auswertung auf dem Auswertungsbogen fließt zusätzlich zu den Ergebnissen der Spontansprachanalyse auch der Gesamteindruck der Untersuchhungssituation mit ein. Dies ist insbesondere dann nötig, wenn die Spontansssprachanalyse noch kein eindeutiges Ergebnis liefert.

M!

Merke

Bewertungskriterien

- Der Parameter wird mit 0 (unauffällig) bewertet, wenn in den einzelnen Hördurchgängen überwiegend mit 0 bewertet und keine 2 vergeben wurde.
- Ein Parameter wird mit 1 (vielleicht auffällig) bewertet, wenn die 1 überwiegt oder die Untersucherin bis zur 3-fachen Vergabe einer 2 unsicher ist, ob sie diesen Parameter als auffällig bewertet.
- Eine 2 (sicher auffällig) wird vergeben, wenn mindestens eine 2 in der Spontansprachprobe vergeben wurde und die Untersucherin zusätzlich anhand ihres Gesamteindrucks der Erstuntersuchung sicher ist, dass dieser Parameter auffällig ist. Werden mehr als 3 Zweien pro Parameter vergeben, ist dieser im orientierenden Auswertungsbogen als auffällig zu bewerten.

Die Untersucherin bewertet die Parameter entsprechend ihres Wissens über Sprache und Sprechen. Dies setzt voraus, dass sie mit Spontansprachanalysen bei Sprachstörungen und Stottern vertraut ist. Des Weiteren muss sie Spontansprache von Polternden bereits mithilfe von Transkripten untersucht haben.

Nachdem der Auswertungsbogen für alle Parameter ausgefüllt wurde, kann die Untersucherin die Diagnose *Poltern* stellen.

> **Merke** M!
>
> **Wann kann die Diagnose *Poltern* gestellt werden?**
> Die Diagnose *Poltern* kann dann gestellt werden, wenn die Untersucherin auf dem *orientierenden Auswertungsbogen* in den Feldern *Sprechtempo* und *Phonetik* mindestens je einmal den Wert 2 vergeben hat.
>
> Mit 2 bewertete Wiederholungen, Revisionen, Empolophonien und Empolophrasien, Parameter der Prosodie oder Störungen der sprachlichen Strukturierung stützen die Diagnose *Poltern*, müssen aber nicht zwangsläufig auftreten. Sobald Blockierungen oder Dehnungen auftreten, ist von einer Mischform aus Stottern und Poltern auszugehen.
>
> Zusätzlich zu dem eben beschriebenen Screeningverfahren, sollte die Spontansprache auch nach Abschluss der Erstvorstellung des Patienten aus dem Gedächtnis der Untersucherin bewertet werden. Diese Bewertungen stützen, ergänzen und präzisieren die aus den Spontansprachanalysen gewonnenen Informationen im *orientierenden Auswertungbogen*.

Reliabilität des Verfahrens

Da die einzelnen Parameter nach subjektivem Ermessen ausgewertet werden, sind die Ergebnisse mit einer gewissen Fehlerwahrscheinlichkeit behaftet. In zahlreichen Seminaren wurde deshalb immer wieder die gleiche Sprechprobe mit dem orientierenden Auswertungsverfahren ausgewertet, um explorativ einen Eindruck zu erhalten, inwieweit bei gübten und ungeübten Hörern unterschiedliche Befunde resultieren. Es zeigte sich, dass eindeutige Bewertungen von Temposchwankungen, Parametern der Phonologie/Phonetik und Unflüssigkeiten nach dem 0–1-2-Schema nur gering und vertretbar voneinander abwichen. Als vertretbar wurde gewertet, wenn die Abweichung ≤ 1 war. Die Bewertung des durchschnittlichen Sprechtempos war weniger eindeutig, aber noch überwiegend übereinstimmend. Die in dieser Sprechprobe geringer auffälligen prosodischen Parameter wurden überwiegend mit 1 bewertet, also ebenfalls vertretbar übereinstimmend. Dagegen stimmten die Beurteilungen im Bereich „Sprache" in Bezug auf den Parameter „Wortfindungsstörungen oder falsche lexikalische Auswahl" nicht immer überein. Deshalb wurde in der 2. Auflage im Bereich „Sprache" die Strukturierung der sprachlichen Parameter leicht verändert.

Computergestützte Analyse

Für die computergestützte Analyse von Diagnostik, Therapie und Evaluation von Poltern werden an dieser Stelle einige Programme vorgestellt.

Wie bereits oben beschrieben, wurde im Jahre 2005 das *Computer Aided Asessment of Cluttering Severity* zur Messung des Schweregrades der Poltersymptomatik [Bakker et al., 2005] [Bakker u. Myers, 2008] entwickelt. Mithilfe dieses Programms kann zum einen der gesamte prozentuale gepolterte Anteil einer Spontansprachprobe ausgewertet werden, zum anderen können die wichtigsten Parameter von Poltern (hier: Sprechtempo, Regularität des Sprechtempos, Unflüssigkeiten, korrekte Silbenproduktion, artikulatorische Genauigkeit, Sprechnatürlichkeit, Pragmatik, Kohärenz und Organisation der Gedanken (vgl. [St. Louis et al. 2004]) gezählt werden. Das PC-Programm errechnet daraus die prozentualen Anteile für jeden einzelnen Parameter und bewertet den Schweregrad dieser prozentualen Anteile auf einer Skala von 1 bis 9. Genauere Anweisungen zur Durchführung werden an dieser Stelle nicht gegeben, da dieses Programm inklusive Handanweisung kostenfrei auf der Website der *International Cluttering Association* (ICA) aus dem Internet heruntergeladen werden kann. Obwohl auch dieses Programm noch auf subjektiven Bewertungen fußt, ist es dennoch ein wichtiger Schritt zur Schaffung einheitlicher und valider Diagnostikinstrumente für Poltern.

Zur einfachen Aufnahme, Wiedergabe und Spontansprachanalyse kann aus dem Internet kostenfrei das Programm *Audacity* [Mazzoni u. Dannenberg, 2000], ein freies Open-Source-Programm, heruntergeladen werden. Auf mehreren Tonspuren können Spontansprachproben aufgenommen werden. Auf dem Bildschirm können neben der auditiven Analyse anhand von Spektogrammen auch Frequenz, Dauer und Lautstärke analysiert werden. Leider ist es in diesem Programm nicht möglich, das Transkript nachträglich auf den Bildschirm einzugeben. Audacity hat sich bewährt für die Aufnahme und Wiedergabe von Spontansprachproben auch in verlangsamtem Sprechtempo. Ein wiederholtes Anhören von Sprechabschnitten und die exakte Zeitmessung von Phrasen und Sprechpausen sind mit diesem Programm gut möglich. *Audacity* ist sehr gut geeignet für die tägliche Anwendung in Diagnostik und Therapie.

Ein weiteres Programm, das sehr detaillierte Prosodieanalysen erlaubt, ist das Programm *PRAAT* [Boersma u. Weenink, 2009]. In diesem Programm ist das Transkribieren unter der Tonspur möglich, ebenso ein langsameres Abspielen der Audioaufnahme. Das Programm wird laufend überarbeitet und ist auch für spezielle Fragestellungen in der Forschung geeignet.

Ein kostenpflichtiges empfehlenswertes Programm ist *Adobe Audition*, Version 5.0 (Fa. Adobe, San Jose, USA), eine Software zum Editieren von Audiodateien. Adobe Audition ist zum Aufnehmen, Bearbeiten, Abmischen und Mastern von Audiodateien gedacht. Eine voll funktionsfähige Testversion kann kostenfrei im Internet unter https://creative.adobe.com heruntergeladen werden. Es erlaubt noch detailliertere Analysen als Audacity. Ein weiteres Audioprogramm, das mittlerweile auch kostenfrei im Netz erworben werden kann, ist das Programm *GoldWave* (Version 5.58).

Alle Angaben zu Versionen und Kosten an dieser Stelle sind ohne Gewähr, da es kontinuierliche Veränderungen und Weiterentwicklungen gibt. In den nächsten Jahren wird sich die computerunterstützte Auswertung von Spontansprache weiter verbessern.

7.7 Ressourcenorientiertes Diagnostikverfahren – Erstdiagnostik

Als ressourcenorientiertes Diagnostikverfahren wird eine orientierende Untersuchungsform bezeichnet, in dem die Person, die poltert, die Aufgabe erhält, ihr Sprechen über einen Zeitraum von ca. 3 Minuten mit allen ihr zur Verfügung stehenden Strategien so gut wie möglich zu kontrollieren. Anschließend soll die Person so auffällig und schlecht verständlich wie möglich sprechen. Dies ist sowohl bei freiem Sprechen als auch bei Lesetexten sinnvoll. Die ressourcenorientierte Diagnostik kann versuchsweise ab der 2. Klasse angewendet werden.

Die auf diese Weise erhobene Spontansprachprobe wird nach Kriterien, die für die Diagnosestellung von Poltern relevant sind, grob analysiert. Eine genaue Analyse ist zur Befunderhebung nicht notwendig. Es interessiert lediglich, ob bei bewusster Sprechkontrolle des Patienten eine *eindeutig* zu beobachtende Besserung der Symptomatik eintritt, denn nur ein solch eindeutiger Effekt ist für die Zuhörer im Lebensalltag von Interesse. Bei der bewusst auffällig und schlecht verständlichen Sprechprobe interessiert, ob ein polternder Sprecher Handlungsweisen bewusst zeigen und einsetzen kann, die zu einer Verschlechterung seiner Symptomatik beitragen.

7.7.1 Material und Methoden

Es wird über ein Thema gesprochen, über das die polternde Person flüssig sprechen kann (vgl. Spontansprachanalyse). Lesetexte können frei gewählt werden. Möglich ist auch, die Texte *Die geteilte Suppe* (▶ Abb. 10.11) oder *Der Nordwind und die Sonne* (▶ Abb. 10.9) zu nehmen. Die polternde Person wird folgendermaßen instruiert: *„Bitte sprechen Sie in den folgenden 2 Minuten, während wir uns unterhalten, so gut, wie Sie nur können. Tun Sie dabei alles, was Ihnen hilft, gut verständlich zu sprechen"*.

Die Untersucherin sollte während des Sprechens die polternde Person genau beobachten und Veränderungen notieren. Diese Veränderungen betreffen alle Parameter, die das Sprechen beeinflussen, z. B. „aufgerichtete, gut gespannte Körperhaltung". Anschließend fragen Sie die polternde Person, welche *Strategien* sie eingesetzt hat, um gut verständlich zu sprechen. Sie selbst geben dem Patienten Feedback, ob und in welcher Form sein kontrolliertes Sprechen besser war als sein unkontrolliertes Sprechen.

Als nächstes geben Sie dem Patienten folgende Aufgabenstellung: *„Sprechen Sie jetzt bitte so schlecht verständlich wie möglich, versuchen Sie, so stark zu poltern, wie Sie nur können und tun Sie alles dafür, dass Poltern auftreten kann."* Auch nach dieser Aufgabe fragen Sie wieder nach den eingesetzten Strategien und notieren Ihre eigenen Beobachtungen, z. B. „eingesunkende Körperhaltung, leise Stimme". Anschließend geben Sie wieder Feedback, ob und in welcher Form das Sprechen des Patienten Poltersymptome zeigt.

Material

- PC und PC-Programm zum Aufzeichnen und zur Wiedergabe des Sprechens,
- ist kein PC vorhanden, anderen Tonträger verwenden.

7.7.2 Hypothesenbildung

Die Untersucherin fragt die polternde Person direkt im Anschluss, was sie getan hat, um das Sprechen zu verändern. Am häufigsten antworten die Polternden, dass sie langsamer gesprochen haben. Oft lässt sich beobachten, ohne dass die polternde Person dies selbst bemerkt hätte, dass die Körperhaltung aufrechter wird, sich die Sprechlautstärke erhöht oder sich die Kieferöffnungsweite vergrößert hat. All dies sind wichtige Parameter, die in der logopädischen Therapie zur Verbesserung der Symptomatik zielgerichtet eingesetzt werden können. Falls es der polternden Person nicht gelingt, die Symptomatik positiv zu beeinflussen, wird in weiteren Untersuchungen (vgl. Kap. 7.8.2 *Deutliche Artikulation* und Kap. 7.9.2 *Variationen des Sprechtempos*) getestet, ob es mithilfe von Vorgaben gelingt, die Symptomatik positiv zu beeinflussen.

7.8 Untersuchung von Phonologie und Phonetik

Zusätzlich zu den bei Poltern typischerweise auftretenden phonetischen Auffälligkeiten muss anhand gängiger logopädischer Tests abgeklärt werden, ob Artikulationsstörungen, Dyspraxie oder phonologische Störungen vorliegen (vgl. [Wagner, 1994] [Fox, 2004]).

Neben der detaillierten Analyse von phonetischen Auffälligkeiten der Spontansprache werden in diesem Abschnitt weitere Verfahren zur Bestimmung phonetischer Auffälligkeiten beschrieben. Diese dienen zum einen dazu, die Diagnose zu stützen, zum anderen liefern sie bereits Hinweise zur Therapieplanung. Hypothesen zu Wechselbeziehungen zwischen Symptomen können ebenfalls abgeleitet werden. Wie aus dem Ablaufplan zur logopädischen Diagnostik zu entnehmen (vgl. ▶ Tab. 7.1), können und müssen nicht alle Untersuchungen bereits in der ersten Stunde durchgeführt werden.

7.8.1 Analyse von phonetischen Auffälligkeiten in der Spontansprache – Erstdiagnostik

Material und Methoden

Material

- Protokollbogen *Screening zur Spontansprachanalyse bei Poltern* (▶ Abb. 10.4),
- *Orientierende Auswertung der Spontansprachprobe* (▶ Abb. 10.5) oder
- *Auswertungsbogen zur transkribierten Spontansprachanalyse* (▶ Abb. 10.3).

Methode

M!

Merke

In einer ausführlichen Spontansprachanalyse werden folgende phonetische Auffälligkeiten analysiert:

- unverständliche Abschnitte,
- Reduzierung und Kontaminationen von Wörtern, Silben und Lautverbindungen,
- Lautveränderungen (Lenisierung, Plosivierung von Konsonanten, Neutralisierung von Vokalen),
- Lautvertauschungen,
- Lautersetzungen,
- ggf. auch Hinzufügungen von Lauten und Silben.

Eine detaillierte qualitative und quantitative Analyse phonetischer Auffälligkeiten in der Spontansprache ist aufgrund des häufig hohen Sprechtempos teilweise extrem schwierig und zeitaufwendig. Wie bereits erwähnt, ist eine solche Analyse nur zu Forschungszwecken oder anhand eines kleinen Corpus zur Verbesserung der Selbstwahrnehmung in der Therapie sinnvoll. Dies gilt auch für die phonetische Analyse bei Lesetexten. Zum Teil sind phonetische Auffälligkeiten schwierig zu bewerten, denn auch bei Normalsprechern werden häufiger als man meint, einzelne Laute und Silben nicht artikuliert, lenisiert, neutralisiert oder anderweitig verändert. Zimmerer und Kollegen beschreiben beispielweise 23 phonetische Realisierungen unauffälliger Sprecher des Wortes „einverstanden" [Zimmerer et al., 2009]. In der Umgangssprache gibt es eine Reihe von Assimilationen und Reduktionen, die als normal zu bewerten sind (vgl. [Kohler, 1995] [Duden, 1990]). „Da die Umgangslautung gegenüber der Standardlautung durch einen schwer übersehbaren Reichtum an individuellen, regionalen und sozialen Abstufungen gekennzeichnet ist, muss ihre umfassende systematische Darstellung als unmöglich gelten" ([Duden, 1990], S. 55). Dieses große Variationsspektrum soll die Untersucherin dennoch nicht entmutigen. Entscheidungskriterium für den Unterschied zwischen phonetischer Abweichung und phonologisch-phonetischer Auffälligkeit ist das Wissen der Untersucherin um Regeln der Standardaussprache und Umgangssprache. Ausführliches Material zum Thema Umgangssprache findet sich im Archiv für gesprochenes Deutsch (http://agd.ids-mannheim.de). ▶ Tab. 7.3 zeigt einige Beispiele, die aus 2 Spontansprachproben zusammengestellt wurden [Sick, 1999].

Praxis

Ist sich die Untersucherin trotz dieses Wissens unsicher, ob sie eine von der Hochlautung abweichende phonetische Realisierung als auffällig markieren soll, kann diese Stelle im Transkript mit einem Fragezeichen markiert werden.

Wie bereits im Kapitel *Transkription* (Kap. 7.6.1) beschrieben, sollte zur phonetischen Auswertung kein Abschnitt häufiger als 3-mal abgehört werden.

Unter dem orthografisch transkribierten phonologischen Wort werden die tatsächlich artikulierten Äußerungen nach dem *Internationalen Phonetischen Alphabet* (IPA) oder in Anlehnung an das IPA transkribiert (▶ Abb. 7.1). Alle phonetischen Auffälligkeiten werden in Form von Abkürzungen (▶ Tab. 7.2) unter die trankribierten Wörter eingetragen. Eine phonetische Analyse kann beliebig detailliert durchgeführt werden. Beim Vorliegen einer phonologischen Störung ist eine anschließende phonologische Prozessanalyse unumgänglich (vgl. auch [Fox, 2002]). Für eine vereinfachte, eher phonetisch orientierte Auswertung sind die in ▶ Tab. 7.3 angegebenen Parameter ausreichend.

Falls keine eindeutige Klassifizierung der phonetischen Auffälligkeiten möglich ist, muss dies im Transkript vermerkt werden.

Tab. 7.2 Vorschläge für Abkürzungen phonetischer Auffälligkeiten zur Analyse im Transkript

Unverständliche Abschnitte • länger als ca. 1 Sekunde • länger als ca. 3 Sekunden	Unv • Unv - - • Unv - - -
Kontamination/Reduzierung von Lautfolgen, Silben oder Wörtern (auch über Wortgrenzen hinweg)	K
Elision (isolierte Lautauslassung)	EL
Substitution (Lautersetzung)	SUB
Metathesis (Lautvertauschungen)	MET
Lautveränderungen • Lenisierung • Plosivierung • Neutralisierung v. Vokalen	LV • LV/L • LV/P • LV/N

Tab. 7.3 Beispiele für umgangssprachliche Assimilationen und Reduktionen

Spontansprachprobe 1	Spontansprachprobe 2
also = aso	nichts = nix
haben = habm, ham	wenn man = wemma
und = un	durcheinander = durch'nander
man = ma	irgendwie = irgen'wie
es = 's	irgendwo = irgen'wo
als = as	irgendwas = irgen'was
wir = wa, ma	jetzt = jetz'
ziemlich = zimmich	man = ma'
sie = se	mal = ma'
heute = heut'	eigentlich = eigen'lich
das = des	vierundsechzig = vieren'sechzig
ich = 'ch	manchmal = manchma
ist = is'	
weil = wall	
kann man = kamma	

Auswertung der phonetischen Auffälligkeiten in der Spontansprache

Die unterschiedlichen phonetischen Auffälligkeiten werden jeweils gezählt, in den Auswertungsbogen zur Spontansprachanalyse transkribierter Spontansprache (▶ Abb. 10.3) eingetragen und mit 0, 1 oder 2 bewertet. Zur Auswertung darf *pro*

Wort nicht mehr als eine phonetische Auffälligkeit (also z. B. nur eine Auffälligkeit des Parameters Reduktionen/Kontaminationen) gezählt werden. Dies ist nötig, da sonst die prozentuale Anzahl der phonetischen Auffälligkeiten pro Wort nicht bestimmt werden kann. Theoretisch könnte in diesem Fall die Anzahl der Auffälligkeiten die Anzahl der Wörter übertreffen. Genauer als die prozentuale Auswertung pro Wort ist die prozentuale Auswertung pro *intendierter Silbe*. Intendierte Silben sind die Silben der orthografischen Transkription. Zu Forschungszwecken ist die Auswertung bezogen auf die Gesamtzahl der Silben der Gesamtzahl der Wörter vorzuziehen. In der orientierenden Auswertung werden die phonetischen Auffälligkeiten rein auditiv mit 0, 1 oder 2 bewertet (Kap. 7.6).

Hypothesenbildung

Ersetzungen, Hinzufügungen oder Vertauschungen von Lauten und Silben weisen auf phonologische Störungen hin. Reduzierungen und Kontaminationen von Lauten, Lautverbindungen und Silben können sowohl phonologische als auch phonetische Störungen zugrunde liegen.

Hypothesen über Beziehungen phonetischer Auffälligkeiten zu anderen Symptomen können erst nach der vollständigen Spontansprachanalyse aufgestellt werden.

- Treten phonetische Auffälligkeiten nur im Zusammenhang mit erhöhtem Sprechtempo auf? Falls auch im unauffälligen Tempo phonologisch-phonetische Störungen auftreten, heißt das für die Therapie, dass, vor allem beim Auftreten von Störungen der oralen Diadochokinese, besonders intensiv an der Aussprache gearbeitet werden muss.
- Ist die Störung rein phonetisch? Dies ist dann der Fall, wenn nur bei hohem Tempo viele Reduzierungen und Kontaminationen auftreten.
- Treten phonetische Auffälligkeiten und Unflüssigkeiten häufig gleichzeitig auf? Dies ist für die Therapie hilfreich, da dann die Unflüssigkeiten ein sehr gutes „Alarmzeichen" zur Reduzierung phonetischer Auffälligkeiten sind.

Weitere Informationen zur Phonetik werden durch die nachfolgenden Untersuchungen gewonnen.

7.8.2 Deutliche Artikulation - weiterführende Diagnostik

Diese Untersuchung sollte bei Bedarf zur weiterführenden Diagnostik durchgeführt werden und ist vor allem bei den Patienten interessant, die bereits einmal therapiert wurden oder sich selbst intensiv mit ihrer Störung auseinandergesetzt haben. Die ressourcenorientierte Diagnostik (Kap. 7.7) liefert oft genauere Informationen.

Die Untersuchung der willentlich deutlichen Artikulation dient der Hypothesenbildung über die Beziehungen zwischen phonetischen Auffälligkeiten zu anderen Parametern des Sprechens [Myers u. Bradley, 1992]. Kann der Patient die phonetischen Auffälligkeiten bewusst kontrollieren? Welche Auswirkungen hat das auf das Sprechtempo? Welche phonetischen Auffälligkeiten bleiben trotz versuchter Sprechkontrolle bestehen? Welche Strategien wendet der Patient zur Sprechkontrolle an? Da in den allermeisten Fällen die Patienten lediglich ihre Sprechgeschwindigkeit verlangsamen, um deutlicher zu artikulieren, liefert diese Untersuchung häufig keine neuen Erkenntnisse im Vergleich zur Untersuchung der Variationen des Sprechtempos.

Material und Methoden

Material

- Lesetext für den Patienten *Die geteilte Suppe* (▶ Abb. 10.6),
- Untersuchungsbogen zur deutlichen Artikulation (▶ Abb. 10.7).

Diese Untersuchung wird anhand eines Lesetextes bei Jugendlichen (ab ca. 11 Jahren) und Erwachsenen durchgeführt. Der Patient sollte aufgefordert werden, so deutlich wie möglich, ähnlich wie ein sehr guter Nachrichtensprecher, zu sprechen. Da Kinder im Vorschulalter und frühen Grundschulalter (bis ca. 3. Klasse) diese Aufforderung noch nicht verstehen können, außerdem die Fähigkeit zum flüssigen Lesen Voraussetzung für diese Untersuchung ist, ist eine Überprüfung der willentlich deutlichen Artikulation anhand eines Lesetextes unter 9 Jahren selten möglich und sinnvoll. Wichtig ist, keine Bemerkung zum Sprechtempo zu machen. Während der Patient liest, vermerkt die Untersucherin im Text, wo es zu phonetischen

Auffälligkeiten kommt. Im Anschluss an die Untersuchung sollte der Patient gefragt werden, mit welchen Methoden er versucht hat, deutlich zu sprechen.

Überprüfung der deutlichen Artikulation bei Kindern

Eine Überprüfung der deutlichen Artikulation im Kindesalter kann orientierend anhand von kurzen Sätzen oder einzelnen Wörtern (z. B. aus dem Lautbefund der SSES-Diagnostik; SSES: spezifische Sprachentwicklungsstörung) durchgeführt werden. Versuchsweise können, vor allem bei schwerer Symptomatik, Kinder im Vorschulalter und frühen Grundschulalter SPO-Sätze (SPO: Subjekt, Prädikat, Objekt; z. B. mit Fotokarten) nach Aufforderung („*Sag das jetzt mal ganz schön, sodass ich dich gut verstehen kann.*“) bezüglich ihrer Fähigkeiten zur deutlichen Artikulation untersucht werden.

Auswertung und Hypothesenbildung

Nach Markierung der phonetischen Auffälligkeiten im Protokollbogen beantwortet die Untersucherin die am Ende des Untersuchungsbogens aufgelisteten Fragen. Bei der Auswertung ist besonders darauf zu achten, ob trotz möglicherweise guter Verständlichkeit des Gesamttextes – vor allem bei Konsonantenverbindungen – kurze, undeutliche Abschnitte auftreten. Dies passiert häufig und zeigt, dass der Patient kein genaues Wissen über artikulatorische Abläufe besitzt.

Liegen bei dieser Untersuchung keinerlei phonetische Auffälligkeiten vor, hat der Patient bereits selbst Strategien entwickelt, seine Artikulation zu kontrollieren. Dennoch sollten ihm in der Therapie seine Methoden bewusst gemacht und ggf. optimiert werden.

Reduziert der Patient bei dieser Aufgabe seine Artikulationsrate, obwohl er angibt, lediglich deutlicher gesprochen zu haben, zeigt dies, dass bewusstes Artikulieren als therapeutische Intervention die Artikulationsrate senkt. Beschreibt der Patient als Strategie zur deutlichen Artikulation, dass er lediglich langsamer spricht und bleiben dennoch einige phonetische Auffälligkeiten bestehen, kann dem Patienten anhand dieses Ergebnisses verdeutlicht werden, dass eine Reduzierung der Artikulationsrate in der Therapie kein ausreichendes Mittel ist, phonetische Auffälligkeiten zu verbessern.

Auch Überartikulation oder auffällige Prosodie zeigen, dass der Patient Defizite in seiner Sprechkontrolle aufweist, die therapeutisch behandelt werden müssen.

Bei der orientierenden Untersuchung jüngerer Kinder anhand von Wörtern oder Sätzen kann die Untersucherin lediglich einen Eindruck gewinnen, inwieweit das Kind bereits bewusst sein Sprechen positiv beeinflussen kann.

7.8.3 Überprüfung phonetischer Auffälligkeiten bei Lesetexten

Lesefähigkeiten in verschiedenen Sprechtempi werden im Rahmen der Untersuchung „Variationen des Sprechtempos“ (vgl. Kap. 7.9.2 in der Untersuchung von Poltern anhand des Textes *Der Nordwind und die Sonne* (▸ Abb. 10.9) mitüberprüft. Eine weitere Überprüfung ist nicht notwendig. Falls der Verdacht auf eine Entwicklungsdyslexie besteht, sind alle diesbezüglich notwendigen Untersuchungen durchzuführen [Costard, 2007] (vgl. Kap. 7.14).

7.8.4 Überprüfung der oralen Diadochokinese auf Silbenebene

Die Überprüfung der oralen Diadochokinese liefert keine Hinweise auf die Diagnose *Poltern*, wohl aber auf therapeutische Konsequenzen. Damit ist sie eine obligatorische Untersuchung für Kinder, Jugendliche und Erwachsene, die von vielen Untersuchern in der Diagnostik von Poltern eingesetzt wird (vgl. [Diedrich, 1984] [Daly, 1996] [Lees et al., 1996] [Van Zaalen u. Winkelman, 2009]).

In dem 1985 von Riley und Riley [Riley u. Riley, 1985] entwickelten *Oral Motor Assessment (OMAS)* werden die oraldiadochokinetischen Fähigkeiten mit den Silbenfolgen /pa/, /taka/ und /pataka/ überprüft. Anhand der Vorgabe der Untersucherin soll jeweils eine Silbenfolge auf eine Ausatmung möglichst 10-mal hintereinander *ohne Pause in gleichmäßigem Fluss* artikuliert werden. Beurteilt werden:

- *artikulatorische Genauigkeit (accuracy)* mit den untergeordneten Parametern *Distorsionsfehler* und *Stimmfehler*,
- die *Flüssigkeit (smooth flow)* mit den untergeordneten Parametern *Koartikulationsfehler*, *Gleichmäßigkeit* und *Sequenzierungsfehler* und
- die *Diadochokineseraten* der Silbenfolgen.

Riley und Riley geben bezüglich der Artikulationsgeschwindigkeit altersabhängige Richtwerte von 3 Jahren bis zum Erwachsenenalter an. Das Verfahren ist damit zur Überprüfung der Diadochokinese bei Poltern sehr gut geeignet. Das OMAS ist im Handel nicht mehr erhältlich, hat sich aber auch in neuerer Zeit sowohl bei der logopädischen Untersuchung von polternden [Van Zaalen u. Winkelman, 2009] und stotternden Kindern [Alpermann u. Zückner, 2008] als Messinstrument zur oralen Diadochokinese bewährt.

Da dieses Programm nur in englischer Sprache vorliegt, wird es in diesem Kapitel für die Diagnostik von Poltern zugänglich gemacht. Es ist für Kinder von 4 bis 11 Jahren normiert und validiert. Bei Jugendlichen und Erwachsenen liefern die Auswertungen der höchsten Altersklasse sichere Hinweise auf das Vorliegen einer Störung der oralen Diadochokinese.

Beachte

Vor der Arbeit mit diesem Diagnostikinstrument ist unbedingt dieses Kapitel genau durchzuarbeiten, um ein hinreichendes Maß an Realiabilität zu erreichen.

Material und Methoden

Material

- Auswertungsbogen *orale Diadochokinese* [Riley u. Riley, 1985] (▸ Abb. 10.8),
- *Normwerte für Diadochokineseraten* (▸ Tab. 10.1),
- *Schweregrad der DDS* (4–11 Jahre; ▸ Tab. 10.2),
- Tonträger, am besten Aufnahme am PC,
- ggf. zusätzliches Abspielgerät zur Vorgabe einer angestrebten Artikulationsrate,
- Stoppuhr, wenn die Sprechprobe nicht am PC aufgenommen wurde (nicht zu empfehlen, da ungenaue Messergebnisse).

Durchführung der Untersuchung bei Kindern

Die folgende Handlungsanweisung stammt von Riley und Riley [Riley u. Riley, 1985].

Die Untersuchung der Silbe /pa/ wird folgendermaßen eingeleitet: *„Hör mal zu und sag dieses komische Wort genau wie ich es tue: papapapapapapapapapapapa."* Nach dem gleichen Verfahren werden die anderen Silbenfolgen vorgegeben.

Die Untersucherin sollte die Silbenfolge häufiger als 10-mal hintereinander sprechen, um dem Kind zu verdeutlichen, dass es lange und kontinuierlich artikulieren soll.

Wenn das Kind nicht sofort imitiert, sollte die Untersucherin fragen: *„Welches komische Wort sollst du sagen?"* Viele Kinder brauchen eine Wiederholung des Stimulus.

Die Handlungsanweisung ist auf diese Vorgaben zu beschränken.

Beachte

Formulierungen wie „Atme vorher tief ein" oder „Sprich so schnell, wie du kannst" setzen das Kind unter Druck. Es besteht die Gefahr, dass es die Silbenfolgen gehetzt, angespannt oder andersartig auffällig artikuliert.

Riley und Riley ermutigen das Kind, genau dem Modell zu folgen. Artikuliert es weniger als 10 Silbenfolgen oder Silbensets, ermuntern Sie das Kind gestisch, fortzufahren.

Die Silben sollten in einer Artikulationsrate produziert werden, die der Altersnorm entspricht bzw. etwas höher liegt. Riley und Riley geben in Anlehnung an ihre Tabelle für Normwerte der Diadochokineseraten (vgl. ▸ Tab. 10.1) folgende Artikulationsraten für das Therapeutenmodell vor:

Praxis

Modellvorgabe der Artikulationsrate durch die Untersucherin:

/pa/: 10 Silben in 2,5 Sekunden,
/taka/: 10 Silbensets in 5 Sekunden,
/pataka/ 10 Silbensets in 8 Sekunden.

Da Riley und Riley die von der Untersucherin vorgegebene Artikulationsrate nicht der Altersentwicklung anpassen, wurden die Vorgaberaten der

Untersucherin für ältere Kinder und Erwachsene modifiziert (vgl. nachfolgend Kap. Durchführung der Untersuchung bei Jugendlichen und Erwachsenen).

Merke

Die von Riley und Riley vorgegebenen Modellraten sind danach nur für Kinder bis zu 9 Jahren zu empfehlen.

Zur Vorgabe der richtigen Artikulationsraten durch die Untersucherin ist ein Training der Untersucherin erforderlich.

In Abweichung von Riley und Riley, die die Silbenfolgen live anbieten, sollte die Untersucherin voher eine Demoaufnahme erstellen. Die Handlungsanweisungen werden dann live gegeben, die Silbenfolgen aber vom Band vorgespielt. Hat die Untersucherin ein hinreichend gutes Gefühl für das korrekte Tempo, kann sie selbstverständlich die Silbenfolgen live vorgeben. Weigern sich Kinder, mehr als 2–3 Silben oder Silbensets hintereinander zu artikulieren, schlagen die Autoren folgende Hilfsmittel vor:

- Dem Kind eine Stoppuhr zeigen und sagen, es soll so lange sprechen, bis der Zeiger die 10-Sekunden-Marke erreicht.
- Das Kind soll mit den Silbenfolgen das Motorengeräusch eines Fahrzeugs (Boot, Auto, Traktor) imitieren. Das Fahrzeug fährt nur über den Tisch, wenn das Kind spricht.

Die Diadochokineseleistungen der Kinder werden auf dem PC oder anderen Tonträgern aufgenommen. Zwischen Vorgabe der Untersucherin und Imitation des Kindes sollen die Geräte nicht ausgeschaltet werden. Jüngere Kinder sind weniger abgelenkt, wenn die Geräte zwischen den einzelnen Aufgaben ebenfalls durchgehend aufnehmen. Zeigt das Kind generell phonologische Störungen bezogen auf die Ziellaute (z. B. Lautersetzungen /p/ fi → /b/) auf, können die Diadochokineseleistungen entweder gar nicht, oder nur für die Silbenfolgen bestimmt werden, bei denen keine phonologischen Störungen vorliegen. Eine Aufgabe darf einmalig wiederholt werden, wenn die Untersucherin bemerkt, dass die Aufgabenstellung nicht verstanden wurde oder um Wiederholung gebeten wird.

Durchführung der Untersuchung bei Jugendlichen und Erwachsenen

Bei älteren Kindern und Erwachsenen wird die Artikulationsrate ebenfalls durch das Modell der Untersucherin vorgegeben. Die folgende Handlungsanweisung stammt nicht von Riley und Riley. Sie ersetzt die oben angegebene kindliche Handlungsanweisung der Autoren: *„Sprich/Sprechen Sie so ähnlich schnell oder ein bisschen schneller und so lang, wie ich es jetzt tue. Sprechen Sie dabei so deutlich wie möglich.“* Eine Aufgabe darf einmalig wiederholt werden, wenn die Untersucherin bemerkt, dass die Aufgabenstellung nicht verstanden wurde oder um Wiederholung gebeten wird.

Folgende Artikulationsraten sind für das Therapeutenmodell zu empfehlen:

Praxis

Modellvorgabe der Artikulationsrate durch die Untersucherin (ab 9 Jahre):

/pa/: 10 Silben ab 9 Jahren in 2 Sekunden,

/taka/: 10 Silbensets ab 9 Jahren in 4 Sekunden,

/pataka/: 10 Silbensets ab 9 Jahren in 7 Sekunden.

Auswertung und Hypothesen

Um alle Fehlerquellen adäquat beurteilen zu können, wird die Tonaufnahme *jedes Parameters* in 4 Hördurchgängen mit je unterschiedlichem Fokus beurteilt (also 4 Hördurchgänge für /pa/, 4 Hördurchgänge für /taka/ und 4 Hördurchgänge für /pataka/.

Zunächst werden für alle Silbenfolgen die Parameter der *artikulatorischen Genauigkeit*, also die *Distorsions-* und *Stimmfehler* gezählt, und die daraus resultierenden Punktwerte im Auswertungsformular (▸ Abb. 10.8) eingetragen. In einem zweiten Hördurchgang werden die ersten beiden Parameter der *Flüssigkeit*, die *Koartikulationsfehler* und die *Gleichmäßigkeit*, bewertet. Im dritten Hördurchgang wird der dritte Parameter der *Flüssigkeit*, die *Sequenzierungsfehler*, für die Silbenfolgen /taka/ und /pataka/ analysiert. Im vierten und letzten Hördurchgang werden die *Diadochokineseraten* gemessen. In allen Bereichen werden zuerst die Fehler gezählt und jeweils auf dem Auswertungsbogen zur oralen Diadochokinese in der Zeile

„Anzahl der Fehler“ eingetragen. Die genaue Ausführung ist bei den jeweiligen Hördurchgängen nachzulesen. Nach der Zählung der Fehler sind die entsprechenden Punktwerte, die in der *Auswertungstabelle zur oralen Diadochokinese* jeweils *unter* der Anzahl der Fehler stehen, in die Tabelle einzutragen. Abschließend werden alle Punktwerte addiert und so der Gesamtfehlerscore (bis 42 Punkte) errechnet (s. u. *Gesamtauswertung*). Um die Gesamtauswertung möglichst reliabel durchführen zu können, muss die Untersucherin das Verfahren geübt haben (s. u. *Vorübungen zur Auswertung*) und die einzelnen Parameter genau kennen (siehe Hördurchgänge 1–4: 1. Hördurchgang: Beurteilung der artikulatorischen Genauigkeit, 2. Hördurchgang: Flüssigkeit, 3. Hördurchgang: Sequenzierungsfehler, 4. Hördurchgang: Diadochokineserate).

Praxis

Vorübungen zur Auswertung

Um die Fähigkeiten der oralen Diadochokinese reliabel beurteilen zu können, haben Riley und Riley in ihrer Handanweisung zur Diagnostik mehrfache Übungseinheiten zur Beurteilung der einzelnen Parameter vorgesehen [Riley u. Riley, 1985]. Vor der logopädischen Untersuchung einer polternden Person sollte die Untersucherin den Test durch Analyse von 3 unterschiedlichen sprachauffälligen Probanden geübt haben. Diese Vorübungen geschehen zusammen mit einer Kollegin. Die Aufnahmen sollten nach dem Schema von Riley und Riley in 4 Hördurchgängen zunächst von beiden Untersuchern getrennt analysiert werden. Anschließend müssen die Bewertungen der verschiedenen Tests verglichen werden, indem beide Untersucherinnen die Aufnahmen noch einmal gemeinsam anhören. Erst wenn beide gut übereinstimmen, darf der Test zu diagnostischen Zwecken eingesetzt werden.

Merke

Es werden jeweils nur die ersten 10 Silbensets (10 × /pa/, 10 × /taka/ 10 × /pataka/) ausgewertet. Artikuliert der Patient mehr als 10 Silbenfolgen, werden also nur die ersten 10 Silben genommen, auch wenn danach mehr Fehler auftreten.

Um die Auswertung zu vereinfachen, kann die Untersucherin alle Silben und Silbensets am PC ab Silbe 11 löschen, bevor sie mit der eigentlichen Auswertung beginnt.

Sollte der Patient in einer Aufgabe weniger als 10 Silben oder Silbensets artikuliert haben, geben Riley und Riley nur für die Bewertung der Diadochokineseraten ein Auswertungsverfahren an (vgl. Kap. 4. Hördurchgang: Diadochokineserate). Die anderen Parameter können in diesem Fall nicht standardisiert ausgewertet werden. Die Untersucherin kann in diesen Fällen nur orientierend bewerten, ob zusätzlich zur Diadochokineserate weitere Störungen der oralen Diadochokinese vorliegen.

Die gesamte Auswertung gestaltet sich bei Kindern, Jugendlichen und Erwachsenen gleich. Für eine *orientierende Einschätzung* der diadochokinetischen Fähigkeiten kann die Untersucherin nach entsprechendem Hörtraining das Verfahren auch stark verkürzen. Diese Art der Durchführung ist von Riley und Riley allerdings nicht vorgesehen und damit auch nicht validiert.

1. Hördurchgang: Beurteilung der artikulatorischen Genauigkeit *(accuracy)*

Die Untersucherin hat ihren Auswertungsbogen zur oralen Diadochokinese vor sich liegen und beginnt mit der Analyse der artikulatorischen Genauigkeit. Für die ersten 10 Silben oder Silbensets jeder Aufgabe wird die Anzahl der *Distorsionsfehler* (*distortion errrors*) synonym mit artikulatorischen Veränderungen und der *Stimmfehler* (*voicing errors*) ermittelt.

Definition

Als *Distorsionsfehler* werden artikulatorische Veränderungen verstanden, die nicht zur Neubildung eines Konsonanten führen, diesen aber verändern (z. B. Behauchung, addentale/interdentale Realisierung).

Abweichend von Riley und Riley sollten auch Veränderungen von Vokalen (Neutralisierung) an dieser Stelle als Fehler gezählt werden.

Definition

Stimmfehler betreffen die Ersetzung eines stimmlosen Konsonanten durch einen stimmhaften Konsonanten (/pa/ → /ba/, /ta/ → /da/ und /ka/ → /ga/).

Für die Silbensets /taka/ und /pataka/ darf pro Silbenset nur ein Fehler gezählt werden, auch wenn in einem Silbenset nur ein Konsonant, in einem anderen aber alle Konsonanten auffällig sind. Außerdem dürfen nach Riley und Riley entweder nur Distorsionsfehler *oder* Stimmfehler pro Silbenset als auffällig gewertet werden, beide zusammen nicht.

Die Anzahl der Fehler wird in den Auswertungsbogen eingetragen (0 Fehler, 1–2 Fehler, 3 und mehr Fehler). Der ermittelten Fehleranzahl werden die in der Tabelle angegebenen Punktwerte zugeordnet.

2. Hördurchgang: Flüssigkeit *(smooth flow)*

Bewertet werden im zweiten Hördurchgang sogenannte Koartikulationsfehler *(coarticulation errors)* und Gleichmäßigkeit *(even flow)*.

Definition

Koartikulationsfehler bezeichnen eine mangelnde Koartikulation zwischen Lauten und/oder Silben (folgen), sodass ein abgehackter, stakkatohafter Höreindruck entsteht.

Die Untersucherin zählt somit die *Anzahl der Pausen*, die die Gleichmäßigkeit der Silbenfolgen unterbrechen und trägt sie in den Auswertungsbogen unter *Koartikulationsfehler* ein.

Definition

Gleichmäßigkeit: Die Silbenfolgen sollen im gleichmäßigen Fluss *ohne* übermäßige Betonung der ersten Silbe gesprochen werden. Wechselnde Betonungen bei der Äußerung von Silbenfolgen werden als Verstoß gegen die Gleichmäßigkeit gewertet, z. B. /patáka/ statt /pátaka/.

Ist Gleichmäßigkeit gegeben, wird dies im Auswertungsbogen mit *Ja* bzw. Punktwert 0 markiert. Liegen Auffälligkeiten in der Gleichmäßigkeit vor, wird im Auswertungsbogen die Gleichmäßigkeit mit *Nein* und daraus resultierend mit dem Punktwert 1 bewertet. Der Punktwert 1 wird bereits dann gegeben, wenn die Gleichmäßigkeit nur ein einziges Mal verletzt wurde. Bei der Bewertung der Gleichmäßigkeit haben Riley und Riley auf eine Differenzierung des Schweregrades verzichtet.

3. Hördurchgang: Sequenzierungsfehler *(sequencing errors)*

Diese Bewertung kann nur für die Silbensets /taka/ und /pataka/ durchgeführt werden. Fehler der Sequenzierung zeigen sich in:

- Vertauschungen der Silbenfolgen innerhalb eines Silbensets, z. B. /taka/ → /kata/,
- Ersetzungen der Konsonanten, z. B. /pataka/ → /papaka/,
- Ersetzungen, Auslassungen einer Silbe aus einem Silbenset (pataka → pata) oder
- Hinzufügungen von Silben.

Die Untersucherin zählt die Anzahl dieser Sequenzierungsfehler und 7trägt sie in den Auswertungsbogen unter *Sequenzierungsfehler* ein. Die Punktwerte werden direkt darunter eingetragen.

4. Hördurchgang: Diadochokineserate *(rate)*

Die Zeit für jeweils 10 Silben /pa/ und 10 Silbensets /taka/ und /pataka/ wird am PC mithilfe eines PC-Programms (und nur, wenn dieses nicht zur Verfügung steht, mit einer Stoppuhr) gemessen. Werden – bezogen auf eine Ausatmung – weniger als 10 Silben oder Silbensets artikuliert, wird die Zeit für die Anzahl der tatsächlich artikulierten Silben gemessen und auf 10 Silben hochgerechnet. Diese Rechnung ist folgendermaßen durchzuführen:

$$\frac{\text{Artikulationsdauer der tatsächlich artikulierten Silben}}{\text{Anzahl der artikulierten Silben}} \times 10 \qquad (1)$$

Das Ergebnis ergibt die hochgerechnete Dauer für 10 Silben bzw. 10 Silbenfolgen. Die Untersucherin nimmt sich dann den Bogen *Normwerte für Diadochokineseraten* (DD-Raten, ▶ Tab. 10.1) und liest in der *Zeile* der jeweiligen Altersangabe ab, welche der angegebenen DD-Raten der Patient annähernd erreicht hat. Von dieser Stelle aus geht die Untersucherin in der *Spalte* nach oben und sieht dann, ob der Mittelwert (MW) erreicht wurde bzw. welcher Standardabweichung (SD) der erreichte Zeitwert entspricht. Ist die Person schneller als der Mittelwert (MW), wird dennoch als Ergebnis „Mittelwert" angegeben, da „Mittelwert" oder ein noch besseres Ergebnis anschließend mit 0 Punkten als unauffällig gewertet wird.

Die Untersucherin kehrt anschließend zum *Auswertungsbogen* zurück und kreuzt dort denjenigen Punktwert an, der den jeweiligen Standardabweichungen zugeordnet ist.

Beispiel

Ein 12-jähriges Kind artikuliert 10 × /taka/ in 5 Sekunden. Die Untersucherin sucht nun auf dem Bogen *Normwerte für Diadochokineseraten* in der Rubrik /taka/ die Zeile „11–12 Jahre". In dieser Zeile geht die Untersucherin langsam nach rechts, bis sie zu dem Punkt kommt, dessen Zeitangabe zur Artikulationsdauer der 10 Silbensets der hier gesuchten Dauer „5 Sekunden" am nächsten kommt. Das ist in diesem Fall der Wert 5,1. An dieser Stelle geht sie nun in derselben *Spalte* nach oben und sieht dann: 1,5 SD. Das Kind ist also 1,5 SD schlechter als der Mittelwert. Dieser Wert 1,5 SD für die Diadochokineserate /taka/ wird nun auf dem *Auswertungsbogen der oralen Diadochokinese* eingetragen und der Fehlerpunktwert angekreuzt: Für 1,5 SD bei /taka/ erhält das 12-jährige Kind einen Fehlerpunktwert von 5.

Gesamtauswertung

Wie im letzten Teil des Auswertungsbogens zu erkennen, werden für die übergeordneten Parameter *artikulatorische Genauigkeit, Flüssigkeit* und *Diadochokineserate* für alle Silben und Silbensets zusammen die Punktwerte addiert. Insgesamt kann ein Fehlerscore von 42 erreicht werden. Normierte Daten für den Schweregrad der Störung liegen für 4- bis 11-jährige Kinder vor. Ab 11 Jahren können für artikulatorische Genauigkeit und Flüssigkeit nur noch orientierende Bewertungen vorgenommen werden. Bei der Auswertung der Diadochokineserate existieren für die Silbenfolgen /pa/ zwar Normwerte (▶ Tab. 10.1), Riley und Riley haben sie dennoch aus der Auswertung ausgeschlossen. Kann ein Kind aufgrund phonologischer Störungen nur die Silbenfolge /pa/ produzieren, kann nur die Diadochokinesrate anhand dieser Tabelle orientierend bewertet werden. Die gesamten oralen diadochokinetischen Fähigkeiten können in diesem Fall nur eingeschränkt und orientierend beurteilt werden.

Auffälligkeiten der oralen Diadochokinese verlangen in der Therapie ein spezielles Training der Sprechmotorik (vgl. Kap. 8.13, *Oral Motor Syllable Training Program* und dessen Erweiterung auf Wort- und Satzebene).

7.8.5 Überprüfung der oralen Diadochokinese auf Wort- und Satzebene

In der logopädischen Therapie bei polternden Menschen mit Auffälligkeiten der oralen Diadochokinese hat sich zusätzlich zum *Oral Motor Syllable Training Program* [Riley u. Riley, 1985] ein Training der oralen Diadochokinese auf Wort- und Satzebene (vgl. Kap. 8.13.2) bewährt. Wissenschaftliche Untersuchungen [Van Zaalen-op't Hof et al., 2009a] und klinische Beobachtungen haben gezeigt, dass polternde Menschen in ihren Leistungen der oralen Diadochokinese auf Silbenebene unauffällig sein können, aber Auffälligkeiten in der oralen Diadochokinese auf Wort- und/oder Satzebene zeigen. Für das Niederländische entwickelten von van Zaalen und Mitarbeiter [Van Zaalen-op't Hof et al., 2009c] daher einen Test zur Überprüfung der Leistungen der oralen Diadochokinese auf Wortebene *(Screening Pittige Articulatie [SPA])* [Van Zaalen-op't Hof et al., 2009a]. Durchführungs- und Auswertungsdesign sind nach dem Prinzip der Oral Motor Assesment Scales (s. o.) aufgebaut. In diesem Test müssen 10 mehrsilbige Wörter bei hohem Sprechtempo 3-mal hintereinander artikuliert werden. Testergebnisse basieren auf den Auswertungsdaten von 29 polternden und 18 stotternden Personen sowie 327 Kontrollpersonen. Nach dem derzeitigen Stand lassen sich in den Rubriken *Accuracy, Flow* und *Sequencing* signifikante Unterschiede in der Sprechmotorik zwischen polternden und stotternden Menschen darstellen. Die sprachmotorischen Unterschiede zu Kontrollpersonen sind ebenfalls signifikant.

Für das Deutsche ist derzeit noch kein Test zu Leistungen der oralen Diadochokinese auf Wort- und Satzebene evaluiert. Eine explorative Überprüfung mit eigenen Items ist sinnvoll.

7.8.6 Mundmotorik

Bei Kindern sollte immer eine Funktionsprüfung der Mundmotorik mit den üblichen logopädischen Prüfverfahren durchgeführt werden. Fallen bei Jugendlichen und Erwachsenen Schwierigkeiten in der oralen Diadochokinese auf, ist die Mundmotorik ebenfalls zu überprüfen. Dies gilt auch, wenn allein durch die Beobachtung der Verdacht auf mundmotorische oder orofaziale Störungen besteht. Die Mundmotorik muss nicht in der ersten Stunde geprüft werden, da eine hypo- oder hypertone Mundmotorik nicht die Basis für die Entstehung von Poltern ist. Erst zur Therapieplanung ist deren Berücksichtigung relevant.

7.8.7 Orale Stereognose

Bei Kindern im Vorschulalter oder frühen Grundschulalter ist in der *Verlaufsdiagnostik* die Untersuchung der oralen Stereognoseleistungen sinnvoll. Die räumliche Wahrnehmung des Mundraums kann mit 9 unterschiedlichen Formen durchgeführt werden (vgl. [Lleras, 1993]). Bei Jugendlichen und Erwachsenen zeigen sich Störungen der oralen Wahrnehmung spätestens bei der logopädischen Behandlung der Selbstwahrnehmung artikulatorischer Abläufe. Eine Überprüfung mit Stereognoseplättchen ist nicht indiziert.

7.9 Untersuchungen des Sprechtempos

Die Untersuchung des mittleren Sprechtempos und die Messung bzw. Schätzung irregulären Sprechtempos in der *Spontansprache* und beim *Lesen* sind ein Schwerpunkt zur Diagnosestellung von Poltern. Es sollte eine Spontansprachprobe gewählt werden, in der das Sprechtempo von der Untersucherin subjektiv als hoch bewertet wird (vgl. Kap. 7.6). Noch wichtiger zur Diagnosestellung von Poltern als ein durchschnittlich hohes Sprechtempo sind irreguläre Schwankungen des Sprechtempos. Objektiv können diese nur mit aufwendigen computergestützten Messungen analysiert werden. Eine subjektive Einschätzung des mittleren Sprechtempos durch die Untersucherin ist fehleranfällig.

Durch das Auftreten von vielen phonetischen Auffälligkeiten können Artikulationsraten tendenziell höher wahrgenommen werden als in objektiven Messungen. Unflüssigkeiten in Form von Wiederholungen, Revisionen oder Satzabbrüchen können zur subjektiven Wahrnehmung einer höheren Artikulationsrate führen [Myers u. Bradley, 1992]. Wird die Stimme abgesenkt, führt dies zu einer subjektiv wahrgenommenen Tempominderung, monotones, höher frequentes Sprechen wird als schneller wahrgenommen ([Kohler, 1986], in: [Pfitzinger, 2001]). Die Untersucherin sollte zum Training ihrer Einschätzungsfähigkeit dieselbe Sprechprobe bezüglich des Sprechtempos zunächst schätzen, um diese anschließend nach Transkription zu berechnen. In beiden Fällen sollte sie zum gleichen Befund (auffällig vs. unauffällig) kommen. Die subjektive Einschätzung des mittleren Sprechtempos und der irregulären Temposchwankungen in der Spontansprache ist zwar fehleranfällig, aufgrund zeitökonomischer Einschränkungen ist sie dennoch zur Befunderhebung in der Erstdiagnostik das Mittel der Wahl. *Nach klinischen Beobachtungen können irreguläre Temposchwankungen sicherer wahrgenommen werden als ein durchschnittliches Sprechtempo.* Die Messung des mittleren Sprechtempos beim *Lesetext* (s. u.) ist weniger zeitaufwendig, da die Anzahl der Silben bereits feststeht.

Zur Therapieplanung sind auch Untersuchungsmethoden mit *bewussten Variationen des Sprechtempos* relevant. Durch Vergleiche von Sprechproben in variiertem Tempo lassen sich erste Rückschlüsse auf die Fähigkeiten des Patienten ziehen, inwieweit er sein Sprechtempo *bewusst reduzieren* kann und welche Auswirkungen ein reduziertes Sprechtempo auf das Auftreten phonetischer Auffälligkeiten, Unflüssigkeiten oder sprachsystematischer Parameter hat. Durch ein *bewusst gesteigertes Sprechtempo* werden die Fähigkeiten des Patienten gemessen, bis zu welchem Punkt er bei hohen Artikulationsraten seine Sprechkontrolle beibehalten kann. Das Sprechtempo sollte bei Patienten, die flüssig lesen können, vergleichsweise auch bei Lesetexten gemessen werden. Dies ist wesentlich weniger zeitaufwendig, da nicht transkribiert werden muss.

7.9.1 Untersuchung des Sprechtempos in der Spontansprache – Erstdiagnostik

Bei der Untersuchung des Sprechtempos in der Spontansprache soll zum einen das durchschnittliche Sprechtempo einer Sprechprobe untersucht werden, zum anderen müssen die für die Diagnosstellung von Poltern noch wichtigeren irregulären Temposchwankungen markiert werden.

Material und Methoden

Material

- Protokollbogen *Screening zur Spontansprachanalyse bei Poltern* (▸ Abb. 10.4),
- *Orientierende Auswertung der Spontansprachprobe* (▸ Abb. 10.5) oder
- *Auswertungsbogen zur transkribierten Spontansprachanalyse* (▸ Abb. 10.3).

Beurteilung des mittleren Sprechtempos

Soll das mittlere Sprechtempo objektiv untersucht werden, sind eine Transkription und eine Zählung der Silben (vgl. Kap. 7.6.1) unerlässlich. Sinnvoll ist eine Messung in Silben pro Minute oder Sekunden, da Wörter aufgrund ihrer unterschiedlichen Länge ein ungenauer Messparameter sind. Wird transkribiert und findet eine Auswertung am PC statt, kann auch die Messeinheit „Laute pro Sekunde" gewählt werden. Wie erwähnt, misst die *Artikulationsrate* die Geschwindigkeit der Artikulation unter Ausschluss der Pausen. Die Messung der Artikulationsrate ist derzeit nur mit PC-Programmen möglich, die die Pausendauer messen können.

Dennoch ist für die Untersuchung von Poltern die Messung der Artikulationsrate aussagekräftiger als die Untersuchung der Sprechgeschwindigkeit, da letztendlich interessiert, wie schnell tatsächlich artikuliert wird. Bei der Messung der Sprechgeschwindigkeit relativieren häufige und längere Sprechpausen eine an sich hohe Artikulationsrate. Tendenziell sollte also versucht werden, eine Annäherung an die Artikulationsrate zu erzielen.

Dies kann dadurch erreicht werden, dass die Sprechgeschwindigkeit fortlaufender Äußerungen, die nur wenige Pausen enthalten, gemessen wird [St. Louis u. Myers, 1995]. Steht kein Computer zur Zeitmessung von Äußerungen zur Verfügung, sondern lediglich eine Stoppuhr, sollte die Sprechgeschwindigkeit für einen oder mehrere Abschnitte eines Gesprächs ausgewertet werden, in denen die polternde Person längere Zeit zusammenhängend ohne Unterbrechung durch den Gesprächspartner spricht (Monolog). Fallen der Untersucherin in diesen Abschnitten so lange Sprechpausen auf, dass währenddessen die Stoppuhr betätigt werden kann, sollten diese langen Pausen nicht in die Messung der Sprechgeschwindigkeit einfließen.

Da Sprechgeschwindigkeiten und Artikulationsraten sehr variabel eingesetzt werden, gibt es nur ungefähre Richtlinien, wann diese als hoch zu bewerten sind.

Merke

Eine mittlere Sprechgeschwindigkeit von mehr als 250 Silben pro Minute kann als schnell bewertet werden. Geißner bezeichnet Werte bis 300 Silben pro Minute als mittelrasch [Geißner, 1975]. Richtwert für die Bewertung eines mittleren Sprechtempos (Silben pro Minute abzüglich der Pausen von > 1 s) wären demnach ca. 300 Silben pro Minute.

Bei den *Artikulationsraten* waren in Untersuchungen der Spontansprache Raten über 342 Silben pro Minute überdurchschnittlich [Butcher, 1981]. Boutsen und Hood bewerteten eine Gruppe von 4- bis 10-jährigen Kindern als schnelle Sprecher, die durchschnittliche Artikulationsraten von ca. 330 Silben pro Minute aufwiesen [Boutsen u. Hood, 1997]. Diese Werte liegen nahe denen der Jugendlichen und Erwachsenen. Da sich bei Kindern die Sprechgeschwindigkeit erst entwickelt (vgl. [Riley u. Riley, 1985]), kann im Kindesalter, vor allem im Vorschulalter, bereits ein etwas niedrigeres Tempo als im Jugend- oder Erwachsenenalter als hoch bewertet werden (ab ca. 240 Silben pro Minute). Bei der *Spontansprachuntersuchung mit Transkription* ist der errechnete Durchschnittswert für das Sprechtempo auf dem dazugehörigen Auswertungsbogen (▸ Abb. 10.3) einzutragen, ebenso die daraus resultierende Bewertung. Bei der *orientierenden Auswertung der Spontansprachprobe* wird lediglich aufgrund der auditiven Einschätzung eine Bewertung des Sprechtempos von 0, 1 oder 2 abgegeben (Kap. 7.6).

Beurteilung der Schwankungen des Sprechtempos

Schwankungen des Sprechtempos können ohne computergestützte Messungen nur geschätzt werden (vgl. Kap. 2.2). Computergstützte Messungen wurden unter anderem von Sick [Sick, 1999] und Pfitzinger durchgeführt [Pfitzinger, 2001]. Für die Praxis sind diese Verfahren zu aufwendig. Ein geübter Hörer kann beurteilen, ob irreguläre Temposchwankungen vorliegen. St. Louis und Myers schätzen Schwankungen der Sprechgeschwindig-

Tab. 7.4 Transkriptionskonventionen für Sprechtempo nach dem GAT [Selting et al., 1998]

Sprechtempo	Transkription
allegro, schnell, deutlich erhöhtes Sprechtempo	<all>
lento, langsam, deutlich reduziertes Sprechtempo	<len>
accelerando, schneller werdend	<acc>
rallentando, langsamer werdend	<rall>

keit mithilfe einer Ratingskala von 1 bis 9 [St. Louis u. Myers, 1997]. St. Louis (1995) berichtet über ein Experiment, in dem im Rahmen der Einschätzung von Sprechnatürlichkeit die Hörerübereinstimmung auf einer 9-Punkte-Skala für den Parameter *Gleichmäßigkeit und Sprechgeschwindigkeit* (*regularity and rate*) von 20 Hörern eine Korrelation von 0,78 ergab [St. Louis 1985]. Dieses Ergebnis legt nahe, dass Untersucher auffällige Schwankungen des Sprechtempos hinreichend reliabel beurteilen können.

Im Transkript werden subjektive Bewertungen von Tempowechseln eingetragen (vgl. ▶ Abb. 7.1, ▶ Tab. 7.4). Sie ermöglichen neben dem bereits ermittelten durchschnittlichen Sprechtempo einen qualitativen Überblick über die Schwankungen des Sprechtempos und deren Beziehungen zu phonetischen Auffälligkeiten und Unflüssigkeiten. In der *orientierenden Auswertung der Spontansprachprobe* werden die irregulären Schwankungen des Sprechtempos auditv mit 0, 1 oder 2 bewertet (vgl. Kap. 7.6).

7.9.2 Untersuchungen zu Variationen des Sprechtempos – Erstdiagnostik

In diesen Untersuchungen soll der Patient sein Sprechtempo entweder willentlich reduzieren oder willentlich erhöhen. Untersuchungen zu Variationen des Sprechtempos zeigen die Fähigkeiten der polternden Person, ihr Sprechtempo kurzzeitig zu kontrollieren. Durch Vergleiche von Sprechproben in variiertem Sprechtempo lassen sich Auswirkungen von erhöhtem und reduziertem Sprechtempo auf andere Parameter des Sprechens feststellen. Im Jugend- und Erwachsenenalter ist die Überprüfung von Tempovariationen am einfachsten anhand eines Lesetextes durchzuführen (s. u.). Aufgrund noch nicht voll entwickelter Lesefähigkeiten empfiehlt sich dieses Verfahren im Vorschul- bzw. Grundschulalter selbstverständlich nicht, ebenso beim Vorliegen einer Entwicklungsdyslexie. In diesen Fällen können Tempovariationen orientierend anhand von SPO-Sätzen oder Spontansprache überprüft werden (s. u.).

Überprüfung anhand eines Lesetextes bei Jugendlichen und Erwachsenen – Erstdiagnostik

Die folgende Untersuchungsmethode ist ein orientierendes Verfahren. Im Vergleich zur ersten Auflage dieses Buches, in dem bei dieser Untersuchung nur 3 Abschnitte eines einzelnen Textes in unterschiedlichem Tempo gelesen wurden, wurde das Verfahren leicht modifiziert. Derselbe Text wird nun 3-mal hintereinander in unterschiedlichem Sprechtempo gelesen. Dies verhindert mögliche phonetische oder satzstrukturelle Einflüsse auf die Ergebnisse dieser Überprüfung.

Material und Methoden

Der Text „Der Nordwind und die Sonne“ ist eine Fabel des 18. Jahrhunderts von August Gottlieb Meißner, die aus dem Griechischen stammt. Bei Linguisten erlangte der Text Bekanntheit als phonetischer Mustertext, der in zahlreiche Sprachen übersetzt wurde: Die beim Vorlesen des Textes, üblicherweise durch einen Muttersprachler der jeweiligen Sprache, entstandene Transkription dient als Illustration einer möglichen lautlichen Umsetzung dieser Sprache. Verwendet wurde die Fabel unter anderem in der offiziellen Referenz für den Gebrauch des *Internationalen Phonetischen Alphabets (IPA)*, dem *Handbook of the International Phonetic Association*. Die im Handbuch der IPA zitierten Fassungen auf Deutsch, Englisch und Französisch sind nicht identisch mit den Texten von Meißner, Townsend und La Fontaine. Stattdessen handelt es sich um eigens angefertigte Übersetzungen, die vor allem mit dem Ziel konzipiert wurden, in allen Sprachen eine, soweit wie möglich, ähnliche Handlungsstruktur und Satzzahl zu erreichen. Damit könnte dieser Text zukünftig sogar auch in anderen Sprachen als Messinstrument zur Tempovariation von Poltern verwendet werden.

Material

- Lesetext *Der Nordwind und die Sonne* für den Patienten (▶ Abb. 10.9),
- Protokollbogen *Tempovariationen: „Der Nordwind und die Sonne" für die Untersucherin* (▶ Abb. 10.10),
- PC mit Audioprogramm zum Aufzeichnen der gesprochenen Texte,
- Ist kein PC vorhanden, anderen Tonträger und Stoppuhr.

Der im Anhang (▶ Abb. 10.9 und online) angegebene Lesetext eignet sich für Jugendliche und Erwachsene ohne Entwicklungsdyslexie.

Die Untersucherin legt dem Patienten den Lesetext vor, sie selbst hat gleichzeitig den Protokollbogen vorliegen. Der Patient wird gebeten, den Text 3-mal vorzulesen. Für den ersten Durchgang wird die polternde Person folgendermaßen instruiert: *„Bitte lesen Sie diesen Text einmal vor, so wie Sie normalerweise vorlesen."* Für den zweiten Lesedurchgang des Textes erhält der Patient folgende Anweisung: *„Bitte lesen Sie den folgenden Abschnitt langsamer als Sie sonst sprechen, so als würden Sie einem alten Menschen, der nicht mehr gut verstehen kann, etwas erklären."* Beim dritten Lesedurchgang soll der Patient bewusst sehr schnell lesen: *„Bitte lesen Sie den letzten Abschnitt schnell, schneller als Sie normalerweise sprechen."*

Die Sprechgeschwindigkeit wird für jeden Lesedurchgang gemessen. Überlange Pausen sollten aus der Berechnung herausgenommen werden. Phonetische Aufälligkeiten und Unflüssigkeiten können schon während des Lesens mitprotokolliert werden. Da eine genaue Analyse phonetischer Auffälligkeiten zu zeitintensiv ist, reichen für die Auswertung zur Therapieplanung orientierende quantitative Einschätzungen, die die Untersucherin während oder nach dem Abhören der Tonaufnahme in den Protokollbogen einträgt.

Auswertung und Hypothesen

Die Sprechtempi der 3 Lesedurchgänge werden miteinander verglichen, orientierend auch die phonetisch-temporalen Auffälligkeiten und Unflüssigkeiten. Die Ergebnisse werden in den Protokollbogen eingetragen.

Kann der Patient sein Sprechtempo kurzzeitig reduzieren, sind Mechanismen der Sprechkontrolle vorhanden. Eine gleichzeitige Reduzierung von phonetischen Auffälligkeiten und ggf. Unflüssigkeiten ist zu erwarten. Falls auch bei einer bewusst reduzierten Artikulationsrate noch phonetische Fehler auftreten, zeigt dies, dass gravierende Störungen im phonologisch-artikulatorischen Bereich vorliegen bzw. Unsicherheiten in der Wahrnehmung artikulatorischer Abläufe. In diesem Fall ist in der Therapie besonders intensiv im Bereich der Phonetik zu arbeiten.

Nach Tsao und Weismer haben Sprecher die Fähigkeit, ihre Artikulationsrate bewusst zu steigern [Tsao u. Weismer, 1997]. Falls dies bei einem polternden Sprecher nicht möglich ist, ist dies ein Hinweis auf eine Störung der Kontrolle seines Sprechtempos. Ist das willentlich gesteigerte Sprechtempo gleich oder tendenziell höher als das unkontrollierte, macht der Patient dabei aber *weniger* phonetische Auffälligkeiten oder Unflüssigkeiten als beim unkontrollierten Lesen, verdeutlicht dies erneut, dass für den Patienten andere Möglichkeiten der Sprechkontrolle existieren, als langsam zu sprechen. Treten *mehr* Symptome auf, zeigt dies dem Patienten, dass erhöhtes Tempo zu zunehmendem Kontrollverlust führt.

Überprüfung von Tempovariationen bei jüngeren oder älteren Kindern mit Entwicklungsdyslexie – Erstdiagnostik

Bei jüngeren Kindern oder Kindern mit Entwicklungsdyslexien sind Untersuchungsverfahren indiziert, bei denen nicht gelesen werden muss. Im Folgenden wird ein Verfahren auf Satzebene vorgestellt, das sowohl die Überprüfung von Temporeduzierung als auch von Temposteigerung erlaubt. Des Weiteren werden kurze Hinweise zur Auswertung einer temporeduzierten Spontansprachprobe gegeben.

Material und Methoden

Material

- 10 einfache Fotokarten mit SPO-Sätzen,
- PC zum Aufzeichnen der gesprochenen Texte,
- Ist kein PC vorhanden, anderen Tonträger,
- ggf. Stoppuhr.

Die 10 Fotokarten werden auf einen Stapel gelegt. Die Untersucherin sagt dem Kind, was auf der ersten Karte passiert. Im ersten Durchgang soll das Kind das Gesagte der Untersucherin einfach nachsprechen. Es muss nicht ganz genau der Wortlaut der Untersucherin sein. Im zweiten Durchgang soll das Kind das Gleiche einmal ganz langsam sprechen (vgl. ▶ Tab. 8.3; z. B. wie ein Riesendino) und im dritten Durchgang ganz schnell (wie ein Gepard, ebd.). So wird mit allen 10 Karten verfahren. Die Äußerungen des Kindes werden auf PC-aufgenommen.

Bei Kindern im Vorschulalter und frühen Grundschulalter kann im Freispiel, Rollenspiel oder auch beim Beschreiben einfacher Bildgeschichten nach Aufforderung orientierend eingeschätzt werden, ob eine bewusste Reduzierung des Sprechtempos möglich ist. Bei dieser Untersuchungsmethode ist eine Überprüfung der kontrollierten *Steigerung* des Sprechtempos *nicht indiziert*, weil bei gesteigertem Sprechtempo in der Spontansprache erhöhte Anforderungen an die syntaktisch-morphologische Planung bestehen. Diese erschweren eine Temposteigerung erheblich und verfälschen eine Auswertung. Eine Temporeduzierung in einer den sprachlichen Fähigkeiten des Kindes angepassten *Spontansprachaufgabe* ist hingegegen sinnvoll und möglich. Zur Temporeduzierung wird dem Kind von der Untersucherin ein sprachliches Vorbild, ggf. auch mithilfe einer bildlichen Vorstellung (vgl. ▶ Tab. 8.3), gegeben.

Auswertung und Hypothesen

Während der Untersuchung sollte sich die Untersucherin bereits Notizen machen, ob bei den jeweiligen Aufgaben Temporeduktionen oder Steigerungen möglich sind. Eine grobe Einschätzung der Auswirkungen reduzierten Sprechtempos auf phonetische Auffälligkeiten, Unflüssigkeiten oder sprachliche Organisation ist ausreichend, da eine detaillierte Auswertung zu zeitaufwendig ist.

7.10 Untersuchung von Unflüssigkeiten

Die Untersuchung von Unflüssigkeiten dient primär zur Differenzierung, ob es sich um reines Poltern oder eine Kombination aus Poltern und Stottern handelt. Des Weiteren ist zur Planung einer logopädischen Therapie die Untersuchung der poltertypischen Unflüssigkeiten relevant (vgl. ▶ Tab. 7.5). Neben der quantitativen Analyse interessieren auch möglich Zusammenhänge zwischen Unflüssigkeiten und sprachsystematischen und/ oder sprechmotorischen Auffälligkeiten. Zur diagnostischen Abklärung von Stottern bei Kindern sei beispielsweise auf das Buch von Sandrieser und Schneider verwiesen [Sandrieser u. Schneider, 2008].

Möglich ist auch, dass sich ein Patient wegen Stotterns vorstellt und sich im Laufe der Anamnese und Spontanspracherhebung herausstellt, dass zusätzlich ein Poltern besteht. Dann ist die zur Untersuchung von Stottern geplante Diagnostik um die bei Poltern relevanten Bereiche zu ergänzen.

7.10.1 Untersuchung von Unflüssigkeiten in der Spontansprache – Erstdiagnostik

Durch die Auswertung von Unflüssigkeiten in der Spontansprache lassen sich Antworten auf folgende Fragen finden, die zur Hypothesenbildung und Therapieplanung dienen (vgl. [Myers u. Bradley, 1992]):

- Zeigt der Polternde Unflüssigkeiten, die zugrunde liegende sprachsystematische Probleme widerspiegeln (Satzabbrüche, Revisionen, Satzteilwiederholungen)?
- Zeigen Wortabbrüche mit Korrektur phonetische oder lexikalische Störungen auf?
- Treten die Unflüssigkeiten häufiger auf, wenn die sprachlichen Anforderungen komplexer werden?
- Treten Unflüssigkeiten verstärkt in Abschnitten hohen Sprechtempos auf?
- Treten die Unflüssigkeiten verstärkt in Zusammenhang mit phonetischen Auffälligkeiten auf?

Material und Methoden

Material

- Protokollbogen *Screening zur Spontansprachanalyse bei Poltern* (▶ Abb. 10.4),
- *Orientierende Auswertung der Spontansprachprobe* (▶ Abb. 10.5) oder
- *Auswertungsbogen zur transkribierten Spontansprachanalyse* (▶ Abb. 10.3)

Unflüssigkeiten können wie die phonetischen Auffälligkeiten anhand einer Spontansprachanalyse mit Transkription oder in eingeschränkter Form mit dem Screeningverfahren zur Spontansprachanalyse untersucht werden. Untersucht werden Laut- und Silbenwiederholungen, Wort- und Satzteilwiederholungen, Dehnungen, Blockierungen, Wort- und Satzabbrüche, Korrekturen sowie Embolophrasien und Embolophonien (▸ Tab. 7.5). Zur Abgrenzung von Stottern werden auch Dehnungen und Blockierungen und kombinierte Stottersymptome untersucht.

Auswertung und Hypothesenbildung

Alle Unflüssigkeiten werden im Transkript markiert (vgl. ▸ Abb. 7.1) und anschließend im Auswertungsbogen transkribierter Spontansprache eingetragen. Vorschläge zur Terminologie bei der Transkription von Unflüssigkeiten sind in ▸ Tab. 7.5 gelistet. Alternativ findet die auditive Auswertung im Rahmen des Screenings zur Spontansprache statt.

Treten die für Stottern typischen Unflüssigkeiten auf, kann die Bestimmung der prozentualen Häufigkeit als ein Beitrag für eine Bewertung des Schweregrades der Stottersymptomatik nach dem *Stuttering Severity Instrument* von Riley und Riley [Schulze u. Johannsen, 1986] [Sandrieser u. Schneider, 2008] [Van Zaalen u. Winkelman, 2009] genutzt werden.

Alle nichtgestotterten Unflüssigkeiten können trotz quantitativer Auswertung nur nach dem subjektiven Maßstab der Untersucherin beurteilt werden. Beispielsweise treten Satzabbrüche auch bei unauffälligen Sprechern häufig auf, sodass diese erst dann als sicher auffällig (Punktwert 2) beurteilt werden können, wenn die Untersucherin sie über das normale Maß hinaus als auffällig wahrnimmt und/oder die Unflüssigkeiten in Kombination mit phonetischen Auffälligkeiten oder erhöhtem Sprechtempo einhergehen. Dies trifft auch auf Korrekturen in Form von Revisionen oder phonetischen und lexikalischen Korrekturen zu.

Beim Auftreten von Blockierungen und Dehnungen muss immer eine Diagnostik zur Beurteilung von Stottern durchgeführt werden. Die für Poltern typischen Unflüssigkeiten lassen auf linguistische Störungen oder Unsicherheiten schließen. Dabei kann eine Art von Unflüssigkeiten verschiedene Ursachen haben (vgl. Kap. 2.4). Hypothesen zu diesen Ursachen können nur zusammen mit einer syntaktisch-morphologischen, phonetischen oder semantisch-lexikalischen Auswertung der Spontansprache aufgestellt werden.

Durch die Gesamtauswertung der transkribierten Spontansprachanalyse lassen sich oben angeführte Fragen beantworten. Sie zeigen Zusammenhänge zwischen den Parametern auf, die sich in dem Sinne nutzen lassen, dass die Unflüssigkeiten durch die Behandlung der mit ihnen gemeinsam auftretenden Symptome reduziert werden. In ▸ Tab. 7.6 werden Überlegungen zu den therapeutischen Konsequenzen einzelner Unflüssigkeiten beschrieben. Alle für Poltern charakteristischen Unflüssigkeiten werden somit indirekt behandelt.

Tab. 7.5 Vorschläge zur Terminologie bei der Transkription von Unflüssigkeiten (vgl. auch [Schneider u. Zückner, 2005])

Unflüssigkeit	Transkription
Silbenwiederholungen	SW
Wortwiederholungen	WW
Satzteilwiederholungen	STW
Lautwiederholungen	LW
Wortabbruch (mit Korrektur)	WA (Korr)
Dehnungen	D
Blockierungen	B
Satzabbruch (mit Korrektur)	Syn/A (Korr)
Korrekturen • Revision (syntaktische Überarbeitung) • lexikalisch-semantische Korrektur • phonetisch-phonetische Korrektur	• Syn/Korr • Lex/Korr • Phon/Korr
Embolophonien	Eo
Embolophrasien	Er

Tab. 7.6 Auswertung von Unflüssigkeiten

Parameter	Therapeutische Konsequenz
Laut- und Silbenwiederholung	• Liegt Stottern vor? → Behandlung des Stotterns • bei reinem Poltern: Wiederholungen als Alarmzeichen zur Poltermodifikation (vgl. Kap. 8.12) nutzen, indirekt über Phonetik, Sprechtempo und sprachsystematische Arbeit an den Wiederholungen arbeiten
Wort- und Satzteilwiederholung	Verdacht auf lexikalische oder syntaktisch-morphologische Störungen? Bei reinem Poltern: Wiederholungen als Alarmzeichen zur Poltermodifikation nutzen, ggf. indirekte sprachsystematische Arbeit
Wortabbrüche	Häufig werden Wortabbrüche korrigiert. Anhand dieser Korrekturen lässt sich erkennen, ob es sich um einen phonologisch-phonetischen oder semantisch-lexikalischen Fehler handelt.
Satzabbrüche	Zeigen sie Defizite in der sprachlichen Strukturierung, Kohäsion oder Kohärenz oder syntaktisch-morphologische Störungen auf? → Diese Bereiche dann therapieren.
Revisionen/Korrekturen	• Führt die Revision zu einer linguistischen Verbesserung des Gesagten? • Sind die Korrekturen sinnvoll für den Gesprächspartner? → Pragmatik? • Werden Korrekturen ausgelassen? → Monitoring • Sind sie fehlerhaft? → sprachsystematische Arbeit
Embolophrasien	• beim gleichzeitigen Vorliegen von Stottern → Verdacht auf Vermeidensverhalten • ohne Vorliegen von Stottern: Verdacht auf Störungen der inhaltlichen Planung, der syntaktisch-morphologischen Planung oder semnatisch-lexokalische Störungen. • Möglicherweise liegt auch nur eine Angewohnheit vor. Dies ist vor allem bei Jugendlichen möglich und betrifft einige spezielle Wörter wie „halt" o. Ä. Beim störenden Auftreten von Embolophrasien sollten diese behandelt werden.

7.10.2 Unflüssigkeiten beim Lesen – Erstdiagnostik

Die Beurteilung von Unflüssigkeiten bei Lesetexten liefert Informationen über den Zusammenhang von Sprachplanung und Unflüssigkeiten. Des Weiteren kann sie zur Differenzierung gestotterter und gepolterter Unflüssigkeiten beitragen.

Material und Methoden

Material

- Erwachsene/Jugendliche: Lesetext *Der Nordwind und die Sonne* (▸ Abb. 10.9),
- Kinder/Jugendliche: standardisierte Lesetexte zur Überprüfung einer Entwicklungsdyslexie. Fakultativ: Lesetext zur Überprüfung von Lesen auf Stottern ([Sandrieser u. Schneider, 2008]).

Bei Poltern sollten immer die Lesefähigkeiten überprüft werden [Weiss, 1964] [Daly, 1996] [St. Louis u. Myers, 1997]. Um zeitökonomisch zu arbeiten, ist bei Jugendlichen und Erwachsenen die Überprüfung von Unflüssigkeiten beim Lesen bereits mit der Auswertung des ersten Lesedurchgangs des Textes *Der Nordwind und die Sonne* (vgl. Kap. 7.9), (▸ Abb. 10.9) im Rahmen der Fähigkeiten zur Tempovariation abgeschlossen. Bei Kindern und Jugendlichen mit Verdacht auf Entwicklungsdyslexie werden die gleichen Lesetexte wie zur Abklärung einer Entwicklungsdyslexie gewählt (vgl. [Costard, 2007]). Die Unflüssigkeiten werden in den Lesetexten genauso wie in der transkribierten Spontansprachanalyse markiert. Hat sich im Laufe der Untersuchung bereits herausgestellt, dass eine Kombination aus Poltern und Stottern vorliegt, sollte zur Auswertung und Interpretation der Unflüssigkeiten bei Kindern der Lesetext von P. Schneider ([Sandrieser u. Schneider, 2008]) gewählt werden. Dieser ist ein Teil des *Stuttering Severity Instruments* (SSI) [Riley, 1994], das von Schneider für die deutsche Sprache adaptiert wurde (ebd.). Liegt laut Anamnese keine Entwicklungsdyslexie vor, ist die Überprüfung mit diesem Text ausreichend. Zusätzlich zu den bei diesem Test auszuwertenden Blockierungen, Dehnungen, Teilwortwiederholungen, Einsilberwiederholungen, Interjektionen und Floskeln müssen die für Poltern typischen Unflüssigkeiten gezählt werden. Diese fließen selbstverständlich nicht in die standardisierte Auswertung des SSI ein.

Auswertung und Hypothesen

Die verschiedenen polterspezifischen Unflüssigkeiten werden bei Jugendlichen/Erwachsenen wie bei der transkribierten Spontansprachanalyse oder dem Screening der Spontansprache mit 0, 1 oder 2 bewertet. Anhand der Ergebnisse werden Strategien zur Therapieplanung abgeleitet (vgl. ▸ Tab. 7.6).

7.10.3 Automatisiertes Sprechen – weiterführende Diagnostik (fakultativ)

Zum Teil werden aus der Diagnostik von Stottern bei Jugendlichen und Erwachsenen automatisiertes Sprechen in Form von Zählen und Aufsagen der Wochentage oder Monate übernommen [St. Louis u. Myers, 1997]. Zückner (im Gespräch, 2002) berichtet über Vertauschungen oder Auslassungen von Wochentagen oder Monatsnamen. Diese Untersuchung führt zu keiner differenzierteren Diagnose, kann aber einen sowieso schon gewonnenen Eindruck verstärken.

7.11 Sprachsystematische Fähigkeiten

Sprachsystematische Fähigkeiten sind bei allen polternden Patienten im Rahmen der Spontansprachanalyse zu überprüfen. Zur Abklärung bei Verdacht auf eine bei Poltern häufig auftretende Sprachentwicklungsstörung ist es bei Kindern erforderlich, die gesamte Diagnostik zur Sprachentwicklung anhand einer Spontansprachanalyse und mit möglichst validierten und normierten Tests durchzuführen, einschließlich des Sprachverständnisses. Einen guten Überblick über die Diagnostik von Sprachstörungen im Kindesalter liefern unter anderem Schrey-Dern [Schrey-Dern et al., 2006], Schöler und Kany [Schöler u. Kany, 2007] sowie Neumann und Mitarbeiter [Neumann et al., 2009]. Dies schließt auch Untersuchungen zum Sprachverständnis ein (z.B. Test zur Überprüfung des Grammatikverständnisses (TROG-D) [Fox, 2006].

7.11.1 Untersuchung sprachsystematischer Fähigkeiten in der Spontansprache – Erstdiagnostik

Die Analyse sprachsystematischer Auffälligkeiten bei Poltern wird bei Kindern, Jugendlichen und Erwachsenen immer zuerst anhand der mehr oder weniger detaillierten Spontansprachanalyse durchgeführt (s. auch Kap. 7.6). Neben den Bereichen Syntax/Morphologie und Lexikon/Semantik ist der bei Poltern häufig auffällige Bereich der sprachlichen Strukturierung (synonym zu „sprachliche Organisation" [Mannhardt, 2005]) zu überprüfen. In diesem Bereich werden Kohärenz, Kohäsion sowie die thematische Strukturierung untersucht. Letztgenannter Bereich hat einen engen Bezug zur Kommunikation und Pragmatik. Sprachsystematische Auffälligkeiten stützen die Diagnose *Poltern*, sind aber keine Kernsymptome. Abkürzungen zur Markierung ausgewählter sprachsystematischer Auffälligkeiten im Transkript finden sich in ▸ Tab. 7.6). Zu Forschungszwecken sind je nach Anforderung auch detailliertere Bewertungskriterien indiziert.

Material und Methoden

Material

- Protokollbogen *Screening zur Spontansprachanalyse bei Poltern* (▸ Abb. 10.4),
- *Orientierende Auswertung der Spontansprachprobe* (▸ Abb. 10.5) oder
- *Auswertungsbogen zur transkribierten Spontansprachanalyse* (▸ Abb. 10.3).

Eine grobe Einschätzung sprachsystematischer Auffälligkeiten ist anhand des Screeningverfahrens zur Spontansprachanalyse möglich (vgl. Kap. 7.6). Qualitative Aussagen zu sprachsystematischen Störungen können nur mit der transkribierten Spontansprachanalyse (▸ Tab. 7.7) durchgeführt werden. Bei einer Analyse mit Transkription (vgl. ▸ Abb. 7.1) lässt sich zusätzlich feststellen, ob die sprachsystematischen Auffälligkeiten in Phasen von normalem oder niedrigem Sprechtempo nachlassen oder sogar ganz wegfallen.

Tab. 7.7 Vorschläge zur Transkriptgestaltung der sprachsystematischen Fähigkeiten in der Spontansprache (leicht modifiziert nach [Schneider u. Zückner, 2005])

Sprachsystematische Fähigkeiten	Transkript
syntaktisch-morphologische Störung (Dieser Bereich kann von der Untersucherin beliebig präzisiert werden)	Syn.-morph.
Wortfindungsstörung	Wofi.
Auffälligkeiten im lexikalischen Bereich bzw. falsche lexikalische Auswahl	Lex.
Textkoharenz unklar/nicht gegeben	→ Khz ←
Textkohäsion unklar/nicht gegeben	→ Khn ←
Textteil mit unklarem Sinngehalt	→ Inhalt ←
Satzverschränkungen	Syn/V
Textteil mit hohem Anteil an Redundanz	→ Red. ←

Auswertung

Die folgenden sprachsystematischen Auffälligkeiten werden entweder im Screening zur Spontansprache bei Poltern (vgl. Kap. 7.6) nach rein auditiver Analyse oder anhand einer detaillierteren transkribierten Spontansprachanalyse (vgl. Kap. 7.6) ausgewertet. Die Untersucherin trägt qualitative und quantitative Parameter für jede zu untersuchende Struktur in den Auswertungsbogen zur transkribierten Spontansprachanalyse (▸ Abb. 10.3) ein und bewertet die Auffälligkeiten nach dem Auswertungsschema mit den Werten 0, 1 oder 2 (vgl. ebd.). Bei Kindern im Vorschulalter ist in schweren Fällen und bei Verdacht auf eine Sprachentwicklungsstörung eine umfangreiche qualitative und quantitative Spontansprachanalyse nötig (vgl. [Motsch, 2008] [Schrey-Dern et al., 2006])

▸ **Syntaktisch-morphologische Fehler.** Syntax und Morphologie gelten immer dann als auffällig, wenn ein Sprecher eine Struktur, die er nach dem Stand seiner Sprachentwicklung bereits hätte erwerben müssen, noch nicht oder noch nicht vollständig beherrscht (vgl. [Clahsen, 1988], [Schrey-Dern et al., 2006] [Szagun, 2000]). Auf dem Auswertungsbogen zur transkribierten Spontansprachanalyse ist nur eine überblicksartige Auswertung von Syntax und Morphologie vorgesehen. Eine detaillierte Auswertung ist anhand oben angegebener Verfahren [Motsch, 2008] [Schrey-Dern et al., 2006] sinnvoll.

▸ **Semantisch-lexikalische Auffälligkeiten.** Während bei polternden Erwachsenen eher nur Wortfindungsstörungen (syn. Abrufstörungen) oder eine fehlerhafte lexikalische Auswahl (leichte semantische Abweichungen) vorliegen, können komorbid bei Kindern auch umfassendere semantisch-lexikalische Störungen vorliegen. Diese sind am sichersten mithilfe von Tests zur Überpüfung des Wortschatzes durchzuführen [Kiese u. Kozielsky 1996] [Kolfenbach, 2002] [Kauschke u. Siegmüller, 2010] [Glück, 2011]. Auf dem Auswertungsbogen zur transkribierten Spontansprachanalyse ist der Bereich Lexikon/Semantik bewusst vereinfacht gehalten. Zwar kann der prozentuale Anteil an Wortfindungsstörungen angegeben werden, zur Bewertung jedoch, ob diese auffällig sind oder sich noch im Rahmen normaler Wortfindungsstörungen befinden, ist neben der Einschätzung der Untersucherin auch die Angabe des Patienten, inwieweit er sich durch seine Wortfindungsstörungen eingeschränkt fühlt, wichtig (vgl. [Siegmüller, 2008]).

▸ **Kohärenz/Kohäsion, thematische Strukturierung.** Bei der Auswertung transkribierter Spontansprache werden die unterschiedlichen Auffälligkeiten von Kohärenz, Kohäsion und thematischer Strukturierung im Transkript markiert.

Hypothesen

Alle behandlungsbedürftigen sprachsystematischen Auffälligkeiten müssen direkt therapeutisch behandelt werden. Treten sprachsystematische Auffälligkeiten nur in Phasen erhöhten Sprechtempos auf, bedeutet das für die Therapie, dass sich die Auffälligkeiten durch Reduzierung des Sprechtempos verringern werden. In diesem Fall muss zusätzlich zur Temporeduzierung die Selbstwahrnehmung der sprachsystematischen Auffälligkeiten verbessert oder an der Automatisierung sprachsystematischer Fähigkeiten bei hohem Sprechtempo gearbeitet werden (beispielsweise Übungen zum schnellen Benennen).

7.11.2 Weitere Untersuchungen zur sprachlichen Strukturierung

Um Störungen in diesem Bereich genauer als in der Spontanprachanalyse erfassen zu können, sind Untersuchungen sinnvoll, bei denen strukturierte Inhalte verbalisiert werden sollen. Diese Untersuchungen werden im Folgenden beschrieben:

Nacherzählen von Texten – wenn möglich ED, ansonsten WD

Nacherzählungen einer vorgelesenen oder selbst gelesenen Geschichte sind ein wichtiges Thema in der Schule und werden häufig auch in der Diagnostik von Poltern durchgeführt [Daly, 1986]. Wichtig ist bei dieser Untersuchung, sich über deren Ziele im Klaren zu sein. Um festzustellen, ob in der Spontansprache vorliegende Schwierigkeiten bezüglich thematischer Strukturierung, Kohärenz und Kohäsion auch durch die Arbeit mit Texten verbessert werden können, ist die Überprüfung der Textreproduktion im Hinblick auf die Therapieplanung sinnvoll. Bezüglich der logopädischen Diagnosestellung ist die Überprüfung der Fähigkeiten zur Textreproduktion nicht notwendig.

Ist das Untersuchungsziel, Störungen der thematischen Strukturierung, Kohärenz und Kohäsion genauer als in der Spontansprache beschreiben zu können, muss die Methode der Nacherzählung differenziert beurteilt werden.

Werden relevante Propositionen ausgelassen oder verändert, kann das auditive Ursachen haben, wenn die Texte ausschließlich vorgelesen wurden. Lesen die Patienten die Texte selbst, können Störungen des Lesesinnverständnisses die Textwiedergabe einschränken. In beiden Fällen kann die Textwiedergabe durch kognitive oder aufmerksamkeitsbedingte Ursachen eingeschränkt sein. Die Ursachen für Auffälligkeiten in der Textreproduktion sind somit vielfältig. Zur Minimierung der Einflüsse eines gestörten auditiven Textgedächtnisses und Störungen des Lesesinnverständnisses ist bei Kindern ohne Lesefähigkeit oder mit eingeschränkter Lesefähigkeit die Nacherzählung einer vorgetragenen Geschichte mit Unterstützung von Bildern zu empfehlen. Jugendliche und Erwachsene sollen selbst entscheiden, wie sie die Geschichte am besten wiedergeben können:

- Sie lesen die Geschichte selbst (leise oder laut),
- sie lesen die Geschichte mit, während sie die Untersucherin vorliest,
- oder sie lassen sich die Geschichte vorlesen, ohne selbst mitzulesen.

In der Verlaufsdiagnostik kann die Untersucherin bei Bedarf ermitteln, ob dem Patienten die Wiedergabe eines vorgelesenen oder eines selbst gelesenen Textes leichter fällt. Da Jugendliche und Erwachsene in der Schule und im Beruf verstärkt mit Texten umgehen müssen, ist die Textreproduktion eine wichtige Fähigkeit. In der therapeutischen Arbeit werden anhand von Textreproduktionen zusätzlich zur sprachlichen Strukturierung das auditive Gedächtnis, Lesesinnverständis, Aufmerksamkeit und Textverständnis trainiert.

Material und Methoden

Es liegt im Deutschen kein standardisiertes Prüfmaterial zur Textreproduktion bei Poltern vor. Möglich sind orientierende oder deskriptive Beurteilungen sowie die Überprüfung anhand von Verfahren aus der logopädischen Diagnostik bei Sprachentwicklungsstörungen.

Material

- Kinder bis 9 Jahre: Überprüfung des Textgedächtnises (TG) aus dem H-S-E-T [Grimm u. Schöler, 1991],
- Kinder 9–12 Jahre: altersentsprechende Texte aus Schulbüchern,
- ältere Jugendliche (ab ca. 12–13 Jahre) und Erwachsene: *Die geteilte Suppe, Liste mit Propositionen zum Text* (▶ Abb. 10.11),
- PC, Gerät zur Audioaufnahme.

Bei Kindern bis zu 9 Jahren werden die Fähigkeiten zur auditiven Textreproduktion häufig im Rahmen der auditiven Verarbeitung anhand der Überprüfung des Textgedächtnises (TG) nach dem Heidelberger Sprachentwicklungstest (H-S-E-T) [Grimm u. Schöler, 1991] festgestellt. Deren Ergebnisse können eingeschränkt auf Störungen der sprachlichen Strukturierung hinweisen. Sollen nur die Fähigkeiten der sprachlichen Strukturierung überprüft werden, ist bei Kindern dieser Altersstufe die Überprüfung der sprachlichen Struturierung anhand der Spontansprachauswertung bzw. anhand der Wiedergabe serieller Handlungen, Bildgeschichten oder auch kurzer Fimsequenzen sinnvoller.

Für Kinder zwischen 9 und 12 Jahren können zur orientierenden Auswertung der Leistungen zur Textreproduktion bei unauffälligen Leseleistungen altersentsprechende Texte aus Schulbüchern einmal vorgelesen und einmal leise vom Kind gelesen werden, anschließend erzählt das Kind nach.

Bei Jugendlichen und Erwachsenen kann eine orientierende Auswertung anhand des Textes *Die geteilte Suppe* [Brednich, 1994] durchgeführt werden. Die Textreproduktionen werden aufgenommen und zur Auswertung abgehört. Die Nacherzählung kann letztendlich nach allen Kriterien wie die Untersuchung der Spontansprache ausgewertet werden. Da dies zeitlich aber sehr aufwendig ist, bietet es sich an, nur die Bereiche *Kohärenz/Kohäsion und thematische Strukturierung* unter Zuhilfenahme der Propositionenliste (▸ Abb. 10.11) zu untersuchen. Zur qualitativen Erfassung der Störungen ist eine Transkription sinnvoll.

Auswertung und Hypothesen

Die Nacherzählung wird anhand der im H-S-E-T vorgegebenen Kriterien ausgewertet. Diese erfassen die Fähigkeiten zum Textgedächtnis. Eine weitere orientierende Auswertung der Nacherzählung in Bezug auf Auffälligkeiten bei Kohärenz und Kohäsion, thematischer Strukturierung und textfremden Inhalten kann durchgeführt werden. Wurde bei Jugendlichen und Erwachsenen der Text *Die geteilte Suppe* gewählt, kann anhand der beiliegenden Propositionenliste (▸ Abb. 10.11) festgestellt werden, welche relevanten Inhalte fehlen, welche textfremden Inhalte hinzugefügt und wie die Propositionen angeordnet wurden. Ferner können Bemerkungen über weitere Auffälligkeiten wie Unflüssigkeiten oder unverständliche Abschnitte eingetragen werden. Nacherzählungen aus Schulbüchern o. Ä. werden nach demselben Muster ausgewertet. Ob die Fähigkeit zur thematischen Strukturierung, Kohäsion und Kohärenz innerhalb einer Nacherzählung als auffällig bewertet werden muss, bewertet die Untersucherin anhand ihres professionellen Wissens über Mittel der Textstrukturierung, Kohärenz und Kohäsion und anhand ihres Gesamteindrucks der polternden Person. Die Untersucherin bewertet die Fähigkeiten zur sprachlichen Strukturierung als unaufällig, unsicher oder auffällig.

Erzählen von Bildgeschichten – weiterführende Diagnostik

Bildgeschichten eignen sich eingeschränkt, um einen Überblick über Auffälligkeiten von Kohärenz, Kohäsion und thematischer Strukturierung zu erhalten. Häufig ist, vor allem bei Kindern im Vorschulalter, zu beobachten, dass sie Bilder eher benennend beschreiben und die Kernaussage nicht erfassen und weniger eine fortlaufende Geschichte erzählen. Die logischen Übergänge zwischen den Bildern werden oft noch weggelassen. Indirekt werden bei dieser Untersuchung auch Aspekte der visuellen Verarbeitung mitüberprüft.

> **Merke** M!
>
> Es kann also anhand auffälligen Erzählens von Bildgeschichten *nicht* sicher auf Störungen von Kohärenz, Kohäsion und thematischer Strukturierung geschlossen werden.

Besser ist die Untersuchung anhand der Nacherzählung einer bestimmten Handlung (s. u.). Ein positiver Aspekt der Untersuchung mit Bildgeschichten bei Kindern ist, dass in der Schule häufig mit Bildgeschichten gearbeitet wird und die qualitative Beschreibung von Defiziten in diesem Bereich eine Ausgangsbasis zu deren Verbesserung darstellt. Die therapiebegleitende Untersuchung anhand von Bildgschichten ist dann sinnvoll, wenn Auffälligkeiten von Kohärenz, Kohäsion und thematischer Strukturierung therapeutisch behandelt werden sollen. Treten diese Auffälligkeiten auch in einer so stark strukturierten Aufgabe wie einer Bildgeschichte auf, ist die therapeutische Arbeit mit Bildgeschichten eine sinnvolle Methode zur Verbesserung dieser Störungen.

Material und Methoden

Material

- Bildgeschichten nach freier Auswahl, geeignet sind z. B. Fotobildgeschichten,
- Bildgeschichte zur Überprüfung syntaktisch-morphologischer Fähigkeiten in der patholinguistischen Diagnostik [Kauschke u. Siegmüller, 2010],
- Gerät zur Audioaufnahme.

Bei Kindern unter ca. 8 Jahren kann es sinnvoll sein, dass die Untersucherin den Kindern die Bilder vorlegt und selbst die Geschichte dazu erzählt, da die Kinder teilweise noch ungeübt im Erzählen von Bildgeschichten sind. Ältere Kinder, Jugendliche und Erwachsene sollen die Bildgeschichten frei erzählen. Durch die freie Erzählung lassen sich Probleme der thematischen Strukturierung und Kohärenz besser erkennen als durch zusätzliches Erzählen der Geschichte durch die Untersucherin. Sinnvoll ist, sie die Geschichten selbst in die richtige Reihenfolge legen zu lassen. Durch die gemeinsame Korrektur von Fehlern bei dieser Aufgabe wird gesichert, dass die Kinder die Geschichte wenigstens in groben Zügen verstanden haben. Diese Leistungen werden zum einen auch in der Schule gefordert, zum anderen zeigen sie Auffälligkeiten der sprachlichen Strukturierung an.

Auswertung

Die Auswertung erfolgt genauso wie bei der Nacherzählung von Geschichten anhand einer Audioaufnahme.

Erzählung von Handlungen – weiterführende Diagnostik

Realitätsnaher als die Nacherzählung von Texten oder die Beschreibung einer Bildgeschichte ist die Erzählung einer (möglichst seriellen) Handlung. Bei einer seriellen Handlung ist der Ablauf durch eine zeitliche Abfolge vorstrukturiert. Somit ist eine solche Handlung leichter zu erzählen als das freie Sprechen zu einem bestimmten Thema. Auffälligkeiten der sprachlichen Strukturierung können dabei gut erkannt werden. Die Untersucherin hat während der Anamnese einen Eindruck bekommen, welche Themen die polternde Person interessieren und kann gezielt danach fragen. Kinder können beispielsweise dazu aufgefordert werden, einen Schul- oder Kindergartentag zu erzählen oder eine Handlung zu beschreiben, die sie sicher können (z. B. die Zubereitung eines kleinen Essens: z. B. „*Wie machst du denn zuhause das Frühstück?*"). Auch Erwachsene und Jugendliche werden nach einer Handlung gefragt, die sie sicher können. Beispielweise kann erzählt werden, wie ein Reifen gewechselt wird oder wie man einen Kindergeburtstag vorbereitet. Jugendliche können beispielsweise auch ein Lieblingsspiel am PC erklären.

Möglich ist auch die Wiedergabe einer kurzen, altersgerechten Filmsequenz, die dem Kind direkt vorher gezeigt wurde. Hierzu bieten sich Filme aus dem Kinderfernsehen zu hochfrequentierten Themen an, sodass keine Probleme durch einen eingeschränkten Wortschatz entstehen.

Überprüfung der Fähigkeit zum Symbol- und Rollenspiel bei Kindern – weiterführende Diagnostik

Katz-Bernstein (pers. Mitteilung, 2002) überprüft die Fähigkeiten in Rollenspiel und Symbolspiel bei polternden Kindern, da sie bei diesen immer wieder Auffälligkeiten in diesem Bereich beobachtet. Bürki hat in einem Pilotprojekt 12 entwicklungsunauffällige Kinder im Alter von 3 bis 7 Jahren in einer halbstrukturierten Spielsituation untersucht [Bürki, 2000]. Die Kinder wurden bezüglich Gegenstandsbezug, Sequenzierung und Rollenübernahme im Spiel beobachtet. Kaiser-Feuerlein beschreibt Auffälligkeiten im Spielverhalten bei dysgrammtischen Kindern [Kaiser-Feuerlein, 2008]. Möglicherweise ist bei polternden Kindern die Beobachtung der Sequenzierung von Handlungen von Interesse. Beobachtungskriterien sind beispielsweise die vorhandenen oder nicht vorhandenen Beziehungen einzelner Handlungen zueinander im Spiel oder in welcher Form Handlungen beendet werden. Für den Bereich *Kommunikation und Pragmatik* können im Freispiel erste Eindrücke zum Zuhörerverhalten und abwechselndem Verhalten (entspricht auf verbaler Ebene den Sprecherwechseln) gewonnen werden.

7.12 Kommunikation und Pragmatik – Erstdiagnostik

Da bei Poltern Defizite in kommunikativ-pragmatischen Leistungen vorliegen können, ist eine beobachtende Untersuchung dieser Fähigkeiten sinnvoll [Myers, 1996] [Teigland, 1996] [Iven, 1998] [Daly u. Burnett, 1999]. Eine Videoanalyse kommunikativ-pragmatischer Auffälligkeiten mit oder ohne Transkription ist für die Erstdiagnostik zeitlich zu aufwendig. Daher wird eine orientierende Einschätzung mithilfe eines Screening-Protokollbogens kommunikativ-pragmatischer Störungen (▸ Abb. 10.4) vorgenommen. Soll in der Therapie explizit an kommunikativ-pragmatischen Kompetenzen gearbeitet werden, ist eine Videoanalyse notwendig.

7.12.1 Material und Methoden

Material

Screening-Protokollbogen Kommunikation/Pragmatik (▸ Abb. 10.12) und Online-Materialien

Die kommunikativ-pragmatischen Fähigkeiten können sowohl anhand von freien Spontansprachproben als auch durch Spontansprache im Rahmen einer zielgerichteten Aufgabenstellung (vgl. [Teigland, 1996]) untersucht werden. Im Deutschen existieren keine standardisierten Aufgabenstellungen zur Diagnose von kommunikativ-pragmatischen Störungen. Bei älteren Jugendlichen (ab ca. 15 Jahren) und Erwachsenen verdeutlicht die zusätzliche Bewertung eines Telefongesprächs, bei dem der Patient Informationen einholen soll, Auffälligkeiten in Kommunikation und Pragmatik. Hierbei bietet es sich beispielsweise an, im Reisebüro nach einer Reise fragen zu lassen.

Meistens ist die für die anderen sprachlichen Parameter ausgewählte Spontansprachprobe zur Überprüfung von Kommunikation und Pragmatik ungeeignet, da aufgrund der Einschätzung des Sprechtempos ein eher monologischer Abschnitt ausgewählt werden sollte (vgl. Kap. 7.9). Deshalb ist bei der Untersuchung der freien Spontansprache die *Bewertung des Gesamteindrucks aus der Diagnostikstunde* die zeitökonomischste Lösung. Bewertet wird bei Erwachsenen die Kommunikation mit der Untersucherin. Bei Kindern und Jugendlichen werden kommunikativ-pragmatische Leistungen zusätzlich anhand der Kommunikation mit einem in der Untersuchungssituation anwesenden Erziehungsberechtigten eingeschätzt. Der Screening-Protokollbogen wird direkt in der Untersuchungssituation und ergänzend am Ende der Diagnostikstunde aus dem Gedächtnis ausgefüllt.

7.12.2 Auswertung und Hypothesen

Alle in der Untersuchungsstunde gemachten Beobachtungen bezüglich kommunikativ-pragmatischen Verhaltens werden auf dem Auswertungsbogen *Kommunikation und Pragmatik* (▸ Abb. 10.12) eingetragen. Ein Bereich gilt dann als auffällig, wenn ihn die Untersucherin als auffällig erlebt. Auffälligkeit beinhaltet auch, dass eine kommunikativ-pragmatische Anforderung ausgelassen wird, obwohl sie an dieser Stelle hätte eingesetzt werden müssen (z. B. ausgelassenene Korrekturen). Da für Kinder und Erwachsene der gleiche Diagnostikbogen konzipiert wurde, muss die Kennzeichnung eines kommunikativ-pragmatischen Bereichs als *auffällig* immer abhängig von der altersadäquaten sprachlichen, kognitiven und kommunikativen Gesamtentwicklung gemacht werden.

Erst in der Verlaufsdiagnostik zeigt sich, welche Ursachen manchen Auffälligkeiten zugrunde liegen. So können beispielsweise unpassende oder ausgelassene Antworten auch durch ein eingeschränktes Sprachverständnis oder auditive Verarbeitungsstörungen auftreten. Die als auffällig markierten Bereiche im Auswertungsbogen sind in der anschließenden logopädischen Therapie zu verbessern. In der Therapie werden kommunikativ pragmatische Auffälligkeiten sowohl schwerpunktmäßig (z. B. Arbeit an Sprecherwechseln) als auch begleitend (z. B. Begrüßung und Verabschiedung im Rahmen eines In-vivo-Trainings) durchgeführt.

7.13 Untersuchung der auditiven Verarbeitung und Wahrnehmung

Nach dem derzeitigen Wissensstand ist das Vorliegen einer auditiven Verarbeitungs- und Wahrnehmungsstörung (AVWS) keine Voraussetzung zur Diagnose *Poltern*. Dennoch sollten zur besseren Therapieplanung bei Kindern und Erwachsenen die individuellen Kapazitäten des phonologischen Arbeitsspeichers überprüft werden (s. u.). Weitere Auffälligkeiten der auditiven Verarbeitungs- und Wahrnehmungsfunktionen sind bei Bedarf in der weiterführenden Diagnostik zu überprüfen.

7.13.1 Überprüfung der auditiven Verarbeitung und Wahrnehmung bei Kindern – Erst- und weiterführende Diagnostik

In einer umfassenden Diagnostik der auditiven Verarbeitung müssen neben der Überprüfung mit psychometrischen Testverfahren gezielte audiologische Untersuchungen durchgeführt werden. Diese dienen zum Ausschluss einer peripheren Hörstörung und zur Überprüfung auditiver Verarbeitungs- und Wahrnehmungsfunktionen bei normaler Hörschwelle (vgl. auch [Nickisch et al., 2007]. Zur Abklärung auditiver Verarbeitungs- und Wahrnehmungsfunktionen werden objektive und subjektive Untersuchungsmethoden eingesetzt (ebd.). Zu den objektiven Verfahren zählen die vergleichende Stapediusreflexschwellenmessung für Sinustöne und für Terzbandrauschen, die kontralaterale Stapediusreflexmessung, die Ableitung akustisch evozierter Hirnstammpotenziale mit Latenz- und Amplitudenauswertung, Messung des binauralen Interaktionsprodukts, Messung der Mismatch-Negativität, Messung mittellatenter und später akustisch evozierter Potenziale. An subjektiven audiologischen Testverfahren werden empfohlen: Tonschwellenaudiometrie, standardisierte Sprachaudiometrie, Überprüfung des Hörens im Störschall, dichotische Tests, Hörtests mit binauraler Verarbeitung, Hörteststs zu basalen Hörverarbeitungsfunktionen wie Pegel- und Frequenzauflösung sowie der Zeitverarbeitung, Hörfeldskalierung, Unbehaglichkeitsschwelle, Untersuchungen zum Richtungsgehör, Tests zur phonologischen Bewusstheit, der Phonemdifferenzierung und -identifikation, der Phonemsynthese und -analyse, die Überrpüfung des auditiven Kurzzeitgedächtnisses, Testverfahren zur auditiven Aufmerksamkeit u. a. [Nickisch et al., 2007]. Auf eine genaue Darstellung der psychometrischen Testverfahren wird an dieser Stelle verzichtet (vgl. [Lauer, 2006]).

Bisher existiert zur Untersuchung der auditiven Verarbeitung und Wahrnehmung noch kein „Goldstandard" [Nickisch et al., 2007], da bei bei einigen Tests Orientierungswerte normal entwickelter Kinder fehlen. Auch ohne Verdacht auf eine AVWS sollten bei der Diagnostik von Poltern die auditiven Hör-Merkspannen für Silben und Zahlen überprüft werden. Dies ist möglich anhand des Mottier-Tests von Graichen aus dem *Zürcher Lesetest* [Linder u. Grissemann, 1996] und des Untertests *Zahlenfolgegedächtnis* aus dem *psycholinguistischen Entwicklungstest* (PET) [Angermeier, 1974]. Der Mottier-Test ist mittlerweile für 4- bis 6-jährige Kinder aktuell normiert worden [Kiese-Himmel u. Risse, 2009]. Normierte Verfahren zur Überprüfung des phonologischen Arbeitsgedächtnisses sind auch das *Heidelberger Auditives Screening in der Einschulungsuntersuchung* (HASE) [Schöler u. Brunner, 2007] oder – das *Sprachscreening für das Vorschulalter* (SSV) [Grimm et al., 2003].

Eine (neuro)psychologische Diagnostik der allgemeinen kognitiven Leistungsfähigkeit und die Abklärung von Teilleistungsstörungen sollten bei Verdacht auf eine AVWS ergänzend durchgeführt werden. Hierdurch kann eine bessere Modalitätsspezifität der Diagnostik einer AVWS erreicht werden.

7.13.2 Logopädische Überprüfung der auditiven Verarbeitung und Wahrnehmung bei Jugendlichen und Erwachsenen – Erst- und weiterführende Diagnostik

Bei Jugendlichen und Erwachsenen ist die Überprüfung des peripheren Hörens dann indiziert, wenn sich durch das Anamnesegespräch der Verdacht auf eine periphere Hörstörung oder AVWS ergibt. Für Erwachsene liegen im deutschsprachigen Raum derzeit keine standardisierten audiologischen und psychometrischen Testverfahren zur Abklärung einer AVWS vor. Nach Chermak und Musiek wird im Erwachsenenalter therapeutisch überwiegend kompensatorisch an einer AVWS gearbeitet [Chermak u. Musiek, 1997]. Diese kompensatorische Arbeit therapiert *Folgen einer AVWS* wie Gedächtnisstörungen für Sprache oder Störungen im sprachsystematischen Bereich, schlechtes Self-Monitoring oder auffälliges Zuhörerverhalten. Diese Störungen werden durch die Untersuchungen in den Bereichen Sprache, Kommunikation und Pragmatik sowie Selbstwahrnehmung erfasst.

Um einen Anhaltspunkt für Auffälligkeiten der auditiven Hör-Merkspanne zu erhalten, ist auch bei Jugendlichen und Erwachsenen die auditive Merkfähigkeit für Zahlen- und Silbenfolgen zu überprüfen (s. o.).

7.14 Untersuchung der Schriftsprache

Poltern wird häufig von einer Lese-Rechtschreib-Schwäche begleitet (vgl. Kap. 2.11). Untersuchungen des Lesens und Schreibens werden sowohl zur Abklärung einer Lese-Rechtschreib-Schwäche als auch zur qualitativen Untersuchung der Lese- und Schreibleistungen bei Poltern durchgeführt. Es würde den Rahmen sprengen, die komplette Diagnostik einer Lese-Rechtschreib-Schwäche an dieser Stelle zu beschreiben. Einen Überblick über eine modellgeleitete Diagnostik einer Lese-Rechtschreib-Schwäche liefert beispielsweise Costard [Costard, 2007].

7.14.1 Untersuchung des Lesens – Erst- und weiterführende Diagnostik

Die Untersuchung des Lesens wird zur ergänzenden Einschätzung von phonologisch-phonetischen Auffälligkeiten, Unflüssigkeiten und Sprechtempo herangezogen (siehe auch dort). Liegt in der Anamnese ein Verdacht auf Entwicklungsdyslexie vor, werden bei Kindern und Jugendlichen standardisierte Lesetests durchgeführt.

Differenzialdiagnostisch ist für die Therapieplanung die Unterscheidung poltertypischer phonetisch-temporaler Auffälligkeiten und Unflüssigkeiten, die lediglich beim lauten Lesen mit erhöhtem Lesetempo auftreten, von einer Entwicklungsdyslexie relevant.

Um zeitökonomisch zu arbeiten, ist bei Jugendlichen und Erwachsenen wiederum die Überprüfung der allgemeinen Lesefähigkeiten bereits mit der Auswertung des ersten Lesedurchgangs des Textes *Der Nordwind und die Sonne* (vgl. Kap. 7.9, (▸ Abb. 10.9) im Rahmen der Fähigkeiten zur Tempovariation abgeschlossen. Bei Kindern und Jugendlichen mit Verdacht auf Entwicklungsdyslexie werden die gleichen Lesetexte wie zur Abklärung einer Entwicklungsdyslexie gewählt (vgl. [Costard, 2007]).

Die Texte werden auf Tonträger oder Video aufgenommen. Ist das Sprechtempo beim Lesen der Texte sehr hoch und treten deshalb viele Lesefehler auf, sollte das Schulkind, der Jugendliche oder der Erwachsene gebeten werden, den Text noch einmal deutlich und konzentriert zu lesen. Hierzu bietet sich der *Salzburger Lese- und Rechtschreibtest* (SLRT) [Landerl et al., 1997] an, da dieser 2 verschiedene Lesetests (A- und B-Form) anbietet. Bei Kindern im Grundschulalter sind aufgrund des im Vergleich zur Spontansprache noch reduzierten Lesetempos die Untersuchungen in 2 Lesegeschwindigkeiten nur in Ausnahmefällen sinnvoll.

Die Abklärung einer Entwicklungsdyslexie durch standardisierte Tests bei Erwachsenen ist nicht indiziert, da eine Entwicklungsdyslexie mit hoher Wahrscheinlichkeit ohnehin in jüngeren Jahren abgeklärt wurde. Ob in den Kinder- und Jugendjahren eine Entwicklungsdyslexie vorlag, sollte immer in der Anamnese erfragt werden.

Auswertung und Hypothesen zur Befunderhebung

Im Alter unter ca. 11 Jahren, solange Kinder noch nicht so flüssig lesen können, dass sich ihr Lesetempo mühelos dem Sprechtempo der Spontansprache angleichen kann, kann ein Vergleich von phonetisch-temporalen Auffälligkeiten und Unflüssigkeiten bei unkontrolliertem und kontrolliert normal hohem Sprechtempo nicht durchgeführt werden. Dies bedeutet, dass die standardisierten Lesetests nach deren Kriterien auszuwerten sind. Die Untersucherin kann lediglich feststellen, ob kurze Passagen schon in normalem oder erhöhtem statt entwicklungsbedingt verlangsamtem Sprechtempo gelesen werden können und ob an diesen Stellen möglicherweise trotzdem phonetisch-temporale Auffälligkeiten auftreten.

Bei allen Personen, die flüssig lesen können, werden die unkontrolliert schnell und kontrolliert langsamer gelesenen Texte hinsichtlich phonologisch-phonetischer Auffälligkeiten und Unflüssigkeiten miteinander verglichen. Betrifft diese Auswertung einen standardisierten Lesetext, so sollte nur der in unauffälligem Sprechtempo gelesene Text zur Abklärung einer Entwicklungsdyslexie herangezogen werden.

Die Leseleistungen von Polternden sind häufig besser, wenn sie aufgefordert werden, aufmerksam und konzentriert zu lesen. Im Gegensatz dazu können entwicklungsdyslektische Kinder und Jugendliche ihre Leseleistungen durch verstärkte Aufmerksamkeit weniger gut verbessern. Wenn überdurchschnittlich viele Lesefehler nur bei zu hohem Sprechtempo auftreten, ist davon auszugehen, dass keine Entwicklungsdyslexie vorliegt [Dalton u. Hardcastle, 1989].

7.14.2 Untersuchung der Schreibfähigkeit – weiterführende Diagnostik

Bei Kindern und Jugendlichen werden die schriftsprachlichen Leistungen sowohl mit standardisierten Rechtschreibtests als auch anhand einer freien Schriftprobe überprüft. Erwachsene werden orientierend mittels einer freien Schriftsprachprobe untersucht. Bei der Überprüfung der Schreibfähigkeit geht es im Kinder- und Jugendalter um die Differenzierung einer Entwicklungsdysgrafie im Gegensatz zu isolierten Störungen der Schreibkontrolle bei hohem Schreibtempo. Die Untersuchung der

Schreibfähigkeit liefert auch einen Eindruck über die Handschrift und damit über grafomotorische Auffälligkeiten.

Material und Methoden

Die schriftsprachlichen Leistungen werden mit standardisierten und/oder modellgeleiteten Verfahren zur Überprüfung der Rechtschreibung geprüft [vgl. Costard, 2007], z. B. Hamburger Schreibprobe (HSP) [May, 2002] oder *Diagnostischer Rechtschreibtest* (DRT) [Müller, 2004].

Praxis

Beobachtet die Untersucherin, dass das Kind oder der Jugendliche auffallend schnell zu schreiben beginnen, werden diese sofort instruiert, ihr Schreibtempo zu verringern und sorgfältig zu schreiben. Diese Aufforderung wird in regelmäßigen Abständen wiederholt.

Zusätzlich zu den standardisierten Tests ist auch die Untersuchung einer frei formulierten Schriftsprachprobe sinnvoll [Daly, 1996]. Damit können syntaktisch-morphologische und semantisch-lexikalische Störungen sowie Störungen der Köhasion und Kohärenz festgestellt und mit Spontansprachproben verglichen werden. Des Weiteren kann festgestellt werden, ob sich Art und Anzahl der Schreibfehler verringern, wenn Patienten, die sehr schnell schreiben, instruiert werden, ihr Schreibtempo zu reduzieren. Bei Erwachsenen wird zur Untersuchung der schriftsprachlichen Leistungen ausschließlich die frei formulierte Schriftsprachprobe untersucht.

Auswertung und Hypothesen zu den Rechtschreibtests

Bei Kindern und Jugendlichen werden die standardisierten Verfahren nach deren Kriterien qualitativ und quantitativ ausgewertet. Da die Untersucherin bei den standardisierten Tests die Kinder sofort instruiert, langsamer zu schreiben, wenn das Schreibtempo sehr hoch ist, werden keine Vergleiche bezüglich Tempovariationen und Fehlern durchgeführt.

Material und Methode zur freiformulierten Schriftsprachprobe

Die Patienten sollen zu einem beliebigen Thema, z. B. einem Erlebnis der vergangenen Tage, eine Schriftsprachprobe liefern. Um sprachsystematische Fähigkeiten in der Schriftsprache ansatzweise beurteilen zu können, sollte die Probe einen Umfang von ca. 20 Sätzen haben (vgl. auch [Van Zaalen-op't Hof, 2009]). Die Auswirkungen eines hohen Schreibtempos auf Schreibfehler sind erst dann zu beurteilen, wenn Kinder flüssig schreiben können.

Auswertung und Hypothesen einer freiformulierten Schriftsprachprobe

Fällt es Schulkindern (im Vergleich zu ihren altersgemäßen Fähigkeiten), Jugendlichen und Erwachsenen schwer, einen Text kohärent und kohäsiv zu verfassen, oder fehlen Wörter, Silben oder Laute, so stützt dies die Diagnose *Poltern*. Da bei Poltern jedoch nicht zwingend schriftsprachliche Störungen vorliegen, wird die Diagnose *Poltern* nicht infrage gestellt, falls die Schreibleistungen insgesamt unauffällig sind.

Bei der Auswertung einer Schriftsprachprobe nahm nach Untersuchungen von Dalton und Hardcastle (1989) die Anzahl der Schreibfehler bei reduzierter Schreibgeschwindigkeit deutlich ab. Dieser Befund kann zur Abgrenzung von einer Entwicklungsdysgrafie bei älteren Schulkindern, die bezogen auf Orthografie und Grafomotorik flüssig schreiben können, dann beitragen, wenn diese Kinder *im standardisierten Rechtschreibtest unauffällig sind* und nur in der freiformulierten Schriftsprachprobe bei hohem Schreibtempo überdurchschnittlich viele Fehler zeigen. In diesem Fall kann nicht von einer Rechtschreibschwäche im eigentlichen Sinn gesprochen werden.

Treten ausschließlich bei hohem Schreibtempo überwiegend Graphemauslassungen oder -vertauschungen auf, und fallen dieselben Fehler bei normalem Schreibtempo nicht auf, so ist diese Symptomatik mit hoher Wahrscheinlichkeit auf eine mangelnde Kontrolle in Verbindung mit hohem Schreibtempo zurückzuführen. Ob in einem solchen Fall (ohne Vorliegen einer Rechtschreibschwäche) auch überdurchschnittlich viele orthografische Fehler auftreten, wurde bisher noch nicht empirisch untersucht.

Treten bei einem Patienten lediglich bei hohem Schreibtempo überdurchschnittlich viele Fehler auf, hat das andere therapeutische Konsequenzen als das Vorliegen einer Entwicklungsdysgrafie. Während Letztere unabhägig von der Poltersymptomatik intensiv behandelt werden muss, kann der Patient sein Schreibtempo möglicherweise auch durch die Arbeit am Sprechtempo verringern. In die Therapie sollte die direkte Arbeit am Schreibtempo nur in Ausnahmefällen bei besonderem Leidensdruck des Patienten integriert werden.

7.15 Untersuchung der Selbstwahrnehmung

Zur Therapieplanung ist eine orientierende Einschätzung der Selbstwahrnehmung der Symptomatik, von Sprechängsten und des Kommunikationsverhaltens obligatorisch.

Kinder werden direkt befragt, Jugendliche und Erwachsene füllen den Fragebogen *Selbsteinschätzung des Sprechens und der Kommunikation* (▶ Abb. 10.13) und online) aus. Falls bei einem Patienten Stottern und Poltern vorliegen, sollte die Untersuchung nach den Kriterien der Diagnostik von Wahrnehmung, Einstellungen und Gefühlen gegenüber des Stotterns (vgl. Kap. 7.15.2) ergänzt werden.

7.15.1 Diagnostik der Selbstwahrnehmung bei Kindern bis ca. 11 Jahre – Erstdiagnostik, ggf. weiterführende Diagnostik

Mit Kindern ab dem 5. Lebensjahr ist die Durchführung eines Interviews über ihr Sprechen möglich (vgl. [Sandrieser u. Schneider, 2001]). Liegt zusätzlich zum Poltern eine Stottersymptomatik vor, sind verbale und nonverbale Reaktionen auf das Stottern zu untersuchen (vgl. RSU: Reaktionen auf das Stottern des Untersuchers [Sandrieser u. Schneider, 2008]). Wichtig ist, dass Kinder nur zu den Bereichen befragt werden, in denen auch Probleme vorliegen. Sprechängste sind ein Indiz dafür, dass Störungsbewusstsein vorliegt.

Praxis

Fragemöglichkeiten zur Selbstwahrnehmung bei Kindern
- Sprichst du gerne ganz viel oder lieber weniger?
- Redest du schnell?

Bei schnellsprechenden Kindern
- Sagen deine Mama/dein Papa/Freunde, dass du langsamer reden sollst?
- Kannst du langsamer reden, wenn du das willst?
- Sagen deine Eltern oder andere Leute manchmal, „Ich versteh dich nicht“ oder „Sag das noch mal“?
- Sagen sie zu dir oft: „Hör mir doch mal zu!“?
- Sagen sie zu dir „Hör doch mal auf zu reden“?
- Was sagen Menschen noch zu deinem Sprechen?
- Hörst du gerne anderen Menschen zu, wenn sie etwas erzählen?
- Wie oft meldest du dich in der Schule in einer Stunde?

Falls das Kind sich wenig beteiligt
- Warum meldest du dich wenig?
- Sprichst du gerne andere Kinder/Erwachsene an?
- Wie heißen deine Freunde?

Wenn das Kind Sprechängste hat
- Wie fühlt sich das in deinem Bauch/Kopf/Mund/Händen/Körper an, wenn du etwas sagen sollst, aber Angst davor hast?
- Wann kannst du richtig gut sprechen/erzählen?

Die Untersucherin muss je nach Situation entscheiden, welche und wie viele Fragen sie dem Kind stellen kann, wann und ob es bereit ist, über sein Sprechen zu reden. Die Fragen können zu unterschiedlichen Zeitpunkten der Untersuchung gestellt werden. Bei Zeichen von Desinteresse oder beginnendem Unbehagen ist es selbstverständlich, das Gesprächsthema sofort zu wechseln. Bei älteren Kindern können auch weitere, für die Untersucherin relevante Punkte aus dem Fragebogen für Jugendliche und Erwachsene erfragt werden. Es besteht immer die Möglichkeit, dass die Kinder aus Scham oder Unverständnis die Fragen falsch beantworten. Hinweise zur Selbstwahrnehmung im Allgemeinen lassen sich auch aus situativen Äußerungen des Kindes ableiten.

7.15.2 Diagnostik der Selbstwahrnehmung bei Jugendlichen und Erwachsenen – Erstdiagnostik

Material und Methoden

Material

Fragebogen zur Selbstwahrnehmung von Poltern für Jugendliche und Erwachsene (▶ Abb. 10.13) und Online-Materialien.

Für Jugendliche und Erwachsene wurde ein Fragebogen zur Selbstwahrnehmung bei Poltern entwickelt. Er enthält Fragen zur Wahrnehmung von Verhaltensweisen und Gefühlen, die möglicherweise mit der Poltersymptomatik zusammenhängen. Des Weiteren werden Einstellungen zum Sprechen erfragt. Im Bereich der *Symptomwahrnehmung* gibt der Fragebogen Auskunft über die Selbstwahrnehmung von Unflüssigkeiten, Sprache, Sprachplanung und sprachlicher Strukturierung, Wortschatz und Wortfindung, Sprechtempo, phonetisch-temporale Auffälligkeiten und über das Kommunikationsverhalten des Patienten. Auch die Wahrnehmung von Reaktionen der Gesprächspartner auf das Sprechen des Patienten wird erfragt.

In den Fragebogen wurden einzelne Fragen aus den Patientenfragebögen von *PEVOS* (Programm zur Evaluation von Stottertherapien) integriert und teilweise modifiziert: PSI-V, *FOAI* (Functional Outcome Assessment Instrument) und der Schülerfragebogen *FF-SS* (Funktionaler Fragebogen für Schülerinnen und Schüler). All diese Bögen und das gesamte Programm PEVOS mit weiteren Fragebögen können im Internet auf der Website der Bundesvereinigung Stottern und Selbsthilfe e. V. unter www.bvss.de heruntergeladen werden (http://www.bvss.de/images/stories/pdf/pevos.pdf) (s. Online-Materialien).

Die Selbstwahrnehmung wird mithilfe des oben beschriebenen Fragebogens vom Patienten orientierend eingeschätzt. Er kann vor oder nach der Erstuntersuchung ausgefüllt werden. Dieser Fragebogen ist kein standardisiertes Messinstrument. Dennoch vermittelt er Anhaltspunkte über die Fähigkeit von Sprechern, verschiedene Aspekte ihres Sprechens, Bereiche der Kommunikation, körperliche und psychische Empfindungen beim Sprechen wahrzunehmen. Einsetzbar ist er für Kinder ab ca. 11 Jahren. Er kann im Therapieverlauf wiederholt werden, um im Rahmen therapeutischer Evaluation Verbesserungen der Störungswahrnehmung und des Behandlungsverlaufs zu dokumentieren. In der therapeutischen Arbeit hat sich der Fragebogen vor allem zum Therapieeinstieg bewährt, da auf dessen Grundlage sehr gut gemeinsam mit dem Patienten die primären Therapieziele erarbeitet werden können.

Auswertung und Hypothesen

Die Verbesserung eingeschränkter symptom- und kommunikationsbezogener Selbstwahrnehmung ist eine zentrale Voraussetzung zur Besserung der sprachlich-expressiven Symptomatik und damit ein Schwerpunkt der logopädischen Behandlung von Poltern.

Die Antworten der Fragebögen für Jugendliche und Erwachsene werden mit Beobachtungen und Befunden der Untersucherin verglichen. Anhand von Übereinstimmungen oder Unterschieden der Antworten des Patienten zu den Beobachtungen der Untersucherin können die Fähigkeiten zur Selbstwahrnehmung beurteilt werden. Eine eingeschränkte Symptomwahrnehmung und eingeschränkte Wahrnehmung kommunikativ-pragmatischer Auffälligkeiten stützen die Diagnose *Poltern*.

Störungen der Selbstwahrnehmung können auch zum Auftreten von falsch positiven und falsch negativen Antworten führen. Bei geringer Therapiemotivation ist auch eine bewusste positive Beantwortung möglich. Durch die Diskrepanz von Antworten und Verhalten kann dies jedoch von der Untersucherin erkannt und thematisiert werden.

7.16 Prosodie

Die Untersuchung prosodischer Auffälligkeiten bei Poltern dient als Grundlage zur Therapieplanung. Auffälligkeiten des Sprechrhythmus verbunden mit irregulärem Sprechtempo sind ein Symptom von Poltern. Auffälligkeiten der Satzmelodie oder Sprechlautstärke stützen die Diagnose *Poltern*, dürfen derzeit aber nicht als differenzialdiagnostisches Kriterium angesehen werden. Auffällige Wort- und/oder Satzakzente werden ebenfalls bei polternden Menschen beobachtet.

In der Spontansprache sind Wort- und Satzakzente beim Auftreten phonetisch-temporaler Auffälligkeiten auffällig. In unauffälligen Sprechabschnitten können Wort- und Satzakzente dagegen unauffällig sein. Dies bedeutet, dass neben der informellen Untersuchung der Betonung in der Spontansprache auch Untersuchungen auf Wort- und Satzebene zur Überprüfung von Betonung eingesetzt werden können. In der logopädischen Diagnostik phonologisch-phonetischer Störungen (vgl. auch [Kauschke u. Siegmüller, 2010]) kann die Erkennung von Betonungsmustern mit überprüft werden.

7.16.1 Untersuchung von Betonung, Satzmelodie oder Sprechlautstärke in der Spontansprache und beim Lesen von Texten – Erstdiagnostik

Prosodische Auffälligkeiten können orientierend rein auditiv im Rahmen des *Screenings der Spontansprache* ausgewertet werden. Im orientierenden Auswertungsbogen zur Spontansprache wird eingetragen, ob nach auditiver Einschätzung der Untersucherin Auffälligkeiten von Wort- und Satzakzenten, Satzmelodie oder Sprechlautstärke vorliegen. Wurde ein Transkript erstellt, können prosodische Auffälligkeiten darin markiert werden. Hierzu bieten sich die Transkriptionsvorschläge des *Gesprächsanalytischen Transkriptionssystems* (GAT) [Selting et al., 1998] an.

Material

- Protokollbogen *Screening zur Spontansprachanalyse bei Poltern* (▶ Abb. 10.4),
- *Orientierende Auswertung der Spontansprachprobe* (▶ Abb. 10.5) oder
- *Auswertungsbogen zur transkribierten Spontansprachanalyse* (▶ Abb. 10.3).

7.16.2 Untersuchung von Sprechpausen in der Spontansprache und beim Lesen von Texten – Erstdiagnostik

Die Untersuchung von Sprechpausen bei Poltern hat nur eine eingeschränkte differenzialdiagnostische Qualität. Ob Sprechpausen eher länger oder eher kürzer ausfallen, spielt für die Diagnosestellung von Poltern keine Rolle.

Sind die Pausen adäquat gesetzt? Spiegeln auffällig lange Sprechpausen Auffälligkeiten in der Sprachplanung wider? Sind Sprechpausen unpassend gesetzt? Ob Sprechpausen die Flüssigkeiten einer Äußerung beeinträchtigen, wird ab einer Pausendauer von 250 Millisekunden wahrgenommen [Yaruss et al., 1994]. Pausen können somit nach Dauer, Ort und Art klassifiziert und hinsichtlich ihrer Funktion interpretiert werden. Zur Beschreibung der Symptomatik im logopädischen Befund ist eine orientierende auditive Einschätzung der Sprechpausen im Rahmen des Screenings zur Spontansprachanalyse (Kap. 7.6) ausreichend.

Da die Zählung von ungefüllten Sprechpausen ohne Computer fehlerbehaftet ist, ist eine genaue Angabe der Pausenzahl weder möglich noch therapeutisch notwendig. Atempausen (AP) und gefüllte Pausen lassen sich reliabel zählen, dennoch ist auch hier eine genaue Zahlenangabe zur Therapieplanung nicht notwendig. Bei der Transkripterstellung sollten die gefüllten Pausen als Embolophonien (Eo) markiert werden. Zu Forschungszwecken ist die genaue Zählung und Messung der Pausendauer am Computer sinnvoll. Stehen keine Geräte zur objektiven Messung der Pausendauer zur Verfügung, kann diese nur grob geschätzt werden. Diese Schätzung ist fehleranfällig, da die Wahrnehmung der Pausendauer häufig von Dehnungen am Wortende einer Phrase (*segmentale Längung*) beeinflusst wird [Butcher, 1981]. Trotzdem ist die Wahrnehmung von langen und kurzen Pausen bei verschiedenen Ratern vergleichbar. Butcher fand heraus, dass Rater Pausendauern um 500 Millisekunden als kurz bezeichnen, Pausen ab 1 Sekunde und darüber als lang. Pausen zwischen 100 und 200 Millisekunden wurden in seiner Untersuchung häufig nicht wahrgenommen [Butcher, 1981].

Material und Methode

Material

- Protokollbogen *Screening zur Spontansprachanalyse bei Poltern* (▶ Abb. 10.4),
- *Orientierende Auswertung der Spontansprachprobe* (▶ Abb. 10.5) oder
- *Auswertungsbogen zur transkribierten Spontansprachanalyse* (▶ Abb. 10.3).
- ggf. Auswertung der verwendeten Lesetexte.

Auswertung und Hypothesen

Treten auffällig wenige und/oder auffällig kurze Sprechpausen auf, so ist es notwendig, an einer Verlängerung der Sprechpausen therapeutisch zu arbeiten. Sinnvoll ist die Einschätzung, ob trotz hoher Artikulationsrate auffallend lange Sprechpausen gemacht werden. Dies zeigt, dass der Patient möglicherweise mehr Zeit als ein unauffälliger Sprecher zur Sprachplanung braucht. Für die Therapie bedeutet das die Arbeit an einer adäquaten Pausendauer in Kombination mit einer Modifikation des Sprechtempos.

Bei der Interpretation der Funktionen von Sprechpausen muss bei unpassend gesetzten Pausen die Umgebung der Pausen untersucht werden. Inadäquat gesetzte Pausen zeigen Probleme der syntaktischen Strukturierung, Unflüssigkeiten, Wortfindungsstörungen, Auffälligkeiten im Bereich Kommunikation/Pragmatik oder Koordination von Atmung und Sprechen an. Der bewusste Einsatz von Sprechpausen kann neben der direkten Arbeit in den sprachsystematischen Bereichen zu weiteren Verbesserungen dieser Störungen führen.

7.17 Stimme und Atmung

Eine den Sprechphrasen nicht angepasste Atmung wird während der Untersuchung der Spontansprache und der Lesetexte beim Markieren der Atempausen festgestellt. Auffälligkeiten der Atembewegungen werden durch subjektive Beobachtungen untersucht. Die Beobachtungen werden in den Auswertungsbögen zur Spontansprachanalyse vermerkt und bewertet. Erlebt die Untersucherin die Stimme des Patienten als auffällig (Punktwert 2) oder als unsicher (Punktwert 1), ist in absehbarer Zeit eine ausführliche Stimmdiagnostik durchzuführen.

Material

- Protokollbogen *Screening zur Spontansprachanalyse bei Poltern* (▸ Abb. 10.4),
- *Orientierende Auswertung der Spontansprachprobe* (▸ Abb. 10.5) oder
- *Auswertungsbogen zur transkribierten Spontansprachanalyse* (▸ Abb. 10.3).

7.18 Untersuchung der visuellen Wahrnehmung

Die Überprüfung der visuellen Wahrnehmung gehört nicht obligatorisch zur Untersuchung von Poltern. Im Rahmen der logopädischen Diagnostik von Poltern ist eine Überprüfung der visuellen Wahrnehmung dann durchzuführen, wenn gleichzeitig der Verdacht auf eine Sprachentwicklungsstörung [St. Louis u. Myers, 1995], Lese-Rechtschreib-Schwäche, Lernbehinderung oder Verdacht auf weitere Teilleistungsstörungen besteht. Fähigkeiten der visuellen Wahrnehmung bei Kindern im Alter von 4;0–8;11 können anhand von 8 Subtets (Auge-Hand-Koordination, Lage im Raum, Abzeichnen, Figur-Grund, räumliche Beziehungen, Gestaltschließen, visuomotorische Geschwindigkeit, Formkonstanz) mit *Frostigs Entwicklungstest der visuellen Wahrnehmung 2* (FEW-2) [Büttner et al., 2008] beurteilt werden.

7.19 Entwicklungspsychologische und neuropsychologische Untersuchungen

Bei Verdacht auf Störungen der Konzentration und Aufmerksamkeit ist eine neuropsychologische bzw. entwicklungspsychologische Abklärung indiziert. Bei Verdacht auf Hyperaktivität oder Lernbehinderungen müssen auch diese Auffälligkeiten entwicklungspsychologisch bzw. neuropsychologisch abgeklärt werden. Bei Vorstellung aufgrund schlechter Schulleistungen oder Verdacht auf Lese-Rechtschreib-Schwäche ist ebenfalls eine Untersuchung der kognitiven Leistungen durch die entsprechenden Fachkräfte indiziert.

7.20 Grob- und Feinmotorik

Beim Verdacht auf Störungen der Grob- und Feinmotorik, müssen die zuständigen Stellen wie Neuropsychologen, Krankengymnasten oder Ergotherapeuten eine Diagnostik und ggf. Therapie durchführen. Verschiedene Autoren [Wolk, 1986] [Daly, 1996] prüfen die Händigkeit, weil polternde Menschen häufiger Linkshänder sind [Wolk, 1986]. Eine Überprüfung der Händigkeit bei Poltern anhand eines Tests ist für eine logopädische Therapie nicht nötig. Zu Forschungszwecken ist sie unumgänglich. Für Kinder im Alter von 6 bis 10 Jahren ist der *Hand-Dominanz-Test* (HDT) [Steingruber u. Lienert, 1976] ein normiertes Verfahren.

7.21 Weitere Verhaltensbeobachtung

Die Untersucherin sollte wie bei allen anderen logopädischen Störungsbildern im Auge behalten, ob zusätzlich zu vorhandenen Sprechängsten weitere Ängste oder andere Verhaltensauffälligkeiten wie aggressives Verhalten auftreten. Anhaltspunkte hierzu ergeben sich aus dem Anamnesegespräch, den Fragebögen zur Selbstwahrnehmung und der Beobachtung des Patienten. Bei entsprechender Schwere der Symptome oder starkem Leidensdruck des Patienten oder der Eltern betroffener Kinder sollte eine psychologisch/psychiatrische Befunderhebung bzw. eine entwicklungspsychologische Diagnostik erfolgen. In Kooperation mit dem Psychotherapeuten kann eine Psychotherapie entweder therapiebegleitend oder der logopädischen Therapie vorgeschaltet durchgeführt werden.

7.22 Logopädischer Befund

Die Ausführlichkeit des logopädischen Befundes richtet sich nach den Gegebenheiten der diagnostizierenden Institution und den Anforderungen der Institution, die den logopädischen Befund anfordert. Bereiche, die aufgrund institutioneller zeitlicher Beschränkung bei der Erstdiagnostik nicht untersucht werden konnten, müssen selbstverständlich im Befund als nicht untersucht angegeben werden. Der logopädische Befund sollte als Mindestanforderung folgende Punkte enthalten:

> **Merke** (M!)
>
> **Mindestanforderung an einen vollständigen logopädischen Befund bei Poltern**
> - Grund und Datum der Vorstellung,
> - logopädische Diagnose,
> - kurzer Abriss relevanter Punkte aus der Anamnese,
> - Beschreibung der sprachlichen Symptome und eingesetzte Untersuchungsverfahren,
> - Verdacht auf bestimmte Symptome,
> - Angabe notwendiger, aber nicht durchgeführter Untersuchungsverfahren,
> - Angabe nichtsprachlicher Auffälligkeiten,
> - Behandlungsbedürftigkeit.

Logopädische Befunde von Kindern und Erwachsenen unterscheiden sich dahingehend, dass in den Befunden der Kinder häufig weitere Störungen wie eine Sprachentwicklungsstörung (vgl. [Schrey-Dern et al., 2006) oder Lese-Rechtschreib-Schwäche genau beschrieben werden müssen. Bei Kindern (vgl. [Sandrieser u. Schneider, 2008]) und Erwachsenen ist beim gleichzeitigen Auftreten von Stottern auch die Stottersymptomatik genau zu dokumentieren.

Um den Befund verständlich zu gestalten, sind die Fachtermini an die fachlichen Kenntnisse der Empfänger anzupassen. Begriffe wie Kohäsion und Kohärenz als linguistische Begriffe sind manchen Empfängern möglicherweise nicht vertraut und sollten kurz erläutert werden. Der Aufbau eines logopädischen Befundes bei Poltern wird im Folgenden anhand eines Fallbeispiels dargestellt (mit freundlicher Genehmigung des Bundesverbandes für Logopädie [dbl]). Je nach Anforderungen der mit einem Bericht zu versorgenden Institutionen sind die Inhalte entsprechend zu kürzen. Der Bundesverband für Logopädie (dbl) stellt auf einer Website ein Formular zur Verfügung.

7.22.1 Muster eines logopädischen Befundberichtes

▶ Abb. 7.2

Frau
Dr. med. K. XXX
Straße 21
00000 X Stadt

Nachrichtlich:

Frankfurt, 13.02.2013

Logopädischer Befundbericht über Thomas M., geb. am 29.09.1968

Sehr geehrte Frau Dr. X.,

vielen Dank für die Überweisung.

Die logopädische Diagnostik und Therapie für die Verordnung vom 23.10.2008 wurde in der Zeit am 24.10.2008 bis 28.01.2009 durchgeführt.

Diagnose nach HMR:

RE 2 (Störungen des Redeflusses), Poltern

Leitsymptome:

- undeutliche und verwaschene Artikulation
- überhasteter und beschleunigter Sprechablauf

Logopädischer Befund:

Poltern mit phonetischen Auffälligkeiten, hohem und irregulärem Sprechtempo, Unflüssigkeiten in Form von Silben-, Wort- und Satzteilwiederholungen, eingeschränkte Fähigkeiten der oralen Diadochokinese, Sprechängste Durchgeführte Untersuchungsverfahren mit Ergebnissen:

Oral Motor Assessment Scales:

11 Punkte = eingeschränkte Fähigkeiten der oralen Diadochokinese

Spontansprachprobe (Screeningverfahren):

- mittlere Sprechgeschwindigkeit: 332 Silben/Min., auffällige Temposteigerungen in Verbindung mit unverständlichem Sprechen
- Phonologie/Phonetik: Reduzierungen, Zusammenziehungen, unverständliche Sprechabschnitte
- Sprechflüssigkeit:
  - Silbenwiederholungen 4,2%,
  - Wortwiederholungen 3%,
  - Satzteilwiederholungen 4,5%,
  - sehr häufiger Gebrauch der Embolophrasie „meinetwegen“

Variationsfähigkeit des Sprechtempos (im Lesetext):

- ohne Instruktion 324 Silben/Min.,
- reduziertes Sprechtempo: 220 Silben/Min.,
- willentlich erhöhtes Sprechtempo: 330 Silben/Min.

Beim reduzierten Sprechtempo treten immer noch auffällig viele Reduzierungen und Zusammenziehungen auf. Eine willentliche Steigerung des Sprechtempos im Vergleich zum unkontrollierten Sprechen ist nicht möglich.

Selbsteinschätzung des Sprechens und der Kommunikation:

- Es liegen allgemeine und situative Sprechängste und damit ein erheblicher Leidensdruck vor.
- auditive Merkfähigkeit für Silbenfolgen: Mottier-Test (Altersgruppe 13+): unauffällig

Abb. 7.2 Muster eines logopädischen Befundberichtes (mit freundlicher Genehmigung des Bundesverbandes für Logopädie, E-Mail 11/2009, www.dbl-ev.de.

Funktions- und Therapiebereiche

[ ] Sprache	X Sprechen	[ ] Stimme	[ ] Schlucken
[ ] Phonologie rezeptiv	X Phonetik/Artikulation	X Haltung/Tonus	[ ] orale Phase: Sensorik
[ ] Phonologie expressiv	X Redefluss	[ ] Atmung	[ ] orale Phase: Motorik
[ ] Phonologie rezeptiv und expressiv	[ ] unterstützte Kommunikation	X Artikulation	[ ] orale Phase: Sensorik und Motorik
[ ] Semantik/Lexikon rezeptiv	X Sprechtempo	[ ] Phonation	[ ] pharyngeale Phase: Sensorik
[ ] Semantik/Lexikon expressiv	[ ] Prosodie	[ ] Prosodie	[ ] pharyngeale Phase: Motorik
[ ] Semantik/Lexikon rezeptiv und expressiv	[ ] orofaziale Funktionen	[ ] Persönlichkeit	[ ] pharyngeale Phase: Sensorik und Motorik
[ ] Morphologie rezeptiv		X Intention	[ ] kompensatorische Strategien
[ ] Morphologie expressiv		[ ] Ersatzstimme	[ ] diätetische Maßnahmen
[ ] Morphologie rezeptiv und [ ] expressiv		[ ] unterstützte Kommunikation	[ ] Trachealkanülenmanagement
[ ] Syntax rezeptiv			[ ] Tonus
[ ] Syntax expressiv			[ ] PEG-Management

Inhalte der Beratung:

x Allgemeine Informationen zum Störungsbild ______

x Ablauf einer logopädischen Therapie ______

x Therapieempfehlung ______

x Testergebnisse ______

x Diagnose ______

x Sonstiges ______

Herr M. ist sehr zu einer logopädischen Therapie motiviert.

Empfehlung:

ambulante logopädische Therapie

x Die Therapie wurde direkt nach der Befunderhebung begonnen.

x nach Empfehlung der HMR

Therapiedauer pro Sitzung: 45 Minuten

Verordnungsmenge: 2 × 10

Therapiefrequenz pro Woche: 1–2

Prognose oder Fazit:
Herr M. soll lernen, sein Sprechen in ihm wichtigen Situationen kontrollieren zu können.

Mit freundlichen Grüßen

XXXXXX
(staatl. geprüfte Logopädin)

Abb. 7.2 Fortsetzung.

Teil III

Therapie

8 Logopädische Therapie von Poltern

8.1 Einleitung

Nach der Beschreibung der umfangreichen Symptomatik von Poltern ist es selbsterklärend, dass die logopädische Therapie vielschichtig ist und sich an der speziellen Symptomatik des Patienten orientiert. Hauptinhalt des Therapieteils dieses Buches ist somit die Beschreibung logopädischer Behandlungsmöglichkeiten in Form eines *mehrdimensionalen, einzelfallorientierten Ansatzes.* Auch in der älteren Literatur wurde therapeutische Arbeit in diversen Bereichen erwähnt oder beschrieben. Immer fehlten jedoch Arbeitsanleitungen zu einem erfolgreichen Transfer und Strategien, wie die Arbeit in den einzelnen Bereichen koordiniert werden kann, um ein möglichst effektives Therapieergebnis zu erreichen. Im Gegensatz zum Stottern gibt es für Polternde keine nach einem einheitlichen Schema ablaufenden Therapieprogamme, da die Symptomatik häufig zu vielschichtig ist. Dennoch gibt es Grundstrukturen der Poltertherapie, die sich bewährt haben und die in diesem Buch dargestellt werden. Polternde Menschen werden auch in *Fluency-Shaping*-Programmen zusammen mit stotternden Menschen behandelt (vgl. [Craig, 1996] [Langevin u. Boberg, 1996]). Zwar wurde die Behandlung von Poltern bereits von Liebmann [Liebmann, 1900] und diversen anderen Autoren [Luchsinger, 1963] [Weiss, 1964] als sinnvoll und möglich beschrieben, dennoch hat sich lange das Vorurteil gehalten, dass die Behandlung von polternden Menschen wenig Erfolg versprechend ist.

In den letzten Jahren lässt sich, vor allem in Deutschland, den Niederlanden und dem angloamerikanischen Raum, eine Trendwende beobachten. Zunehmend bieten verschiedene Referenten Seminare zur logopädischen Therapie von Poltern an, die auf gute Resonanz stoßen. Spätestens seit dem ersten Weltkongress zum Thema Poltern *(1st World Congress on Cluttering)* in Razlog (Bulgarien) im Jahre 2007 und der damit verbundenen Gründung der *International Cluttering Association (ICA)* sind wissenschaftlich evaluierte Therapiemethoden neben der Forderung nach Grundlagenforschung und validen Diagnostikmaterialien ein zentrales Anliegen führender Kliniker und Forscher.

Eine verantwortungsvolle logopädische Therapie von Poltern basiert auf:

- dem derzeitigen theoretischen Wissensstand zum Poltern,
- einem umfassenden theoretischen und praktischen logopädischen Allgemeinwissen,
- einer klaren Definition von Behandlungszielen auf der Basis einer ausführlichen hypothesengeleiteten (Verlaufs-)Diagnostik,
- dem fachlichen Austausch mit Kollegen über erfolgreiche und weniger erfolgreiche Behandlungsansätze.

Wünschenswert ist die Evaluation eigener Behandlungserfolge und Misserfolge, um die logopädische Therapie von Poltern weiterzuentwickeln, da Therapiestudien, die Erfolge und Misserfolge der Behandlung offen beschreiben, kaum vorhanden sind. Eine Fallstudie, die mit einem hohen Maß an Selbstkritik und daher sehr mutig an die Öffentlichkeit gegangen ist, wurde von Williams und Wener [Williams u. Wener, 1996] vorgestellt.

Vor diesem Hintergrund liefert dieses Buch Informationen, um Poltern nach dem derzeitigen theoretischen Wissensstand verantwortungsvoll und möglichst erfolgreich logopädisch behandeln zu können.

In dieser zweiten Auflage wird neben der Beschreibung von bewährten Übungen in einzelnen Therapiebereichen und deren Kombinationsmöglichkeiten ein strukturiertes Gesamtkonzept zur Behandlung der Kernsymptomatik dargestellt. Dieses Gesamtkonzept beschreibt sowohl die Modifikation einzelner Symptome als auch eine Verbesserung des gesamten Sprechmusters (vgl. [Sick, 2008]). Grundlagen zur logopädischen Therapie polternder Vorschulkinder und von Kindern im frühen Grundschulalter werden in dieser Auflage in erweiterter Form vermittelt. Um unnötige Wiederholungen zu vermeiden, werden logopädische Übungen in den einzelnen Therapiebereichen für Erwachsene, Jugendliche und Kinder gemeinsam beschrieben. Bei Übungen, die speziell für jüngere Kinder geeignet sind, ist dies explizit angegeben. Die zweite Auflage liefert eine Anleitung für die in der logopädischen Behandlung von Poltern unersetzliche In-vivo-Arbeit (▸ Abb. 10.15) und Kap. 8.4.5).

8.2 Behandlungskonzepte bei Poltern

Schon in früherer Zeit haben Therapeuten auf vielschichtige Art und Weise an der Verbesserung der Poltersymptomatik gearbeitet [Liebmann, 1900] [Fröschels, 1931] [Luchsinger, 1963] [Weiss, 1964] [Seeman, 1959] [Arnold, 1979]. Stellvertretend für diese älteren Ansätze wird an dieser Stelle der Ansatz von Liebmann vorgestellt [Liebmann, 1900]:

8.2.1 Historischer Ansatz: Behandlungsansatz von Liebmann

Liebmann stellte für den deutschsprachigen Raum ein Konzept vor, das in Teilen von weiteren Klinikern [Fröschels, 1931] [Luchsinger, 1963] übernommen wurde [Liebmann, 1900].

Darin unterscheidet er die Behandlung zwischen Poltern, das auf *motorischer*, und Poltern, das auf *akustischer* Unaufmerksamkeit beruht. Dabei betont er, dass die Behandlung individuell auf den Patienten abgestimmt sein sollte.

Beim motorischen Poltern werden Übungen der Sprechmuskulatur durch Nachsprechen von kürzeren, anschließend von längeren Sätzen und Sätzen aus Geschichten beschrieben. Anschließend muss eine ganze Geschichte mit deutlicher Aussprache wiederholt werden. Diesbezüglich stellte bereits Liebmann fest, dass die alleinige Wiedergabe von Texten zu keinem zufriedenstellenden Transfer führt:

„Vielmehr müssen sich die Übungen so viel wie möglich der Rede des praktischen Lebens nähern. In der Behandlung muss daher die freie Rede einen möglichst breiten Raum einnehmen. Dem Patienten muss möglichst viel Gelegenheit gegeben werden, auch bei der Unterhaltung und bei der extemporierten Besprechung aller möglichen Themata in lautlich korrekter, mässig schneller Weise zu sprechen. Erst ein Patient, der dies vermerkt, hat Aussicht auf Heilung.“ ([Liebmann, 1900], S. 52)

Für die Behandlung eines motorisch polternden Menschen veranschlagt Liebmann eine Dauer von 4 Wochen, wobei er Anzahl und Dauer der Behandlungseinheiten nicht beschreibt.

Als wesentlich länger und komplizierter beschreibt er die Patienten mit einem Mangel an akustischer Aufmerksamkeit. Zusätzlich zu den sprechmotorischen Schwierigkeiten müssen auch die Auffälligkeiten grammatischer Fehler behandelt werden. Liebmann empfiehlt diesbezüglich Nachsprechübungen von einfachen hin zu komplizierten Sätzen, die „wortgetreu, deutlich und ohne Hast“ (ebd., S. 53) nachgesprochen werden sollen. Als Zwischenstufe zum Üben von spontanem Sprechen beschreibt er eine Frage-Antwort-Übung, bei der dem Patienten Fragen vorgelegt werden, die dieser nach Wiederholung eines Teils der Frage in ganzen Sätzen zu beantworten hat. Beispiel: „Wo wohnst du? Ich wohne in der X-Straße.“ Damit erkannte Liebmann die Bedeutung des kommunikativen Aspekts der Behandlung von Poltern. In der Spontansprache setzte er auf direktes Feedback („Falsch, muss so heißen“; ebd., S. 37). Zusätzlich ist für ihn die Einbeziehung des personellen Umfeldes des Patienten wichtig. Er empfiehlt, auch Fremdsprachen in die Behandlung einzubeziehen. Für die Behandlung dieser Gruppe von Polternden mit akustischer Unaufmerksamkeit veranschlagt er eine Dauer von ca. 1 Jahr.

> M!
>
> **Merke**
>
> Viele der älteren Ansätze enthalten, löst man sich von der für heutige Verhältnisse fremden Terminologie und Ausdrucksweise, einige Ideen und Übungen, die auch heute noch Gültigkeit haben. Gleichwohl ist keines dieser Konzepte so fundiert, dass es ausreichende Informationen zur erfolgreichen Behandlung von Poltern liefert. Es fehlen wesentliche Methoden und Übungsvorschläge zur Selbstwahrnehmung, Kommunikation und Pragmatik, Phonologie/Phonetik, Prosodie, zu sprachsystematischer Arbeit, zur gesamten In-vivo-Arbeit und Vorschläge zu alltagstauglichen Möglichkeiten der Selbstkontrolle.

8.2.2 Behandlungsansatz von Katz-Bernstein

Obwohl der Behandlungsansatz von Katz-Bernstein schon älter ist [Katz-Bernstein, 1986], bietet er immer noch vielfältige und erfolgreiche Übungen zur Verbesserung des Polterns bei Kindern. Deshalb wird an dieser Stelle dieser Therapieansatz überblicksartig vorgestellt.

Katz-Bernstein arbeitet mit einer Kombination aus logopädischer Übungstherapie, Eltern-Umfeldarbeit und Psychotherapie. Den Einsatz psychotherapeutischer Verfahren begründet sie folgendermaßen:

„Ein polterndes Kind, dessen Abgrenzung und Grenzen nie zu voller Ausbildung gelangten, vermag dies nicht (Ermöglichen und Regulation von sozialem Umgang). Der Prozess von Erziehen und Fördern, Führen und Begleiten, Fordern und Formen sowie Erleben und Erleben-Lassen bedarf bei diesen Kindern eines sorgfältigen Aufbaus und Ausgleichs." ([Katz-Bernstein, 1986], S. 421)

Neben Teilleistungsstörungen, Konzentrations- und Aufmerksamkeitsstörungen sowie Störungen der Psychomotorik erwähnt Katz-Bernstein auch ein *undiszipliniertes* Wesen ([Seeman, 1974], in: [Katz-Bernstein, 1986]) oder eine *flüchtige Art des Verhaltens*. Die erstgenannten Störungen begünstigen ein Auftreten der beiden letztgenannten Verhaltensauffälligkeiten, die, wie schon mehrfach beschrieben, längst nicht bei allen polternden Kindern auftreten. Katz-Bernstein beschreibt grundlegende Therapie- und Übungsprinzipien, die ein intensiveres, erfolgreicheres Üben ermöglichen und gleichzeitig zur Verbesserung der Verhaltenssteuerung dienen. Einige dieser Prinzipien sind in leicht modifizierter Form im Abschnitt *Therapieprinzipien in der logopädischen Behandlung polternder Kinder im Vorschul- und Grundschulalter* ([Katz-Bernstein, 1986], S. 138) beschrieben.

Merke

Übungsaufbau zur Behandlung polternder Kinder

Im Rahmen ihrer sprachtherapeutischen Übungsbehandlung beschreibt Katz-Bernstein folgenden Übungsaufbau zur Behandlung polternder Kinder [Katz-Bernstein, 1986]:

- primäre Kommunikation,
- Atem- und Stimmübungen,
- Laut- und Silbenübungen,
- Wort- und Reihensatzübungen,
- Satz- und Spontansprachübungen.

Übungen zur direkten Arbeit am Symptom werden bei Katz-Bernstein nicht erwähnt. Aus jedem der oben genannten Bereiche werden Übungen in diesem Buch beschrieben.

8.2.3 Aktuelle Behandlungsansätze

Alle aktuellen Ansätze integrieren die Vielschichtigkeit der Poltersymptomatik in ihren Übungsaufbau (vgl. [Schneider, 2003] [Van Zaalen u. Winkelman, 2009] [Myers, 2011]). Daher gibt es in den aktuellen Ansätzen zur Behandlung von Poltern kein Konzept, das starr eingehalten wird. Vielmehr werden – ausgehend von den individuellen Erfordernissen – alle Parameter beachtet. Dabei wird eine individuell bestmögliche hierarchische Gliederung der Behandlungsmodule eingesetzt. Van Zaalen und Winkelman beschreiben in ihrem Ansatz 4 Module der Poltertherapie [Van Zaalen u. Winkelman, 2009]:

- *kognitive* Komponente,
- *emotionale* Komponente,
- *verbalmotorische* Komponente und die
- *kommunikative* Komponente.

Die Therapie von Poltern schließt, individuell gewichtet, jeden dieser Bereiche ein.

8.3 Therapiestudien

Es gibt im deutschen und angloamerikanischen Raum keine empirisch abgesicherte Therapiestudie über bestimmte logopädische Behandlungstechniken von Poltern im Kindes- und Erwachsenenalter. Anhand von Fallstudien werden zeitweise Verläufe logopädischer Therapien veröffentlicht (s. u.). Auch wenn diese Einzelfallstudien oder Studien mit Kleingruppen nicht sicher auf eine größere Population übertragbar sind, liefern sie doch wichtige Informationen für die eigene Therapie polternder Menschen. Hinweise auf neue Veröffentlichungen sind auf der Homepage der *International Cluttering Association* (http://associations.missouristate.edu/ICA/) zu finden.

Beachte

Dieser Mangel an Therapiestudien darf jedoch nicht zu dem Rückschluss führen, dass logopädische Therapie von Poltern ineffektiv ist.

Daly und Burnett berichten über die logopädische Therapie eines zu Behandlungsbeginn 9,7 Jahre alten Jungen [Daly u. Burnett, 1996]. Es werden die Eingangsbefunde mit Befunden 2 Jahre nach Behandlungsbeginn verglichen. Nach Dalys Checkliste von 1993 [Daly, 1996] erreichte der Junge 1993 einen Score von 59, 2 Jahre später von 39. Ein Befund von über 35 werten Daly und Burnett als Poltern. Therapiebereiche im ersten Jahr waren die Reduzierung der oralen Diadochokinese sowie des Sprechtempos, Verbesserung der thematischen Strukturierung, Nacherzählen von Geschichten und die Verbesserung der Selbstwahrnehmung. Im zweiten Jahr wurde überwiegend an der Reduzierung des Sprechtempos und der Selbstwahrnehmung in der Spontansprache gearbeitet.

Zur sonderpädagogischen Behandlung von Poltern veröffentlichte Weber [Weber, 2002] eine Fallstudie eines zu Behandlungsbeginn 7,9 Jahre alten Kindes, in der sie einen Förderversuch über nur 10 Stunden beschreibt. Da dieser Förderversuch zusätzlich nicht empirisch angelegt ist, ist sein Informationsgehalt gering.

In der Studie von Craig wurde eine erwachsene Person mit einer Mischsymptomatik aus Poltern und Stottern erfolgreich mit *Intensive Smooth Speech* behandelt [Craig, 1996]. (*Intensive Smooth Speech* ist ein Fluency-Shaping-Verfahren aus der Stottertherapie, das gedehntes Sprechen mit weichen Stimmeinsätzen beinhaltet.) Die Stottersymptomatik reduzierte sich in verschiedenen Kommunikationssituationen von 7,4 % auf 0,4 % direkt nach der Behandlung und 0,3–2,8 % 10 Monate nach der Behandlung. Die Sprechgeschwindigkeit sank von 260–300 Silben pro Minute (SPM) auf 233 SPM direkt nach der Therapie. Durchschnittswerte 10 Monate später betrugen ca. 225 SPM. Zusätzlich verringerte sich das negative Kommunikationsverhalten. Leider enthält diese Studie keine Informationen, ob diesbezüglich ebenfalls therapeutische Interventionen stattfanden.

Langevin und Boberg [Langevin u. Boberg, 1996] erreichten bei 4 untersuchten Patienten mit Mischformen aus Poltern und Stottern in Bezug auf Unflüssigkeiten positive Therapieeffekte mit dem *Comprehensive Stuttering Program* [Boberg u. Kully, 1985]. Dieses Programm enthält Übungen zur Atemphrasierung, weiche Stimmeinsätze, Stoppen und Selbstkorrektur im Symptom, Reduzierung der Artikulationsrate durch Dehnungen und Veränderungen von Verhaltensweisen. Auch bei der Kontrolle verbesserten sich die Artikulationsraten, aber bei 2 der 4 Patienten nicht in allen überprüften Sprechsituationen. Diese Verbesserungen waren ein Jahr nach Behandlung noch signifikant.

Eine Studie, die Effekte von *Delayed Auditory Feedback* (DAF) bei 2 Polternden beschreibt, wurde von [St. Louis et al., 1996] durchgeführt. Die beiden Jugendlichen erhielten zusätzlich vor und nach der Arbeitsperiode mit DAF weitere logopädische Therapie. Die Effekte waren gering. Ein stark polternder Proband konnte mit DAF sein Sprechtempo reduzieren und seine Verständlichkeit verbessern, Unflüssigkeiten wurden nicht reduziert. Auswirkungen auf weitere Symptome werden nicht beschrieben. Der zweite, leicht polternde 12-jährige Proband ließ die Arbeit mit DAF während der dreimonatigen Trainingsphase zwar zu, lehnte das Gerät aber ab. Letztendlich wurden bei beiden Probanden keine Transfereffekte gemessen. Diese Studie zeigt trotz formaler Mängel, *dass die Arbeit mit DAF bei Poltern nicht indiziert ist*, um *dauerhafte* Therapieeffekte zu erreichen.

Shields berichtet auf der *Cluttering Online Conference 2010* in Minnesota über eine mehrdimensionale Therapie mit einem 7-jährigen polternden Mädchen [Shields, 2010]. Gearbeitet wurde mit dem Terminus *clear speech* (klare Aussprache) nach Methoden des Fluency Shaping. Ein weiterer zentraler Baustein war die Arbeit an der Kommunikation selbst, insbesondere an der Fähigkeit, Unverständnis des Gesprächspartners zu erkennen und darauf mit deutlicher Aussprache zu reagieren. Es fand ein positiver Transfer des verbesserten Sprechens statt, der auch von den Eltern berichtet wurde.

Ein Mindestanspruch an zukünftige Therapiestudien sind gut dokumentierte, hypothesengeleitete und modellorientierte Einzellfallstudien.

8.4 Grundlagen zur logopädischen Behandlung von Poltern

In den 1990er Jahren sind in den USA Behandlungsansätze zur logopädischen Therapie von Poltern veröffentlicht worden, die die in diesem Buch beschriebenen Therapiegrundlagen maßgeblich beeinflusst haben. Myers und Bradley heben für eine erfolgreiche logopädische Therapie die Beachtung von Wechselbeziehungen zwischen verschiedenen Symptomen hervor [Myers u. Bradley, 1992]: Dies sei ein Grundbaustein für eine erfolgreiche Behandlung von Poltern. Daly und Burnett stellen eine Vielzahl von Übungsvorschlägen für die verschiedenen Bereiche von Sprache, Sprechen, Kommunikation und Pragmatik, Aufmerksamkeitsspanne und Selbstwahrnehmung vor, die nach den Prinzipien von Myers und Bradley positive Auswirkungen auf mehrere Symptome zeigen [Daly u. Burnett, 1999]. Die Autoren betonen vor allem die enge Verzahnung einer ausführlichen Diagnostik, die einen individuell angemessenen Therapieeinstieg ermöglicht. Nach Myers und Bradley reicht eine alleinige Reduzierung des Sprechtempos zur Verbesserung der Fehlartikulationen nicht aus.

Alle Autoren, die neuere Behandlungsmethoden von Poltern veröffentlicht haben, betonen die Notwendigkeit eines *mehrdimensionalen, einzelfallorientierten Ansatzes* (vgl. [Stang, 1984] [Myers u. St. Louis, 1992] [Daly u. Burnett, 1999] [Schneider, 2003] [Van Zaalen u. Winkelman, 2009]). *Mehrdimensional* impliziert die Beachtung der gesamten, einen Patienten betreffenden Symptomatik, die Beachtung der Wechselbeziehungen der Symptome, die Einbeziehung von psychosozialen Faktoren und die Beachtung von Therapieprinzipien. *Einzelfallorientierte Arbeit* beinhaltet ein auf den jeweiligen Patienten zugeschnittenes Behandlungsprogramm, häufig auf der Basis eines Übungskonzeptes (vgl. [Sick, 2008]), das auf bestmögliche und zeitökonomischste Weise zu einer Besserung der Symptomatik führen soll.

Als Basis für eine erfolgreiche Therapie werden hier zunächst Grundlagen der logopädischen Behandlung im Rahmen des mehrdimensionalen, einzelfallorientierten Vorgehens dargestellt. Dies beinhaltet nach den grundlegenden Therapiezielen (Kap. 8.4.2) zunächst Therapie- und Behandlungsprinzipien bei Erwachsenen, Jugendlichen und Kindern (Kap. 8.4.3), eine Darstellung zur In-vivo-Arbeit bei Poltern (Kap. 8.4.5), Informationen zum computergestützten Arbeiten sowie die Arbeit mit einem Smartphone (Kap. 8.4.6) und die Arbeit mit der Therapiemappe (Kap. 8.4.7). Zu den Grundlagen gehören auch regelmäßige häusliche Übungen (Kap. 8.4.8). Qualitätssteigernd ist eine saubere Dokumentation und Evaluation der Behandlung (Kap. 8.4.9).

8.4.1 Grundlegende Therapieziele

Ziele einer mehrdimensionalen, einzelfallorientierten Arbeit

Unabhängig von den Abstimmungen der konkreten Behandlungsziele zwischen Therapeutin und Patient/Eltern beinhaltet die logopädische Therapie von Poltern folgende Ziele: Abgestimmt mit dem Patienten arbeitet die Therapeutin in allen Bereichen, in denen Defizite bestehen und die sich negativ auf die Artikulationsrate, phonetischen Auffälligkeiten und Unflüssigkeiten auswirken bzw. diese verursachen. Dabei werden alle dem Patienten zur Verfügung stehnden Ressourcen in die Arbeit integriert. Daraus ergeben sich 2 Therapieziele:

Merke M!

Therapieziele mehrdimensionaler, einzelfallorientierter Arbeit

- Zum einen soll der Patient die Möglichkeit erhalten, sein Sprechen in ihm wichtigen Situationen so kontrollieren zu können, dass die Kommunikation erfolgreich verläuft.
- Zum anderen soll die Symptomwahrnehmung so weit verbessert werden, dass die polternde Person vor, während oder nach dem Auftreten von Symptomen ihren Redefluss unterbricht und mit modifiziertem, gut verständlichem Sprechen weiterspricht.

8.4.2 Grundlegende Therapieprinzipien (SMART-Kriterien)

Die Transparenz der Behandlung auf der Basis einer stabilen Patient-Therapeut-Beziehung bildet eine nötige Voraussetzung für einen Behandlungserfolg. Unter Einbeziehung der therapeutischen Grundhaltungen Kongruenz, Empathie, Wertschätzung und bedingungsfreies Akzeptieren nach Rogers [Rogers, 2004] kann eine tragfähige Patient-Therapeut-Beziehung entstehen. Die Behandlung bewegt sich zwischen einem problemorientierten und ressourcenorientierten Vorgehen. Ziel ist immer die Eigenverantwortlichkeit, zu der auch der *Umgang mit Rückfällen* gehört. Van Zaalen und Winkelman J. beschreiben im Niederländischen 4 sogenannte SMART-Kriterien [Van Zaalen u. Win-

Tab. 8.1 SMART-Kriterien [Van Zaalen u. Winkelman, 2009]

SMART-Kriterium	Prinzip
Spezifisch	Eine Übung muss ein klares Ziel und Teilziel haben, das dem Patienten auch verständlich gemacht werden muss.
Messbar	Übungsergebnisse müssen messbar sein (z. B. anhand von Aufnahmen oder Fragebögen).
Akzeptabel	Das therapeutische Ziel muss für den Patienten akzaptabel sein. Dies beinhaltet insbesondere, dass er sich mit einem für ihn neuen Sprechen anfreunden kann. Lehnt der Patient beispielweise ein langsameres deutlicheres Sprechen ab, wird er auch alle auf dieses Ziel hinarbeitenden Übungen ohne Erfolg durchführen.
Realistisch	Eine Übung sollte für den Patienten zum einen eine Herausforderung darstellen, gleichzeitig aber machbar sein. Sie muss somit dem aktuellen Befinden des Patienten angepasst sein. Dabei sollte unbedingt drauf geachtet werden, ob der Patient bereits einen sogenannten *internen Locus of Control* besitzt, d. h., dass er davon überzeugt ist, sein Sprechen verändern zu können. Ist der Patient noch nicht auf diesem Stand, geht er davon aus, dass ihn sein Poltern einfach überkommt.
Terminierbar	Therapieziele müssen auch nach der zur Verfügung stehenden Zeit erarbeitet werden. Da die Heilmittelrichtlinien bei reinem Poltern pro Behandlungsfall nur 20 Behandlungseinheiten ermöglichen, müssen Ziele und Übungen dementsprechend angepasst werden. Konkret bedeutet dies, dass bei einer schweren Poltersymptomatik nur Teilziele in einem solchen Behandlungszyklus erreicht werden können.

kelman, 2009], die ein Fundament für eine erfolgreiche logopädische Behandlung von Poltern darstellen (▶ Tab. 8.1). SMART ist ein Akronym aus dem Projektmanagement zur Zielformatierung [Doran, 1981]

8.4.3 Therapie- und Übungsprinzipien bei polternden Kindern im Vorschul- und frühen Grundschulalter

Die im Folgenden beschriebenen Therapieprinzipien für polternde Kinder (vgl. [Katz-Bernstein, 1986] [Katz-Bernstein, 1992]) sollten in ihren Ansätzen auch bei der Behandlung von Jugendlichen und Erwachsenen beachtet werden.

Zuverlässigkeit und Beständigkeit

Bei Einhaltung dieser Prinzipien weiß das Kind, dass es sich auf Verhaltensweisen und die liebevolle Zuwendung der Therapeutin verlassen kann. Dies gilt für das Setzen von Grenzen, für strukturierte Stundenabläufe, für das Erinnerungsvermögen der Therapeutin an Handlungen des Kindes oder Dinge, die das Kind ihr erzählt hat, und das Einhalten von Versprechen. Zuverlässigkeit in den äußeren Bedingungen ist ebenfalls ein unterstützendes Begleitprinzip, d. h. möglichst feste Termine, wenig Raumwechsel.

Setzen von Grenzen, Vermittlung von Konsequenz

Grenzen werden gesetzt für Handlungen und Verhaltensweisen, die Kind oder Therapeutin körperlich oder emotional verletzen und die den strukturierten Ablauf der Stunde gefährden. Dies betrifft beispielsweise unstrukturiertes Auswählen von zu viel Spielmaterial. Das Setzen von Grenzen und deren konsequente Einhaltung vermitteln dem Kind Struktur und Sicherheit.

Strukturierung der Stunde

Sind bei polternden Kindern innerliche Strukturen wenig ausgebildet oder fällt es ihnen schwer, sich innerhalb von bestimmten Grenzen zu bewegen, so sind feste ritualisierte Strukturmuster sinnvoll, die den Aufbau von Verbindlichkeiten und Durchhaltevermögen ermöglichen (vgl. [Katz-Bernstein, 1992]). Gleichzeitig braucht das Kind innerhalb dieser Grenzen auch *Freiräume*, um seine Fantasien auszuleben. Katz-Bernstein beschreibt dies treffend mit der Metapher *„Wildpärke mit Zaun"* ([Katz-Bernstein, 1992], S. 60). Genaueres wird unter dem Punkt *Übungsprinzipien* beschrieben.

Vertiefung in eine Tätigkeit oder ein Thema

Dies ist eine wichtige Voraussetzung, um Lerninhalte aufnehmen zu können und Konsequenzen aus Handlungen kennenzulernen. Vertieftes Arbeiten/Spielen führt zu Ausgeglichenheit und Befriedigung beim Kind und kann sich positiv auf das Sprechtempo auswirken. Grundlagen zum vertieften Spielen sind eine hohe Motivation und ein strukturiertes/begrenztes Spiel-/Übungsangebot mit einer ausgewogenen Balance aus Wiederholungen und Erweiterungen. Es kann die Wahrnehmung von Zusammenhängen und Konsequenzen aus Handlungen fördern.

Förderung der Motivation

Noch elementarer als bei Erwachsenen ist die Motivation bei Kindern, da ihnen Möglichkeiten zur kognitiven Reflexion von therapeutischen Notwendigkeiten fehlen. Die intrinsische Motivation wird durch lustvolle Übungen, die extrinsische Motivation durch Bestätigung, Lob und Erfolg erhöht.

8.4.4 Übungsprinzipien in der logopädischen Behandlung polternder Kinder im Vorschul- und Grundschulalter

Die folgenden Prinzipien (vgl. [Katz-Bernstein, 1986] [Katz-Bernstein, 1992]) sind keine, an die man sich dogmatisch halten muss, denn nicht immer können und sollen alle Prinzipien gleichzeitig beachtet werden. Werden sie bei der symptomorientierten Übungsauswahl oder Entwicklung eigener Übungen bedacht, so erhöht sich die Therapiemotivation des Kindes. Zusätzlich werden die Übungen durch die positiven Einflüsse der Übungsprinzipien effektiver. Alle genannten Prinzipien dürfen nicht zum Selbstzweck der Therapie werden (vgl. [Katz-Bernstein, 1992]), da sie ansonsten die Kompetenz einer Logopädin/Sprachtherapeutin überschreiten. Die meisten Behandlungs- und Übungsprinzipien gelten, teilweise in abgeschwächter Form, auch bei der Behandlung von älteren Kindern, Jugendlichen und Erwachsenen. Selbstverständlich ist zuverlässiges Handeln der Therapeutin auf der Basis von Achtung und Wertschätzung des Kindes – wie in jeder Therapie – eine Grundvoraussetzung.

Übungen werden als kommunikatives Geschehen verstanden

Da ohne Dialog keine Sprachentwicklung stattfindet und bei Poltern kommunikativ-pragmatische Fähigkeiten häufig reduziert sind, sollten Übungen, so oft es nur geht, neben den symptomorientierten Zielen auch die Entwicklung kommunikativ-pragmatischer Fähigkeiten fördern.

Einbeziehung von Körper, Bewegung und Raum

Grobmotorische Aktivitäten und die Einbeziehung des ganzen Körpers sind integraler Bestandteil der logopädischen Behandlung von Poltern. Körper und Bewegung können zur Temposteuerung durch sprechbegleitende rhythmische Bewegungen eingesetzt werden. Körperarbeit findet bei der Verbesserung der Intention in Rollenspielen statt (z.B. in Form von *Tiere darstellen*). Die Durchführung von Atmungs- und Entspannungsübungen gehört ebenfalls zu diesem Bereich. Die (zeitweilige) Einbeziehung des ganzen Raumes in die Übungen ermöglicht neben verstärkten grobmotorischen Aktivitäten auch eine Verbesserung der intentionalen Haltung, da der Patient beispielsweise seine Sprechlautstärke dem Abstand zum Gesprächspartner anpassen muss.

Übungen sind erlebte oder gespielte Handlungen

Die Einbeziehung von Handlungen (konkrete Handlungen, Symbolspiele, Rollenspiele) fördert neben dem Sprachaufbau den Aufbau von strukturiertem Handeln. Dieses fördert wiederum die bei Poltern häufig gestörte thematische Strukturierung, Kohärenz und Kohäsion.

Einbau emotionaler Inhalte

Der Einbau emotionaler Inhalte fördert in erster Linie die Motivation, da Therapie *echt* wird und sich das Kind von der Therapeutin ernst genommen fühlt. Werden emotionale Inhalte mit logopädischen Übungen kombiniert, so erfährt das Kind zumindest während der Behandlung, dass emotionale Inhalte auch strukturiert und verständlich ausgedrückt werden können.

Ventile schaffen für Fantasien und Emotionen

Obwohl die Übungsauswahl für polternde Kinder viele Gelegenheiten bietet, Fantasien und Emotionen auszuleben, so brauchen manche Kinder noch mehr Möglichkeiten dazu. Bei diesen Kindern ist es sinnvoll, dass sie vorübergehend zum Schluss der Stunde (ca. 10–15 Minuten) freie Zeit zur Gestaltung haben. Diese Zeit kann auf verschiedene Art und Weise genutzt werden, z. B. selbsterdachte Übungen, festgelegte Spiele, Gespräche, Geschichten erfinden, Puppenspiele, Rollenspiele oder Arbeit mit kreativen Materialien (vgl. auch [Katz-Bernstein, 1992]). Es versteht sich von selbst, dass auch in diesen Spielen Grenzen und Abmachungen nicht verletzt werden dürfen. Des Weiteren sollte möglichst bei der vom Kind getroffenen Entscheidung geblieben werden.

Beachte

Themenwechsel innerhalb der Abschlussaktivität sollten bei polternden Kindern vermieden werden.

8.4.5 In-vivo-Arbeit

Wie auch bei der Behandlung von Stottern ist In-vivo-Arbeit bei Poltern eine Grundvoraussetzung für einen erfolgreichen Transfer. Demnach müssen die zwischen Patient und Therapeutin vereinbarten Kommunikationsstrategien in alltagsrelevanten Kommunikationssituationen trainiert werden. Generell sollte In-vivo-Arbeit nicht nur zum Erproben einer im Therapieraum bereits sicher beherrschten Zielverhaltensweise im fortgeschrittenen Therapiestadium, sondern in allen Phasen des therapeutischen Prozesses durchgeführt werden (vgl. [Wendlandt, 2002]). Die In-vivo-Arbeit hat neben dem Aufbau eines Gewöhnungsprozesses, der den erfolgreichen Transfer ermöglicht, noch weitere Teilziele:

- Verbesserung der Symptomwahrnehmung,
- Anwendung von Strategien des jeweils geübten Behandlungsbereichs (z. B. Stoppen des Sprechflusses, Silbensprechen, Poltermodifikation),
- Abbau von Sprechängsten durch erfolgreiche Bewältigung von Spechsituationen und Analyse der Sprechsituationen,
- Transfer des modifizierten Sprechens.

Trainiert werden können Telefonate, alle Arten von *Face-to-Face*-Kommunikation, Referate, Vorträge etc. Mit dem Patienten muss zu Beginn der In-vivo-Arbeit eine Hierarchieliste einfacherer und schwierigerer Kommunikationssituationen erarbeitet werden.

Konkrete Übungsvorschläge sind beispielsweise das Einholen und Mitteilen von Informationen und Auskünften am Telefon (Reisebüro, Bahnauskunft, Kinoprogramm), Beratungsgespräche in verschiedenen Läden (Medienmärkten, Sportartikelladen, Buchladen), Handlungsanleitungen oder Wegbeschreibunge, Kontaktaufnahme bei gesellschaftlichen Ereignissen etc. Eine Sammlung ausgewählter Sprechsituationen findet sich beispielsweise bei Zückner [Zückner, 2004]. Eine fundierte Anleitung zur In-vivo-Arbeit im Allgemeinen ist bei Wendlandt nachzulesen [Wendlandt, 2002].

Praktische Hinweise zum In-vivo-Training

(Kopiervorlage siehe Anhang: ▸ Abb. 10.15)

Grundlegend für ein erfolgreiches In-vivo-Training ist zunächst die genaue Festlegung dessen, was erarbeitet werden soll. Nach der Auswahl einer Sprechsituation (z. B. auf dem Weihnachtsmarkt nach einer Adventsmühle aus dem Erzgebirge fragen) wird auf dem Dokumentationsblatt genau schriftlich fixiert, welche sprachlichen Ziele erreicht werden sollen. Lernt der Patient beispielsweise gerade, Sprechpausen einzuhalten, könnte die Aufgabenstellung so lauten: *„Haben Sie auch Adventsmühlen die – (Pause) original aus dem Erzgebirge kommen?“* Ist die Aufgabenstellung festgelegt, wird die Situation mit der Therapeutin so lange geübt, bis sie sicher beherrscht wird. Dies geschieht nicht nur im Therapieraum, sondern vor allem auch vor Ort. Genauso wichtig wie die gute Vorbereitung ist eine analytische Nachbereitung. Der Patient soll sagen, was gut war *(ressourcenorientiert)* und wo noch Probleme sind *(problemorientiert)*. Die Aufgabe wird dann wiederholt, wenn sie noch nicht zur Zufriedenheit gelöst werden konnte. Dabei ist selbstverständlich, dass mit einer Wiederholung nicht die exakt gleiche Sprechsituation (z. B. gleiche Frage am selben Stand auf dem Weihnachtsmarkt) wiederholt wird, sondern eine Situation, die der vorangegangenen sehr nahe kommt (z. B. wird die Frage nach der Adventsmühle noch einmal in einem Kaufhaus gestellt, wenn es nur einen Stand auf dem Weihnachtsmarkt gibt, der Adventsmühlen verkauft).

8.4.6 PC, Smartphone und Internet

PC-Programme, die in der Diagnostik und Therapie von Poltern geeignet sind, werden in Kap. 7.6 beschrieben. Kostenfrei ist die Arbeit mit *Audacity*. Dieses Programm kann man unkompliziert aus dem Internet herunterladen. Für die Patienten ist insbesondere die Visualisierung des Gesprochenen in Form von Hüllkurven motivierend. Auch die Sprechlautstärke wird in den beschriebenen Programmen visualisiert. Obwohl noch kein Programm perfekt ist, verbessert die Arbeit am Computer die Symptomwahrnehmung und unterstützt den Behandlungserfolg stark. Sinnvoll und möglich ist auch ein Feedback der Therapeutin zwischen den Therapiestunden, indem sie per E-Mail Audiodateien mit Übungseinheiten an den Patienten versendet.

Das Smartphone bietet sich für Sprachaufnahmen zur Selbstwahnemung und zur Erinnerung an zu erledigende Aufgaben an. Die Entwiucklung von kostenfreien Spracherkennungsprogrammen verläuft rasant. Die therapeutische Arbeit mit PC und Smartphone ist insgesamt sowohl für den Patienten als auch die Therapeutin motivierend. Je nach Anforderung an die Behandlung (z. B. Verbesserung der auditiven Merkfähigkeit) können Übungen aus anderen PC-Programmen ergänzend eingesetzt werden, z. B. aus *AudioLog* (AudioLog 4, Fa. Flexoft, Berlin).

8.4.7 Therapiemappe und -tagebuch

Eine behandlungsbegleitende Mappe, wird häufig in der logopädischen Behandlung von Kindern eingesetzt, um Hausaufgaben, ausgeführte Handlungen, in der Stunde ausgefüllte Arbeitsblätter, Tabellen mit Verstärkern zum häuslichen Üben, kleine Erinnerungen an die Stunde zu sammeln oder für das Kind wichtige Ereignisse in einem Tagebuch festzuhalten. Aus eigener Erfahrung sind viele Kinder stolz auf ihre langsam dicker werdende Therapiemappe.

In Anlehnung an das Hör-Tagebuch von Schmid-Giovannini kann es auch bei Poltern eine hilfreiche Übung sein, mit den Eltern zusammen eine Art Tagebuch anzulegen, worin das Kind einem Elternteil ein wichtiges Erlebnis diktiert und dieses im Buch aufgeschrieben wird [Schmid-Giovannini, 1996]. Es kann mit Fotos oder anderen Materialien ausgestaltet werden. Dem Kind wird so Konstanz vermittelt und es ist stolz, dass sein Text aufgeschrieben wird. Gleichzeitig wird das Tempo während der Übung reduziert und die thematische Strukturierung verbessert.

Auch Jugendliche und Erwachsene sollten während der logopädischen Therapie von Poltern ihre Arbeitsblätter und Übungen in einem Schnellhefter sammeln. Dies unterstützt eine strukturierte therapeutische Arbeit und ist nach Behandlungsabschluss das Nachschlagewerk, um Übungsinhalte zu wiederholen und den Behandlungserfolg zu festigen.

8.4.8 Üben zuhause

Die Vertiefung und Übung der in der Therapie erarbeiteten Inhalte muss zuhause erfolgen. Auch wenn mehrmalige Termine pro Woche sinnvoll wären, kann häufig aus organisatorischen Gründen (Ganztagsschule, Termine von Geschwisterkindern, Berufstätigkeit der Eltern, berufliche Verpflichtungen der erwachsenen Patienten usw.) die logopädische Therapie nur einmal pro Woche stattfinden. Um einen therapeutischen Erfolg zu ermöglichen, ist eine Kombination aus festen häuslichen Übungsterminen (mindestens 4 pro Woche) und zusätzlichen Aufgaben, die sich in der alltäglichen Kommunikation durchführen lassen, sinnvoll. Die Übungsdauer richtet sich nach den Fähigkeiten des Patienten. Wichtiger als die reine Übungszeit ist die Konzentration und Hingabe, mit der die Aufgaben durchgeführt werden. Ein Üben ohne hinreichende Reflexion verbessert das Sprechen nicht.

8.4.9 Dokumentation und Evaluation

Wie in jedem anderen logopädischen Störungsbereich, ist auch bei der Behandlung von Poltern eine hinreichend genaue Dokumentation der Behandlung nötig (Diagnostikbericht, Therapiebericht, Verlaufsdokumentation), eine Evaluation der Behandlungsergebnisse wünschenswert. Die Dokumentation dient zur Erfüllung der gesetzlichen Pflicht zur Qualitätssicherung nach § 125 SGB 5 (vgl. Dokumentationsleitlinien des Bundesverbandes für Logopädie) und den auf dieser Grundlage abgeschlossenen Verträgen zwischen Behandlern und Krankenkassen. Die Mindestanforderung an eine logopädische Dokumentation ist, dass die Therapeutin ihre Aufzeichnungen auch noch nach mehreren Jahren nachvollziehen kann und im Falle eines Therapeutenwechsels bzw. Praxiswechsels der therapeutische Nachfolger den Therapieverlauf komplett nachvollziehen kann. Dabei bewegt sich die praktisch tätige Logopädin/Sprachtherapeutin im Spannungsfeld zwischen den Anforderungen an eine so genaue und einheitliche Dokumentation, dass auf deren Basis sogar eine institutionenübergreifende Evaluation des Behandlungserfolges möglich wäre, und den zeitökonomischen Begrenzungen des täglichen therapeutischen Handelns. Vorschläge dazu finden sich in den Dokumentationsleitlinien Logopädie (dbl) oder in Giel [Giel, 2005].

8.5 Grundstrukturen logopädischer Behandlung von Poltern

In diesem Kapitel werden grundlegende Informationen zur Strukturierung der logopädischen Behandlung von Poltern geliefert. Anhand eines Schemas (▶ Abb. 8.1) wird in Kap. 8.5.1 zunächst die Grundstruktur erläutert. Kap. 8.5.2 informiert über die Grundlagen eines synergistischen Ansatzes. Es folgenden Informationen zur Therapie bei

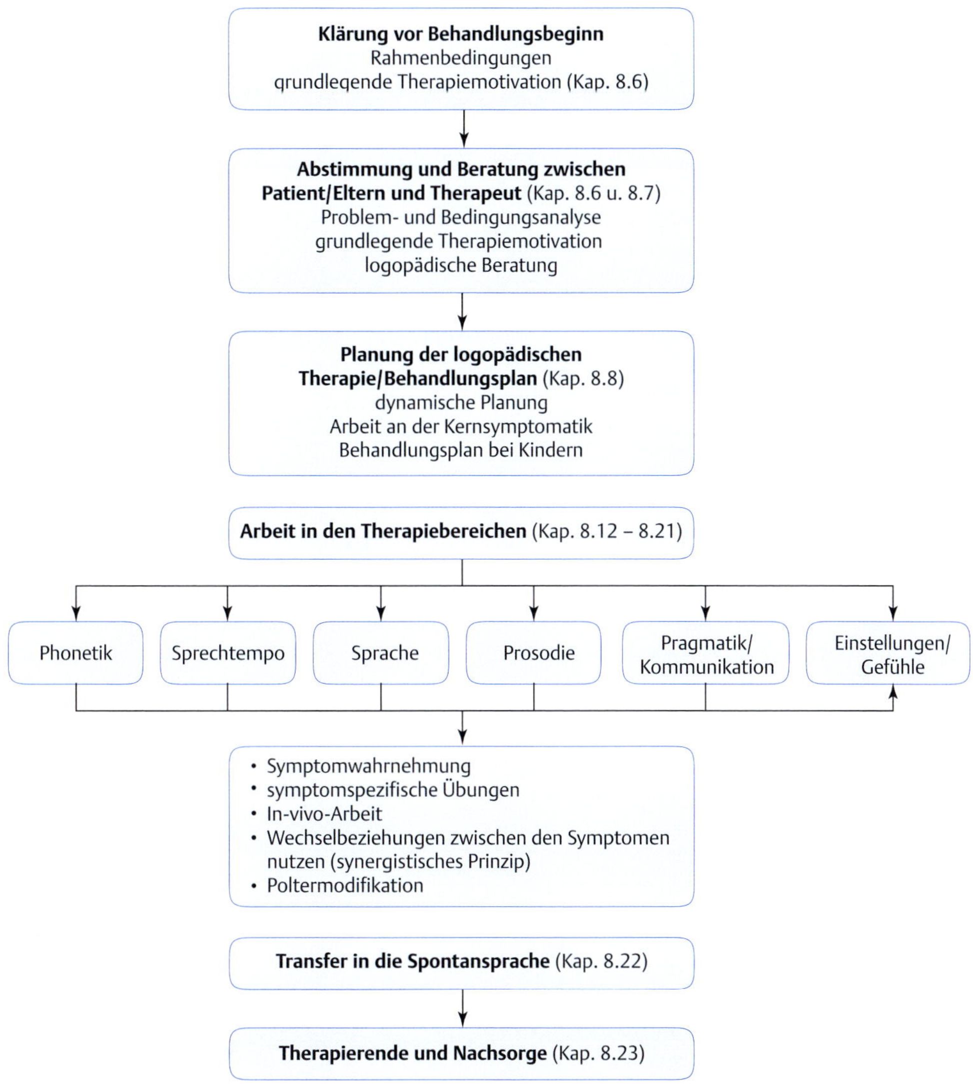

Abb. 8.1 Strukturierung der logopädischen Behandlung von Poltern.

Mischformen von Poltern und Stottern (Kap. 8.5.3), zur Behandlung von Poltern und Sprachentwicklungsstörungen (Kap. 8.5.4) und zur Behandlung von Poltern bei Mehrsprachigkeit (Kap. 8.5.5).

8.5.1 Schema zum grundlegenden Therapieablauf

Trotz einer individuell unterschiedlichen logopädischen Behandlung für jeden Patienten gibt es bezogen auf den Gesamtablauf allgemeine Kriterien zur Strukturierung der logopädischen Behandlung von Poltern.

Zu Behandlungsbeginn stehen formale und inhaltliche Abstimmungen zwischen Therapeutin und Patient oder Eltern (vgl. Kap. 8.6). Es folgt eine individuelle Beratung des Patienten, dessen Eltern oder Angehörigen und des sozialen Umfeldes (Kap. 8.7). Dabei sind Abstimmungen zwischen Patient, Eltern und Therapeut über fortlaufende Therapieziele, regelmäßige Bestandsaufnahmen des Ist-Soll-Zustandes, Klärung von akuten Problemen sowie Beratung integrale Bestandteile des fortlaufenden therapeutischen Prozesses.

Im Behandlungsschema folgt die individuelle Therapieplanung, also das Aufstellen des eigentlichen Behandlungsplans (Kap. 8.8). Liegt lediglich die Kernsymptomatik ohne linguistsche Auffälligkeiten vor, hat sich eine Vorgehensweise nach dem in Kap. 8.12 (▸ Abb. 8.2) vorgestellten Behandlungsplan bewährt. Bei einer mehr linguistisch ausgeprägten oder allumfassenden Poltersymptomatik gestaltet sich der Behandlungsplan komplexer.

Die Arbeit in den einzelnen Therapiebereichen findet nach dem synergistischen Prinzip statt (vgl. Kap. 8.5.2). Dabei wird eine bestmögliche Vernetzung des Therapiebreiche angestrebt. Ziele sind Verbesserungen in den einzelnen Therapiebereichen (Kap. 8.9, Kap. 8.12 bis Kap. 8.21), Aufbau der Poltermodifikation (Kap. 8.8.2, Kap. 8.12) sowie Verbesserungen des gesamten Sprechmusters (Kap. 8.8.2) durch die Arbeit in den einzelnen Therapiebereichen.

> **Merke**
>
> In allen Therapiebereichen wird immer zuerst an der Symptomwahrnehmung gearbeitet, bevor symptomspezifische Übungen durchgeführt werden.

In-vivo-Arbeit ist ein zentraler Behandlungsbaustein in jedem Therapiebereich (vgl. Kap. 8.4.5). Es wird ein bestmöglicher Transfer in die Spontansprache angestrebt (Kap. 8.22). Mit dem Patienten bzw. dessen Eltern werden Voraussetzungen zum Therapieabschluss und zur Nachsorge erarbeitet (Kap. 8.23).

8.5.2 Symptomspezifische Arbeit nach dem synergistischen Prinzip

Symptome von Poltern beeinflussen sich gegenseitig (vgl. auch Kap. 1.4). Bei der logopädischen Behandlung von Poltern nutzt man diese synergistischen Effekte positiv: Eine Übung, die zur Verbesserung der Symptome dieses Bereichs (z. B. *Artikulationsübungen zur Verbesserung phonetischer Auffälligkeiten*) gewählt wird, führt nicht nur in diesem, sondern auch in anderen Bereichen (z. B. *Sprechtempo*) zu mehr oder weniger starken Verbesserungen. Symptome, bei denen die Wahrnehmung des Patienten durch eine Übung direkt auf das zu behandelnde Symptom fokussiert wird, werden als *direkt behandelt* bezeichnet, Symptome, die dadurch positiv beeinflusst werden, als *mitbehandelt*. Alle deutlich ausgeprägten Symptome müssen immer direkt behandelt werden.

> **Praxis**
>
> Soll das Sprechtempo modifiziert werden, ist zum einen direkte Arbeit in diesem Bereich nötig, z. B. über Tempovariationen. Zum anderen wird das Sprechtempo auch intensiv über die Arbeit an der Artikulation, Prosodie, sprachlicher Strukturierung und Kommunikation/Pragmatik verbessert (vgl. ▸ Abb. 8.2).

In ▸ Abb. 8.2 werden die Hauptbereiche logopädischer Übungstherapie und die Einflüsse therapeutischer Arbeit der Bereiche untereinander dargestellt.

- Phonetik-Artikulation,
- Reduzierung des Sprechtempos,
- sprachliche Strukturierung,
- Prosodie (Sprechpausen/Sprechatmung/Betonung),
- Kommunikation – Pragmatik.

Alle Therapiebereiche werden durch Monitoringprozesse, also Wahrnehmungs- und Kontrollpro-

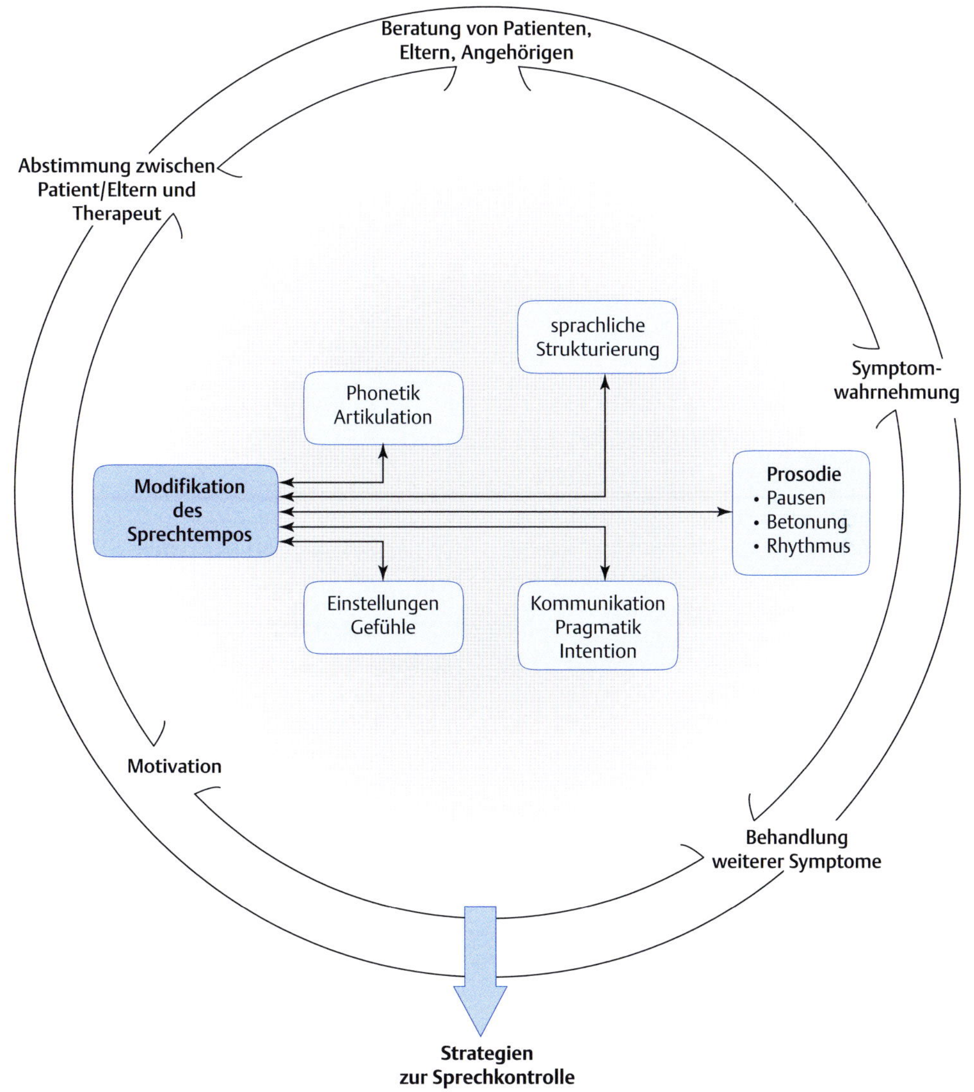

Abb. 8.2 Wechselwirkungen symptomorientierter logopädischer Behandlungsbereiche am Beispiel Modifikation des Sprechtempos.

zesse beeinflusst. Dieses Schema ist anwendbar bei allen Patienten, deren Sprachentwicklung abgeschlossen ist. Für die logopädische Behandlung von polternden Kindern mit Sprachentwicklungsstörung sind die dargestellten Beziehungen zwar auch zutreffend und somit für die Übungsauswahl hilfreich, der Behandlungsschwerpunkt liegt aber immer zuerst auf einer Behebung der sprachlichen und phonetischen Defizite.

Die folgenden Punkte sind zur Planung einer symptomorientierten Übungsbehandlung nach synergistischen Prinzipien hilfreich:

- Die bei Poltern typischerweise auftretenden Unflüssigkeiten werden durch die Arbeit in anderen Therapiebereichen reduziert.
- Um zu hohe Artikulationsraten zu modifizieren, sollten Defizite in den Bereichen Artikulation, Atmung und Stimme, Intention, Prosodie, Kom-

munikation/Pragmatik und sprachliche Organisation behandelt werden. Auf dieser Basis werden dann, falls nötig, Übungen zur Auseinandersetzung mit dem Phänomen *Sprechtempo*, dessen Wahrnehmung und die Akzeptanz eines situationsangepassten modifizierten Sprechtempos erarbeitet.
- Phonetische Auffälligkeiten müssen immer zuerst direkt behandelt werden, obwohl sie indirekt durch die Reduzierung hohen Sprechtempos beeinflusst werden.
- Weitere Beziehungen zwischen Symptombereichen sind im jeweiligen Symptombereich nachzulesen.

8.5.3 Behandlung von Mischformen aus Poltern und Stottern

In vielen Fällen treten Stottern und Poltern gemeinsam auf. Dann stellt sich die Frage, wie die Elemente zur Behandlung von Poltern am besten mit der Behandlung von Stottern kombiniert werden können.

An dieser Stelle werden nur Grundgedanken zur logopädischen Therapie beider Störungen dargestellt, da die Therapeutin Therapiemethoden zur Behandlung beider Störungen beherrschen muss.

Die gleichzeitige Behandlung beider Störungen im Rahmen von *Fluency-Shaping*-Programmen wurde bereits beschrieben (vgl. Kap. 8.3). Sie ist in der ambulanten Therapie nicht relevant.

Ist die Stotterkomponente schwerwiegend, wird zuerst mit der Behandlung von Stottern begonnen (vgl. [Preus, 1992]). Anschließend werden beide Störungen parallel, zum Schluss die restliche Polterkomponente bearbeitet. Dieses Grundschema wird nach den individuellen Gegebenheiten variiert. Überwiegt die Polterkomponente, d. h. treten nur gelegentlich Dehnungen und Blockierungen auf und besteht nur geringer Leidensdruck bezüglich der gestotterterten Unflüssigkeiten, so ist der Schwerpunkt auf die Behandlung des Polterns zu legen.

M!

Merke

Wichtig ist, immer daran zu denken, beide Störungen im Therapiekonzept zu berücksichtigen, auch wenn sich Therapeutin und Patient für einen Behandlungsschwerpunkt entschieden haben.

Beispiel

Wird im Bereich der Modifikation von Stottersymptomen an den Pull-Outs gearbeitet (vgl. [Zückner, 2004]) kann ein zu hohes Sprechtempo diese Arbeit erschweren. Dann muss zusätzlich an den Variationen des Sprechtempos (Kap. 8.14) gearbeitet werden.

M!

Merke

Die Therapeutin muss anhand ihres Wissens über Stottern und Poltern Hypothesen zu den Beziehungen zwischen beiden Störungen aufstellen und ihr Behandlungskonzept danach ausrichten.

Grundprinzipien zur logopädischen Behandlung von Stottern und Poltern bei Kindern

Um einen individuellen Therapieplan erstellen zu können, ist wie in der Behandlung von isoliertem Stottern im Kindesalter das Anforderungen-Kapazitäten-Modell [Starkweather u. Gottwald, 1990] hilfreich. Obwohl es empirisch nicht abgesichert ist, hat es sich für die Ableitung von Therapieschwerpunkten bei stotternden Kindern als hilfreich erwiesen (vgl. [Sandrieser u. Schneider, 2008]).

Nach diesem Modell sind für Sprechflüssigkeit motorische, linguistische, kognitive und emotionale Anforderungen und Fähigkeiten von Bedeutung. Anforderungen und Fähigkeiten müssen sich die Waage halten, um flüssiges Sprechen zu ermöglichen. Anforderungen werden zum einen von außen an das Kind herangetragen, zum anderen stellt sie das Kind an sich selbst. Ein länger andauerndes Ungleichgewicht fördert die Entstehung und Aufrechterhaltung von Stottern.

Bezogen auf die Beziehung zwischen Stottern und Poltern bedeutet dies, dass die Poltersymptome *hohes Sprechtempo*, *Defizite in der Sprechmotorik* und die häufig bei polternden Kindern auftretenden *Sprachentwicklungsstörungen* das Stottern verstärken können. Neben der direkten Arbeit am Stottern (vgl. [Sandrieser u. Schneider, 2008]) sind deshalb schon zu Behandlungsbeginn Übungen aus der Poltertherapie und der Behandlung von Sprachentwicklungsstörungen zur Reduzierung dieser Defizite einzusetzen.

8.5.4 Behandlung von Poltern mit Sprachentwicklungsstörungen

Bei Kindern im Vorschulalter tritt Poltern sehr häufig in Kombination mit einer Sprachentwicklungsstörung auf. Die Arbeit an der Sprachentwicklungsstörung ist eine Voraussetzung zur Reduzierung der Poltersymptomatik.

> **Merke**
>
> M!
>
> Liegen Aussprachestörungen (phonologisch oder phonetisch) und/oder Störungen der Syntax/Morphologie vor, sind dieser immer zuerst zu behandeln. Auch das Sprachverständnis oder die auditive Verarbeitung werden im Bedarfsfall vorrangig behandelt.

Der Einsatz von Elementen aus der Poltertherapie ist immer dann nötig, wenn die Behandlung der Sprachentwicklungsstörung darunter leidet. Dies kann beispielsweise dann sein, wenn das Kind stark monologisiert und Sprecherwechsel nicht beherrscht oder die Sprachentwicklungsstörung so weit abgebaut ist, dass die Poltersymptomatik im Vordergrund steht.

8.5.5 Behandlung von Poltern bei Mehrsprachigkeit

Mehrsprachigkeit kann in verschiedenen Formen vorliegen: *simultane* Bilingualität (oder Mehrsprachigkeit von Geburt an) oder *sukzessive* Bilingualität (Mehrsprachigkeit bei der eine neue Sprache etwas später erlernt wird). Der Mehrspracherwerb gestaltet sich im Hinblick auf sprachkognitive Aspekte vielfältig und komplex (vgl. [Scharff Rethfeldt, 2013]). Liegt zusätzlich zur Mehrsprachigkeit eine Poltersymptomatik vor, verlangen die unterschiedlichen Ausprägungen von Mehrsprachigkeit unterschiedliche Behandlungsansätze bezogen auf den poltersymptomatischen Aspekt.

Simultane Bilingualität und Poltern

Geht man davon aus, dass beide Sprachen von Geburt an erlernt und ähnlich gut beherrscht werden, wird die logopädische Behandlung grundlegend wie bei monolingual deutschsprachigen Patienten durchgeführt. Da die Poltersymptomatik auch in der zweiten Sprache auftritt, sollten die in der deutschsprachigen Therapie jeweils aktuellen Therapieinhalte so oft wie möglich *parallel* in der zweiten (und dritten) Sprache durchgeführt werden. Besonders wichtig sind die basale artikulatorische Arbeit und die artikulatorischen Übungen (vgl. auch Kap. 8.13), da die zweite Sprache eine andere Phonetik besitzt. Diese muss, wie in der deutschsprachigen Behandlung auch, erarbeitet werden. Auch Aufbau und Transfer der Poltermodifikation müssen unbedingt in beiden Sprachen erarbeitet werden.

Sukzessive Bilingualiät und Poltern

Bei Kindern, die in ihrer Muttersprache poltern und sich zusätzlich im Prozess befinden, Deutsch zu erlernen, muss grundsätzlich folgende Frage gestellt werden:

Was ist wichtiger: die Behandlung des Polterns oder eine Sprachtherapie/-förderung?

Die Behandlung des Polterns kann im Fall der sukzessiven Bilingualität oft nur in der Muttersprache durchgeführt werden. Sinnvoll ist es, mit den Kindern den Deutschspracherwerb mit dem Schwerpunkt von Phonologie und Phonetik bzw. Sprachrhythmus zu fördern (vgl. auch [Penner et al., 2006]). Positive Auswirkungen auf die Poltersymptomatik in der Muttersprache sind nicht auszuschließen. Bezüglich der Poltersymptomatik in der Muttersprache muss intensive Elternarbeit geleistet werden (vgl. Kap. 8.7). Bei polternden Kindern geht es hierbei um eine gezielte Anleitung, wie die Eltern Übungen, die im Deutschen durchgeführt wurden, in ihre Sprache übertragen können. Auszuschließen ist diesbezüglich die komplette sprachsystematische Arbeit.

Erschwerter Mehrspracherwerb und Poltern

Ist der Mehrspracherwerb aus sprachkognitiven und/ oder sozialen Gründen erschwert und tritt zusätzlich Poltern auf, haben die Kinder mit einer vielschichtigen Problematik zu kämpfen. Auch hier steht im Vordergrund eine Verbesserung der sprachlichen Kompetenzen auf allen Ebenen primär im Deutschen, falls möglich auch in der anderen Sprache. Ein Schwerpunkt ist die Erarbeitung phonetischer Strukturen im Deutschen, die sich positiv auf die Reduzierung der Poltersymptomatik auswirken kann.

Poltertherapie in Fremdsprachen?

Bei deutschsprachigen Jugendlichen und Erwachsenen ist die zeitweilige Arbeit in einer sicher beherrschten Fremdsprache dann sinnvoll, wenn die Symptomatik auch in der Fremdsprache auftritt.

Auch hier sind in besonderem Maße Übungen zur Reduzierung der phonetischen Auffälligkeiten bzw. der Aufbau der Poltermodifikation sinnvoll.

8.6 Abstimmungen und Vereinbarungen zum Therapiebeginn

Bei der Behandlung von Poltern sind klare Absprachen und eine transparente Therapieplanung ein wichtiger Baustein für ein Gelingen der logopädischen Therapie. Dazu gehören die Klärung der Rahmenbedingungen, eine Problem- und Bedingungsanalyse, die Festlegung von realistischen Therapiezielen, Vereinbarungen zum grundlegenden Therapiekonzept und eine Analyse der Therapiemotivation.

8.6.1 Klärung der Rahmenbedingungen

Die Einhaltung der Rahmenbedingungen bildet die Grundlage für den Therapiebeginn und ist eine Voraussetzung für einen Behandlungserfolg. Bei unvereinbaren Differenzen bezüglich der Rahmenbedingungen zwischen Therapeutin und Patient kann die Behandlung nicht begonnen werden. Einzelne Inhalte der Rahmenbedingungen werden in diesem Abschnitt erläutert.

Merke

Inhalte der Rahmenbedingungen

- ambulante versus stationäre Therapie/Einzel- und Gruppentherapie
- Häufigkeit der Behandlungstermine,
- pünktlicher Behandlungsbeginn,
- Konsequenzen bei nicht abgesagten oder kurzfristig abgesagten Behandlungsstunden,
- Abschätzung der Behandlungsdauer,
- Sicherung der aktiven Mitarbeit und eigenständigen Arbeit des Patienten,
- Einverständnis zu Kontrollterminen (Nachsorge).

Ambulante versus stationäre Therapie

Überwiegend wird die Behandlung von Poltern als ambulante Einzeltherapie durchgeführt. Wenn sich in einer Institution genug polternde Patienten zu gleicher Zeit einfinden, ist auch die Behandlung in der Gruppe sinnvoll (s. u.). Mittlerweile gibt es auch die Möglichkeit, dass polternde Menschen an einer Gruppenintervalltherapie teilnehmen, die an Wochenenden stattfindet (vgl. [Sick, 2008]).

Stationäre Therapieeinrichtungen, die mehrwöchige Therapieangebote ausschließlich für polternde Menschen anbieten, gibt es noch nicht. Allerdings werden polternde Personen bei Kombinationen aus Poltern und Stottern zum Teil in denselben stationären Gruppen mitbehandelt, an denen auch stotternde Menschen teilnehmen (z. B. in der Kasseler Stottertherapie [A. W. von Gudenberg], der Intervalltherapie nach Prüß oder der Intensivtherapie nach Van Riper [A. Starke]).

Während die Kasseler Stottertherapie keine Veränderungen des Konzepts vorsieht (vgl. http://www.kasseler-stottertherapie.de), beinhalten die Therapieformen von Starke und Prüß Anpassungen an die Poltersymptomatik.

Prüß nimmt nur noch Patienten mit einer deutlichen Stottersymptomatik und *leichter* Polterkomponente auf, da er festgestellt hat, dass sein Konzept nicht geeignet ist, um neben dem Stottern starkes Poltern zu behandeln. Die zusätzlich zur Stottertherapie von ihm eingesetzen Therapiebausteine (Symptomwahrnehmung, Wahrnehmung artikulatorischer Abläufe, Wahrnehmung unverständlicher Abschnitte) brachten nicht die gewünschten Erfolge (pers. Mitteilung, 2010). Starke berichtet über tendenziell schlechtere Behandlungsergebnisse bei Mischformen von Stottern und Poltern im Vergleich zum reinen Stottern, von Gudenberg sieht keinen Unterschied. Alle Befragten betonen, dass es sich dabei lediglich um Schätzungen handelt, da aufgrund zu geringer Patientenzahlen von Stotter-Polternden und dem Mangel an validen Messinstrumenten keine statistischen Erhebungen durchgeführt wurden. Bei Mischformen von Stottern und Poltern kann die Polterkomponente in einer stationären Behandlung positiv beeinflusst werden.

Häufigkeit der Behandlungstermine

Als Mindestanforderung an alle Patientengruppen sollte die ambulante Therapie mindestens einmal pro Woche für 45 Minuten stattfinden. Dies ist bei hochmotivierten Patienten, die intensiv zuhause arbeiten, ausreichend. Auch diese Patienten müssen in intensiven Lernphasen ggf. häufiger therapiert werden. Bei Jugendlichen und Erwachsenen sind, falls vom Arzt verordnet, 60 Minuten sinnvoller, da vor allem beim In-vivo-Training viel Zeit eingeplant werden sollte.

Bei komplexen Sprach- und Sprechstörungen im Kindesalter sollten mindestens 2 Behandlungstermine pro Woche anberaumt werden. Falls das aus Zeitgründen (Berufstätigkeit der Eltern, Koordination vieler Geschwistertermine) nicht umzusetzen ist, muss die Behandlung hochgradig stukturiert an einem Termin pro Woche durchgeführt werden. Der organisatorische und zeitliche Aufwand für eine Therapie sollte an diesem Punkt mit dem Patienten oder den Eltern genau dargelegt werden, vor allem, wenn es sich um weite Anfahrtswege handelt. Klaffen die Vorstellungen darüber zwischen Patient und Therapeutin auseinander, ist sehr genau abzuklären, ob bei einem höheren als zunächst erwarteten Zeitaufwand die Motivation zur Therapie ausreicht.

Behandlungsdauer

Die Behandlungsdauer richtet sich nach der Komplexität der Symptomatik, der Motivation des Patienten, der Mitarbeit der Angehörigen, der erfolgreichen Zusammenarbeit von Patient und Therapeutin, einer regelmäßigen Behandlungsfrequenz und der fachlichen Kompetenz der Therapeutin.

In den neuen Heilmittelrichtlinien werden für die Behandlung von reinem Poltern im Erwachsenenalter nur noch 20 Behandlungsstunden von den Krankenkassen bezahlt. Möglicherweise können deshalb nur Teilziele erreicht werden, da in den 12 Wochen therapiefreier Zeit bis zu einer möglichen Neuverordnung viel des bisher Erreichten verlorengeht.

Zum Behandlungsende sind die Stunden in größeren Abständen durchzuführen, um durch zunehmend selbstständige Arbeit des Patienten einen gelungenen Transfer aufzubauen.

Ambulante Einzel- und Gruppentherapie

In ambulanten Praxen finden überwiegend Einzeltherapien statt, weil bei Poltern häufig nicht genug Patienten für eine Gruppentherapie zur gleichen Zeit behandlungsbedürftig sind oder die Altersstruktur unpassend ist. Falls möglich, sollte eine Kombination aus Einzel- und Gruppentherapie gewählt werden.

Diese Kombination verbindet die Vorteile beider Behandlungsformen:

In der Einzeltherapie werden alle Übungen optimal auf den Patienten abgestimmt. Die Gruppentherapie bietet ein breites Spektrum an Übungsmöglichkeiten im Bereich der Symptomwahrnehmung und der kommunikativ-pragmatischen Kompetenzen. Sie bietet außerdem ein Forum zum gegenseitigen Austausch über die durch Poltern entstehenden Probleme auch über die Behandlungsstunde hinaus. Weitere Vorteile einer Gruppentherapie sind eine gegenseitige Förderung der Motivation, Erfolgskontrolle, gegenseitige Kontrolle der präzisen Durchführung von Übungen, gemeinsame In-vivo-Arbeit und letztendlich eine Basis zum selbstbehandlungsorientierten Arbeiten.

In einer ambulanten Gruppenintervalltherapie treffen sich polternde Patienten in regelmäßigen Abständen an Wochenenden, um gemeinsam Therapieinhalte zu erarbeiten (vgl. [Sick, 2008]). Die Teilnehmer äußerten sich überwiegend sehr positiv über den nur in der Gruppe möglichen Austausch mit anderen polternden Teilnehmern. Schwierig ist derzeit noch, aufgrund der durch die Heilmittelrichtlinien vorgegebenen 20 Behandlungseinheiten bei Poltern, mit dieser Therapieform zu einem nachhaltig erfolgreichen Behandlungsergebnis zu kommen. Patienten mit einer leichteren Symptomatik können von diesem Konzept derzeit gut profitieren, eine schwerere Poltersymptomatik benötigt zusätzliche Einzeltermine oder ein Fluency-Shaping-Konzept.

8.6.2 Problem- und Bedingungsanalyse

Als Grundlage zur logopädischen Behandlung wird mit den Eltern und/oder dem Patienten selbst der derzeitige Stand der Symptomatik beleuchtet, systemische Überlegungen dazu sind zur Bedingungsanalyse hilfreich. Grundlagen dazu ergeben sich aus Inhalten der Anamnese und des logopädischen Befundes. Problem- und Bedingungsanalysen sind auch während der Behandlung immer wieder nötig, wenn Störungen im therapeutischen Prozess auftreten [Quitman, 1996].

8.6.3 Abklärung von Therapiezielen

Die Grundlage für eine transparente, offene und Erfolg versprechende Behandlung ist die Klärung therapeutischer Ziele zwischen Patient und Therapeutin (vgl. [Iven, 2000]). Allgemeine Therapieziele werden zu Beginn der Behandlung formuliert, spezielle Ziele auch während der Behandlung. Um ein Ziel konkret zu beschreiben, ist eine positive Formulierung des Zieles sinnvoll [von Schlippe u. Schweitzer, 2000], vgl. auch Kap. 8.4.2, SMART-Kriterien. Ein wiederholtes Ansprechen von Behandlungszielen zur Transparenz der Behandlungsstunde kann nötig sein, um Missverständnissen bezüglich des Behandlungsverlaufs vorzubeugen. Bezüglich der Häufigkeit der Thematisierung von Therapiezielen, liegt es im Fingerspitzengefühl der Therapeutin, die Balance zwischen Über- und Unterforderung zu halten.

Therapieziele des Patienten

Bei der Formulierung von Therapiezielen des Patienten müssen die in der Anamnese geschilderten Ziele präzisiert und hinterfragt werden. Sehr wichtig ist, dass auch Ziele und Veränderungswünsche, die nicht sprach- und sprechbezogen sind, formuliert werden (z. B. bessere Chancen bei Bewerbungsgesprächen, bessere Kontaktmöglichkeiten).

Ziele und Erwartungen an die Therapie können verschiedene Qualitäten haben, bewährt hat sich die Zielformulierung nach SMART (Kap. 8.4.2).

Merke

M!

Zielformulierung nach SMART

Allgemeine Therapieziele
„Ich will besser sprechen." (Zu allgemein nach SMART)

Symptomorientierte Therapieziele
„Ich möchte Wörter so deutlich aussprechen, dass ich im Vorstellungsgespräch in 8 Wochen verständlich bin." (passend nach SMART)

Sonstige Therapieziele
Ziele und Veränderungswünsche, die indirekt im Zusammenhang mit der Behandlung stehen: „Ich möchte mein Leben in den Griff kriegen."

Ziele des Patienten können mithilfe systemischer und lösungsorientierter Fragetechniken präzisiert werden (vgl. von [Schlippe u. Schweitzer, 2000]). Die Ziele sollten konkret („Ich möchte präziser artikulieren können."), situationsbezogen („Ich möchte im Vorstellungsgespräch gut verständlich sein.") und alltagsbezogen („Zuhause möchte ich auch mal Pause machen.") sein. Mithilfe von lösungsorientierten Fragen können Veränderungswünsche, die möglicherweise nicht oder nur indirekt mit dem Problem in Verbindung stehen, erkennbar werden.

Beispiel

Lösungsorientierte Fragen

- „Wenn das Problem plötzlich weg wäre, was würden Sie am Morgen danach als erstes machen?"
- „Was würden Sie am meisten vermissen in Ihrem Leben, wenn das Problem plötzlich weg wäre?"
- „Was würde sich nach einer erfolgreichen Behandlung in Ihrem Leben verändern?"

Häufig bilden gerade diese auf die zukünftige persönliche Lebensplanung ausgerichteten Therapieziele die Motivation für den Beginn einer logopädischen Behandlung.

Allgemeine und spezielle Ziele der Therapeutin

Zu Behandlungsbeginn definiert die Therapeutin anhand der synergistischen Beziehungen der Symptome zunächst für sich allgemeine Behandlungsziele, z. B. Arbeit an Kommunikation/Pragmatik und Artikulation/Phonetik. Sie überlegt auch die ersten speziellen Ziele, z. B. im Bereich Kommunikation/Pragmatik grundlegende Übungen zum Sprecherwechsel und im Bereich Artikulation/Phonetik die präzise Artikulation von Einzellauten.

Abstimmung der Zielvorstellungen – Entwurf von Handlungsoptionen

Ziel dieser Abstimmung ist die *Erhöhung kommunikativer Kompetenzen mit bewusst geplanten, zielgerichteten und professionellen Mitteln* [Hansen u. Iven, 2002]. Der Prozess der gegenseitigen Abstimmung der Zielvorstellungen von Patient und Therapeutin beinhaltet bereits einen Entwurf von Handlungsoptionen (vgl. [Iven, 2000], S. 92). Hierzu fragt die Therapeutin den Patienten zunächst nach seinen eigenen Lösungsvorschlägen. Zur Ressourcenaktivierung des Patienten (vgl. [von Schlippe u. Schweitzer, 2000]) ist die Frage nach selbst entwickelten (Teil-)Lösungen, Bereichen, in denen sich der Patient sicher fühlt und die er bewahren möchte, sehr wichtig. Zur Stärkung dieses Punktes wurde neu auch das „ressourcenorientierte Diagnostikverfahren" (vgl. Kap. 7.7) eingeführt. Im Abstimmungsprozess formuliert die Therapeutin fachspezifische Teilziele, die dem Patienten den Weg zu seinen allgemeineren Zielen verdeutlichen.

Die gegenseitige Abstimmung der Ziele von Patient und Therapeutin beinhaltet, dass der Patient bereit ist, fachspezifische Notwendigkeiten anzunehmen und *als eigene Ziele zu definieren*. Das Vertrauensverhältnis zwischen Therapeutin und Patient muss so stabil sein, dass der Patient auch Übungen motiviert akzeptieren kann, die zunächst wenig attraktiv scheinen (z. B. *Oral Motor Training*, Kap. 8.13).

Lebensbezogene Ziele des Patienten, die primär nicht mit einer Verbesserung von Sprache und Sprechen verbunden sind (z. B. „Nach der Therapie finde ich eine Freundin.") dürfen und sollen als Vision für den Patienten bestehen bleiben. Wichtig ist nur, dass sie von der Therapeutin konkretisiert werden: „Wir können daran arbeiten, dass Sie sicherer werden, wenn Sie eine Frau ansprechen wollen").

Stellt sich heraus, dass die allgemeinen Zielvorstellungen von Patient und Therapeutin nicht zu vereinbaren sind, kann die Behandlung nicht durchgeführt werden.

8.6.4 Klärung des Therapieauftrags und der gegenseitigen Erwartungen

Nach der Besprechung des logopädischen Befundes und der Abklärung der organisatorischen Rahmenbedingungen sind der Auftrag und die Erwartungen an die Therapeutin sowie die Erwartungen der Therapeutin an den Patienten zu klären.

Folgende Fragen können dabei helfen (vgl. [von Schlippe u. Schweitzer, 2000]):

- Wer will was von wem?
- Was müssten Sie und ich tun, um die Erwartungen zu erfüllen?
- Was müssten Sie und ich tun, damit es ein Misserfolg wird?

> **M!**
>
> **Merke**
>
> Eine frühzeitige Klärung der gegenseitigen Erwartungen führt zu größerer Transparenz in der Therapie. Können die gegenseitigen Erwartungen im Gespräch nicht geklärt werden, ist ein Therapiebeginn nicht möglich.

Bei der Klärung der gegenseitigen Erwartungen sind 2 zentrale Themen zu beobachten:

1) *Unrealistischer Anspruch auf Heilung in Kombination mit erhöhtem Anspruch an die Therapeutin:*

Patient: „Habe ich bis Ende des Jahres mein Poltern überwunden? *Wissen Sie, ich habe schon 4 Therapeuten durch, Sie sind die letzte, die mir helfen kann.*" In diesem Fall müssen die Therapieziele besonders genau abgeklärt werden.

2) *Klärung der eigenen Mitarbeit bzw. der Eigenverantwortlichkeit für die Festigung der in der Therapie erarbeiteten Inhalte.*

Der Patient muss genau darüber aufgeklärt werden, dass ein Therapieerfolg nur dann gewährleistet ist, wenn die therapeutischen Inhalte regelmäßig geübt werden. Die Formulierung der Erwartungen des Patienten an die Therapeutin ist eng verbunden mit der Formulierung von Therapiezielen. Schwerpunkt an dieser Stelle des Gesprächs bilden jedoch eher prinzipielle und methodische Fragen, während die Abstimmung von Zielvorstellungen konkrete Handlungsoptionen entwickelt. Beispiel für eine Erwartung an die Therapeutin: „Wenn Sie so blöde Atemübungen machen wie der XX, dann geh' ich stiften".

8.6.5 Therapiemotivation

Weiss schreibt, dass zu Beginn der Behandlung die Motivation des Patienten eine Grundvoraussetzung darstellt [Weiss, 1964]. Das Konzept der Motivation verweist auf innere Variablen und Prozesse [Zimbardo, 1992]. Allgemein werden mit ihm spezifischere Konzepte wie Ziel, Bedürfnis, Intention oder Zweck assoziiert (ebd.). Die Motivation, etwas um seiner selbst Willen zu tun, wird als *intrinsische Motivation* bezeichnet. Auf die Behandlung von Poltern übertragen, bedeutet es, dass Therapieinhalte an sich für den Patienten attraktiv sind, ohne an die positiven Konsequenzen einer Verbesserung von Sprache und Sprechen zu denken. Im Gegensatz dazu widmet man sich einer Tätigkeit mit *extrinsischer Motivation* aufgrund der Konsequenzen. Die Tätigkeit an sich ist weniger interessant.

Um Therapieziele zu erreichen, muss die extrinsische Motivation stark genug sein, mögliche Unannehmlichkeiten wie Rahmenbedingungen, Verschlechterungen der Symptomatik, oder für den Patienten zu langsame Fortschritte ertragen zu können. *Kosten* und *Nutzen* der Behandlung müssen für den Patienten in einem annehmbaren Verhältnis stehen. Anzustreben ist (vor allem in der Kindertherapie) zusätzlich zur extrinsischen ein möglichst hohes Maß an intrinsischer Motivation aufzubauen. Einfacher gesagt: Sprechen und Therapie (!) sollen reizvoll sein (vgl. auch [Wendlandt, 2002]).

Merke

Allein durch extrinsische Motivation lässt sich ein Therapieerfolg nicht dauerhaft aufrechterhalten.

Bei Kindern im Vorschul- und Grundschulalter sind Gespräche über Motivation nur dann sinnvoll, wenn sich Therapiemüdigkeit einstellt. Ansonsten haben die Eltern zu entscheiden. Jugendliche und Erwachsene kommen aufgrund extrinsischer Motivation. Ist bei Erwachsenen die gesamte Motivation zu gering, ist ein Therapiebeginn zu diesem Zeitpunkt nicht indiziert. Bei Jugendlichen ist die Entscheidung gegen einen Therapiebeginn nach Abstimmung über Motivation, Rahmenbedingungen und Therapieziele noch sehr viel schwerer abzuwägen. Bei ihnen kann beispielsweise ein polternder Elternteil, der nicht bereit ist, zur Therapie zu gehen, die Therapiemotivation sehr beeinträchtigen. Diese Problematik ist im Vorfeld der Behandlung abzuklären.

Hilfreich zur Einschätzung der Motivation sind Fragen zum Überweisungskontext:

- Warum kommen Sie gerade zu diesem Zeitpunkt zu mir?
- Wer hatte die Idee, dass Sie sich hier angemeldet haben?
- Wer hat am meisten Interesse daran, dass Sie eine logopädische Therapie machen, wer am zweitmeisten usw.?
- Was möchte der-/diejenige, was hier passieren soll?

Die Beantwortung dieser Fragen beeinflusst das Herausarbeiten der Behandlungsziele stark. Wurde ein erwachsener Patient beispielsweise von seiner Chefin zur Therapie geschickt und besteht bei ihm ein nur geringer Leidensdruck, so kann eine ganz konkrete Zielvereinbarung darin liegen, in Kundengesprächen verständlicher zu sein. Alle weiteren Sprechsituationen können (zunächst) ausgeklammert werden. Mit dieser ganz konkreten Zielvereinbarung wird der Patient motivierter in die Therapie gehen, als mit dem Ziel in allen Lebenslagen an der Veränderung des Sprechens zu arbeiten.

Ist der Patient unschlüssig, ob er wirklich mit der Behandlung beginnen will, kann er gemeinsam mit der Therapeutin nach 5 Probebehandlungen über Weiterführung und Abbruch der Therapie entscheiden.

▸ **Aufrechterhaltung der Motivation während der Therapie.** Am meisten motiviert ein therapeutischer Fortschritt, sodass eine passende Auswahl der Übungen existenziell ist. Die Übungen müssen, obwohl sie im Rahmen eines strukturierten Behandlungsablaufs durchgeführt werden, immer mit den individuellen Bedürfnissen des Patienten abgestimmt werden. Die Arbeit mit Audioprogrammen am PC, das Arbeiten mit dem Smartphone, das videogestützte Arbeiten und das In-vivo-Training sind nicht nur für den therapeutischen Fortschritt unverzichtbar, sondern sind für die meisten Patienten auch motivierend.

8.7 Logopädische Beratung

In diesem Kapitel werden Inhalte der logopädischen Beratung von Erwachsenen, Jugendlichen und deren Angehöringen, von Eltern polternder Kinder und Jugendlichen sowie die Beratung des sozialen Umfeldes beschrieben. Unterteilt wird in *therapiebegleitende Beratung* und die *logopädische Kurzberatung* nach der Erstdiagnostik.

8.7.1 Logopädische Kurzberatung nach der Diagnosestellung

Die logopädische Kurzberatung nach der Diagnosestellung beinhaltet zunächst ein logopädisches Beratungsgespräch, um Eltern oder Patienten erste Informationen bis zum Behandlungsbeginn zu vermitteln. Die logopädische Kurzberatung nach der Diagnosestellung enthält die Erklärung des logopädischen Befundes und eine Kurzinformation zur Redefluss- und Komunikationsstörung Poltern. Ziele der Beratung von Eltern polternder Kinder sind eine erste Entlastung der Eltern von möglichen Schuldgefühlen, erste Akzeptanz von Poltern als Sprach- und Sprechstörung und Informationen zum Umgang mit unverständlichen Äußerungen. Fragen die Eltern, was sie sonst noch tun können, so steht die Information des sozialen Umfeldes durch die Eltern und die Beobachtung möglicher aufrechterhaltender Faktoren im Vordergrund. Bis zum Behandlungsbeginn sollten die Eltern nicht mehr versuchen, ihr Kind mit *„Sprich langsamer"* zur Reduzierung des Sprechtempos anzuhalten, wenn das Kind darauf mit Ablehnung reagiert hat.

Erwachsene Patienten erhalten neben den grundlegenden Informationen zum Poltern bis zum Behandlungsbeginn ebenfalls die Anregung, ihr soziales Umfeld zu informieren (siehe *Informationen zur Redeflussstörung Poltern*, (▶ Abb. 10.17) und situative Abhängigkeiten ihrer Symptomatik zu beobachten.

8.7.2 Therapiebegleitende logopädische Beratung von Eltern polternder Kinder

Die therapiebegleitende Zusammenarbeit besteht aus der Umsetzung therapeutischer Inhalte im sozialen Umfeld des Kindes und zusätzlichen Beratungsgesprächen bei Themen, die über den konkreten therapeutischen Kontext hinausgehen. Für eine erfolgreiche Therapie polternder Kinder ist die Zusammenarbeit mit den Eltern unabdingbar. Zur Einführung in Grundlagen, allgemeine Methoden der Elternarbeit, Phasen und Erarbeitung von Beratungszielen siehe auch Schneider und Lüdemann [Schneider u. Lüdemann, 1998] und Hansen und Iven [Hansen u. Iven, 2002]. Um die Inhalte der logopädischen Therapie für die Eltern transparenter zu machen, können eine Teilnahme der Eltern an der logopädischen Therapie und eine gemeinsame Durchführung der Übungen vorteilhaft sein. In der logopädischen Behandlung stotternder Kinder wurden im Rahmen der Lidcombe-Therapie sehr positive Erfahrungen mit Eltern als Kotherapeuten gesammelt [Lattermann et al., 2009]. Im Folgenden werden Ziele und Inhalte von Elternberatung bei Poltern ohne Stottern beschrieben. Sie überschneiden sich mit Beratungsinhalten bei Sprachentwicklungsstörungen. Liegt gleichzeitig Stottern vor, erweitert sich die Beratungstätigkeit [Sandrieser u. Schneider, 2008] [Hansen u. Iven, 2002]. Inhalte der Beratung bei Lese-Rechtschreib-Schwäche oder auditiven Verarbeitungsstörungen werden nicht zusätzlich beschrieben. Liegen diese Störungen vor, müssen die Eltern selbstverständlich diesbezüglich ebenfalls beraten werden.

Besonderheiten bei Elternarbeit mit älteren Grundschulkindern und Jugendlichen

Bei älteren Kindern und Jugendlichen ist bei Kommunikationsproblemen zwischen Eltern und Kind zusätzlich zum reinen Elterngespräch ein Familiengespräch druchzuführen. Neue kommunikative Strategien können am besten gemeinsam erarbeitet werden. Kommt das Kind/der Jugendliche in der Regel ohne Elternbegleitung zur Therapie, entwickelt sich häufig eine besondere Vertrauensbeziehung zwischen Kind/Jugendlichem und Therapeutin. Bitten die Eltern in diesem Fall um ein Gespräch, so ist es im Sinne von Vertrauen und Transparenz notwendig, dass die Eltern und die Therapeutin das Kind über das geplante Gespräch informieren. Vertraut das Kind/der Jugendliche der Therapeutin *ein Geheimnis* an, das die Eltern nicht kennen, so muss die Therapeutin sorgfältig überdenken, ob und in welcher Form sie mit den Eltern darüber spricht. Sind diese Geheimnisse zur Verbesserung der Eltern-Kind-Kommunikation relevant, so müssen sie angesprochen werden. Das Kind/der Jugendliche muss dann selbstverständlich informiert werden, dass mit den Eltern darüber gesprochen wird.

Inhalte therapiebegleitender Elternberatung bei Poltern

Nach Festlegung des Beratungsrahmens und einer Problemanalyse mit den Eltern ergeben sich verschiedene Aspekte der Elternberatung. Diese stellen sich individuell zusammen, sodass über die folgenden Bereiche hinaus weitere Themen für die Elternarbeit relevant sein können.

M!

Merke

Bereiche der Elternberatung bei Poltern

- Problemanalyse,
- Vermittlung von Sachinformation,
- Abbau von Schuldgefühlen,
- ressourcenorientierte Betrachtung des Kindes,
- Strukturierung des Zusammenlebens zwischen Eltern und Kind,
- polternde Eltern,
- Veränderungen des Kommunikationsverhaltens der Eltern,
- Veränderungen des Sprechverhaltens der Eltern,
- Sprechkonkurrenz in der Familie.

Problemanalyse

Mithilfe des Anamnesebogens und des logopädischen Befundes wird die aktuelle Symptomatik des Kindes zusammengefasst. Eine zusätzliche systemische Betrachtungsweise liefert der Therapeutin weitere Informationen über das polternde Kind in der Familie. Gerade in der Elternarbeit von polternden Kindern sind systemische Fragestellungen relevant, da die Symptomatik bei den Eltern Reaktionen wie Ärger und Ungeduld auslösen können und diese sich wiederum ungünstig auf die Symptomatik auswirken können (vgl. unten).

Praxis

Folgende Fragestellungen helfen, systemische Wechselwirkungen zu erkennen (vgl. [Katz-Bernstein, 1986]):

- Was bewirkt das polternde Kind mit seinem Verhalten, seinen Besonderheiten und Störungen in der Familie?
- Wie reagiert die Familie darauf?
- Welche Verhaltensweisen/Bedingungen können die Symptomatik des Kindes verstärken?
- Welche Wechselwirkungen ergeben sich daraus?
- Welche Gesetzmäßigkeiten haben sich in der Familie hinsichtlich der Interaktion entwickelt?
- In welchen Situationen spricht das Kind besser bzw. gut verständlich?

Hier kann das zirkuläre Fragen eingesetzt werden (vgl. von [Schlippe u. Schweitzer, 2000]).

Beispiel

„Was denkt Ihr Kind über Sie, wie Sie auf sein Poltern reagieren?"

Hat sich herausgestellt, dass keine oder wenige über die Poltersymptomatik des Kindes hinausgehenden therapiebedürftigen Probleme beim Kind und/oder in der Familie vorliegen, ist eine logopädische Behandlung indiziert. Im anderen Fall sind andere Therapieformen vorrangig.

Vermittlung von Sachinformation

Als Ausgangsbasis zur Akzeptanz von Poltern als Sprach- und Sprechstörung und zum Abbau von Schuldgefühlen ist eine ausreichende Sachinformation zum Poltern obligatorisch (siehe *Informationsblatt Poltern*, (▸ Abb. 10.17). Eine Kurzinformation zum Thema Poltern findet sich auch im Elternratgeber Stottern der Bundesvereingung Stotterer Selbsthilfe [Sick u. Helten, 2010].

Abbau von Schuldgefühlen

Eltern können sich aus verschiedenen Gründen schuldig an der Poltersymptomatik ihres Kindes fühlen, sodass in individuellen Fällen eine Entlastung der Eltern notwendig ist. Eltern sollen dabei lernen, zu differenzieren, dass ungünstiges kommunikatives Verhalten das Poltern ihres Kindes nicht verursacht hat, aber zu dessen Aufrechterhaltung beitragen kann.

Ressourcenorientierte Betrachtung des Kindes

Katz-Bernstein schreibt, dass sich polternde Kinder als wenig liebenswert erleben können [Katz-Bernstein, 1986]. Eine defizitorientierte Betrachtung der Eltern kann diese Gefühle noch verstärken. Ziel ist eine Veränderung dieser defizitorientierten Betrachtung hin zu einem ressourcenorientierten Umgang mit dem polternden Kind.

Wie kann dies erreicht werden? Die Eltern werden ermutigt, positive Seiten im Sprechverhalten ihres Kindes neu zu entdecken, auch positives Verhalten im nonverbalen Bereich. Die Therapeutin kann bei den Eltern beispielsweise mit der Frage, worüber sie sich gestern an ihrem Kind erfreut haben, einen Anstoß zum Umdenken geben. In Bezug auf die Symptomatik sollten die Eltern die sprachlichen Kompetenzen ihres Kindes wiedererkennen lernen, z. B. mit der Frage *„In welcher Situation konnten Sie ihr Kind gestern verstehen?"* Ein nächster Schritt ist, das Kind immer dann, wenn es gut verständlich war oder im nonverbalen Bereich etwas Positives gemacht hat, zu *loben*.

Des Weiteren müssen die Eltern selbst mögliche Unzulänglichkeitsgefühle abbauen, die aus Ohnmachtsgefühlen gegenüber der Symptomatik ihres Kindes resultieren können. Um das Selbstwertgefühl der Eltern zu verbessern, wird das, was die Therapeutin an positiver Eltern-Kind-Beziehung erkennt, hervorgehoben und gestärkt, zusätzlich ein uneinlösbares Idealbild von Eltern infrage gestellt [Katz-Bernstein, 1986]. Auch wird die Perspektive der Eltern auf ihre *Kompetenzen* im Umgang mit ihrem polternden Kind gelenkt (Beispiel: *„Was haben Sie gemacht, dass Sie Ihr Kind verstehen* *konnten?"*). Durch diese ressourcenorientierten Anregungen erhalten die Eltern neues Selbstvertrauen, was zu einem positiveren Miteinander mit ihren Kindern führt.

Strukturierung des Zusammenlebens von Eltern und Kind

Vor allem in älterer Literatur werden polternde Menschen Auffälligkeiten in Ordnung sowie inkonsequentes Verhalten oder Unzuverlässigkeit zugeschrieben. Obwohl diese Zuschreibungen nicht allgemeingültig sind, können Verhaltensweisen dieser Art, die das Zusammenleben erschweren, auftreten. Natürlich löst ein aufgeräumtes Kinderzimmer keine Poltersymptomatik, aber ein Kind, das außerhalb seines Sprechens Struktur erlebt, kann möglichweise leichter im Rahmen einer Therapie sprachliche Strukturen aufbauen, allein schon deshalb, weil es der Familie in einer strukturierten, geordneten Umgebung leichter fällt, die Strukturen der logopädischen Übungen einzuhalten. Berichten Eltern über Probleme in den folgenden Bereichen (vgl. [Katz-Bernstein, 1986]), ist es sinnvoll, an Verhaltensänderungen der Eltern zu arbeiten:

- Grenzen und Grenzen setzen,
- Konsequenz versus Inkonsequenz,
- Verbindlichkeit versus Unverbindlichkeit (führt zu Zuverlässigkeit),
- Ordnung und Chaos.

Das Setzen von Grenzen, Einhalten von Ordnung, konsequentes Verhalten der Eltern und Vermittlung von Zuverlässigkeit in jeglicher Hinsicht liefern auf verbaler und nonverbaler Ebene ein Gegengewicht zur Unstrukturiertheit von gepolterter Sprache. Zu bedenken ist auch eine Reduzierung von Reizen durch weniger Spielmaterial sowie die Verringerung von visuellen und akustischen Reizen. Ein strukturierter, möglichst gut organisierter Tagesablauf und feste Rituale, vor allem bei jüngeren Kindern, sind eine Ausgangsbasis für spezifischere Veränderungen in den oben genannten Bereichen. Es sei noch einmal erwähnt, dass es in allen Familien bessere und schlechtere Tage gibt und gerade, wenn mehrere Kinder da sind und beide Eltern berufstätig sind, immer wieder Einbrüche bezüglich Konsequenz, Grenzsetzung, Einhaltung von Ritualen etc. auftreten. *Das ist normal und soll die Eltern nicht belasten.* Wie bei allen anderen kindlichen Sprach- und Sprechstörungen auch, muss die Therapeutin bei der Beratung in den hier beschriebenen Bereichen ihre Kompetenzen gut einschätzen und die Grenzen zur Psychotherapie erkennen können. Bei Verdacht auf Aufmerksamkeitsdefizitsyndrom, sekundäre Verhaltensauffälligkeiten aufgrund auditiver Verarbeitungsstörungen/Lese-Rechtschreib-Schwäche oder bei weiteren Verhaltensauffälligkeiten ist die beraterische Zusammenarbeit mit anderen Institutionen obligatorisch.

▶ **Strukturierung und Reduzierung von Fernseh- und Computerzeiten.** Obwohl noch keine wissenschaftlichen Untersuchungen über Auswirkungen von Fernsehkonsum und Computerspielen auf Poltersymptomatik vorliegen, zeigen Berichte von Eltern polternder Kinder, dass insbesondere eine zu ausdauernde Beschäftigung mit Computerspielen eine Poltersymptomatik temporär verstärken kann. Sobald Eltern davon berichten, sollte der Konsum von PC-Spielen, zeitlich dem Kind angepasst, geregelt werden. Dasselbe gilt für das Fernsehen. Sinnvoll ist auch, nach längeren Fernseh- oder PC-Zeiten für einen Bewegungsausgleich zu sorgen.

Polternde Eltern

Am sinnvollsten ist natürlich, wenn auch das polternde Elternteil eine logopädische Therapie durchführt. Möglicherweise ist der polternde Vater oder die Mutter aber unmotiviert. Häufig haben Eltern in der „Familienphase" wenig Zeit für sich und möchten diese dann nicht für eine Therapie verwenden. Dazu kommt, dass möglicherweise kein Leidensdruck vorhanden ist. Im Beratungsgespräch muss das Thema der Poltersymptomatik auf jeden Fall verbalisiert werden. Der polternde Elternteil muss erkennen lernen, warum seine Symptome ungünstig für die Sprach- und Sprechentwicklung seines Kindes sind. Intensiver als nichtpolternde Eltern müssen sie an der Wahrnehmung ihres eigenen Sprechens arbeiten und zumindest in Grundzügen ein Bewusstsein für unverständliches oder unstrukturiertes Sprechen entwickeln. Ohne eine gezielte Therapie kann die Symptomatik der polternden Eltern selten zufriedenstellend verbessert werden.

Ein gemeinsames häusliches Festigen logopädischer Therapieinhalte aus den Behandlungsstunden mit dem Kind kann unter Umständen zu einer Verbesserung der elterlichen Symptomatik führen. Übt das Kind zuhause mit dem polternden Elternteil, ist in jeder Behandlungsstunde eine Reflexion über den Verlauf der häuslichen Arbeit notwendig. Polternde Eltern können auch von einer Teilnahme an der Behandlungsstunde profitieren. Behandlungsziele und therapeutische Inhalte werden so transparenter als durch alleiniges Besprechen nach der Behandlungsstunde. Im Rahmen des Lidcombe-Programms zur Behandlung stotternder Kinder [Lattermann et al., 2009] hat sich eine Teilnahme der Eltern als positiv für das Verständnis der therapeutischen Inhalte erwiesen.

Veränderungen des Kommunikationsverhaltens der Eltern

Inwieweit sich eine Verbesserung des elterlichen Kommunikationsverhaltens tatsächlich positiv auf eine Reduzierung der kindlichen Poltersymptomatik auswirkt, ist bisher nicht untersucht worden. Da ein positives Kommunikationsverhalten aber generell die allgemeine und sprachliche kindliche Entwicklung fördert, ist das Anliegen, das Sprechverhalten zu verbessern, legitim und sinnvoll.

▸ **Gelassenheit der Eltern.** Affektive Zustände wie Ärger und Aufregung gehen häufig mit einer Erhöhung des Sprechtempos einher. Die Stresssituation an sich und die daraus folgende Erhöhung des elterlichen Sprechtempos können beim Kind zu einer reaktiven Steigerung der Symptomatik führen. Eltern sollten dann daran arbeiten, diese Faktoren zu reduzieren, wenn solche Situationen häufig auftreten. Gelegentliche emotionale Ausbrüche mit allen damit verbundenen prosodischen Veränderungen sind Bestandteile des menschlichen Lebens und nicht veränderungsbedürftig, auch wenn sie kurzzeitig die Symptomatik des Kindes verschlechtern sollten.

Eltern, die sich insgesamt gestresst fühlen, müssen sich nach individuellen Möglichkeiten zu mehr Ausgeglichenheit umsehen. Möglicherweise muss eine Mutter erst einmal besser für sich selbst sorgen, um den alltäglichen Herausforderungen wieder gewachsen zu sein, beispielsweise über Entspannungstechniken, „*profane*“ Dinge wie mehr Schlaf oder einen wöchentlichen Abend mit Freunden ohne Kind. Hilfreich ist auch die Elternberatung an sich, die Eltern entlastet und neue Perspektiven aufzeigt. Liegen darüber hinaus Anhaltspunkte für familiäre Schwierigkeiten vor, ist die Zusammenarbeit mit einem Psychologen/Familienberater indiziert.

▸ **Zeitdruck in der Familie.** Wird Zeitdruck von den Eltern an die Kinder weitergegeben, kann sich bei den Kindern Anspannung und Stress aufbauen. Dies wiederum kann die Symptomatik verstärken. Um dieser Dynamik entgegenzuwirken, sollten die Eltern den Familienalltag bestmöglich organisieren. Dabei muss beachtet werden, dass Kinder Zeit anders als ihre Eltern wahrnehmen. Insbesondere jüngeren Kindern helfen Ankündigungen wie „Wir müssen in 10 Minuten los.“ nichts. Sie können sich besser an konkreten Handlungen orientieren, z. B. „*Leg' die Nina (Puppe) jetzt schlafen und zieh dir dann bitte die Schuhe an. Dann fahren wir los zur Oma.*“ Hilfreich zum Erlernen von Zeit sind auch Orientierungen an festen Ereignissen. Beispiel: „*Noch 3-mal Schlafen, dann fahren wir in den Urlaub*“. „*Nach dem Mittagessen gehen wir zum Schwimmen.*“ Zu überdenken ist auch, ob sich die Anzahl von kindlichen und elterlichen Terminen reduzieren lässt. Auch in diesem Bereich der Beratung ist es wichtig, nach Bedingungen zu fragen, bei denen kein oder wenig Zeitdruck herrscht und die Ideen der Eltern zur Problemlösung aufzugreifen. Ressourcenorientiertes Arbeiten erspart den Eltern mögliche Schuldgefühle. Ausnahmezeiten, in denen Zeitdruck herrscht, weil sich vorübergehend Termine häufen oder eine strukturierte Tagesplanung nicht möglich ist, treten immer wieder auf. In diesen Zeiten sollten die Eltern sich keinen zusätzlichen Druck aufbauen, ihrem Kind diesen Zeitdruck ersparen zu wollen.

▸ **Umgang mit unverständlichem Sprechen.** Treten unverständliche Äußerungen auf, versuchen die Eltern, dem Kind zu sagen, was sie verstanden zu haben glauben oder bereits sicher verstanden haben. Danach erschließen sie durch weitere Fragen an das Kind die noch fehlenden Inhalte. Bei schwerer Symptomatik sollten die Eltern versuchen, über Alternativfragen oder Fragen, die nur mit *ja* oder *nein* beantwortet werden können, die Inhalte zu entschlüsseln. Wenn die Eltern keine Zeit oder Geduld zu diesem Prozess haben, müssen sie dies ihrem Kind offen sagen und anbieten, später darüber zu sprechen. Bleiben Äußerungen trotz aller Bemühungen unverständlich, vermitteln die Eltern ihrem Kind, dass sie an dem, was es spricht, Interesse haben, aber es zu diesem Zeitpunkt einfach nicht verstehen. Möglicherweise verstehen sie es zu einem anderen Zeitpunkt. Ungünstig ist es, ein Verstehen vorzutäuschen. Für das Kind ist es sehr enttäuschend, wenn es dies bemerkt (vgl.

[Hellrung, 2002]). Auch nach einer Täuschung bricht das Gespräch früher oder später zusammen.

Sollen die Eltern ihr Kind auffordern, langsamer zu sprechen? Die Aufforderung, langsamer zu sprechen ist für das Kind frustrierend und führt, wenn überhaupt, nur zu kurzfristigen Erfolgen. Sinnvoller sind die in diesem Kapitel beschriebenen Hilfestellungen zur Verlangsamung des Kommunikationstempos zwischen Eltern und ihrem Kind.

Dürfen die Eltern ihr Kind unterbrechen? Im Gegensatz zur Beratung bei kindlichem Stottern sind bei kindlichem Poltern Unterbrechungen nicht nur erlaubt, sondern sogar sinnvoll. Eltern müssen ihre Kinder dann unterbrechen, wenn sie bemerken, dass sie es artikulatorisch oder inhaltlich nicht verstehen oder wenn das Kind monologisierend spricht und Themen sprunghaft wechselt. Unterbrechungen beinhalten Fragen zum Inhalt und/ oder die Rückmeldung, dass die Äußerung nicht verstanden wurde. Arbeiten Eltern und Kind bereits am Transfer, unterbrechen sie so, wie es mit der Therapeutin vereinbart wurde. Unterbrechungen sollten für das Kind tendenziell eine Entlastung darstellen, indem es das Gefühl vermittelt bekommt, nicht ständig reden zu müssen. Abzugrenzen von diesen Unterbrechungen ist das Abschneiden des Wortes. Dies kann beim Kind zu *Redekämpfen* und möglicherweise zu einer Verstärkung der Symptomatik führen. Selbstverständlich sollte das Kind in angemessener Lautstärke und mit freundlichem Tonfall unterbrochen werden.

▸ **Reduzierung von negativen Reaktionen auf das Sprechen des Kindes.** Werden die Eltern aufgrund des schnellen und schlecht verständlichen Sprechens ungeduldig, so kann sich die Symptomatik des Kindes verstärken. Im Elterngespräch sollen die Eltern diesbezüglich zuerst einmal ihre negativen Gefühle verbalisieren („*Mich nervt das unglaublich. Er macht sowieso nicht das, was er machen soll, ist rotzfrech und ich verstehe kein Wort.*"). Die Eltern müssen lernen, zu trennen, wann sie ungeduldig aufgrund des Sprechens ihres Kindes werden oder wann Verhaltensweisen ihres Kindes, die nicht direkt mit dem Poltern zusammenhängen, ihre Geduld herausfordern.

Ein erster Schritt, die Symptomatik des Kindes weniger negativ zu bewerten, ist zunächst, diese als Sprach- und Sprechstörung als eine Facette ihres Kindes zu akzeptieren. Zusätzlich zu oben beschriebenen Hilfestellungen bei unverständlichem Sprechen, reduziert eine größere allgemeine Gelassenheit der Eltern das Auftreten negativer Reaktionen. Fühlen sich die Eltern aufgrund des Sprechens ihres Kindes dennoch akut ungeduldig, können in der Beratung individuelle Möglichkeiten erarbeitet werden, wie sie sich schneller wieder beruhigen können. Hilfen können formelhafte Beruhigungen sein wie „*Stopp – Innehalten* (körperliche Empfindungen spüren) – *Runterschalten*". Wendlandt setzt diese Formel zum Angstabbau bei Stottern ein [Wendlandt, 2002]. Gelingt es den Eltern nicht, sich selbst zu beruhigen, ist es im Sinne der Echtheit angebracht, ihr Gefühl zu verbalisieren. Beispiel: „*Ich bin jetzt total genervt. Ich kann dir jetzt nicht zuhören. Ich wasch' mir jetzt erstmal die Hände, dann kannst du es mir noch mal sagen.*"

▸ **Lob gut verständlicher Äußerungen.** Bei stotternden Kindern werden gute Therapieerfolge mit dem verhaltenstherapeutischen Lidcombe-Programm erzielt [Lattermann et al., 2009]. Darin werden flüssige Sprechanteile durch gezieltes Lob eines oder beider Elternteile systematisch verstärkt. Freerk (pers. Mitteilung 2009) beobachtete bei den wenigen Kindern, die sie mit einer Mischsymptomatik von Stottern und Poltern mit diesem Programm therapiert hat, auch Verbesserungen der Poltersymptomatik. Aufgrund dieser ersten Beobachtungen und das Wissen darüber, dass ein gut eingesetztes Lob immer motiviert, können Eltern dazu angeleitet werden, ihrem Kind lobend rückzumelden, wenn sie es gut verstanden haben (ca. 10-mal am Tag).

Beispiel

„Ich habe dich wunderbar verstanden. Das hast du schön gesagt."

Veränderungen im Sprechverhalten der Eltern

▸ **Umgang mit zu hohem Sprechtempo der Eltern.** Da sich Gesprächspartner in ihrem Sprechtempo gegenseitig beeinflussen können, besteht eine Wechselbeziehung zwischen dem Sprechtempo von Eltern und Kind. Möglicherweise kann ein konstant zu hohes Sprechtempo der Eltern die Poltersymptomatik des Kindes verstärken. Deshalb sollten die Eltern Faktoren, die zu einer Erhöhung ihres eigenen Sprechtempos führen, bewusst wahrnehmen und verändern lernen.

Eltern, die selbst nicht poltern, sondern lediglich sehr schnell sprechen, sollten anstreben, auf schnelles und undeutliches Sprechen ihres Kindes bewusst mit langsamerem, gut moduliertem und angemessen lautem (nicht zu leisem) Sprechen zu reagieren. Polternde Eltern sind mit dieser Aufgabe fast immer überfordert, solange sie nicht selbst eine Therapie beginnen. Die Reaktion mit langsamerem, gut moduliertem Sprechen auf das Poltern des Kindes muss häufig mit der Therapeutin extra erarbeitet werden.

Als Beobachtungsaufgabe zum Einstieg untersuchen die Eltern folgende Fragestellungen:

- Spreche ich auch schneller, wenn mein Kind schnell und undeutlich/unflüssig spricht?
- Unter welchen Umständen spreche ich schneller?
- Wie wirkt sich mein schnelleres Sprechen auf das Sprechen meines Kindes aus?

Grundlegendes Ziel ist, wenigstens in bestimmten ruhigen Sprechsituationen mit dem Kind, das Sprechtempo zu einem dem Kind angemessenen Tempo zu modifizieren. Hilfreich zu einer positiven Veränderung des Sprechtempos der Eltern ist das bessere Management von Stresssituationen. Dies beinhaltet beispielsweise die Reduzierung von Zeitdruck (s. u.).

▸ **Sprachvorbild.** Falls Eltern ein polterndes Kind mit zusätzlichen sprachlichen Defiziten oder einer begleitenden Stottersymptomatik haben und selbst auf einem für ihr Kind zu hohem linguistischen Niveau sprechen, so ist es für das Kind eine deutliche Entlastung, wenn die Eltern ihr Sprachvorbild weniger perfekt gestalten. Die implizite Anforderung an das Kind, genauso gut zu sprechen, wird dadurch gesenkt. Dem Kind soll vermittelt werden, dass es auch in den Momenten, in denen es nach Wörtern (vgl. auch *„Zeit für Sprechpausen“*, s. u.) sucht oder seine Gedanken nicht übermitteln kann, keinen Zeit- und Sprechdruck aufbauen muss. Die Eltern können dies erreichen, indem sie selbst vor dem Kind in Ruhe nach einem Begriff suchen oder auf ruhige Art und Weise Sätze abbrechen und umformulieren.

Beispiel

„Weißt du, nachher wollen wir mit der Straßenbahn, äh nee, mit dem Auto... also nachher wollen wir mit dem Auto zur Oma fahren, o.k.?“

Ein weniger perfektes Sprechvorbild kann auch zum Abbau von möglicherweise bestehenden Scham- und Unzulänglichkeitsgefühlen bei den Kindern beitragen. Der Modifikation des Sprechverhaltens der Eltern geht eine Phase der Reflexion und Wahrnehmung ihres Sprachniveaus voraus.

▸ **Zeit für Sprechpausen.** Stellt sich im Elterngespräch heraus, dass die Eltern selbst schnell sprechen oder poltern, ist neben der Modifikation der Artikulationsraten auch eine Steigerung von Dauer und Häufigkeit der Sprechpausen indiziert. *„Mut zur Pause“* ist daher ein wichtiges Thema im elterlichen Sprechverhalten. Dies ist vor allem bei der Vermittlung von komplexeren Inhalten sinnvoll, da durch die Sprechpausen dem Kind eine Möglichkeit zur stressfreieren Sprachverarbeitung gegeben wird. Pausen vermitteln dem Kind auch das Gefühl von Ruhe, welches sich wiederum positiv auf dessen Sprechverhalten auswirken kann. In seltenen Fällen können Eltern bereits aufgrund der Beratungsgespräche mehr und längere Sprechpausen einbauen. Gerade polternde Eltern sind damit in der Regel überfordert. Sie müssen alle Änderungen ihres Sprechverhaltens selbst im Rahmen einer Therapie bzw. im Rahmen ihrer Teilnahme an der Kindertherapie erlernen.

▸ **Selbstinstruktion zu einem günstigeren Sprechverhalten.** Haben (polternde) Eltern ihre Wahrnehmung so weit geschult, dass sie ab und zu bemerken, wenn sie schnell, undeutlich oder unstrukturiert sprechen, können sie sich selbst instruieren, anders zu sprechen.

Beispiel

„Ich habe ziemlich durcheinander erzählt, deshalb konntest du mich nicht verstehen. Ich versuch es jetzt noch mal der Reihe nach.“ (vgl. auch [Sandrieser u. Schneider, 2001])

Zusätzlich zur Vermittlung eines günstigen Sprechverhaltens zeigen die Eltern den Kindern durch die Selbstinstruktion wiederum einen schamfreien Umgang mit ihrer Störung.

Sprechkonkurrenz in der Familie

Durch konkurrenzhafte Sprecherumgebung in der Familie entsteht Zeitdruck beim Sprechen (vgl. [Hansen u. Iven, 2002]). Dieser kann sich negativ auf die Poltersymptomatik auswirken. Im Bedarfsfall sollten neue Kommunikationsregeln in der Familie erprobt werden (*„Es spricht immer nur einer.“*). Neben den klassischen konkurrenzhaften Situationen wie der Einnahme von Mahlzeiten, sollte das polternde Kind immer wieder Zeiten haben, in denen es sich in einer ruhigen Gesprächssituation (ca. 10 Minuten pro Tag) mit einem Elternteil ganz alleine unterhalten kann. Eine Möglichkeit, konkurrenzhafte Sprechersituationen in der Familie anhand eines Sprechzeichens zu regeln, ist der *„Schweigefuchs“*. Dabei wird mit den Fingern ein Fuchskopf geformt. Immer, wenn jemand den Schweigefuchs zeigt, müssen die Gesprächsteilnehmer zuhören. Vielen Kindern ist der Schweigefuchs aus der Grundschule bekannt.

Information des sozialen Umfeldes

Nach einem (oder mehreren) ausführlichen Beratungsgesprächen mit den Eltern ist es zunächst deren Aufgabe, das soziale Umfeld wie Schule oder Kindergarten über die Gesamtproblematik Poltern zu informieren. Die Eltern erhalten neben den im Gespräch erworbenen Fachinformationen zusätzliches Informationsmaterial in Form eines Informationsblattes und/oder logopädischen Berichtes *(Informationen zur Redeflussstörung Poltern,* (▶ Abb. 10.17). Reduzieren sich eventuelle Benachteiligungen des polternden Kindes dadurch nicht, so ist es immer im Einverständnis mit den Eltern die Aufgabe der Therapeutin, entsprechende Stellen über die Symptomatik zu informieren und Handlungsmöglichkeiten aufzuzeigen.

Umgang mit polternden Kindern im Kindergarten

Ausgangsbasis für ein angenehmes Miteinander mit polternden Kindern im Kindergarten ist die *Information der Erzieherinnen* über allgemeine und das Kind betreffende Aspekte des Polterns. Grundlegend gelten dieselben Vereinbarungen, die auch mit den Eltern getroffen werden. Die folgenden Hilfestellungen werden im Dialog mit den Erzieherinnen erarbeitet. Ein regelmäßiger Austausch über Fortschritte oder Stagnation ist nötig.

Folgende Hilfestellungen können den Erzieherinnen gegeben werden:

- Ordnung und Struktur: Gerade bei den polternden Kindern sollten die Erzieherinnen auf das Einhalten von Regeln/Ordnung im angemessenen Rahmen achten (z. B. erst Jacke und Tasche aufhängen, Hausschuhe anziehen, dann spielen, nicht mit einem Fuß am Schuh schon loslaufen, kurzes Abschiedsritual mit den Eltern),
- Kontaktaufbau zu ruhigerem, gut sprechendem Kind,
- in Phasen starker Symptomatik Spiele anbieten, bei denen Sprechen nur eine geringe Rolle spielt,
- gemeinsame Entspannungsspiele, Spiele zur Temporeduzierung, Fantasiereisen mit den Kindern (vgl. [Vopel, 1997] [Schönmackers, 2002]),
- Beobachtung, wann Symptomatik besser ist und diese Situationen so häufig wie möglich herbeiführen,
- gemeinsame Spiele zur Aufmerksamkeit (z. B. Brain-Gym) [Dennison u. Dennison, 2011]
- bei Bedarf Kleingruppen- und Einzelarbeit,
- beobachten, ob mögliche Kommunikationsprobleme durch andere Faktoren als Poltern bedingt sind (z. B. aggressives Verhalten) bzw. andere, relevantere Faktoren als Poltern mitspielen,
- Hilfe bei Kommunikationsproblemen zwischen den Kindern: Zusätzlich sind Erzieherinnen dann gefragt, wenn aufgrund der Symptomatik Kommunikationsprobleme zwischen den Kindern auftreten. In diesen Fällen sollten sie versuchen, zwischen den Kindern mit den oben beschriebenen Fragetechniken *zu „dolmetschen“*.
- Werden polternde Kinder gehänselt, ist die Thematik Poltern in kindgerechter Weise zu thematisieren (z. B. *„Eriks Sprechen ist wie ein Auto, das plötzlich einfach ganz schnell fährt und schleudert. Dieses wilde Auto kann man nur ganz ganz schwer lenken und wenn ihr Erik auslacht, dann geht es gar nicht mehr.“*).
- Teilnahme an Sprachförderprogrammen: Werden im Kindergarten Sprachförderprogramme angeboten, kann für ein polterndes Kind eine Teilnahme auch dann sinnvoll sein, wenn keine Sprachentwicklungsverzögerung im eigentlichen Sinne vorliegt. Insbesondere von der prosodischen Sprachförderung nach Penner (vgl. [Penner et al., 2006]) können polternde Kinder durch die spielerische prosodische Analyse von Wörtern und deren Visualisierung profitieren.

Zusätzlich gelten weitere Kriterien, die Erzieherinnen auch im Umgang mit sprachentwicklungsgestörten Kindern beachten sollen (vgl. auch [Hellrung, 2002]). Tritt Poltern zusammen mit Störungen der Sprachentwicklung auf und ist das Sprechen überwiegend unverständlich, kann ein Besuch des Sprachheilkindergartens indiziert sein.

Poltern und Schule

Auch hier steht die *Sachinformation der Lehrer, ggf. auch der Mitschüler* zum Poltern im Vordergrund.

Weitere Hilfestellungen und Strategien für die Lehrkräfte:

▶ **Umgang mit unverständlichen Äußerungen.** Es gelten die oben beschriebenen Strategien zum Umgang mit unverständlichem Sprechen.

- Zur Strukturierung von Informationen sind, vor allem bei jüngeren Schülern, Alternativfragen und Erfragen von Lösungen in kleinen Schritten hilfreich,
- Unterbrechung während des Sprechens und Wiederholung des Gesagten durch die Lehrkraft,
- Aufforderung zur Wiederholung, wenn Gesagtes nicht verstanden wurde.

▶ **Nachteilsausgleich**

- Bei schwerer Symptomatik und Sprechängsten, die eine mündliche Mitarbeit erschweren oder phasenweise verhindern, ist ein Nachteilsausgleich in Schule, Ausbildung und Hochschule, ähnlich wie bei Stottern (vgl. [Schindler, 2001]), auch bei Poltern möglich. Folgende Hilfen bietet beispielsweise die Ludwig-Maximilians-Universität in München für polternde und stotternde Studierende sowie Studierende mit Aphasiestörungen nach Unfällen o. Ä.: den Betroffenen Zeit lassen, bis sie ihren Beitrag und/oder ihre Antwort formuliert haben,
- Wörter oder Sätze nicht für die Sprachbehinderten vervollständigen, Gesten und Mimik unterstützend zulassen, Teamarbeit zulassen (nur ein Teammitglied trägt verbal vor),
- Zeitzugaben bei mündlichen Studien- und Prüfungsleistungen,
- ggf. Prüfungsmodifikation (schriftliche statt mündlicher Leistungsnachweise).

Zusätzlich zum schwer verständlichen Sprechen sind durch die häufig eingeschränkte Fähigkeit, Texte wiederzugeben oder zu verfassen, schlechte Noten in den sprachlichen Fächern wahrscheinlich. Hier gilt es, in Gesprächen mit den Lehrern, eine Balance zwischen Nachsicht und Anforderung zu finden. Über die logopädische Therapie hinaus können in den sprachlichen Fächern Nachhilfestunden indiziert sein.

▶ **„Poltern zeigen".** Wenn es dem polternden Schüler ein Bedürfnis ist, bzw. wenn die Klasse die Störung Poltern nicht einzuschätzen weiß und der Schüler aufgrund seiner Symptomatik gestört wird (*„der labert nur rum, der ist blöd, Schwätzer"*), ist es sinnvoll, Poltern im Unterricht vorurteilsfrei ohne negative Emotionen zu thematisieren. Dazu einigen sich Lehrkraft und Schüler auf die Vorgehensweise, bei Bedarf kann „Poltern zeigen" in der Therapie geübt werden. Zumindest während der Unterrichtsstunden können abwertende Kommentare auf diese Art und Weise reduziert werden.

▶ **Mobbing polternder Schüler.** Wann immer Mobbing (aufgrund von Poltern) stattfindet, sollte dies so schnell wie möglich unter Mithilfe der Lehrkräfte unterbunden werden. Dazu gibt es feste Vorgehensweisen, z. B. der *No blame approach* [Blum u. Beck, 2010].

▶ **Erarbeitung von Vortragsstrategien in der logopädischen Therapie.** Dies hilft dem Schüler, strkturierte und besser verständliche Vorträge zu halten.

▶ **Zwischenübungen zur Aufmerksamkeit, Körperhaltung und Koordination.** Diese können auch noch im Grundschulalter mit der ganzen Klasse durchgeführt werden (vgl. auch [Dennison u. Dennison, 2011]).

8.7.3 Beratung polternder Erwachsener und ihrer Angehörigen

Die Beratung polternder Erwachsener und ihrer Angehörigen beinhaltet Beratungsgespräche zu Behandlungsbeginn und bei Bedarf während der Behandlung. Auch hier werden Änderungen der Kommunikationsverhaltens seitens der Angehörigen nicht nur verbalisiert, sondern falls nötig, praktisch erarbeitet. Sinnvoll sind diese Gespräche bei jugendlichen Patienten und deren Eltern oder in der Partnerschaft.

Logopädische Beratung polternder Erwachsener

Kann nach der logopädischen Diagnostik direkt mit der logopädischen Behandlung begonnen werden, sind neben der Besprechung des logopädischen Befundes die Abstimmungen und Vereinbarungen zur logopädischen Behandlung durchzuführen (vgl. Kap. 8.6, Kap. 8.8). Für polternde Erwachsene kann es wichtig sein, das soziale Umfeldes über die individuelle Poltersymptomatik zu informieren. Techniken, wie Gesprächsparter über die Poltersymptomatik aufgeklärt werden können, werden mit der polternden Person erarbeitet.

Inhalte der Angehörigenberatung polternder Erwachsener

Auch bei der Angehörigenberatung polternder Erwachsener steht zuerst deren Information über Poltern im Vordergrund.

Gegenseitige Erwartungen zwischen Partnern thematisieren

Möglicherweise sind von Patient und dessen Partner/Partnerin bezüglich der logopädischen Therapie Erwartungen an die Partnerschaft geknüpft, die durch eine Verbesserung des kommunikativen Verhaltens allein nicht lösbar sind. Stellen sich schwere Partnerkonflikte heraus, *die auch ohne die Poltersymptomatik bestehen würden*, ist eine Beratung bei einem Psychologen/Partnerberater indiziert. Ist die Lösung eines solchen Konfliktes für den Patienten die einzige Therapiemotivation, so ist eine logopädische Therapie zu diesem Zeitpunkt nicht sinnvoll.

Die Angehörigen klären dieselben Fragen bezüglich der gegenseitigen Erwartungen mit dem Patienten, die auch Patient und Therapeutin miteinander zu klären haben (vgl. Kap. 8.6). Dabei müssen die Partner akzeptieren lernen, dass eine vollständige Reduzierung der Symptomatik bzw. Heilung nicht möglich ist.

Wahrnehmung und Beschreibung negativer Reaktionen der Partner bzw. Angehörigen

Da die Poltersymptomatik häufig besonders zuhause im entspannten Rahmen auftritt, können sich aufgrund der Symptomatik Konflikte entwickeln, insbesondere zwischen Partnern. Wie bei der Elternberatung helfen auch hier systemische Überlegungen weiter:

- Welche Reaktionen löst die Symptomatik bei dem/den Angehörigen aus?
- Welches Verhalten der Angehörigen verstärkt die Symptomatik?
- Welches Verhalten löst Aggression bei den Angehörigen/beim Patienten aus?

Beratung zur Verbesserung der Kommunikation von Angehörigen und Patient

▸ **Ressourcenorientiertes Arbeiten.** Trotz vorhandener Konflikte haben die Partner möglicherweise positive Strategien im Umgang mit der Symptomatik entwickelt. Fragen dazu sollten alltagsbezogen und ressourcenorientiert gestellt werden, z. B.: *„Wie sprechen Sie miteinander, dass es ein guter Abend wird?"*

▸ **Umgang mit unverständlichen Äußerungen.** Wie auch im Umgang mit polternden Kindern ist ein ehrlicher Umgang mit unverständlichen Äußerungen des Polternden notwendig. Patient und Partner erarbeiten dazu einen möglichst stressarmen Umgang mit dem unumgänglichen Unterbrechen und Nachfragen seitens des Partners. Dabei sollen die Angehörigen lernen, möglichst zielgerichtet nachzufragen und sagen, was sie verstanden haben. Der Angehörige lernt zu beobachten, wann er Nachfragen als ein Zeichen von Interesse an einer Äußerung des Patienten einsetzt oder wann bzw. ob er sein Nachfragen mit einer Kritik am Sprechen des Patienten kombiniert. Mit den Angehörigen wird erörtert, dass es in Konfliktsituationen bei gegenseitigen Aggressionen zusätzlich erschwert sein kann, dem polternden Gesprächspartner zuzuhören. Diesbezügliche Aktionen und Reaktion können in Rollenspielen oder im spontanen Dialog erarbeitet werden.

▸ **Zur Ruhe kommen.** Manchmal gibt es in der Familie oder der Partnerschaft bestimmte Ablaufschemata, die Konflikte vorprogrammieren. Beispielsweise spricht ein polternder Familienvater nach seinem anstrengenden Arbeitstag besonders auffällig. Sinnvoll kann hier beispielsweise sein, dass er während oder nach der Heimfahrt ganz bewusst versucht, zur Ruhe zu kommen. Dies kann in Form von Entspannungs- oder Konzentrationsübungen, einem Spaziergang etc. geschehen.

▸ **Vereinbarungen von verbalen Auszeiten.** Solange der Patient noch über wenige Möglichkeiten verfügt, sein Sprechen zu kontrollieren, können Patienten, deren Partner und Familie Vereinbarungen über *verbale Auszeiten* treffen. Beide Partner beschließen, über einen bestimmten Zeitrahmen nicht oder wenig miteinander zu sprechen. Sinnvoll ist dies, wenn der Partner des Patienten dessen Sprechen zeitweise nicht ertragen kann, oder der Patient selbst spürt, dass so viele ungünstige Faktoren zusammentreffen, dass seine Symptomatik sehr stark ausfallen würde. Verbale Auszeiten können auch ein fester Bestandteil des täglichen Lebens sein. Beispielweise vereinbaren die Partner, direkt nach der Arbeit, erst einmal eine verbale Auszeit zu nehmen und nicht gleich über das Tagesgeschehen zu sprechen. Mit oder ohne Therapeutin erarbeiten beide Partner individuell geeignete Formen, wie sie, ohne sich gegenseitig zu kränken, diese Auszeiten *anmelden* können.

Polternde Erwachsene und ihre Kinder

Manchmal äußern polternde Erwachsene Ängste, dass ihre Kinder ihre Symptomatik imitieren und deshalb auch eine Poltersymptomatik entwickeln. Die Eltern haben diesbezüglich bereits von der Therapeutin erfahren, dass ihre Kinder aufgrund genetischer Disposition auch eine Poltersymptomatik aufbauen können. Eine voll entwickelte Poltersymptomatik lediglich aufgrund von Imitation aufzubauen ist unwahrscheinlich, da das Kind in der Regel weitere nicht polternde Bezugspersonen hat. Ein an sich intaktes Sprachproduktionssystem mit all seinen genetischen Ausstattungen zum ungestörten Spracherwerb kann auch unter nicht optimalen Bedingungen (vgl. [Pinker, 1996]) korrekte grammatische Strukturen aufbauen. Dennoch ist davon auszugehen, dass polternde Eltern ein Kind mit einer Anlage zum Poltern in seiner Symptomatik verstärken können und auch bei nicht polternden Kindern durch negatives Sprach- und Sprechvorbild zu Unsicherheiten und ggf. Auffälligkeiten im Sprechen beitragen können. Zusätzlich zu deren persönlichem Gewinn ist es auch daher sinnvoll, dass polternde Eltern eine logopädische Therapie durchführen. Polternde Eltern sollten im Sinne eines guten Sprach- und Sprechvorbildes versuchen, ihren Kindern immer wieder Abschnitte gut verständlichen Sprechens anzubieten, z. B. in Form von Geschichten, die sie ihren Kindern vorlesen.

8.8 Therapie und Übungsplanung

Nach der Besprechung des logopädischen Befundes, dem Einverständnis mit den Rahmenbedingungen und nach dem Herausarbeiten individueller Therapieziele, wird ein vorläufiger Behandlungsplan erstellt. Dieser arbeitet auf ein vorher vereinbartes Ziel (bestehend aus mehreren Feinzielen) hin. Obwohl dieser Plan aus hierarchisch aufgebauten konkreten Übungen und Interventionen besteht, gestaltet sich die Planung dennoch dynamisch (vgl. auch [Sandrieser u. Schneider, 2008]).

Merke

Der Behandlungsplan ist ein Plan für einen hypothesengeleiteten, individuell ausgerichteten, hierarchisch strukturierten, Erfolg versprechenden Weg unter Beachtung der Wechselwirkungen der einzelnen Symptome von Poltern.

Dieses Vorgehen steht im Gegensatz zu einer ungeplanten Übungsauswahl, von der ein Patient zwar auch profitieren kann, die ihm aber keinen gangbaren Weg zum erfolgreichen Transfer bietet.

Behandlungsbedürftig sind alle Auffälligkeiten, die die Kommunikation deutlich beeinträchtigen und die aus Sicht des Patienten behandlungsbedürftig sind. Die am stärksten gestörten Bereiche werden zuerst behandelt. Innerhalb dieser Bereiche werden Verbesserungen durch hierarchisch aufgebaute Übungen erreicht (vgl. Kap. 8.8.1). Diese bewirken aufgrund von Wechselwirkungen zwischen Symptomen (synergistisches Prinzip) auch in weiteren auffälligen Bereichen positive Veränderungen.

Basis aller symptomorientierten Arbeit ist immer die Verbesserung der Selbstwahrnehmung für auffälliges und unauffälliges Sprechen bezogen auf den einzelnen Therapiebereich. Zusätzlich zu der für den Patienten transparenten *Gesamtstrukturierung* der Therapie ist eine klare *Strukturierung der Behandlungsstunde* notwendig. In der Praxis hat sich eine Beschränkung auf bis zu 3 Übungsbereiche in einer Stunde bewährt. Häufig ist es auch sinnvoll, nur zu einem bestimmten Thema (z. B. *Poltermodifikation*, Kap. 8.12) während der gesamten Stunde zu arbeiten.

8.8.1 Behandlungsplan zur Arbeit an der Kernsymptomatik

In diesem Kapitel wird das strukturierte Vorgehen zur Verbesserung der Kernsymptomatik (erhöhtes/irreguläres Sprechtempo plus phonetische Auffälligkeiten) dargestellt (▶ Tab. 8.2). Dieser Behandlungsplan ist anwendbar bei Jugendlichen und Erwachsenen und altersabhängig auch bei polternden Kindern. Alle im Behandlungsplan beschriebenen Übungen werden in den angegebenen Kapiteln genau beschrieben.

Die Arbeit an der Kernsymptomatik *irreguläres Sprechtempo* und *phonetische Auffälligkeiten* erfolgt zweigleisig: zum einen durch die Modifkation einzelner Symptome mit dem Ziel, die Technik der *Poltermodifikation* zu erarbeiten (linke Spalte ▸ Tab. 8.2, vgl. auch ▸ Tab. 8.3), zum anderen durch Übungen und Techniken, die das gesamte Sprechmuster positiv beeinflussen (rechte Spalte ▸ Tab. 8.2).

Merke

Bevor die in ▸ Tab. 8.2 genannten expressiven Übungen erarbeitet werden, ist immer eine gründliche Arbeit an der Symptomwahrnehmung nötig (Kap. 8.11).

▸ **Modifikation einzelner Symptome.** Zur Modifikation einzelner Symptome wird immer zuerst an der Wahrnehmung von Einzellauten gearbeitet. Anschließend erfolgt der Aufbau von Zeitlupensprechen (vgl. Kap. 8.13). Im Anschluss daran werden in der Regel Sprechpausen eingeübt (vgl. Kap. 8.17.1). Das Erlernen von Pseudopoltern (vgl. Kap. 8.12) kann parallel dazu durchgeführt werden. Bevor dann der Aufbau der gesamten Poltermodifikation erfolgen kann, müssen die Patienten die für sie am besten passende Modifikationstechnik erlernen („überwachtes" deutliches Sprechen, Prolongationen, Silbensprechen o. a.). Für den anschließenden Aufbau der Poltermodifikation ist der in ▸ Tab. 8.2 vorgegebene Ablauf sinnvoll.

▸ **Verbesserung des gesamten Sprechmusters.** Zur Verbesserung des gesamten Sprechmusters wird bei fast allen Patienten (auch bei polternden Kindern) zu Beginn mit dem *Oral Motor Syllable*

Tab. 8.2 Therapieaufbau bei der Kernsymptomatik von Poltern

Modifikation von einzelnen Symptomen (Poltermodifikation*)	Modifikation des gesamten Sprechmusters
Wahrnehmung von unverständlichen und schlecht verständlichen Abschnitten sowie von gut verständlichem Sprechen • Ton-/Videoaufnahmen • Fremdwahrnehmung von Symptomen durch Therapeutin oder ggf. andere Patienten	
In-vivo-Arbeit und Desensibilisierung auf vielen Übungsebenen	
• Artikulation von Einzellauten, taktil-kinästhetische Wahrnehmung der Artikulatoren • Zeitlupensprechen (Voraussetzung zur Poltermodifikation) • Pseudopoltern (Voraussetzung zur Poltermodifikation) • Einsatz von Sprechpausen (Akzeptanz, Zunahme und Verlängerung Voraussetzung zur Poltermodifikation) • ggf. Einsatz von *Silbensprechen* = mögliche Modifikationstechnik in der Poltermodifikation • *Prolongationen* als Modifikationstechnik bei stotternden und polternden Personen • *„überwachtes" deutliches Sprechen* = mögliche Modifikationstechnik in der Poltermodifikation	• Drillübungen zur Verbesserung der Artikulation (*Oral Motor Syllable Training Program*) [Riley u. Riley, 1985]) • Modifikation des Sprechtempos und Verbesserung der Variationsfähigkeit des Sprechtempos • Einsatz von Sprechpausen (Akzeptanz, Zunahme und Verlängerung) • Betonungssprechen (kann zusätzlich auch als eine Form modifizierten Sprechens in der Poltermodifikation eingesetzt werden) • Techniken zur sprachlichen Strukturierung (vgl. Kap. 8.15) • Sprecherwechsel (Kap. 8.18) • Sprechlautstärke variieren (Kap. 8.17.3) • ggf. weitere Fluency-Shaping-Techniken
Ziel	
Verbesserung einzelner Poltersymptome durch Anwendung der Poltermodifikation bei folgenden Alarmzeichen: • erhöhtes Tempo • phonologisch-phonetische Auffälligkeiten • schnelle Wiederholungen • Allg. „ungutem Gefühl" beim Sprechen • Zeichen von Unverständnis bei Gesprächspartnern	Verbesserung der Gesamtkontrolle des Sprechmusters

* **Poltermodifikation** besteht aus Symptomwahrnehmung, Stoppen und Wiederholen des gepolterten Abschnittes mit modifiziertem Sprechen (vgl. Kap. 8.12 Poltermodifikation)

Training Program [Riley u. Riley, 1985] zur Verbesserung der Sprechmotorik gearbeitet (vgl. Kap. 8.13). Die Arbeit an den Sprechpausen kann sowohl zur Vorbereitung der Poltermodifikation dienen als auch das Sprechmuster insgesamt verbessern. Ungefähr zu der Zeit, zu der die Patienten Modifikationstechniken erlernen, sollten auch Variationen des Sprechtempos geübt werden (vgl. Kap. 8.14.4). Individuell können weitere Techniken erlernt werden, die insgesamt zur Verbesserung des Sprechmusters beitragen. Hier können je nach Bedarf auch Techniken zur sprachlichen Strukturierung (vgl. Kap. 8.15), zum Sprecherwechsel (Kap. 8.18) oder Betonungssprechen (Kap. 8.17.2) zu positiven Veränderungen des Sprechmusters führen.

8.8.2 Behandlungsplanung bei polternden Kindern im Vorschul- und Grundschulalter

Die gesamte therapeutische Arbeit basiert auf den für eine erfolgreiche Behandlung notwendigen Therapieprinzipien und symptomübergreifenden Behandlungsmethoden. Der Behandlungsplan wird mit den Eltern auf der Basis der getroffenen Abstimmungen und Vereinbarungen und Beratung erstellt. Diesbezüglich verläuft die logopädische Behandlung polternder Kinder eingebettet in eine kontinuierliche Elternarbeit.

Überschreiten kommunikativ-pragmatische Störungen ein Ausmaß, das zusätzlich zu den der logopädischen Behandlung zugrundliegenden Therapieprinzipien weitere Interventionen erfordert, oder liegen weitere Verhaltensauffälligkeiten vor, sind weitere therapeutische Maßnahmen wie Psycho- oder Ergotherapie notwendig.

Im Rahmen der logopädischen Therapie bei polternden jüngeren Kindern sind alle Bereiche von Sprachentwicklungsstörungen, zentralen auditiven Verarbeitungsstörungen oder kindlichem Stottern primär behandlungsbedürftig. Allerdings können erhöhtes Sprechtempo, die poltertypischen inkonstanten/inkonsequenten phonetischen Auffälligkeiten, Störungen von Kommunikation/Pragmatik, unstrukturiertes Spielen oder Aufmerksamkeitsstörungen Fortschritte in den oben genannten Bereichen so stark verzögern, dass gleichzeitig in diesen letztgenannten Bereichen gearbeitet werden muss.

Beim gleichzeitigen Vorliegen einer Sprachentwicklungsstörung, insbesondere mit phonologischen Störungen oder schweren Dyslalien, ist ein logopädischer Ansatz zur Behandlung polternder Kinder im Vorschulalter und frühen Grundschulalter letztendlich noch breitgefächerter als die Behandlung von älteren Kindern, Jugendlichen und Erwachsenen. Dementsprechend gilt es hier besonders, Wechselwirkungen zwischen Behandlungsbereichen zu berücksichtigen und mit ausgewählten Übungen gezielt mehrere Bereiche anzusprechen.

Je nach Schweregrad einzelner Störungen und Leidensdruck definiert die Therapeutin zusammen mit den Eltern die Behandlungsschwerpunkte und die damit verbundenen Grob- und Feinziele. Um diese herum werden bei Bedarf weitere Behandlungsbausteine gewählt, die möglichst den Behandlungsschwerpunkt stützen und gleichzeitig ungünstige Einflüsse durch weitere Symptome auf den Behandlungsschwerpunkt minimieren.

Wie in jeder Kindertherapie müssen je nach Leistungsfähigkeit der Kinder Anzahl und Dauer der Übungen variiert werden. Zu Beginn der Stunde ist bei vielen jüngeren Kindern ein kurzer Einstieg über Körperarbeit (vgl. Kap. 8.10) sinnvoll. Bei jüngeren polternden Kindern empfiehlt es sich ganz besonders, Anfang und Ende der Stunde mit einem Ritual zu umrahmen.

Hilfen zur Übungsauswahl für polternde Kinder in diesem Buch

Bei allen für Vorschulkinder und junge Grundschulkinder geeigneten Übungen ist dies in den Kapiteln ab 8.12 explizit angegeben.

8.9 Therapiemotivation – Poltern thematisieren

Für Erwachsene oder Jugendliche, die sich selbst aufgrund ihres Leidensdruckes zur Therapie angemeldet haben, muss Poltern nicht mehr explizit thematisiert werden. Die Anfangsmotivation ist in der Regel hoch. Während des Therapieverlaufs kann es zu Motivationseinbrüchen kommen. Sobald diese auffallen, müssen sie direkt angesprochen werden. Mit dem Patienten muss dann abgeklärt werden, welche Ursachen dem Motivationseinbruch zugrunde liegen. Häufig sind es Widerstände gegen das therapeutische Vorgehen (vgl. Kap. 8.6) oder mangelnder Erfolg. Im letzteren Fall ist abzuklären, ob durch kleinschrittigere und transparentere Festlegung von Therapiezielen die Motivation erhöht werden kann.

Insbesondere bei Jugendlichen, die von Eltern und auf Empfehlung von Lehrern zur Therapie geschickt werden, besteht mangelnde Therapiemotivation, weil sie sich ihrer Symptomatik nicht bewusst sind.

8.10 Körperarbeit

In der logopädischen Behandlung von Poltern hat die Körperarbeit einen festen Betandteil. Vor allem bei jugendlichen und erwachsenen polternden Menschen werden oft ganzkörperliche Fehlhaltungen im Stehen und im Sitzen, eine verspannte Kiefermuskulatur, eine geringe Kieferöffnungsweite oder ganzkörperliche Verspannungen beobachtet. Treten diese Auffälligkeiten auf, ist eine Arbeit in diesen Bereichen Grundlage zum Behandlungserfolg. Sinnvoll ist, diese Übungen zu Therapiebeginn durchzuführen. Diese grundlegenden Übungen werden in der gängigen Literatur zur Behandlung von Stimmstörungen beschrieben (z. B. [Brügge u. Mohs, 2009]).

Bei *polternden Kindern* haben sich als Einstieg in die logopädischen Behandlungsstunden Übungen bewährt, die insgesamt die Konzentration, die Körperwahrnehmung und die Koordination fördern. Hilfreich können Übungen aus der Edu-Kinestetik sein. Es gibt umfangreiche Literatur, die einen Einstieg in diese Übungen vermittelt (z. B. [Dennison u. Dennison, 2011]. Bei Kindern mit psychomotorischen Störungen ist neben zusätzlicher psychomotorischer Förderung besonders auf körperbezogenes Arbeiten zu achten.

Zwei Übungen, die nach dem synergistischen Ansatz neben der reinen Körperarbeit noch weitere Ziele haben:

Praxis

Pantomimeübung

Nach dem abwechselnden Darstellen und Raten einfacher Tätigkeiten, können kurze Geschichten pantomimisch dargestellt werden. Wenn die pantomimischen Handlungen verbalisiert werden, kann damit gleichzeitig sprachsystematische Arbeit geleistet werden.

Ziele

- Bewegungssteuerung,
- Beobachtungsgabe,
- Temposteuerung,
- Wachheit,
- Aufmerksamkeit,
- Intentionalität,
- nonverbale Kommunikation,
- ggf. Verbesserung von Lexikon-Semantik, Syntax und Morphologie.

Praxis

Spiegelübung

Patient und Therapeutin oder 2 Gruppenmitglieder stehen sich gegenüber. Einer führt Bewegungen aus, der andere ist *das Spiegelbild*, d. h. er muss alle Bewegungen spiegelbildlich imitieren. Die Übung ist beliebig steigerbar. Beispielsweise sind zuerst nur langsame Bewegungen der Arme zu imitieren, dann schnellere Bewegungen, dann Arme und Beine kombiniert, später nur Gesichtsbewegungen. Die Übungspartner lernen ihre Bewegungen so anzupassen, dass die imitierende Person die Bewegungen bezogen auf Tempo und Komplexität imitieren kann.

Ziele

- nonverbale Kommunikation,
- Temposteuerung,
- Wachheit,
- Aufmerksamkeit,
- Bewegungssteuerung,
- Beobachtungsgabe,
- führen und geführt werden.

Merke

Die meisten Übungen im Bereich der Körperarbeit können aus dem Übungsrepertoire zur logopädischen Behandlung von Stimmstörungen oder der logopädischen Therapie von Sprachentwicklungsstörungen entnommen werden. Auf eine genaue Beschreibung wird deshalb an dieser Stelle verzichtet.

8.10.1 Entspannungsübungen in der logopädischen Behandlung von Poltern

Der Einsatz von Entspannungsübungen in der logopädischen Therapie von Poltern ist individuell genau abzuwägen. Vor dem Hintergrund, dass bei der Diagnose *Poltern* nach den Heilmittelrichtlinien nur 20 Behandlungseinheiten hintereinander therapiert werden dürfen, ist die Arbeit mit ganzkörperlichen Entspannungsmethoden wie dem *Autogenen Training* nur in Ausnahmefällen sinnvoll. Bei Interesse sind den Teilnehmern zusätzliche Kurse zum Erlernen der Entspannungsmethoden zu empfehlen, die teilweise auch von den Krankenkassen (mit)finanziert werden. Übungen zur Wahrnehmung von Fehlspannungen, Spannungsausfbau und Spannungslösen (z. B. *progressive Muskelentspannung nach Jacobson*) können bei Bedarf sinnvoll sein.

M!

Merke

Aktive Entspannungsübungen, die gleichzeitig die rasche Lösung von Spannungen fördern, wie die *Progressive Muskelentspannung nach Jacobson*, sind ein sinnvolles ergänzendes Therapieelement.

Bei jüngeren polternden Kindern sind Entspannungsübungen wie Fantasiereisen nur in Ausnahmefällen sinnvoll bezogen auf eine Besserung der Poltersymptomatik. Wichtiger sind die oben angegebenen Körperübungen und die spezifische Arbeit in den einzelnen Therapiebereichen.

8.11 Symptomwahrnehmung – symptomübergreifende Methoden und Prinzipien

Alle therapeutischen Interventionen sollten immer auf der Grundlage einer Verbesserung der Selbstwahrnehmung im zu übenden Therapiebereich durchgeführt werden.

Selbstwahrnehmung bezieht sich auf das Erkennen von poltertypischen Symptomen hinsichtlich Sprache und Sprechen, Prosodie, auffälligem Sprechtempo, Auffälligkeiten kommunikativ-pragmatischer Abläufe und Körperwahrnehmung sowie in Bezug auf unauffälliges Sprechen, Erfüllung von Übungskriterien sowie die Wahrnehmung emotionaler und vegetativer Reaktionen in Sprechsituationen. An der Selbstwahrnehmung wird, hierarchisch nach Schwierigkeitsgrad gestaffelt, anhand spezifischer Übungen und in der Spontansprache (Therapieraum und in vivo) gearbeitet.

Die Wahrnehmung von schlecht verständlichen oder unverständlichen Abschnitten ist eine Voraussetzung für das Erlernen der Poltermodifikation. Durch die Arbeit an der Selbstwahrnehmung kann der Patient auch eigene *Ressourcen* erkennen und daraus neues Selbstbewusstsein schöpfen (Beispiel: In Videoanalysen unauffälligen Sprechens stellt der Patient fest, dass er auf seinen Gesprächspartner überzeugend wirkt oder dass sich seine Stimme gut anhört.).

Zur Arbeit an der Symptomwahrnehmung gehört auch die Fähigkeit, Reaktionen des Gesprächspartners beobachten zu lernen. So macht das Erkennen, dass der Gesprächspartner eine Äußerung nicht versteht, eine Veränderung des kommunikativ-pragmatischen Verhaltens erst möglich.

Im Folgenden werden grundlegende, symptomübergreifende Übungsverfahren beschrieben. Spezielle, symptomspezifische Wahrnehmungsübungen finden sich innerhalb der einzelnen Behandlungsbereiche.

8.11.1 Übergereifende Methoden zur Verbesserung der Selbstwahrnehmung des Sprechens

Bei der Verbesserung der Selbstwahrnehmung des Sprechens soll nicht nur im auditiven, sondern auch im taktil-kinästhetischen Bereich gearbeitet werden. Auch die Wahrnehmung emotionaler und vegetativer Reaktionen fließt in die Symptomwahrnehmung ein. Daly betont, dass auch die Fähigkeit zur Wahrnehmung positiver Sprechanteile gefördert werden muss [Daly, 1996]. Sie fördert das Selbstbewusstsein des Patienten, da er Vertrauen in eigene Ressourcen entwickelt.

Metakommunikation, Erarbeiten eines gemeinsamen Vokabulars

Metakommunikation und das Erarbeiten eines gemeinsamen Vokabulars sind eine Grundvoraussetzung zur Symptomwahrnehmung. Ansonsten sind Missverständnisse bei der Durchführung von Aufgaben vorprogrammiert. Symptome müssen vorher gemeinsam mit der Therapeutin erkannt und mit übereinstimmender Terminologie benannt werden. Hilfreich dabei ist, Begrifflichkeiten des Patienten, wann immer dies möglich und sinnvoll ist, zu übernehmen, um die Identifikation mit der Symptomatik zu verbessern und die Motivation zu erhöhen.

Kontrastierende Arbeit

Symptome können differenzierter wahrgenommen werden, wenn sie kontrastiert werden. Dies bedeutet konkret, dass in allen Symptombereichen zunächst stark auffälliges Sprechen dem unauffälligen Sprechen gegenübergestellt wird. Weniger auffällige Symptome werden erst in der weiteren therapeutischen Arbeit wahrgenommen und in Kontrast zu schwereren Symptomen und symptomfreien Phasen gesetzt. Die Kontraste werden somit immer weiter verringert.

Arbeit mit Ton- und Videoaufnahmen

Ton- und Videoaufnahmen werden therapiebegleitend in ganz unterschiedlichen Arbeitsbereichen eingesetzt. Zur Verbesserung der Eigen- und/oder Fremdwahrnehmung werden anhand der Ton- oder Videoaufnahmen Symptome identifiziert oder Veränderungen von Sprache/Sprechen bei verschiedenen Übungsmethoden analysiert. Wird nur mit Tonaufnahmen gearbeitet, ist gerade bei Poltern die Verwendung von hochwertigem technischem Material Voraussetzung, da schlechte Verständlichkeit durch unzureichende technische Ausrüstung noch deutlich verstärkt wird. Eine Vorstufe zur isolierten Arbeit mit Ton- oder Videoaufnahmen ist die kombinierte Arbeit mit Tonaufnahmen und Transkripten.

Arbeit mit Transkripten

Die Therapeutin erstellt von je nach Übungskriterien ausgewählten Abschnitten aus Sprechproben des Patienten ein Transkript, das mit dem Patient gemeinsam analysiert wird. Durch gleichzeitiges Hören der Tonaufnahmen und Lesen der Transkripte können Symptome besser erkannt werden als durch die alleinige ohrenphonetische Analyse. Patienten, die keine Lese-Rechtschreib-Schwäche haben, können kurze, von der Therapeutin ausgewählte Sequenzen selbst verschriften. Schwierigkeiten der Verständlichkeit werden durch die Arbeit mit Transkripten für den Patienten besonders transparent (vgl. auch Kap. 8.18).

Das Smartphone – neue Möglichkeiten

Die Arbeit mit dem *Smartphone* eröffnet neue Möglichkeiten, da kostenfreie Programme mittlerweile auch die Umsetzung von Spracheingabe in Schrift ermöglichen. Noch sind sie nicht perfekt, aber gerade für Jugendliche ist es sehr motivierend, so zu sprechen, dass die Äußerung korrekt verschriftet auf dem Smartphone erscheint.

Direktes Feedback

Verschiedene Autoren [Daly u. Burnett, 1999] [Schneider, 2003] fordern konsequentes und promptes Feedback seitens der Therapeutin zur Verbesserung der Selbstwahrnehmung. Diesbezüglich muss unbedingt mit dem Patienten vereinbart werden, in welcher Form das direkte Feedback geliefert werden sollte. Da direktes Feedback für den Patienten emotional belastend sein kann, kann sich ohne diese Vereinbarung das Verhältnis zwischen Patient und Therapeutin verschlechtern. Kriterien zum Geben und Empfangen von Feedback sollte die Therapeutin sicher beherrschen und mit dem Patienten besprechen. Vereinbart werden sollten die Art der Symptome, ein bestimmter zeitlicher Abschnitt und die Formulierung, in der die Therapeutin die Symptome rückmeldet.

Besonders bei starker Symptomatik sollten nur die Auffälligkeiten rückgemeldet werden, an denen in der Therapie zu diesem Zeitpunkt gearbeitet wird. Um den Sprechfluss des Patienten nicht verbal zu unterbrechen, kann auch mithilfe von visuellen Zeichen Feedback gegeben werden.

Gegen Ende der Behandlung schaltet die Therapeutin zunehmend unspezifischere Feebackphasen ein, in denen sie auf unterschiedliche Symptome Rückmeldung gibt.

Einsatz von Biofeedbackverfahren

Biofeedbackverfahren, die ausschließlich zur Behandlung von polternden Menschen entwickelt wurden, liegen noch nicht vor. Das *Fluency-Shaping*-Programm der Kasseler Stottertherapie (siehe auch www.kasseler-stottertherapie.de) liefert mittels der Computersoftware *speak:gentle* ein Biofeedback über den Verlauf der Stimmkurve bezogen auf Zeiteinheiten bei verschiedenen Stufen des *Fluency Shapings* [Euler u. von Gudenberg, 1999]. Über Kontrolle von Atmung bzw. Stimme und bewusste Temporeduzierung wird mithilfe von Biofeedback am Bildschirm ein neues Sprechmuster aufgebaut. Das Verfahren wird auch bei Kombinationen von Stottern und Poltern eingesetzt, die Erfolge bezogen auf Poltern wurden aber nicht evaluiert (von Gudenberg, pers. Mitteilung 2002). Sinnvoll ist auch die Auswahl von Programmen zur Steuerung der Sprechlautstärke. Ein einfaches Biofeedback zur Sprechlautstärke ist z. B. mit der Shareware *Audacity* [Mazzoni u. Dannenberg, 2000] möglich.

8.11.2 Verbesserung der Aufmerksamkeit

Wie beschrieben, kann Poltern mit Aufmerksamkeitsstörungen in Beziehung stehen [Molt, 1996]. Es würde den Rahmen einer logopädischen Behandlung sprengen, Übungen zur Verbesserung der einzelnen Teilbereiche von Aufmerksamkeit durchzuführen, die nicht sprachgebunden sind. Weiss [Weiss, 1964] ließ Patienten beispielsweise rückwärts zählen, um Konzentration und Aufmerksamkeit zu verbessern. Falls neuropsychologisch Störungen der Aufmerksamkeit diagnostiziert werden, ist je nach Schweregrad eine zusätzliche Behandlung dieser Störungen indiziert.

An sich bietet die logopädische Therapie zahlreiche Möglichkeiten, Teilbereiche der Aufmerksamkeit zu verbessern. Beisielsweise fördert die *Spiegelübung* (Kap. (S. 153))die allgemeine Wachheit, Übungen zur Symptomwahrnehmung fördern die selektive Aufmerksamkeit. Symptomwahrnehmung in zunehmend längeren Phasen der Spontansprache stellt Anforderungen an die Daueraufmerksamkeit (Vigilanz). Die Konzentration auf Sprechkontrolle und die Interaktion mit dem Gesprächspartner fordern geteilte Aufmerksamkeit. Die Therapeutin sollte ein besonderes Augenmerk auf Auffälligkeiten der Daueraufmerksamkeit und geteilte Aufmerksamkeit richten und Schwierigkeiten in diesen Bereichen beim Übungsaufbau berücksichtigen. Die auditive Aufmerksamkeit ist besonders beim Wahrnehmen der eigenen Poltersymptome und beim Zuhören gefordert. Vor allem in der Kindertherapie ist bei reduzierter Aufmerksamkeit ein häufigerer Übungswechsel nötig, ebenso der Einsatz von aufmerksamkeitsschaffenden attraktiven Materialien.

8.12 Poltermodifikation

M!

Merke

Inhalt der Poltermodifikation ist die Unterbrechung des Redeflusses vor, während oder nach dem Auftreten eines poltertypischen Symptoms („Alarmzeichen“, vgl. Kap. Alarmzeichen) und dessen Korrektur durch eine präzise Artikulation. Der Einsatz der Poltermodifikation nach Abschluss der Behandlung ist dann als gelungen zu bezeichnen, wenn der Patient seine Symptome in allen ihm wichtigen Situationen so modifizieren kann, dass eine störungsfreie Kommunikation möglich wird.

Die Poltermodifikation an sich besteht aus 3 Modulen (vgl. ▸ Tab. 8.3), die alle unabhängig voneinander erlernt werden müssen, um anschließend in immer komplexeren Kommunikationssituationen kombiniert zu werden.

Beim *chronologischen Aufbau der Poltermodifikation* hat es sich als sinnvoll erwiesen, nach einer Phase der Symptomwahrnehmung, zunächst *Arten des modifizierten Sprechens* zu erlernen (vgl. ▸ Tab. 8.2). Begonnen wird hierbei mit dem Zeitlupensprechen, leicht modifiziert nach Van Riper [Van Riper, 1986]. Eine Zielform des modifizierten Sprechens ist das *überwachte Sprechen* (Übersetzung von A. Starke [Starke, 1996] des Terminus *Monitored Speech* nach Van Riper [Van Riper, 1986]). Eine weitere Zielform, die sich vor allem bei Mischformen von Stottern und Poltern bewährt, ist der Einsatz von Prolongationen [Zückner, 2004] vor, während oder nach dem Poltersymptom (vgl. Kap. 8.13). Die Prolongation besteht aus einer langsamen Artikulation eines Wortabschnittes, bei der insbesondere auf langsame und weiche Artikulationsübergänge zu achten ist.

Bevor der Patient die vollständige Poltermodifikation erlernt, ist auch die Arbeit mit einer willkürlichen Produktion von schnellem, unverständlichem Sprechen oder schnellen Wiederholungen (*Pseudopoltern*) Voraussetzung.

Die einzelnen Module der Poltermodifikation werden in den Kap. 8.12.1, Kap. 8.12.2, Kap. 8.12.3, Kap. 8.12.4 erläutert.

Tab. 8.3 Hierarchischer Aufbau der Poltermodifikation

Lernphasen	Modul 1: Poltersymptomatik	Modul 2: Sprechpause	Modul 3: Art des modifizierten Sprechens	Kommunikative Anforderung
1	Pseudopoltern	2–3 Sekunden	• Zeitlupensprechen • ggf. Prolongationen	• Wortebene • Satzebene
2	Pseudopoltern	1–3 Sekunden	• Silbensprechen/überwachtes Sprechen • ggf. Prolongationen	• Textebene • kurze Spontansprachabschnitte • längere Spontansprachabschnitte
3	Pseudopoltern/ Alarmzeichen	so kurz wie nötig	• Silbensprechen/überwachtes Sprechen • ggf. Prolongationen	• Satzebene • Textebene • kurze Spontansprachabschnitte • in vivo
4	Alarmzeichen	so kurz wie nötig	• Silbensprechen/überwachtes Sprechen • ggf. Prolongationen	in vivo und bei ausgewählten Sprechaufgaben

8.12.1 Poltermodifikation bei Kindern im Vorschulalter oder frühen Grundschulalter

Je nach Entwicklungsstand, Motivation und metasprachlichen Fähigkeiten können Kinder im Vorschul- und frühen Grundschulalter die Poltermodifikation bei massiven Symptomen erlernen. Dies bedeutet, dass sie bei hoher Eigenmotivation bzw. Motivation der Eltern längere Abschnitte unverständlichen Sprechens selbst korrigieren können. Überwiegend sind Kinder im Vorschul- und frühen Grundschulalter auf das Feedback ihrer Umwelt angewiesen. Therapieziel ist dann, dass die Kinder auf ein bestimmtes Zeichen ihrer Eltern ggf. auch Lehrer oder Erzieher ihr Sprechen stoppen und mit modifiziertem Sprechtempo (vgl. Kap. 8.14, z. B. *Bärensprechen*) weitersprechen. Für diese jüngeren Kinder ist noch nicht möglich, auf eine präzise Aussprache zu achten, deshalb besteht das *modifizierte Sprechen* der Poltermodifikation im frühen Kindesalter aus einem *reduzierten Sprechtempo*. Hilfreich zum Erlernen der Poltermodifikation im frühen Kindesalter ist, wenn die Eltern selbst das Pseudopoltern beherrschen und das Kind dieses identifiziert.

Für den Begriff der Poltermodifikation sollte gemeinsam mit dem Kind eine individuell zu dem Kind passende Bezeichnung gefunden werden, z. B. *Polterjäger*.

8.12.2 Modul 1: Alarmzeichen und Pseudopoltern

Alarmzeichen

Alarmzeichen sind einerseits die Symptome selbst wie Zunahme phonetischer Auffälligkeiten, Erhöhung der Artikulationsrate, Wiederholungen oder andere Unflüssigkeiten, andererseits auch pragmatische Gesichtspunkte wie ein fragender Gesichtsausdruck des Gesprächspartners. Auch körperliche Empfindungen und Emotionen, die dem Auftreten von Poltern vorausgehen können, sind Alarmzeichen. Die Fähigkeit zum Erkennen von Alarmzeichen in der Spontansprache wird durch Vorschalten symptomspezifischer Wahrnehmungsübungen in Fremd- und Eigenwahrnehmung verbessert (vgl. *Symptomwahrnehmung* (Kap. 8.13)

Pseudopoltern

Pseudopoltern versucht, schnelles Sprechen in Kombination mit phonetisch unverständlich oder schlecht verständlichen Abschnitten bewusst nachzubilden, ähnlich wie das Pseudostottern (vgl. [Sandrieser u. Schneider, 2008]). Pseudopoltern erlernen sowohl die polternden Patienten als auch die Therapeuten und es wird in der Therapie eingesetzt.

Merke

In der Kindertherapie sollten auch die Eltern Pseudopoltern erlernen.

Ziele von Pseudopoltern

Ziele der Patienten

- Schaffung einer Voraussetzung (*Anker*) zum Aufbau des Poltermodifikation,
- Verbesserung der Symptomwahrnehmung, falls Pseudopoltern sicher erlernt werden kann.

Ziele der Therapeuten und Eltern

- Sicheres Beherrschen des Pseudopolterns ist Voraussetzung, um diese Technik den Patienten und Eltern beizubringen.
- Verbesserung der Fremdwahrnehmung von Poltersymptomen, insbesondere in der Kindertherapie.

Wie kann Pseudopoltern erlernt werden?

Auf Patientenseite

Patienten erlernen das Pseudopoltern in erster Linie, um mit dessen Hilfe die Poltermodifikation schrittweise aufzubauen. Beim Erlernen der Poltermodifikation wäre jeder polternde Mensch überfordert, sofort auf seine echten Poltersymptome mit Stoppen und modifiziertem Sprechen zu reagieren. Wesentlich leichter fällt es, auf Pseudopoltern zu reagieren und direkt im Anschluss den Sprechfluss zu stoppen.

Es gibt viele polternde Menschen, denen es sehr schwer fällt, das Pseudopoltern zu erlernen. Ist es dem Patienten auch in der zweiten Übungsstunde nicht möglich, Poltersymptome bewusst nachzubilden, sollten bei der Qualität des Pseudopolterns auf Patientenseite starke Abstriche gemacht werden. Ausreichend ist in diesen Fällen ein Sprechen, bei dem Patient und Therapeutin lediglich den *Versuch der Nachbildung* von Poltersymptomen bemerken. Objektiv gesehen kann dieser Versuch des Pseudopolterns sogar ein qualitativ gut verständliches Sprechen sein. Falls es für Patienten unmöglich sein sollte, das Pseudopoltern zu erlernen, reicht es aus, ihnen zu sagen, dass sie lediglich „sehr schnell" sprechen sollten. Bei manchen Patienten mit sehr schwerer Symptomatik reicht es aus, ihnen zu sagen, ihr Sprechen an bestimmten Stellen *„einfach poltern zu lassen"*.

Es geht in diesem Fall nur darum, einen sogenannten Anker zu finden, anhand dessen der Patient die Poltermodifikation üben kann.

Auf Therapeuten- bzw. Elternseite

An dieser Stelle wird beschrieben, wie die Therapeutin das Pseudopoltern erlernen kann. Mit diesem Wissen kann sie die Technik des Pseudopolterns an Patienten und Eltern weitergeben. Ziel ist es, schnelle und unverständliche Abschnitte produzieren zu können.

Das Pseudopoltern wird zuerst auf Wortebene bei 3- und mehrsilbigen Wörtern erarbeitet. Ein Wort wird dann zum pseudogepolterten Wort, wenn mindestens eine Silbe ausgelassen wird und zusätzlich weitere phonologisch-phonetische Prozesse auftreten. Zusätzlich muss dieses Wort noch sehr schnell gesprochen werden. Aus dem Wort *Schmetterling* wird so beispielsweise [*Sching*] oder [*Schling*]. Es gibt verschiedene Möglichkeiten, wie ein und dasselbe Wort im Pseudopoltern klingen kann. Nach der Wortebene wird das Pseupopoltern auf Satzebene erarbeitet. Dabei kann sowohl der ganze Satz im Pseudopoltern gesprochen werden als auch einzelne Abschnitte im Satz. Beim Pseudopoltern auf Satzebene erstrecken sich die Silbenauslassungen und phonologisch-phonetische Auffälligkeiten über Wortgrenzen hinweg. Aus: *„Ich will heute joggen"* kann beispielsweise *„chlschong"* werden.

Für Therapeuten und Eltern ist es wichtig, das Pseudopoltern in zunehmend schwierigen Sprechsituationen einsetzen zu lernen, bis es zum Schluss beliebig in die Spontansprache eingebaut werden kann. Dies bedarf einer längeren Übungszeit.

► **Variante 1.** Um das Pseudopoltern auf Wortebene zu erlenen, wird ein beliebiges 3-silbiges Wort sehr schnell immer wieder hintereinander gesprochen, mit dem Ziel, dass sich dabei der gewünschte Effekt des Pseudopolterns einstellt.

Beispiel

Schmetterlingschmetterlingschmetterlingschwellingschwellingschellingschling.

Das Zielwort wird anschließend im Pseudopoltern wiederholt. Bei vielen sprachlich trainierten Personen klappt dieser Ansatz nicht, da sie mühelos schnell und deutlich sprechen können. Diese Personen arbeiten nach Variante 2.

► **Variante 2.** Bei der Variante 2 wird analytisch gearbeitet. Zuerst wird bewusst eine Silbe weggelassen. Aus *Schmetterling* wird so *Schmetling*. Anschließend wird weiter artikulatorisch vereinfacht. So kann aus Schmetling *Schelling* und *Schling* werden. Anschließend wird dieses Ziewort schnell gesprochen.

Merke

Auf *Satzebene* soll zwischen dem deutlich und dem pseudogepolterten Abschnitt zunächst eine Sprechpause gemacht werden, um das Sprechmuster jeweils umstellen zu können.

8.12.3 Modul 2: Sprechpause in der Poltermodifikation

In der Arbeit an der Poltermodifikation müssen die Patienten lernen, ihr Sprechen an der Stelle, an der das Poltersymptom auftritt, zu stoppen, um dann mit modifiziertem Sprechen weiterzusprechen. In diesem Fall ist es in erster Linie wichtig, den Sprechfluss *sofort* stoppen zu lernen, auch wenn dies inmitten einer Phrase geschieht. Wie *sprachstrukturierende* Sprechpausen eingesetzt werden können, wird in Kap. 8.17 erläutert.

Vielen polternden Menschen fällt es schwer, ihren Sprechfluss zu unterbrechen. Teilweise berichten Patienten, dass sie vergessen, was sie sagen wollen, wenn sie Sprechpausen einsetzen. Hilfreich in diesen Fällen ist, die Patienten genau diese Situationen im Therapieraum erleben zu lassen und ihnen im Gespräch aufzuzeigen, dass ihr Gesprächspartner ihnen entweder hilft, wenn sie ihren Redeinhalt vergessen, oder dass ihnen im Falle des Vergessens, wenn es wichtig war, der Inhalt später wieder einfallen wird.

Praxis (auch für jüngere Kinder)

Übung zur Unterbrechung des Sprechflusses

Mit dem Patienten wird ein auditives oder visuelles Zeichen (z. B. Stoppschild) vereinbart. Mit Kindern wird dieses Zeichen zunächst gebastelt. Wenn der Therapeut spricht, darf der Patient an beliebiger Stelle stoppen. Wenn das Kind spricht, stoppt die Therapeutin den Redefluss des Kindes. Die Dauer der Pause wird vorher festgelegt oder durch die Dauer des Hochhaltens des Schildes bestimmt. Im zweiten Schritt stoppen sich Patient und Therapeut beim Auftreten von *vorher festgelegten Alarmzeichen* gegenseitig. Diese Übung ist auch sehr gut geeignet zur Arbeit mit polternden Kindern und ihren Eltern.

8.12.4 Modul 3: Modifiziertes Sprechen

Mithilfe des modifizierten Sprechens werden in der Poltermodifikation die gepolterten Abschnitte korrigiert. Der Einsatz eines klar artikulierten, situationsangepasst lauten und gut verständlichen Sprechens hat auch positive Auswirkungen auf die Verständlichkeit der folgenden Sprechabschnitte.

Das *Zeitlupensprechen* ist die erste Übungsform modifizierten Sprechens, die nur zu Beginn der Poltermodifikation eingesetzt wird (► Tab. 8.3) Es ist nicht für den dauerhaften Einsatz in der Spontansprache geeignet. Dauerhaft einsetzbare Methoden modifizierten Sprechens sind das *überwachte Sprechen*, das *Silbensprechen* oder *Prolongationen*. Methoden zum Aufbau des Zeitlupensprechens, des überwachten Sprechens, des Silbensprechens und der Prolongationen befinden sich in Kap. 8.13.

8.13 Behandlung phonetischer Auffälligkeiten

In diesem Abschnitt werden nur solche Übungen beschrieben, die zur Verbesserung der *poltertypischen* inkonstanten phonetisch-temporalen Auffälligkeiten dienen. Die Behandlung phonologischer oder artikulatorischer Störungen im Kindesalter wird hier nicht erwähnt und ist in der fachspezifischen Literatur nachzulesen.

Viele phonetische Auffälligkeiten bei Poltern reduzieren sich, wenn das Sprechtempo verringert wird. Diese indirekte therapeutische Intervention reicht jedoch nicht aus. Phonetische Auffälligkeiten korrelieren bei Poltern zwar sehr eng mit hohen Artikulationsraten, stellen aber dennoch ein eigenes Symptom dar. Daher müssen sie auch direkt und nicht nur allein über eine Reduzierung des Sprechtempos behandelt werden. Indirekt wird die Aussprache zusätzlich zur Verringerung des Sprechtempos auch über die Arbeit an der Prosodie (Betonung, Lautstärke), der Kommunikation und Pragmatik oder der sprachlichen Strukturierung positiv beeinflusst.

Die Übungen sind grob nach ihrem zeitlichen Einsatz in der logopädischen Therapie geordnet. Zuerst werden Übungsformen vorgestellt, deren Schwerpunkt auf der Wahrnehmung auffälliger artikulatorischer Abläufe liegt. Es folgen Übungen zur Wahrnehmung und zum Aufbau einer präzisen Artikulation.

8.13.1 Symptomwahrnehmung phonetisch-temporaler Auffälligkeiten

Bei Übungen zur Wahrnehmung phonetischer Auffälligkeitengeht es um die poltertypischen Symptome, die zusätzlich zu der phonetischen Auffälligkeit auch mit einer irregulären Beschleunigung des Sprechtempos einhergehen.

Praxis (auch für jüngere Kinder)

Wahrnehmung von Flutsch- oder Seifenwörtern

Ziele

Diese Übung zeigt, wie Kinder lernen können, phonetisch-temporale Auffälligkeiten wahrzunehmen. Die Wahrnehmung unverständlicher Abschnitte dient als Ausgangsbasis zur Poltermodifikation.

Die Therapeutin vermittelt dem Kind durch ihr eigenes Pseudopoltern den Unterschied zwischen verständlichem und unverständlichem Sprechen. Sie kann diese schlecht verständlichen Abschnitte beispielsweise als Flutschwörter oder Seifenwörter bezeichnen.

Kind und Therapeutin müssen die Flutschwörter (abwechselnd) fangen. Das Kind soll zuerst bei der Therapeutin Flutschwörter jagen. Die Therapeutin kündigt an, dass das Kind immer dann fangen soll, wenn die Flutschwörter kommen, also das Kind die Therapeutin nicht versteht. Beispielsweise kann das Kind einen Becher bekommen und fängt mit dem umgedrehten Becher fiktiv die Flutschwörter, z. B. in Form kleiner Klötze. Das Kind darf selbst auch Flutschwörter ausprobieren und die Therapeutin darf fangen. Die Wahrnehmungsübung wird hierarchisch aufgebaut. Zuerst werden Flutschwörter auf Wortebene, dann auf Satzebene wahrgenommen, später in freieren Sprechsituationen.

Praxis

Symptomwahrnehmung phonetisch-temporaler Auffälligkeiten bei polternden Erwachsenen und Jugendlichen

An der Fremd- und Eigenwahrnehmung wird mithilfe von Tonaufnahmen nach den in Kap. 8.11 beschriebenen Verfahren gearbeitet. Dazu wird kontrastierend gearbeitet. Der Patient soll somit zum einen phonetischtemporal sehr auffällige Abschnitte wahrnehmen lernen, zum anderen aber auch unauffälliges Sprechen, mit dem er zufrieden ist. Zur Verbesserung der Wahrnehmung von phonetisch-artikulatorischen Auffälligkeiten ist das prompte Feedback der Therapeutin notwendig. Der Patient soll dann versuchen, direkt dieses Symptom mit Pseudopoltern zu imitieren. Auch eine Reflexion über körperliche Empfindungen, die dem Symptom vorausgehen oder es begleiten, ist hilfreich, z. B. mit der Frage: *„Wo fühlen Sie Poltern noch, außer im Mund? Wo ist die Empfindung am stärksten?“* Bei Patienten mit stark eingeschränkten Fähigkeiten zur Symptomwahrnehmung ist ein Einstieg über die Fremdwahrnehmung nach dem oben beschriebenen Schema bei polternden Kindern sinnvoll. Ansonsten kann sofort mit der Wahrnehmung aufgenommener Spontansprachabschnitte begonnen werden.

Merke

In Gruppentherapien ist auch das Wahrnehmen von phonetisch-temporalen Auffälligkeiten bei anderen Gruppenmitgliedern sinnvoll und hat einen hohen motivationalen Charakter.

- Arbeit an Kommunikation und Pragmatik,
- intentionales Arbeiten.

Häufig sind polternde Menschen beim Thema *Sprechtempo* sehr sensibel (vgl. [Schneider, 2003]). Zu oft haben sie die Aufforderung vernommen, dass sie langsamer sprechen sollen. Das Thema *langsamer Sprechen* wird mit *Ermahnung, langweilig, statisch* assoziiert und als Einschnitt in die Persönlichkeit empfunden. Folglich träfe ein Behandlungansatz, der lediglich das Sprechtempo senkt, ohne an prosodischen Ausdrucksmöglichkeiten zu arbeiten, genau den Punkt, an dem der Patient starken Widerstand gegen eine Veränderung zeigt. Die Reduzierung des Sprechtempos über Arbeit an der Intention, Atmung/Stimme und Betonung sowie Übungen zum Aufbau kommunikativ-pragmatischer Fähigkeiten verringern diese Problematik.

Solange der Patient verständlich bleibt, darf das Sprechtempo sogar hoch sein. Eine Modifikation der Artikulationsrate beinhaltet somit auch Übungen zur Fähigkeit, ein schnelleres Sprechtempo handhaben zu können. Insgesamt muss der Patient einen Weg finden, modifizierte Artikulationsraten als sein eigenes Sprechen anzunehmen. Dies beinhaltet eine intensive Auseinandersetzung mit dem Thema *Persönlichkeit* und *Tempo*.

Für den Transfer kann die Kontrolle des Sprechtempos – nach der Arbeit an phonetischen-temporalen Auffälligkeiten und in allen auffälligen Bereichen – das Mittel der Wahl zur Aufrechterhaltung allgemeiner Sprechkontrolle darstellen. In der Kindertherapie werden Eltern intensiv in die Arbeit eingebunden (Kap. 8.7, Kap. 8.11). Kinder sollen bei den Eltern ein erhöhtes Tempo wahrnehmen lernen, im Gegenzug geben die Eltern im Verlauf der Therapie den Kindern Feedback, wenn sie erhöhtes Tempo zeigen.

8.14.1 Metakommunikation und Wahrnehmung von situativer Abhängigkeit von Sprechtempo

Um erfolgreich an der Tempomodifikation arbeiten zu können, muss der Patient motiviert sein, sein Sprechtempo verbessern zu wollen. Die zentrale Frage ist, was der Patient mit schnellem Sprechtempo und Geschwindigkeit im Allgemeinen assoziiert. Aus diesem Grund ist das Thema Sprechtempo und Geschwindigkeit im Allgemeinen auf Metaebene zu behandeln. Der Patient muss verstehen, dass er nicht „ausgebremst“ werden soll, sondern lernen darf, lebendig und verständlich zu sprechen. Sein mögliches Temperament bleibt erhalten.

Fragenauswahl zum Thema „Tempo“:

- Was bedeutet Tempo für Sie?
- Inwieweit sind Sie ein „schneller Typ?“
- Vergleiche dein Sprechtempo mit dem deiner Freunde!
- Wann sprechen Menschen meistens schneller/langsamer?

Es werden verschiedene konkrete Situationen überlegt, in denen *man* tendenziell schneller oder langsamer spricht bzw. in denen die Sprechgeschwindigkeit auffällig variiert (z. B. Streit, Langeweile, Traurigkeit, Wut).

8.14.2 Wahrnehmungsübungen zum Sprechtempo

Die Wahrnehmung erhöhten Sprechtempos als „Alarmzeichen“ mit den häufig damit einhergehenden phonetisch-temporalen Auffälligkeiten ist eine zentrale Voraussetzung zum Erlernen der Poltermodifikation. Sprechtempo kann nur dann situationsangepasst variiert werden (Kap. 8.14.4), wenn der Patient verschiedene Geschwindigkeiten wahrnehmen kann. Der Patient sollte verstehen, dass erhöhtes Sprechtempo bei Poltern über die dabei auftretenden phonetischen Auffälligkeiten hinaus auch deshalb auffällig ist, weil es in keiner Beziehung zum Redeinhalt steht.

In der Behandlung von polternden Kindern sind als Einstieg in das Thema *Sprechtempo* zunächst tempobezogene Wahrnehmungsübungen im nonverbalen Bereich sinnvoll. Bei Erwachsenen kann, zusätzlich zum Einstieg über das Gespräch auf Metaebene, ebenfalls ein körperbezogener Einstieg (vgl. *Spiegelübung*, Kap. 8.10) gewählt werden. Auch die Auswertung des Fragebogens zur Selbstwahrnehmung bietet einen guten Einstieg in das Thema *Modifikation des Sprechtempos*.

8.14.3 Wahrnehmungsübungen zum Thema „Tempo" im nonverbalen Bereich

Praxis (auch für jüngere Kinder)

Variation der Bewegungsgeschwindigkeiten von Körperbewegungen

Im nonverbalen Bereich können alle Tätigkeiten als Einstieg in das Thema *Sprechtempo* gewählt werden, die dem Patienten zeigen, dass ein und dieselbe Tätigkeit langsam durchgeführt einfacher und präziser abläuft als in schnellem Tempo.

Beispielsweise können Gegenstände gezeichnet oder ausgeschnitten werden oder es kann ein Turm gebaut werden (vgl. auch Spiegelübung).

Ziele

- körperliche Wahrnehmung verschiedener Bewegungstempi,
- Intentionalität der Bewegungen: Es gibt nur dann zu schnelle oder zu langsame Körperbewegungen, wenn sie der Situation nicht angemessen sind,
- kognitive Reflexion über das Thema Tempo: Was passiert, wenn ich schnell schneide? Wie wird das Bild, wenn ich langsamer male?

Wahrnehmung des Sprechtempos

Zur Wahrnehmung des eigenen Sprechtempos muss zunächst anhand von Vorgaben der Therapeutin gezeigt werden, was unter schnellem, mittlerem und langsamem Sprechtempo zu verstehen ist. Polternde Kinder sollen in der Fremdwahrnehmung zu schnelles versus zu langsames Sprechtempo der Therapeutin erkennen können. Sinnvoll ist zur Übung der Fremdwahrnehmung zunächst auf Satzebene, später in Spontansprachabschnitten zu arbeiten. Motivierend kann auch die Wahrnehmung des Sprechtempos in Reden von Politikern oder Schauspielern (vgl. [Myers, 2011]) sein.

Anschließend werden die ersten Tonaufnahmen von Spontansprache des Patienten *kontrastierend*, also sehr rasche Abschnitte versus unauffällige Abschnitte, zusammen mit dem Patienten ausgewertet. Bei Kindern ist es sinnvoll, verschiedene Sprechtempi mit unterschiedlichen Begriffen einer Kategorie zu bezeichnen. Dabei ist zu beachten, dass der Begriff für das langsame Sprechen auch positiv konnotiert ist. Beispiele zeigt ▶ Tab. 8.4.

Praxis

Langsamer sprechen geht schneller [Van Zaalen u. Winkelman, 2009]

Eine Möglichkeit, über temporeduziertes Sprechen nachzudenken ist das provozierende Paradoxon *Langsamer sprechen geht schneller*. Anhand geeigneter Spontansprachproben kann die Therapeutin dem Patienten verdeutlichen, dass er sich, wenn durch langsamere Artikulation unverständliche Abschnitte wegfallen und weniger nachgefragt werden muss, seinem Gesprächsparter letztendlich schneller mitteilt als in gepolterter Sprache.

8.14.4 Variationen des Sprechtempos

Die Arbeit an der Variationsfähigkeit des Sprechtempos ist ein grundlegender Bereich in der logopädischen Behandlung von Poltern. Er eröffnet den polternden Menschen Möglichkeiten, prosodisch bedingte und stilistische Schwankungen des Sprechtempos aktiv zu gestalten und das Sprechtempo an die individuellen linguistischen Fähigkeiten anzupassen. Ziel der Behandlung jüngerer polternder Kind ist, über ein reduziertes Sprechtempo eine situative Sprechkontrolle zu erreichen.

Folgende weiteren Punkte werden durch die Arbeit in diesem Bereich verbessert:

Tab. 8.4 Auswahl von kindgerechten Begriffen für verschiedene Sprechtempi

Kategorie	Sprechtempo		
	Langsam	**Mittel**	**Schnell**
Tier	Riesendino	Hund	Gepard
Auto	Oldtimer	Mittelklassewagen (Lieblingsmarke)	Sportflitzer (Lieblingsmarke)
Geschwindigkeitsbereiche (Vorschlag einer Seminarteilnehmerin)	Tempo-30-Zone (→ hier dürfen Kinder spielen!)	Landstraße	Autobahn

- Möglichkeit zur Verbesserung der Akzeptanz eines verringerten Sprechtempos, wenn Patient anhand der Ton- und Videoaufnahmen sein Sprechen als verständlich, natürlich und zu ihm gehörend erlebt,
- Verbesserung der Wahrnehmungsfähigkeit für unterschiedliche Sprechtempi (Welches Tempo empfinde ich als zu hoch?),
- Erhöhung der Sensibilität für die Folgen überhöhten Tempos,
- d. h. der Patient soll selbstständig erkennen lernen, dass sein Sprechen nur dann zu schnell ist, wenn es situativ nicht angemessen ist und wenn so viele Symptome auftreten, dass es für den Gesprächspartner schlecht verständlich wird.

Der Patient lernt in diesem Behandlungsbereich über Lesetexte, Bildgeschichten, Beschreibungen oder auch Gedichte etc. in verschiedenen Sprechtempi zu sprechen. Die Artikulationsrate kann, je nach Zielsetzung, hierbei spontan oder vorgeplant variiert werden. In fortgeschrittener Form können Erlebnisse in verschiedenen Artikulationsraten erzählt werden. Diese Sprechproben werden mithilfe von Tonträgern oder Video ausgewertet. Bei Schwierigkeiten des Patienten, das Sprechtempo zu reduzieren oder zu variieren, kann die auf eine Zieltempo temporeduzierte Wiedergabe von kurzen Sprechabschnitten des Patienten am PC und dessen Nachsprechen oder Mitsprechen durch den Patienten helfen. Das Computerprogramm *Audacity* [Mazzoni u. Dannenberg, 2000] ermöglicht temporeduziertes Abspielen. Auch *Delayed Auditory Feedback* (DAF) ist eine Möglichkeit, schwer polternden Menschen eine erste Möglichkeit zum temporeduzierten Sprechen zu bieten (vgl. [Van Zaalen u. Winkelman, 2009]).

Einstieg in Variationen des Sprechtempos bei Erwachsenen und Jugendlichen

In der Praxis hat sich die Enteilung von Sprechtempi in 3 Geschwindigkeiten bewährt:

- *Tempo 1*: langsames Sprechen, so langsam, dass die Prosodie noch erhalten bleibt
- *Tempo 2*: mittleres, durchschnittliches Sprechtempo
- *Tempo 3*: schnelles Sprechtempo. Anfangs treten dabei noch phonetische Auffälligkeiten auf. Ziel ist es, diese im Verlauf der Behandlung beim schnellen Sprechen zu minimieren.

Nachdem die Therapeutin einen Satz in allen 3 Geschwindigkeiten dem Patienten vorgesprochen hat (*Modeling*), imitiert der Patient. Anschließend agieren Therapeutin und Patient abwechselnd. Vorgegebenes Satzmaterial oder spontan gebildete Sätze werden in der Geschwindigkeit gesprochen, die die Therapeutin vom Patienten hören will und umgekehrt. Wenn dies sicher möglich ist, wird das Sprechtempo auf Textebene variiert (s. u.), anschließend innerhalb von Satzkonstruktionen mit eingebettetem Nebensatz (s. u.). Die Arbeit an der Intention (vgl. Kap. 8.17) ergänzt das Thema der Tempovariation.

Tempovariationen bei Kindern (auch für jüngere Kinder)

Bei Kindern im Vorschul- oder frühen Grundschulalter ist eine Arbeit am Schnellsprechen in der Spontansprache nicht möglich, da die Kapazitäten der Sprachplanung dafür nicht ausreichen. Auf Wort- und Satzebene ist sie, gemessen an den individuellen Möglichkeiten, sinnvoll. Nach Einführung der Begriffe für unterschiedliche Sprechgeschwindigkeiten und Übungen zu Fremdwahrnehmung (s. o.) kann die Arbeit an den expressiven Tempovariationen beginnen.

Praxis (auch für jüngere Kinder)

Tempovariationen auf Wortebene

Kind und Therapeutin haben beide 3 Karten neben sich liegen, auf denen die gewählten Begriffe für langsames, mittleres und schnelles Tempo aufgemalt oder geschrieben sind (z. B. Riesendino, Hund, Gepard). Ziwschen Therapeutin und Kind wird auf dem Tisch eine Trennwand (z. B. AK-Spiegel) aufgestellt. Ein Stapel mit Bildkarten liegt für beide erreichbar auf dem Tisch. Hat das Kind auch semantisch-lexikalische Aufffälligkeiten, ist es sinnvoll, die Bildkarten aus einem vorher erarbeiteten semantischen Feld zu wählen. Kind und Therapeutin wechseln sich ab. Der Sprecher wählt den Begriff für ein Tempo (z. B. Gepard) und legt die Gepardenkarte so vor sich hin, dass der andere sie nicht sieht. Dann zieht er eine Karte und artikuliert den Begriff im ausgewählten Tempo. Der Hörer wählt nun bei sich die Begriffskarte aus, die das Tempo des Sprechers darstellt. Im Idealfall heben beide die gleiche Karte hoch und die Übereinstimmung zwischen Sprechen und Wahrnehmen ist geglückt.

Ziele

- *Sprecherseite:* im zuvor ausgewählten Tempo sprechen können,
- *Hörerseite:* das vom Gesprächspartner gesprochene Tempo erkennen können.

Diese Übung kann auch auf Satzbene durchgeführt werden.

Weitere Übungen zu Variationen des Sprechtempos

Praxis

Variation des Sprechtempos auf Textebene

Die auf der Satzebene erarbeiten 3 Sprechtempi werden nun auf der Textebene eingesetzt. Hierzu wählt die Therapeutin einen zu dem Patienten passenden Text aus. Der Text wird satzweise am PC abgeschrieben und vor jeden Satz eine kleine Zahl von 1–3 für Tempo 1, Tempo 2 und Tempo 3 gesetzt. Mit diesen Tempovariationen soll der Patient anschließend den Text lesen. Sinnvoll ist eine Audioaufnahme der Übung, damit der Patient die Genauigkeit seiner Tempovariationen wahrnehmen kann. Im fortgeschrittenen Stadium der Übung sollen die schnellen Passagen deutlich gesprochen werden. Insgesamt ist es ein Ziel der Übung, die Tempovariationen auch prosodisch lebendig zu lesen.

Praxis

Tempovariationen innerhalb einer Satzkonstruktion mit eingebettetem Nebensatz

Um mit dem polternden Menschen natürliche Temposchwankungen auch *innerhalb* eines Satzes zu erarbeiten, bieten sich feste Satzkonstruktionen mit eingebettetem Nebensatz an. Gearbeitet wird hier nur mit 2 Geschwindigkeiten, nämlich *langsamer* und *schneller*. Als Material bieten sich Bildgeschichten an, da mit jedem Bild immer folgendes Sprechschema möglich ist:

Handelnde Person beliebiges Kleidungsstück, das die Person trägt ausgeführte Handlung

Beispiel

Der Junge, der eine gelbe Jacke trägt, isst ein Eis.

[langsamer] [schneller] [langsamer]

Zunächst werden nur die beiden Geschwindigkeiten erarbeitet ohne eine präzise Artikulation zu beachten. Im zweiten Schritt soll gleichzeitig der schnelle Teil präzise artikuliert werden. Hilfestellung für das schnelle, präzise Sprechen ist, diesen Teil isoliert und langsamer zu üben, um dann das Tempo wieder zu steigern. Die schnellen Teile können auch nach dem Prinzip des OMTP auf Satzebene (vgl. Kap. 8.13) geübt werden.

Praxis

„Anker" für die Spontansprache

Im Zeitalter des Smartphones kann es für einzelne Patienten hilfreich sein, eine kurze Sprechprobe in einem passenden Sprechtempo und angemessener Prosodie aufzunehmen. Diese Sprechprobe kann der Patient mit sich führen und bei Bedarf anhören und mitsprechen, um jedes Mal wieder ein Gefühl für das richtige Sprechen zu erhalten.

Praxis

Delayed Auditory Feedback (DAF)

Eine Möglichkeit, polternden Menschen erste Schritte zum temporeduzierten Sprechen zu ermöglichen, kann Delayed Auditory Feedback (DAF) sein. Das Sprechen von Sätzen oder kurzen Texten über die verzögerte Rückkopplung wird auf einen Tonträger aufgenommen, anschließend abgehört und mitgesprochen (vgl. [Van Zaalen u. Winkelman, 2009]). Bei der Arbeit mit DAF findet kein Transfer statt (ebd.). DAF dient nur zum *Einstieg* in die Temporeduzierung. Eine kostenlose DAF-Software kann im Internet heruntergeladen werden: http://www.speechmonitor.org Stand 24.10.2013).

Praxis

Einschlaf- und Beruhigungsübung

Das Kind soll ein quirliges Stofftier oder eine Puppe durch Reden zum Einschlafen bringen. Es darf auch eine Gute-Nacht-Geschichte erzählen. Analog kann auch ein Tier/eine Puppe, die Angst hat, beruhigt werden, oder jemand, der sich verletzt hat, getröstet werden etc.

Ziele

- kurzzeitige Reduzierung des Sprechtempos,
- Arbeit an der Intention,
- Präzisierung der Artikulation,
- eigenes intensives Erleben der ruhigen Seiten des Kindes,
- Entspannung,
- Einnahme einer verantwortungsvollen Rolle.

Fluency-Shaping-Techniken aus der Stottertherapie

Obwohl von Erfolgen mit *Fluency-Shaping*-Techniken bei Poltern berichtet wird (Kap. 8.3), sind siein der ambulanten Therapie von Poltern nicht zu empfehlen. Ein in diesen Techniken sehr erfahrener Therapeut kann sie im Rahmen einer stationären Therapie oder Intervalltherapie erfolgreich bei Stotter-Poltern oder Poltern ohne sprachsystematische Auffälligkeiten erfolgreich einsetzen.

8.15 Behandlung von Sprachstörungen

Reduzierung des Sprechtempos und Verbesserungen der Sprechkontrolle wirken sich positiv auf linguistische Parameter der Äußerungen von Polternden aus [St. Louis u. Myers, 1995]. Dennoch ist sprachsystematische Arbeit nicht nur bei polternden Kindern, sondern auch häufig noch bei polternden Erwachsenen indiziert. Hierzu kann auch die Arbeit am Sprachverständnis gehören. Den Hauptbereich der sprachsystematischen Arbeit bei Poltern bildet häufig die Verbesserung von Fähigkeiten der thematischen Strukturierung/Kohärenz und Kohäsion.

8.15.1 Behandlung von semantisch-lexikalischen Störungen

Die Behandlungsmethoden zur Verbesserung von *Lexikon* und *Semantik* bei polternden Kindern entsprichen denjenigen bei sprachentwicklungsgestörten Kindern mit semantisch-lexikalischen Störungen. Eine intensive Auseinandersetzung mit logopädischen Behandlungsmethoden verschiedener Teilbereiche semantisch-lexikalischer Störungen kann an dieser Stelle nicht gegeben werden (vgl. [Siegmüller u. Kauschke, 2012]).

Die Arbeit an lexikalisch-semantischen Störungen lässt sich gut mit Übungen zur Temporeduzierung kombinieren (vgl. Wortübungen, [Katz-Bernstein, 1992], s. u.). Da Katz-Bernstein ihre „Wortübung" neben stotternden auch speziell für polternde Kinder entwickelt hat, wird diese Übung in diesem Kapitel beschrieben. Bei Jugendlichen und Erwachsenen sollte semantisch-lexikalische Arbeit weitmöglich mit der Arbeit in anderen Bereichen kombiniert werden (vgl. Kap. 8.13 *Zeitlupensprechen*). Auch bei Jugendlichen und Erwachsenen sollte immer im Dialog gearbeitet werden. Die Erweiterung des semantischen Netzwerkes erfolgt ebenfalls über die Arbeit an semantischen Kategorien mit Synonymen, Hyponymen, Antonymen, Konnotationen, Denotationen und an semantischen Beziehungen. Diese Arbeit dient darüber hinaus zur Verbesserungen des Wortabrufes. Anregungen können auch aus Materialien zur Aphasietherapie entnommen werden. Bei Wortfindungsstörungen kann In-vivo-Arbeit zur Reduzierung von Spannungsaufbau während der Wortfindungsphase durchgeführt werden (s. u.).

Praxis

Wortübungen [Katz-Bernstein, 1986] [Katz-Bernstein, 1992]

Zu verschiedenen Themen (z. B. Therapiezimmer, Jahreszeiten, Essen, Garten, Zoo, Straßenverkehr) werden Wörter nach verschiedenen Kriterien gesammelt. Dies geschieht immer im Wechsel, begleitet von einer motorischen Tätigkeit bei jedem Wort (z. B. Ball prellen, Reifen rollen, von Reifen zu Reifen springen).

1. *Gruppierung*: Zum Thema (Oberbegriff) werden verschiedene Unterbegriffe gesucht.
2. *Assoziation*: Zum Thema werden verschiedene Wörter assoziiert. Dabei wird der Wortschatz in verschiedenen Wortarten erweitert.
3. *Gefühlsbeziehung*: Zum Thema werden positive, negative oder ambivalente Gefühle beschrieben.
4. *Interaktion*: Zum Thema wird eine Handlung gemeinsam geplant. Alles was man dazu braucht, wird abwechselnd beschrieben.

Ziele

- Aufbau von semantischen Netzwerken durch Assoziation,
- Gruppierung in Ober-/Unterbegriffe,
- Sprecherwechsel,

- Zuhörerverhalten,
- Fähigkeit zum Mitteilen von Gefühlen,
- Verbesserung der Artikulation durch Arbeit mit Einzelwörtern und motorische Aktivität,
- Reduzierung des Sprechtempos.

Beispiel

Zum Thema *Herbst* legen Therapeut und Kind abwechselnd Blätter in einen Korb.

- *Gruppierung:* Obst- und Gemüsesorten benennen,
- *Assoziation:* Was würde ich gerne auf einem Markstand verkaufen?
- *Gefühlsbeziehung:* Essen, das schmeckt – Essen, das nicht schmeckt,
- *Interaktion:* Einer nennt eine Essware, der andere zeigt durch Mimik an, wie gerne er sie hat. Der erste muss anhand dessen erraten, wie beliebt die Speise ist.

Praxis

In-vivo-Arbeit bei Wortfindungsstörungen

Therapeutin und Patient bauen während der In-vivo-Arbeit *Pseudowortfindungsstörungen* in ihre Äußerungen ein. Beispielsweise geht die Therapeutin in eine Bäckerei und sagt: *„Ich hätte gerne ein ääh…, so ein Brötchen mit grünen Kernen, ääh, ein Kürbiskernbrötchen hätte ich gerne"*. Die Übung kann mit der Arbeit an der Verlängerung von Sprechpausen kombiniert werden. Durch einen bewusst ruhigen und gelassenen Umgang mit Wortfindungsstörungen kann auch das Sprechtempo reduziert werden.

Ziele

- Abbau von Sprechängsten/Schamgefühlen während des Prozesses der Wortfindung,
- Aufbau von Handlungskompetenz während der Wortfindungsphase,
- Einsatz von Umschreibungen, die ggf. den Wortabruf erleichtern,
- ggf. Reduzierung des Sprechtempos.

8.15.2 Behandlung syntaktisch-morphologischer Störungen

Zur Behandlung syntaktisch-morphologischer Störungen bei polternden Kindern sei zunächst auf Methoden zur logopädischen Behandlung von morphologisch-syntaktischen Störungen bei Sprachentwicklungsstörungen verwiesen (vgl. auch [Siegmüller u. Kauschke, 2012]). Zu empfehlen ist auch ein Vorgehen nach Prinzipien des *handlungsorientierten Therapieansatzes* [Weigl u. Reddemann-Tschaikner, 2009], wenn die Therapeutin darauf achtet, morphologisch-syntaktische Zielstrukturen immer wieder während der verschiedenen Durchführungsphasen zu üben.

Häufig wird während der Übung an morphologisch-syntaktischen Strukturen auch ein zu hohes Sprechtempo reduziert. Die Behandlung syntaktisch-morphologischer Strukturen bei Jugendlichen und Erwachsenen ist eng mit der Arbeit an Kohärenz und Kohäsion verknüpft und betrifft überwiegend komplexe Satzmuster. Dies beinhaltet Konjunktionen und Präpositionen [St. Louis u. Myers, 1997]. Die Auswahl der richtigen Konjunktion verlangt ein logisches Verständnis der Beziehungen zwischen verschiedenen Propositionen und hilft somit dem Polternden, seine Rede kohärenter und kohäsiver zu gestalten (vgl. Kap. 8.15.3).

Auch in den Bereichen Syntax/Morphologie, Kohäsion/Kohärenz kann mit Materialien aus der Aphasietherapie gearbeitet werden.

Praxis

Reihensatzübungen (vgl. [Katz-Bernstein, 1986] [Katz-Bernstein, 1992])

Diese Übungsform hat Katz-Bernstein [Katz-Bernstein, 1986] auch für polternde Kinder konzipert, sodass sie an dieser Stelle beschrieben wird. Zu ausgewählten Themen werden Sätze gebildet, die aus jeweils einem feststehenden und einem variablen Teil bestehen. Auf dem Boden wird mit Reifen oder anderen Gegenständen ein Weg gelegt, der variable Teil wird gesondert gekennzeichnet (z. B. durch ein ausgelegtes Seil).

Beispiel

5 Holzreifen werden in einen Kreis gelegt. Der feste Teil des Reihensatzes lautet z. B.: „Ein Zauberer braucht einen…" Im variablen Teil wird dieser Satz von der Therapeutin und dem Kind im Wechsel vollendet. Das Kind läuft während des Sprechens durch die Reifen. Katz-Bernstein empfiehlt, bei jedem Wort den Reifen zu wechseln. Ein silbenbezogener Reifenwechsel bietet sich dann an, wenn das Kind vorher im Bereich Phonologie die Silbenstruktur von Wörtern erarbeitet hat.

Ausgewählt werden wieder kindgerechte Themen. Auf der emotionalen Ebene können persönliche Aussagen (z. B. „Ich bin…"), Fähigkeiten („Ich kann…") oder Fantasien („Wenn ich groß bin, möchte ich…") erarbeitet werden. Dabei können auch komplexere syntaktisch-morphologische Strukturen geübt werden (z. B. „Weil ich heute krank bin…", „Wenn ich mal groß bin, würde ich nie… ", „Weißt du, ob…").

Die Wortordnung im Deutschen erlaubt nur begrenzte Möglichkeiten von Reihensätzen. Katz-Bernstein umgeht dies, indem sie auch feste Teile wie „Der Lehrer tut oft…" einübt. Diese im Schweizerdeutschen korrekte Form festigt eine fehlerhafte Subjekt-Verb-Kongruenz und ist daher nicht zu empfehlen. Dennoch gibt es genug Möglichkeiten, den Schwierigkeiten des Kindes angepasste Reihensätze zu bilden. Das Reihensprechen ist nach dem Silbensprechen eine *Basisübung* in der logopädischen Therapie von Poltern. Durch die vielen Bereiche, die positiv beeinflusst werden, entspricht sie insbesondere dem synergistischen Verständnis der logopädischen Behandlung von Poltern. Wenn keine syntaktisch-morphologischen Störungen mehr vorliegen und das Kind diese Übungsform sicher beherrscht, sollte zur nächsten Stufe der Satz- und Spontansprachübungen nach Katz-Bernstein übergegangen werden (vgl. Kap. 8.15.3), da diese natürlichere Dialogstrukturen bietet.

Ziele

- Wortschatzerweiterung/-differenzierung,
- Festigung syntaktisch-morphologischer Strukturen,
- Sprecherwechsel,
- Zuhörerverhalten,
- Fähigkeit zum Mitteilen von Gefühlen,
- Verbesserung der Artikulation durch sich wiederholende Satzmuster und motorische Aktivität,
- Reduzierung des Sprechtempos,
- Verbesserung von Sprechen und Bewegung.

8.15.3 Behandlung von Störungen der sprachlichen Strukturierung

In diesem Bereich werden Strategien erlernt, Äußerungen kohärent und kohäsiv zu gestalten. Dies bedeutet, dass polternde Menschen mit Störungen der sprachlichen Strukturierung sowohl grammatisch als auch semantisch Äußerungsabfolgen für den Zuhörer verständlich zu gliedern lernen. Des Weiteren muss bei der thematischen Struturierung *der rote Faden* erkennbar bleiben. Der Therapiebereich beinhaltet somit kommunikativ-pragmatische Gesichtspunkte, da der Polternde zu erkennen lernt, welche Informationen für einen Gesprächspartner zum Verständnis einer Äußerung relevant sind und wie diese Informationen zum besseren Verständnis gegliedert werden müssen. Ein weiterer wichtiger Bereich ist die Reduzierung von langen verschachtelten Satzstrukturen auf möglichst *einfache Haupt-(Neben-)satzkonstruktionen.*

Zu Beginn der Arbeit in diesem Bereich entwickelt der Patient zuerst einmal ein Problembewusstsein seiner sprachlichen Strukturierungsstörung. Hierfür bietet sich die Arbeit mit Transkripten an (s. u.). Kinder im Vorschul- und frühen Grundschulalter können für dieses metasprachliche Thema noch kein explizites Problembewusstsein etnwickeln. Haben sich in der Diagnostik deutliche Defizite hinsichtlich der Textreproduktion gezeigt, ist der Einstieg in die Arbeit mit Nacherzählungen von Texten und Bildgeschichten zu empfehlen (s. u). Grundlage ist die Arbeit mit W-Fragen. Anregungen zur Arbeit an der sprachlichen Strukturierung mit polternden Kindern bietet der handlungsorientierte Behandlungsansatz von Weigl und Reddeman-Tschaikner ([Weigl u. Reddemann-Tschaikner, 2009], s. u.) und die Arbeit mit Zauberkunsstücken [Neumeyer, 2009].

M!

Merke

Erwachsene und Jugendliche erlernen über die Arbeit, individuelle Strategien zur Strukturierung ihrer Spontansprache zu entwickeln. Für den Transfer in die Spontansprache hat sich vor allem die Arbeit mit den Kernpunkten der Strukturierung: Einleitung – Thema – Schluss bzw. die Frage: „Was ist mein Anliegen?" bewährt. Die sprachlichen Strukturierungsfähigkeiten bei den jüngeren Kindern entwickeln sich über das Erarbeiten von Handlungsabfolgen (s. u.) und das gezielte Nachfragen der Eltern, sobald diesen Informationen fehlen, die zum Verstehen der kindlichen Äußerung beitragen.

Praxis (auch für jüngere Kinder)

Arbeit mit W-Fragen

W-Fragen (Wer?, Was?, Wo?, Wann?, Wie?) sind die Basis dafür, dass ein Grundgerüst zur thematischen Strukturierung und zu pragmatischen Anforderungen aufgebaut werden kann. Letzteres meint das Erkennen und Verbalisieren der Informationen, die ein Gesprächspartner benötigt. Mit W-Fragen können Texte, Bildgeschichten und als Steigerung eigene Erlebnisse wiedergegeben werden. Bei der Wiedergabe eigener Erlebnisse lautet die Kernfrage: „Was ist mein Anliegen?"

W-Fragen bilden auch ein sinnvolles Gerüst zum strukturierten Einholen von Informationen. Hat der polternde Patient W-Fragen verinnerlicht, können ihm diese als *Handwerkszeug* zum strukturierten Sprechen dienen. W-Fragen können in den unterschiedlichsten therapeutischen Settings erarbeitet werden. Bei Kindern bieten sich Beschreibungen von Gegenständen und Bildern an, bei jugendlichen und Erwachsenen Bilder und Textarbeit.

Eltern polternder Kinder sollten, sobald sie die Äußerungen ihres Kindes als sehr unstrukturiert erleben, über W-Fragen zur Verbesserung der Strukturierung beitragen.

Praxis

Wiedergabe von Texten

Bei der Wiedergabe von Texten ist vor allem für polternde Menschen wichtig, zuerst den zentralen Inhalt bzw. das zentrale Thema wiederzugeben. Bewährt hat sich die Arbeit mit Material aus der Aphasietherapie zur Behandlung von Textverständnisstörungen. Sehr hilfreich ist diesbezüglich das Buch *Etwas vom Kurs abgekommen* [Freudenberg et al., 1998]. Durch das Extrahieren von obligatorischen Propositionen aus einem Text lernen die Polternden wichtige von unwichtigen Inhalten zu unterscheiden. Die relevanten Propositionen sollen aus einer schriftlich vorgegebenen Menge von unsortierten Propositionen zum Text zuerst erkannt, dann in die richtige Reihenfolge sortiert werden. Damit wird gleichzeitig der hierarchische Aufbau von Redeinhalten geübt. Anschließend kann die verbale Wiedergabe der Haupthandlung des Textes zunächst mithilfe der schriftlichen Propositionen, dann ohne deren Hilfe trainiert werden.

Praxis (auch für jüngere Kinder)

Erzählen von Bildgeschichten

Legen die Patienten die Bilder selbst in die richtige Reihenfolge, wird die Geschichte bereits kognitiv strukturiert. Ziel ist, zuerst die Kernhandlung zu erzählen. Details werden erst dann hinzugefügt, wenn die Kernhandlung sicher erzählt werden kann. Die Geschichten können anschließend ohne Bilder erneut erzählt werden, ggf. auf Tonträger aufgenommen und korrigiert werden. Eine Variante ist auch, die Bildgeschichte so zu erzählen, als wäre sie ein eigenes Erlebnis des Patienten. Vorteil daran ist, dass gleichzeitig die kommunikativ-pragmatische Komponente geübt wird und die Anforderungen an die Sprechkontrolle erhöht werden. Einen Bezug zum Transfer haben Bildgeschichten erst durch deren Umwandlung in ein fiktives eigenes Erlebnis des Patienten. Bei Schulkindern ist die Arbeit mit Bildgeschichten auch deshalb sinnvoll, weil die Wiedergabe von Bildgeschichten eine zentrale Aufgabe im Fach Deutsch darstellt.

Ziele

- kohärente und kohäsive Verknüpfung der vorgegebenen Bilder,
- Unterscheidung von relevanten und irrelevanten Inhalten der Bilder,
- Integration weiterer therapeutischer Inhalte wie Temporeduzierung, Abbau phonetisch-temporaler Auffälligkeiten, Einsatz von Sprechpausen.

Praxis (auch für jüngere Kinder)

Beschreiben von seriellen Handlungen oder Abläufen [Daly u. Burnett, 1999]

Der Patient erzählt serielle Handlungen wie Reifen wechseln, etwas kochen, Tagesablauf, Beschreibung eines Spiels etc. Wie beim *handlungsorientierten Therapieansatz (s. u.)* für Kinder ist es sinnvoll, zuerst zu überlegen, was alles für die Handlung benötigt wird. Der Schwierigkeitsgrad der Übung kann variiert und sollte vor der Wiedergabe komplexer und/oder abstrakter Inhalte durchgeführt werden. Auch hierbei ist es wieder sinnvoll, die Übung als Rollenspiel in einen Dialog einzubauen. Durch die Zuschreibung von Rollen wird gleichzeitig auch die Intentionalität verbessert.

Praxis (auch für jüngere Kinder)

Mündliche Rede im Telegrammstil [St. Louis u. Myers, 1995] und SMS schreiben

Diese Übung kann für die Personen hilfreich sein, die sehr viel und redundant sprechen, da sie sich auf das Wesentliche beschränken müssen. Sowohl Bildgeschichten als auch freie Redeinhalte (z. B. Informationsaustausch zu einem Überfall) sollen im Telegrammstil wiedergegeben werden. Insbesondere bei Schulkindern kann gespielt werden, dass sich 2 Personen per Walkie-Talkie (Polizeifunk) mit schlechtem Empfang austauschen. Die Inhalte sollen anschließend ohne Telegrammstil genauso gut strukturiert erzählt werden. Als schwierig kann sich das Durchhalten des Telegrammstils gestalten. Hierbei muss die Therapeutin Feedback geben, wenn der Patient den Telegrammstil für länger als eine Proposition verlässt. Die *Walkie-Talkie*-Übung ist empfehlenswert, da sie eine echte Kommunikationssituation nachempfindet. Erwachsene und Jugendliche sollen analog mit der Therapeutin über SMS, die sich gegenseitig vorgelesen werden, zu ausgewählten Themen kommunizieren.

Ziele

- Erkennen von obligatorischen Handlungsinhalten,
- positive Einflüsse auf Sprechtempo, Artikulation und Unflüssigkeiten.
- Erkennen, dass Missverständnisse entstehen, wenn obligatorische Handlungsinhalte *nicht* kommuniziert werden.

Praxis

Arbeit mit Transkripten der Spontansprache des Patienten, E-Mails, Fachtexten

Die Transkripte werden aus geeigneten Abschnitten der Spontansprache transkribiert. Aufgrund der besseren Lesbarkeit sollten die Texte am PC transkribiert und ausgedruckt werden. Zumindest einmal sollte auch der Patient versuchen, seine Spontansprache selbst zu trankribieren. Spätestens an dieser Stelle bemerken polternde Menschen, dass ihr Sprechen nicht immer verständlich ist. Erwachsene Patienten können auch von der kritischen Analyse eigener E-Mails profitieren, falls diese im realen Leben zu Missverständnissen geführt haben. Auch Fachtexte/Referate können analysiert werden. Kritische Textstellen sollen im ersten Schritt gemeinsam mit der Therapeutin nur erkannt und noch nicht umformuliert werden.

Hilfestellungen sind Kernfragen wie:

- Wie kann ich die Sätze kürzer machen (Vereinfachung von Bandwurmsätzen)?
- Treffen die Wörter das, was gesagt werden soll?
- Habe ich die Sätze verknüpft oder stehen sie zu isoliert?
- Wiederhole ich meine Inhalte auffällig oft?
- Kommt mein Anliegen klar rüber?

Es sollte zu Beginn nur auf eine Frage geachtet werden. Sinnvoll ist, zuerst mögliche Bandwurmsätze zu kürzen. Dann erfolgt die Arbeit an unpräzisen Wörtern und fehlenden kohäsiven Elementen, die das Verstehen erschweren. Dabei wird genau untersucht, welche Parameter (syntaktisch, semantisch etc.) geändert werden müssen. Als Gedächtnisstütze soll die Umformulierung schriftlich im Transkript fixiert, bei Bedarf (stichwortartig) neu geschrieben werden. Der Text/Dialog wird anschließend noch einmal mit, dann ohne Hilfe des Transkripts erzählt, aufgenommen und erneut analysiert, um die Verbesserungen aufzuzeigen. Zeigen sich bei dieser Arbeit grundlegende Defizite in der Anwendung kohäsiver Mittel, müssen diese separat erarbeitet werden (Kap. 8.15.2)

Ziele

- Wahrnehmung und Verbesserung fehlerhafter syntaktisch-morphologischer Strukturen,
- Wahrnehmung und Verbesserung fehlerhafter semantisch-lexikalischer Strukturen,
- Wahrnehmung der thematisch relevanten Inhalte,
- Auslassung redundanten Materials, Vereinfachung verschachtelter Satzstrukturen,
- Temporeduzierung als Nebeneffekt dieser Arbeit.

Diese Methode ist sehr sinnvoll, da der Patient über seine spezifischen Fehler Prinzipien sprachlicher Strukturierung zu erkennen lernt. Wichtig ist, dass der Patient, ausgehend von dieser Arbeit, eine Strategie erarbeitet, die er auch in der Spontansprache einsetzen kann, z. B. das Arbeiten mit Mottos wie: *Mache es einfach*, *am Thema bleiben* oder *Hauptsatz-Hauptsatz*.

Praxis

Präzise Beschreibung von Begriffen („Tabu"-Spiel)
Eine hervorragende Übung zur genauen Beschreibung von Begriffen bietet das Spiel „Tabu" (für Kinder und Erwachsene). Bei diesem Spiel müssen bestimmte Begriffe erklärt werden. Auf den Spielkarten sind jedoch zusätzlich noch weitere Begriffe abgedruckt, die diesen Begriff am besten umschreiben, die aber in der originalen Spielfassung nicht zur Umschreibung des eigentlichen Begriffes verwendet werden dürfen. In der Behandlung von Poltern *sollen* diese jedoch gesprochen werden, um treffende Begriffe zu erarbeiten. Diese Übung hilft, die sprachliche Strukturierung zu verbessern, da die Polternden Zielwörter erkennen und passende kohäsive Elemente auswählen müssen. Diese Übung ist vor allem auch deshalb sinnvoll, weil sie mehrere Therapiebereiche (s. u.) kombiniert. Besonders effektiv ist das modifizierte „Tabu"-Spiel, wenn die Begriffe wechselseitig beschrieben werden, da zusätzlich die auditive Merkfähigkeit trainiert wird. Die Übung bietet auch deshalb ein hervorragendes Potenzial zur grundlegenden Verbesserung der sprachlichen Strukturierung, weil Redundanz abgebaut wird.

Ziele
- Aufbau von Strategien zur präzisen Umschreibung eines Begriffs bei Wortfindungsstörungen,
- Verbesserung des Zuhörerverhaltens bei wechselseitiger Duchführung,
- Verbesserung pragmatischer Leistungen, da der Patient erkennen muss, welche Eigenschaften der Gesprächspartner unbedingt wissen muss, um den Begriff erraten zu können,
- das strukturierte Sprechen kann zu einer temporären Verbesserung phonetisch-temporaler Auffälligkeiten und zu einer Reduzierung des Sprechtempos führen.

Praxis (auch für jüngere Kinder)

Arbeit mit dem handlungsorientierten Therapieansatz (HOT) bei polternden Kindern (vgl. [Weigl u. Reddemann-Tschaikner, 2009])
Weigl und Reddemann-Tschaikner beschreiben für sprachentwicklungsgestörte Kinder einen handlungsorientierten Therapieansatz (HOT), der sich auch bei Kindern mit ADS bewährt hat. Da dieser Ansatz eine innere und äußere Struktur aufweist, ist er gut geeignet, um die sprachliche Strukturierung polternder Kinder zu verbessern. Der HOT ist in 5 Phasen unterteilt und beinhaltet eine klare räumliche Aufteilung der verschiedenen Arbeitsschritte: Zur Vorbereitung im Therapieraum wird ein *Denktisch* und ein *Arbeitstisch* eingerichtet. Der HOT läuft dann mit unterschiedlichsten Handlungen nach folgendem Schema ab:
- Phase 1: Vorstellen der Zutaten/Materialien und Geräte,
- Phase 2: Übertragung der Begriffe auf die Bildebene,
- Phase 3: Handlungsplanung,
- Phase 4: Durchführung der Handlung,
- Phase 5: Versprachlichung der Handlung auf Bildebene.

Auf eine ausführliche Darstellung des HOT wird an dieser Stelle verzichtet.

Praxis (auch für jüngere Kinder)

Handlungs-/themenbezogene abwechselnde freie Satzgestaltung und Spontansprache (vgl. [Katz-Bernstein, 1986] [Katz-Bernstein, 1992])
Echte oder imaginierte Handlungen werden im Wechsel geplant, ausgeführt und ggf. anschließend reflektiert. Der Schwierigkeitsgrad der Übung kann gesteigert werden, indem das Kind die verbale Reflexion schließlich alleine leistet. Die Handlungen werden mit echten oder symbolischen Gegenständen ausgeführt. Einige Handlungsvorschläge (vgl. [Katz-Bernstein, 1986] [Katz-Bernstein, 1992]) sind folgende:
- eine gemeinsame Reise organisieren,
- einen Spielplatz bauen,
- einen Kindergeburtstag planen und vorbereiten,
- ein Traumzimmer einrichten,

- eine Bäckerei, Metzgerei, einen Marktstand einrichten,
- einen Bauernhof aufbauen und erzählen, was an einem Tag dort passiert,
- sich das Schlaraffenland ausmalen.

Nachdem mit abwechselnden Sätzen eine Handlung (z. B. Salzteig herstellen und Figuren kneten; [Katz-Bernstein, 1986]) geplant und ausgeführt wurde, soll ein Kind beschreiben, was ihm beim Salzteigkneten gefallen und nicht gefallen hat. Anschließend kann die gesamte Handlung verbalisiert werden. Vor allem in der Kombination von Einzelsätzen und Spontansprache ist dies eine sehr effektive Übung zur Strukturierung von Äußerungen, die sich positiv auf Sprechtempo und Artikulation auswirken kann. Wenn echte Handlungen durchgeführt werden sollen, empfiehlt es sich, diese sehr strukturiert zu erarbeiten (vgl. [Weigl u. Reddemann-Tschaikner, 2009]).

Ziele

- Verbesserung der Formulierungsfähigkeit bezogen auf einzelne Äußerungen,
- Konzentration auf ein Thema,
- Strukturierung von Äußerungen durch Reflexion von Handlungen,
- Sprecherwechsel,
- Zuhörerverhalten,
- Verbesserung der Artikulation durch Reduzierung des Sprechtempos,
- Reduzierung des Sprechtempos durch Sprecherwechsel und bewusste Sprachplanung,
- Fähigkeit zum Mitteilen von Gefühlen, da die Therapeutin mit dem Kind positive und negative Gefühle konsequent verbal ausarbeitet.

Praxis (auch für jüngere Kinder)

Arbeit mit Zauberkunststücken [Neumeyer, 2009]

Die Arbeit mit therapeutischem Zaubern kann beispielsweise mithilfe des Buches *Mit Feengeist und Zauberpuste* [Neumeyer, 2009] und in speziell zu diesem Thema angebotenen Seminaren erlernt werden (siehe auch http://www.therapeutisches-zaubern.de). Die Arbeit mit Zauberkunststücken ist sehr empfehlenswert, da sie eine Vielzahl positiver Auswirkungen hat. Durch das Erfolgserlebnis eines gelungenen Zauberkunststücks erlebt das Kind auch einen sprachlichen Erfolg. Da die Motivation des Kindes hoch ist, ein Zauberkunststück im Familienkreis zu präsentieren, ergeben sich die alltäglichen Anwendungsmöglichkeiten von selbst. Insbesondere bei Kindern, die auch Ergotherapie benötigen, ist diese Arbeit sinnvoll, da viele Zauberutensilien selbst angefertigt werden können und somit auch die Feinmotorik und Aufmerksamkeit gefördert wird.

Ziele

- Aufbau einer strukturierten, verbal begleiteten Handlung,
- Aufbau von Präsenz und intentionaler Haltung,
- vielseitige Anwendungsmöglichkeiten im sozialen Umfeld des Kindes,
- Förderung der Merkfähigkeit, Wachheit und Daueraufmerksamkeit.

Praxis

Präsentationen

Bei polternden Jugendlichen und Erwachsenen sind Präsentationen ein sehr effektives therapeutisches Mittel: Neben der Verbesserung der sprachlichen Strukturierung können alle Parameter des Sprechens (Aussprache, Tempo, Prosodie, Intention und Körperhaltung) mit unterschiedlichen Schwerpunkten erarbeitet werden. Die Präsentationen werden gefilmt, die Polternden erhalten systemisches Feedback. Es folgt detaillierte Arbeit an der Präsentation. Anschließend wird die Präsentation erneut durchgeführt.

Praxis

Witze erzählen als Übung für Fortgeschrittene [Daly u. Burnett, 1999]

Vorbereitung eines erst einfachen, dann längeren komplexeren Witzes, den der Patient als Hausaufgabe jemandem erzählen soll. Neben dem strukturierten Aufbau des Witzes und den intentionalen/kommunikativen Anforderungen können je nach Behandlungsstand Kriterien der Sprechkontrolle beachtet werden. Der Patient sucht sich aus einer Sammlung von Witzen den heraus, den er am besten findet. Die Übung ist jedoch nur dann sinnvoll, wenn der Patient auch Interesse an dieser Übung zeigt. An sich beinhalten komplexe Witze hohe sprachliche und psychische Anforderungen, sodass sie einen deutlichen Stress- und

Lernfaktor bieten. Zeigt sich beim Heraussuchen des geeigneten Witzes, dass dem Patienten ein Grundverständnis für Witze fehlt, ist die Arbeit mit Witzen zugunsten alltagsnäherer Arbeit wegzulassen.

Ziele
- strukturierter sprachlicher Aufbau des Witzes,
- Behalten der relevanten Details,
- Beachtung vereinbarter Kriterien zur Sprechkontrolle,
- Aufbau der Intention/Ausrichtung auf das Publikum.

Praxis

Themenspezifische Diskussion [Daly u. Burnett, 1999]
Zu einem Thema werden Vor- und Nachteile, persönliche Ansichten, andere Ansichten diskutiert und das Gespräch unterbrochen, wenn vom Thema abgeschweift wird. Die Einhaltung des Themas bildet den Schwerpunkt der Übung. Verknüpft wird die Übung immer wieder mit der zentralen Frage: „Was ist mein Anliegen/Thema?"
Alle Parameter des Sprechens können mit dieser Übung trainiert werden. Im fortgeschrittenden Stadium bietet sich diese Übung zum zusätzlichen Einsatz der *Poltermodifikation* (vgl. Kap. 8.12) an. Die Konzentration auf das Einhalten des Themas kann sich positiv auf phonetisch-temporale Auffälligkeiten, Sprechtempo und Unflüssigkeiten auswirken.

8.16 Behandlung von Unflüssigkeiten

Alle Autoren behandeln Unflüssigkeiten beim reinen Poltern indirekt und setzen nicht wie in der Non-Avoidance Therapie von Stottersymptomen [Van Riper, 1971] [Sandrieser u. Schneider, 2008] [Zückner, 2004] an der Unflüssigkeit an. Unflüssigkeiten bei reinem Poltern reduzieren sich stark, wenn sprachsystematisch am Sprechtempo, der Artikulation, der Prosodie und der Selbstwahrnehmung gearbeitet wird [Myers, 1992].

Beim Einsatz der *Poltermodifikation* (Kap. 8.12) können schnelle Wiederholungen, ggf. auch Satzabbrüche, als *Alarmzeichen* (ebd.) dienen. Ziel ist dabei nicht die Korrektur der Unflüssigkeit, sondern das Benutzen der Unflüssigkeit als Anker, der es ermöglicht, die *Sprechkontrolle* wiederzuerlangen.

Embolophrasien sind ein weiterer Faktor, der bei Bedarf eine direkte Arbeit erfordert, falls eine Person ein bestimmtes Wort oder eine bestimmte Phrase so häufig und inadäquat in sein Sprechen einbaut, dass dies für den Gesprächspartner störend ist. Dann ist intensive Arbeit an der Wahrnehmung mit Tonaufnahmen indiziert, ebenso wie Feedbackarbeit.

An Unflüssigkeiten muss erst dann direkt angesetzt werden, wenn eine Kombination aus Stottern und Poltern vorliegt, also Blockierungen und/oder spannungsvolle Dehnungen auftreten [St. Louis u. Myers, 1997]. In diesem Fall werden die Blockierungen und Dehnungen direkt behandelt, ebenso Wiederholungen von Lauten und Silben.

8.17 Verbesserung der Prosodie

Dieses Kapitel beschreibt insbesondere die Arbeit an Sprechpausen und der Betonung als Parameter der Prosodie. Die Arbeit am Sprechtempo wird in Kap. 8.14 dargestellt. Die Arbeit am Sprechrhythmus setzt sich zusammen aus der Arbeit an den Variationen des Sprechtempos (Kap. 8.14.2) und der Betonung. Diese verschiedenen Bereichen der Prosodie sind untrennbar mit dem intentionalen Arbeiten verbunden (vgl. Kap. 8.18.1).

8.17.1 Arbeit an Sprechpausen

Durch die richtige Platzierung von Sprechpausen an linguistischen und prosodischen Äußerungsgrenzen steht die Arbeit an Sprechpausen in Wechselwirkung mit allen Stufen der Sprachplanung. Der passende Einsatz von Sprechpausen in der Behandlung von Poltern reduziert oft die Artikulationsrate und erleichtert die Sprachplanung [St. Louis u. Myers, 1997]. Somit sind Sprechpausen eine Möglichkeit, das gesamte Sprechmuster positiv zu verändern (vgl. ▸ Tab. 8.2). Sie tragen zur Verständlichkeit einer Äußerung bei und können Sprecherwechsel induzieren. Zusätzlich ist die Arbeit an Sprechpausen auch zum Erlernen der Poltermodifikation (vgl. Kap. 8.12, ▸ Tab. 8.2) eine zwingende Voraussetzung. In diesem Fall lernt der Patient vor, während oder nach einem Alarmzeichen zu stoppen.

Widerstände gegen die Arbeit an Sprechpausen

Polternden Menschen fällt es oft schwer, ihren Redefluss zu stoppen. Immer wieder berichten sie, dass sie dann ihren Redeinhalt vergessen oder ihnen der Gesprächspartner ins Wort fällt, obwohl sie noch nicht fertig sind.

Haben die Patienten Angst, die Inhalte zu vergessen, sollte ihnen erklärt und im Rollenspiel erfahrbar gemacht werden, dass die Gesprächspartner häufig durch Fragen erreichen, Inhalte wieder zu erinnern. Hilfreich ist der Satz: *„Wenn es wirklich wichtig war, kommt es wieder"*.

Sprechpausen werden anfangs teilweise als *Sprechbremse* erlebt. Deshalb ist es wichtig, dass der Patient lernt, *Pausen* zum Besinnen auf das sprachliche Anliegen, die nonverbale Verständnissicherung oder die Einleitung der Poltermodifikation zu *nutzen*.

Arbeit an Sprechpausen zur Strukturierung des gesamten Sprechmusters bei älteren Kindern, Jugendlichen und Erwachsenen

Ziel ist der Einsatz natürlicher Denk- und Atempausen. „Kunstpausen" sind in der Übungssituation zwar erwünscht, in der natürlichen Rede aber nicht. Für das richtige Platzieren von Sprechpausen an Tongruppen und linguistischen Äußerungsgrenzen bietet sich beispielsweise die *atemrhythmisch angepasste Phonation* [Coblenzer u. Muhar, 1993] (vgl. Kap. 8.19) an.

Anhand von Lesetexten werden Grundstrukturen der Pausensetzung erarbeitet. Dazu kann auch kontrastierende Arbeit hinzugezogen werden, indem die Therapeutin den Text mit falsch platzierten Sprechpausen, stark reduzierter Pausensetzung oder aber übertrieben langen Sprechpausen vorliest. Bei Schülern, Jugendlichen und Erwachsenen bietet auch die passende Pausensetzung bei Vorträgen ein hervorragendes Arbeitsfeld.

Sehr fruchtbar ist die In-vivo-Arbeit an Sprechpausen. Dabei erarbeiten Patient und Therapeutin ganz bewusst das Einhalten von rhetorisch sinnvollen Pausen. Es bieten sich dabei serielle Handlungen an, da es leicht fällt, nach jedem Handlungsschritt eine Sprechpause zu halten. In der Lernphase ist es hierbei zu empfehlen, dass der Patient die Pause zunächst ca. 3 Sekunden, später 1 Sekunde hält und sich diese Zeit, z. B. durch Klopfen auf den Tisch (3-mal klopfen bis 1-mal schnell klopfen), bewusst macht. Der Patient sammelt dabei Erfahrungen bezüglich seiner Selbstwahrnehmung der Dauer von Sprechpausen.

Arbeit mit sprachstrukturierenden Sprechpausen bei Kindern im Vorschul- und frühen Grundschulalter

Bei jüngeren Kindern ist es sinnvoll, Sprechpausen zur sprachlichen Strukturierung mit dem Thema *Denken* zu verbinden. Dazu kann beispielsweise ein *Denkkopf* gemalt werden. Dieses Zeichen wird immer dann in der Stunde eingesetzt, wenn *Pausen* Gegenstand der Behandlung sind. Soll das polternde Kind (ggf. verknüpft mit dem Bereich Lexikon/Semantik) beispielsweise Gegenstände beschreiben, wird der *Denkkopf* auf den Tisch geklebt. Nach jeder neuen Äußerung des Kindes tippt dieses kurz auf den *Denkkopf*. Das Denk-Pausenzeichen ist im weiteren Verlauf durch ein Handzeichen zu ersetzen. Auch die Eltern sollten es erlernen und zuhause bei den zunehmend schwereren Übung einsetzen. Welches Zeichen die Eltern für die dauerhafte Beachtung von *Pausen*, seien es sprachstrukturierende Pausen oder Pausen zur Unterbrechung im Rahmen der Poltermodifikation, einsetzen möchten, wird individuell erarbeitet.

Zur Arbeit mit Sprechpausen im Rahmen der Poltermodifikation bei Erwachsenen Jugendlichen und Kindern siehe Kap. 8.12.3.

8.17.2 Arbeit an der Betonung

Die Arbeit an der Betonung ist zum einen eng mit der Intention des Sprechens verbunden, zum anderen ist die Betonung auch ein Bereich, an dem möglicherweise von Grund auf gearbeitet werden muss. Neben der Betonung wird auch Wort- und Satzakzent anhand von Texten oder Gedichten erarbeitet. Polternde Kinder, die gleichzeitig eine Sprachentwicklungsstörung haben, können hierbei vom Therapieansatz nach *Penner* [Penner et al., 2006] profitieren. Wird mit Texten an der Betonung gearbeitet, ist eine Visualisierung der zu betonenden Silben hilfreich (▶ Abb. 8.3). Dabei kann auch der Melodieverlauf illustriert werden.

Nachdem der Patient sich mit dem Thema *Betonung* in Übungen auseinandergesetzt hat, kann *Betonung* eine Strategie zur Sprechkontrolle werden.

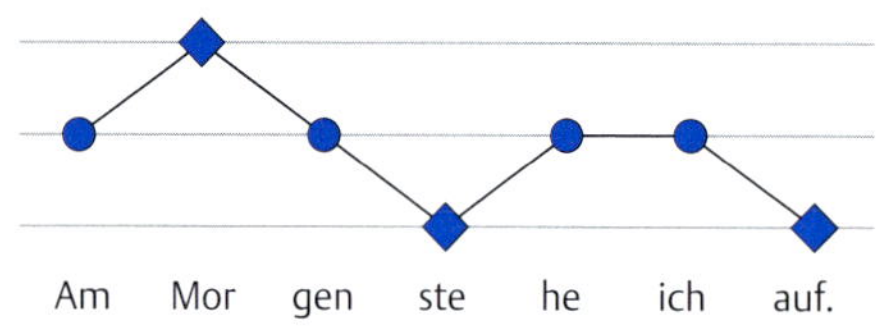

Abb. 8.3 Markierungen von Betonungen und Sprachmelodie (vgl. [Van Zaalen u. Winkelman, 2009]).

Betonung als Mittel zur Sprechkontrolle resultiert aus der Arbeit am intentionalen Verhalten. Als Mittel zur Sprechkontrolle ist eine Kombination mit einem formelhaften Vorsatz sinnvoll, z. B. *„Betonen? Ja!“*. In Rollenspielen und beim In-vivo-Training werden die positiven Auswirkungen von Betonung als Sprechkontrolle anhand von Ton-/Videoaufnahmen analysiert. Neuwald-Fernandez (s. u., pers. Mitteilung 2006) erarbeitet Betonung in Kombination mit Gesten bis in die Spontansprache.

Praxis (auch für jüngere Kinder)

Übung zur Arbeit am Wortakzent

Der Patient erlernt den Wortakzent zuerst bei Zweisilbern, dann bei Drei- und Mehrsilbern. Patient und Therapeutin sitzen sich gegenüber. Die Therapeutin spricht ein Wort mit überdeutlicher Betonung vor. Dabei erhöht sie ihre Stimme deutlich am betonten Abschnitt. Der Patient soll das Wort auf *„mm“* nachsprechen und dabei an der betonten Silbe die Stimme deutlich erhöhen. Anschließend soll er das Wort artikulieren. Danach darf sich der Patient ein Wort überlegen. Als Übungstechnik eignen sich auch 2 Trommeln/Klangstäbe mit unterschiedlicher Tonhöhe. Die Trommel mit dem höheren Ton symbolisiert die betonte Silbe. Die Therapeutin spricht nun ein Wort vor und der Patient soll die betonten und die unbetonten Silben durch jeweils einen Schlag auf die entsprechende Trommel markieren. Viele polternde Patienten haben anfangs Schwierigkeiten mit der Übung. Nach einigen Beispielen wird die Markierung des Wortakzents gut erlernt. Die Übung macht Spaß und kann kombiniert werden mit der Arbeit an semantischen Feldern, in dem die Wörter themenbezogen ausgewählt werden. Die Übung ist mit Kindern ab dem Vorschulalter durchführbar.

Ziele

- Reduzierung der Artikulationsrate durch Erhöhung der Dauer, Lautstärke und Veränderung der Tonhöhe der betonten im Vergleich zur unbetonten Silbe,
- Betonungsübungen zum Wortakzent führen zu einer Verbesserung der Artikulation, also zur Reduzierung phonetisch-temporaler Auffälligkeiten [Myers u. St. Louis, 1992],
- Verbesserung des Zuhörerverhaltens,
- Sprecherwechsel.

Praxis (ansatzweise auch für jüngere Kinder)

Übungsmethoden zur Arbeit am Satzakzent

Die Arbeit an Satzakzenten findet immer nach Übungen zum Wortakzent statt. Zunächst wird dem Patienten bewusst gemacht, dass Satzakzente die Bedeutung eines Satzes verändern. Dazu bietet sich folgende kurzweilige Übung an: Der Patient darf sich einen beliebigen kurzen SPO-Satz ausdenken, z. B. *„Der Junge verliert seinen Schlüssel“*. Zu diesem Satz stellt ihm die Therapeutin dergestalt Fragen, dass immer ein anderes Satzglied den Satzakzent erhält. Der Patient muss auf alle Fragen mit demselben Satz, nur mit unterschiedlicher Betonung antworten. „Verliert das Mädchen den Schlüssel?“ → „*Der Junge* verliert den Schlüssel.“ „Verliert der Junge *Geld*?“ → „Der Junge verliert den *Schlüssel*.“ „*Findet* der Junge den Schlüssel?“ → „Der Junge *verliert* den Schlüssel. Anschließend können Satzakzente weiter an Lesetexten erarbeitet werden.

Ziele

- Übungen zum Satzakzent verbessern die Sprachplanung, da der Polternde bewusst überlegen muss, welche Wörter inhaltlich so relevant sind, dass sie betont werden müssen.
- Reduzierung der Artikulationsrate durch Erhöhung der Dauer, Lautstärke und Veränderung der Tonhöhe der betonten im Vergleich zur unbetonten Silbe.
- Verbesserung der Selbstwahrnehmung, inwieweit sich die Inhalte von Aussagen allein durch die Betonung verändern.

Das Herausfinden der Satzakzente in Lesetexten erfordert eine hohe Reflexionsfähigkeit über feine Bedeutungsunterschiede, die durch Veränderungen der Satzakzente innerhalb eines Satzes entstehen. Häufig ergeben sich Unsicherheiten, da dem Patienten aufgrund der Haupt- und Nebenakzente unklar ist, was betont werden soll. Sinnvoll ist dann, verschiedene Möglichkeiten der Betonung auszuprobieren.

Praxis

Arbeit an der Betonung (Neuwald-Fernandez, mündliche Schilderung 2006)

Die grundlegende Idee ist die Arbeit mit Konsonanten, da diese wesentlich mehr als die Vokale zur Verständlichkeit beitragen. Betonte Konsonanten werden nach folgendem Schema durch eine Bewegung im Sprechen unterstützt: Die Bewegung wird jeweils auf der betonten Silbe durchgeführt.

- Für alle *dehnbaren* Konsonanten wird eine leichte Dreh- oder Schraubbewegung mit der Hand durchgeführt,
- für alle *kurzen* Konsonanten eine kurze Tippbewegung mit dem Zeigefinger,
- Bei *Clustern* wird in der Regel der längere Laut gewählt, oder aber auch der, der für den Gesprächspartner zum Verständnis wichtiger ist, z. B. bei „bestraft" ist das /t/ wichtiger als das /sch/,
- bei *gleichberechtigten* Konsonanten: z. B. /fr/: Entscheidung für den Klinger

Aufbau der Therapie

Nach den Einzelwörtern kommen Sätze und Texte. Zum visuellen Feedback werden die Buchstaben markiert, die durch eine Geste dargestellt werden. Desweiteren wird mit einer zweiten Farbe die Geste selbst dargestellt. Durchgeführt werden die Übungen im Sitzen und im Stehen.

Transfer

- Patienten entscheiden sich für *eine* Bewegung.
- Gestik wird zielgerichtet eingesetzt → nicht „fuchteln"
- Bewegung soll Sprache sinnvoll unterstützen.
- Motto: *„Nutze Bewegung für dein Sprechen!*

8.17.3 Sprechlautstärke

In der Praxis hat sich gezeigt, dass phonetisch-temporale Auffälligkeiten mit einer zu geringen Sprechlautstärke korreliert sein können und vice versa, die phonetisch-temporalen Auffälligkeiten sich verringern, sobald die Sprechlautstärke situationsangemessen ist.

Wird dieser Effekt bei einem polternden Menschen festgestellt, ist die Arbeit an der Sprechlautstärke sinnvoll. Visuelles Feedback liefert beispielsweise das PC-Programm *Audacity* [Mazzoni u. Dannenberg, 2000]. Für die Arbeit an der Sprechlautstärke die Arbeit an der Intention eine grundlegende Voraussetzung. Dabei ist es sinnvoll, den ganzen Raum zu nutzen und die Lautstärke an die Entfernungen der Sprecher anzupassen. Die Variation und Wahrnehmung von Sprechlautstärke sind weitere Behandlungsbereiche. Sinnvoll ist in diesem Bereich (auch für jüngere Kinder) die Sprechlautstärke mithilfe der Symbolisierung *„Lautstärkeregler"* auf Satzebene aufzubauen. In die Arbeit an der Sprechlautstärke müsssen bei Bedarf Übungen zur Resonanz der Stimme (vgl. Kieferöffnungsweite Kap. 8.18) integriert werden.

8.18 Behandlung kommunikativ-pragmatischer Störungen

Ziele der Behandlung kommunikativ-pragmatischer Störungen bei polternden Menschen sind die Erarbeitung eines *Problembewusstseins*, die Entwicklung von *Lösungsmöglichkeiten* kommunikativ-pragmatischer Störungen und die *Verbesserung kommunikativer Verhaltensweisen*. Die Arbeit an kommunikativ-pragmatischen Störungen beinhaltet eine intensive Auseinandersetzung mit der eigenen Persönlichkeit. Beispielsweise ist die Verbesserung des Zuhörerverhaltens mit einer Veränderung impulsiven Verhaltens verbunden.

Nach den in der Diagnostik untersuchten Parametern sind folgende Therapiebereiche individuell gewichtet relevant:

- Blickkontakt, Nähe und Distanz,
- Gesprächseröffnung,
- Strukturierung des Gesprächs (Kap. 8.15),
- Sprecherwechsel,
- Zuhörerverhalten,
- Reparaturverhalten (Kap. 8.12, Kap. 8.15),
- Sprechakte und Training sozialer Routinen,
- Gestik und Mimik.

Die folgenden Übungen zur Verbesserung kommunikativ-pragmatischer Fähigkeiten sind entsprechend der oben angegebenen Zielen nach Schwerpunkten geordnet. Die Arbeit am intentionalen Verhalten ist in diesem Kapitel den anderen Bereichen vorgeschaltet und wird in der Therapie bei Bedarf eingesetzt.

Zu allen Übungsbereichen sollten zur Vorbereitung auf einen Transfer der Therapieinhalte sobald wie möglich Rollenspiele und In-vivo-Training durchgeführt werden. Da die jeweiligen Bereiche von Kommunikation/Pragmatik nur auf der Übungsebene zu trennen sind, ist eine frühestmögliche Kombination der einzelnen Übungsschwerpunkte in Rollenspielen und In-vivo-Training sinnvoll.

8.18.1 Methoden zur Verbesserung des intentionalen Verhaltens

Der Aufbau intentionalen Verhaltens bzw. einer intentionalen Haltung beinhaltet das Ausrichten der Aufmerksamkeit auf Personen und/oder Situationen in Form von Aufnehmen und Verarbeiten von Sinneseindrücken sowie Reagieren auf Sinneseindrücke [Schwarz et al., 1998]. Intentionales Verhalten wird z. B. in der Stimmübungsbehandlung erarbeitet. Es führt zu einem situationsangepassten Stimmgebrauch und zum Abbau von unangepasster Körperspannung. Die Verbesserung intentionalen Verhaltens bei Polternden hat zusätzlich den positiven Effekt einer verbesserten Aufmerksamkeit für den Dialogpartner und tendenziell deutlicheren Artikulation (vgl. auch [Schneider, 2003]). Es können sogar positive Auswirkungen auf situativ angepasste sprachliche Formulierung erreicht werden, wenn der Sprecher sich auf seinen Gesprächspartner einstellt. Übungen zur Verbesserung des intentionalen Verhaltens können auf allen Ebenen der Sprach- und Sprechproduktion und über die Ebenen der Sprach- und Sprechverhaltens hinaus, immer wenn es um Mitteilungsabsicht/ Kommunikationsverhalten geht, durchgeführt werden. Sie sind hier nach zunehmender Komplexität der Äußerungen hierarchisch gegliedert.

Grundlage zur Arbeit an Intentionen ist es, Emotionen erkennen, benennen und nachempfinden zu können. Kinder – und bei Bedarf auch Jugendliche und Erwachsene – können dies anhand altersgerechter Fotos erlernen. Diese Arbeit ist auch mit der Arbeit am Wortschatz verknüpft, wenn man differenzierte Begriffe zu Emotionen sammelt.

Praxis (auch für jüngere Kinder)

Intentionales Verhalten auf Laut- und Silbenebene

(siehe *Laut- und Silbenübungen* in Kap. 8.13).

Praxis

Intentionales Verhalten auf Wort- und Satzebene – intentionale Ausrufe

Intentionen zu gleichen Ausrufen wie „Komm her“ oder „Stopp“ werden variiert.

Beispiel

„Komm her“:

Wie sagt man es, wenn man ein Tier anlocken möchte? Wie sagt man es, wenn man ein Kind abhalten möchte, auf die Straße zu laufen? Diese Übung ist nur eine Zwischenstufe zum Aufbau intentionalen Verhaltens. Auswirkungen intentionalen Verhaltens auf Artikulation und Prosodie können auf dieser sprachlichen Ebene gut demonstriert werden. Aufgrund der Beschränkung auf Wörter oder kurze Phrasen ist es dem Patienten relativ bald möglich, während seines Sprechens seine Aufmerksamkeit auf prosodische/artikulatorische Merkmale zu richten. Patienten sollen erkennen lernen, wie sich durch die Vorstellung unterschiedlicher kommunikativer Situationen Parameter des Sprechens verändern.

Ziele

- Wahrnehmung der Ressourcen bezüglich Betonung, prosodischem Ausdruck und der dadurch verbesserten Artikulation,
- Einfühlen in unterschiedliche kommunikative Situationen, direkte Zuwendung zu fiktivem Gesprächspartner, Veränderungen der Gestik, Körperhaltung, Ausstrahlung durch intentionales Verhalten.

Praxis

Intentionales Verhalten in der Spontansprache

Bei diesen Rollenübungen versetzen sich Patienten entweder in die Rolle verschiedener Sprecher (z. B. Nachrichtensprecher, Erzieherin) oder stellen sich vor, zu bestimmten Personengruppen zu sprechen (Kinder/Chef). Anschließend können mit dem Patienten konkrete Situationen erarbeitet werden, z. B. einen Gesprächspartner von etwas zu überzeugen. Bei dieser Übungsform überlegen Therapeutin und Patient gemeinsam, was alles dazugehört, um überzeugend zu sein. Für den Bereich Intentionalität zählt dazu eine dem Gesprächspartner zugewandte Köperhaltung, Blickkontakt und das Gefühl „Ich spreche mit dem Menschen XX über genau dieses Thema".

Die Situationen werden anhand von Ton- oder Videoaufnahmen analysiert. Dabei können die Schwerpunkte der Analyse variiert werden. Auch mit Kindern können auf dieser Stufe Übungen durchgeführt werden. Eine Analyse ist allerdings nur ansatzweise möglich. Nachdem der Patient Auswirkungen von Intentionalität in imaginativen Übungen erkannt hat, muss der therapeutische Schwerpunkt auf konkrete Sprechsituationen verlagert werden. Dabei liegt der Fokus auf der Wahrnehmung konkreter kommunikativ-pragmatischer Parameter. An eine intentionale Haltung kann therapiebegleitend erinnert werden.

Ziele

- Aufrechterhaltung einer intentionalen Haltung bei längeren/komplexeren Äußerungen,
- Förderung des sprachlichen Ausdrucks, Wahrnehmung und Förderung der artikulatorischen Ressourcen,
- Wahrnehmung und Förderung der Ressourcen bezüglich Betonung,
- Reduzierung der Artikulationsrate und Wahrnehmung der reduzierten Artikulationsrate,
- Verbesserung der Gestik,
- Verbesserung verschiedener Teilbereiche von Kommunikation/Pragmatik.

8.18.2 Metakommunikation und Verbesserung der Selbstwahrnehmung bei kommunikativ-pragmatischen Störungen

Weiss zeigt auf, dass sich viele Patienten ihrer eigenen Verantwortung für Kommunikationszusammenbrüche nicht bewusst sind [Weiss, 1964]. Zum Aufbau eines Problembewusstseins müssen sie unterschiedliche Verhaltensweisen für erschwerte Kommunikation erkennen und benennen lernen. *Metakommunikativ*, also in Gesprächen über Gesprächsführung klärt die Therapeutin mit dem Patienten Bereiche von Kommunikation/Pragmatik wie Sprecherwechsel, Wahrnehmung, Klärung und Umformulierung eigener, vom Kommunikationspartner nicht verstandener Äußerungen oder adäquates Zuhörerverhalten als wichtige Parameter erfolgreicher Kommunikation [Iven, 1998].

Dies geschieht anhand gemeinsam mit dem Patienten durchgeführter (Video-)Analysen misslungener Kommunikation, die starke kommunikative Auffälligkeiten enthalten. Dazu können aufgezeichnete Dialoge des Patienten (z. B. aus dem Anamnesegespräch) oder auch *Musterdialoge*, an denen der Patient nicht beteiligt war, ausgesucht werden. Auf Metaebene kann in dieser Form erst ab dem frühen Jugend- und Erwachsenenalter kommuniziert werden.

Allgemeine Methoden zur Verbesserung der Selbstwahrnehmung wurden bereits beschrieben (vgl. Kap. 8.11). Sie sind auch wesentlicher Bestandteil der folgenden Übungen. Darüber hinaus wird die Selbstwahrnehmung durch Feedback der Therapeutin bei spontanen Irritationen in der Kommunikation zwischen Therapeutin und Patient verbessert. Nach der Arbeit mit spezifischen Übungen (vgl. unten) wird die gezielte Wahrnehmung spezieller kommunikativ-pragmatischer Auffälligkeiten (z. B. Monologisieren) in die Kommunikation während der Behandlung integriert.

Selbstreflexion ist bei jüngeren polternden Kindern nur in Ansätzen möglich: *„Wer hat ganz viel geredet, wer fast nichts? Woran hast du gemerkt, dass der X nicht zugehört hat?"*.

8.18.3 Blickkontakt, Nähe und Distanz

Fällt während der Untersuchung von Kommunikation und Pragmatik ein fehlender Blickkontakt auf, sollten zunächst Hypothesen darüber aufgestellt werden, warum der Blickkontakt fehlt. Ist ein Kind ängstlich, wird man den fehlenden Blickkontakt erst dann erarbeiten, wenn das Kind sich sicherer fühlt. Dann eignen sich Spiele zu nonverbaler Kommunikation (Kap. 8.18.5). Erwachsene und Jugendliche können direkter in diesem Bereich arbeiten. In Übungen zum Sprecherwechsel (Kap. 8.18.7) kann diese Arbeit gut integiert werden.

In den Bereichen Nähe und Distanz kann vor allem das Thema *Nähe* therapeutisch relevant werden. Es gibt in unserer Kultur unterschiedliche Distanzzonen. Dabei zählt ein Abstand, der einen Meter deutlich unterschreitet, als intim und wird bei einem Fremden somit als unangenehm erlebt. Preußners schreibt, dass durch die passende räumliche Distanz persönliche Nähe erlebt werden kann [Preußners, 2008]. Diese Distanzzonen sind kulturpezifisch. Dies ist bei polternden Personen, die in mehreren oder anderen Kulturen zuhause sind, zu beachten. Falls wiederholt eine körperliche oder verbale Distanzlosigkeit auftritt, sollte ganz direkt daran gearbeitet werden. Stellt sich der Patient beispielsweise regelmäßig zu nahe an die Therapeutin heran, sollte sie freundlich mitteilen: *„Ich möchte jetzt etwas ansprechen, woran ich mit Ihnen arbeiten möchte. Ich fühle mich gerade nicht wohl, weil Sie sehr nahe an mir stehen. Ich sage es Ihnen auch deshalb, weil dies der Grund sein kann, warum andere Menschen negativauf Sie reagieren können und die sich vielleicht zurückziehen. Das Gute ist, dass wir hier ganz sicher und in Ruhe solche Dinge besprechen können.“*

8.18.4 Gesprächseröffnung und Beendigung eines Gesprächs

Einige polternde Menschen müssen lernen, wie man Personen passend anspricht, wie man ein Gespräch eröffnet. Bei Bedarf können auch Strategien zum *Small Talk* erarbeitet werden. Hierfür bieten sich Rollenspiele zu aktuellen Situationen aus dem Leben des Patienten an. Diese Übungen können sehr gut mit der Poltermodifikation (vgl. Kap. 8.12) verbunden werden.

Vielen Menschen fällt es schwer, ein Gespräch freundlich zu beenden, deshalb kann es auch sinnvoll sein, zu üben, wie man ein Gespräch beendet. Es bietet zusätzlich eine weitere Plattform, die Poltermodifikation in einer Situation des täglichen Lebens zu üben. Sowohl für die Gesprächseröffnung als auch für das Beenden eines Gesprächs kann es im Einzelfall nötig sein, die passende adressatenbezogene Wortwahl zu erarbeiten. Eine sinnvolle Methode ist das Üben in Kontrasten. Beispielsweise wird im Rollenspiel der gleiche Gesprächsinhalt in einem Durchgang barsch und abrupt, im nächsten Durchgang übertrieben freundlich, im folgenden sehr lässig beendet usw. Der Patient nähert sich auf diese Art und Weise einer zu ihm passsenden und mit gesellschaftlichen Konventionen übereinstimmenden Form.

8.18.5 Sprecherwechsel

In diesem Bereich wird zum einen an dem Erkennen von Kriterien und Signalen zum Sprecherwechsel gearbeitet. Zum anderen lernt der polternde Mensch, die Sprecherwechsel tatsächlich zu vollziehen. Kriterien zur Übergabe an den Kommunikationspartner sind folgende:

- Erkennen von nonverbalen und verbalen Signalen des Gesprächspartners, dass er reden möchte (Stirnrunzeln, Ansetzen zum Reden, Unmutsäußerungen, wenn der Polternde monologisiert),
- Erkennen, wann ein eigener Redeabschnitt abgeschlossen ist, der Gesprächspartner also eine Gelegenheit zur Weiterführung des Gesprächs erhält. Diese wird in Form von Sprechpause/Blickkontakt gegeben.
- Erkennen von Signalen des Gesprächspartners, wann der Polternde einen Turn aufgreifen kann (Blickkontakt, Sprechpausen),
- Erkennen und Reduzieren von monologisierendem Sprechen.
- Sprecherwechsel sind eng mit den Bereichen Zuhörerverhalten und Verständnissicherung/Reparaturverhalten verbunden. Polternde Menschen, die zum Monologisieren neigen, befürchten, ihre Redeinhalte zu vergessen, wenn sie Sprecherwechsel vollziehen und damit pausieren müssen. (Zum Umgang mit dieser Problematik vgl. Kap. 8.17.1). Die Arbeit am Sprecherwechsel ist mit Übungen zum Zuhören (Kap. 8.18.6) verbunden.
- Bei poltenden Kindern kann es nötig sein, zuerst auf nonverbaler Ebene an Sprecherwechseln zu arbeiten (s. u.).

Praxis (auch für jüngere Kinder)

Nonverbale Kommunikation (vgl. [Katz-Bernstein, 1986])

Analog zur Sprache werden abwechselndes Handeln und gegenseitiges Beachten der Handlungen des Gesprächspartners spielerisch erarbeitet. Es bieten sich viele Spielmöglichkeiten an. Beispiele: gemeinsames Bauen, Malen, Steckspiele etc. Es können auch Übungen aus dem motorischen Bereich gewählt werden, z. B. gegenseitiges Führen mit einem Holzststab oder Brettspiele. Um dem Kind zu verdeutlichen, dass es sich um ein nonverbales Spiel handelt, ist es sinnvoll, ein *Schweigezeichen* einzuführen, z. B. den *Schweigefuchs* (vgl. Kap. 8.7.2), der immer dann auftaucht, wenn das Kind sprechen möchte.

Ziele

- Aufbau von abwechselndem Verhalten in der Kommunikation,
- Erfahrung, dass Stille ein Teil von Kommunikation ist,
- Reduzierung von monologisierendem Sprechen,
- Abbau von Spannungen,
- vertieftes Spielen,
- je nach Auswahl der Übung auch Verbesserung der Körperwahrnehmung,
- Aufbau von Konzentration, Aufmerksamkeit.

Praxis (auch für jüngere Kinder)

Ein-Satz-Übung

Jeder Sprecher darf im Gespräch zu einem vorher ausgewählten Thema *jeweils nur einen Satz* sagen. Danach muss er pausieren und den Gesprächspartner anschauen, also ein Zeichen zum Sprecherwechsel geben. Die Gesprächspartner versuchen in der Übung, obwohl sie jeweils nur einen Satz sprechen dürfen, trotzdem ein sinnvolles Gespräch zu führen. Es bietet sich die Arbeit mit Fotokarten, aktuellen Fotos aus einer Zeitung, Bildern auf dem Smartphone etc. an. Die Übung wird gesteigert, indem beide Sprecher zunehmend mehr sprechen dürfen, Anschlussübung ist somit die *Ping-Pong*-Übung (s. u.).

Ziele

- Erarbeiten von Blickkontakt und Sprechpause als Zeichen von Sprecherwechsel,
- Begrenzung auf einen Satz pro Sprecher, um sich auf die nonverbalen Zeichen zum Sprecherwechsel ohne Beachtung der Gliederung in Redeeinheiten kümmern zu können,
- Temporeduzierung und Verbesserung der Artikulation und sprachsystematischer Auffälligkeiten durch Kürzung der Äußerungslänge,
- Verbesserung der sprachlich thematischen Strukurierung,
- Verständnissicherung.

Praxis

Ping-Pong-Übung

Bei den Ping-Pong-Übungen (vgl. [Wendlandt, 2002]) wird der Sprecherwechsel bewusst induziert. Der Patient übt dabei auch, den Sprecherwechsel auszuhalten.

Beispiel

Wendlandt beschreibt eine Übung, bei der Patienten 2 Telefongespräche zum gleichen Thema vorgespielt werden. Im ersten Gespräch beschreibt ein Anrufer sofort sein komplettes Anliegen und bekommt nur einen Bruchteil der Fragen beantwortet. Im zweiten Gespräch wird zunächst mit einer Einstiegsfrage begonnen und die Antwort abgewartet. Erst dann werden im Wechsel mit den Antworten des Gesprächspartners die weiteren Fragen gestellt [Wendlandt, 2002]. Dieses Übungsbeispiel verdeutlicht sehr gut den Informationsgewinn für den Anrufer durch Dosierung der Redeinhalte. Nach einem solchen Einstieg in die Thematik soll der Patient selbst – zunächst im Rollenspiel, später in vivo – Informationen zu einem spezifischen Objekt oder einer Veranstaltung einholen und dabei möglichst viele Sprecherwechsel induzieren. So werden Strategien erarbeitet, wie ein Gespräch eingeleitet wird und welche Informationen der Gesprächspartner zuerst braucht. Die Übung wird selbstverständlich nicht nur am Telefon durchgeführt.

Ziele

- Signale des Gesprächspartners erkennen, wann dieser Sprechen möchte,
- Erlernen von Strategien, komplexe Redeinhalte in mehrere Redeeinheiten einzuteilen,
- selbst Sprecherwechsel induzieren,
- Erkennen, dass abwechselndes Sprechen eine Entlastungsfunktion gegenüber dem Monologisieren darstellen kann,
- intensiverer Informationsaustausch und angenehmere Gesprächsatmosphäre durch häufigere Sprecherwechsel,
- ggf. Bewusstmachung positiver Effekte auf Artikulation, Sprechtempo und Sprachplanung,
- Redeanteile ungefähr 50:50 gewichten. Dies soll lediglich ein Motto (50:50) für den Patienten sein, selbstverständlich gewichten sich in der Realität Gesprächsanteile unterschiedlich.

8.18.6 Zuhörerverhalten

Übungen zur Verbesserung des Zuhörerverhaltens sind eng mit dem Bereich *Sprecherwechsel* verbunden, da dieser nur dann passend stattfinden kann, wenn den Äußerungen des Gesprächspartners zugehört wurde. Untrennbar ist das Zuhörerverhalten auch mit dem Bereich *Verständnissicherung* gekoppelt, da dem Gesprächspartner verbal oder nonverbal immer wieder signalisiert wird, wenn seine Äußerungen verstanden wurden. Zentral ist das *Sicheinlassen auf Zuhören*. Dies muss die Therapeuten dem Patienten gegenüber thematisieren. Auch hier kann Mottoarbeit mit individuell gewählten Mottos hilfreich sein (Beispiel: *„Ohren auf“*, *„Was geht ab?“* *„Wer zuhört, gewinnt“*).

Bei Übungen zum Zuhörerverhalten wird vorausgesetzt, dass keine grundlegenden Einschränkungen des Sprachverständnisses oder kognitive Störungen vorliegen. Falls diese vorhanden sind, müssen sie selbstverständlich in der Übungsarbeit berücksichtigt werden. Übungen im Bereich *Zuhörerverhalten* implizieren immer eine Arbeit an auditiven Gedächtnisleistungen. Besonders zu empfehlen ist an dieser Stelle wiederum, das Spiel „Tabu“ einzusetzen (vgl. Kap. 8.15.3). Letztendlich können Leistungen des Zuhörens nur über die verbale Wiedergabe der Gesprächsinhalte des Gesprächspartners beurteilt werden.

Praxis (auch für jüngere Kinder)

Zuhörerverhalten bei polternden Kindern

Alle Übungen, die zur Verbesserung der auditiven Gedächtnisleitungen bei Kindern beitragen (z. B. Wiedergabe sinnfreier Silben oder Wörter, Erfüllung von Aufträgen, Weitergabe von Nachrichten von einem Stofftier an das nächste), verbessern indirekt auch das Zuhörerverhalten. Zu beachten ist bei jüngeren Kindern der Blickkontakt und die Hinwendung zur sprechenden Person. Bei Bedarf müssen Übungen zur auditiven Aufmerksamkeit vorgeschaltet werden.

Praxis

Wiedergabe von Fragen des Gesprächspartners (vgl. [Liebmann, 1900])

Der Gesprächspartner stellt dem polternden Patienten eine Frage, die dieser zuerst aufgreifen und dann beantworten muss. Beispiel: *„Wie geht es Ihnen heute?“ „Wie es mir heute geht? Ach danke, ganz gut.“* Die Übung kann erweitert werden zu einer Übung, die zusätzlich die Thematik der Sprecherwechsel behandelt, indem beide Gesprächspartner abwechselnd fragen.

Praxis (auch für jüngere Kinder)

Befolgen von Arbeitsaufträgen

Alle Übungen, die mit den Patienten durchgeführt werden sollen, sollen diese kurz verbal wiedergeben, um das Zuhörerverhalten/Sprachverständnis zu überprüfen. In diese Arbeit können auch die Lehrer oder Erzieher eingebunden werden, indem sie mit dem Kind ein Zeichen vereinbaren, das dies zum Zuhören auffordert. In der Therapie werden mithilfe von Schulmaterialien typische Arbeitsaufträge geübt. Dabei können im fortgeschrittenen Stadium auch ablenkende Geräusche eingespielt werden.

Praxis

Aktives Zuhören (vgl. [Rogers, 2004], [Schulz v.Thun, 2010])

Für polternde Erwachsene kann im beruflichen und privaten Bereich die logopädische Arbeit in Anlehnung an *aktives Zuhören* sehr hilfreich sein. Dabei versucht der Patient, nicht nur die Worte des Gesprächspartners, sondern auch die dahinerstehende Beziehungsbotschaft, emotionale Befindlichkeit oder den Appell zu verstehen. In dieser Übungsform berichtet die Therapeutin über ein Erlebnis und übergibt dabei dem Patienten immer den Turn. Der Patient antwortet darauf nicht direkt, sondern fasst in seinen Worten zusammen, was die Therapeutin ihm mitgeteilt hat.

8.18.7 Verständnissicherung und Reparaturverhalten

Wie im theoretischen Teil beschrieben, fragten in der Untersuchung von Teigland Dialogpartner von polternden Menschen *weniger* nach, wenn sie etwas nicht verstanden hatten, als unauffällig sprechende Personen [Teigland, 1996]. Da beide Kommunikationspartner Verantwortung für ein gegenseitiges Verstehen tragen, muss der Patient im Bereich *Verständnissicherung* lernen, festzustellen, ob seine Äußerungen verstanden werden. Dies impliziert die Wahrnehmung verbalen und nonverbalen Feedbacks des Zuhörers und die dazu passende sprachliche Verständnissicherung des Patienten (vgl. Kap. 8.18.6 *Aktives Zuhören*).

Eine Form verbaler Verständnissicherung ist beispielsweise die Frage *„Ist dir etwas nicht klar?"*. Zur nonverbalen Verständnissicherung zählen Reaktionen auf Zeichen der Körpersprache des Gesprächspartners, die Verständnis (z. B. Kopfnicken), Konfusion (z. B. fragender Blick) oder Frustration (z. B. Stirnrunzeln) anzeigen (ebd.). Diese Art von Verständnissicherung ist sehr eng mit der Klärung unverstandener Äußerungen verknüpft, da in den meisten Fällen, in denen der Patient Verständnisprobleme des Gesprächspartners wahrnimmt, er seine Äußerungen auch tatsächlich korrigieren muss. Dies setzt einen offensiven und schamfreien Umgang mit der Symptomatik voraus. Vor allem zu Beginn der Behandlung, wenn die Symptomatik noch stark ist, kann der Patient vor einem Gespräch auf seine Sprach- und Sprechstörung aufmerksam machen und den Gesprächspartner bitten, sofort und detailliert nachzufragen, wenn ihm etwas unklar ist. Zur Verbesserung des Reparaturverhaltens sei auf Kap. 8.12 *Poltermodifikation* und Kap. 8.15.3 *Arbeit mit Transkripten* hingewiesen.

Praxis (auch für jüngere Kinder)

Übung zur Verständnissicherung

Als Einstieg bieten sich Begriffs- und Gegenstandsbeschreibungen an. Während einer Beschreibung soll der Patient seinen Gesprächspartner gut beobachten und seine Äußerung sofort stoppen, wenn er erkennt, dass ihn der Partner nicht versteht. Diese Erkennungszeichen müssen vorher erläutert und (v. a. bei Kindern) auch *pantomimisch dargestellt* werden. Der Therapeut/Gesprächspartner vereinbart mit dem Patienten, dass er zum Übungsbeginn Nichtverstehen nur simuliert und seine Reaktionen überdeutlich und künstlich initiiert zeigen wird. Die Reaktionen werden in den weiteren Übungen immer realistischer, bis der Patient auf echte Reaktionen reagieren soll. Dem Patienten muss verdeutlich werden, dass er mit dieser Übungsform nicht veralbert werden soll. Es ist so schnell wie möglich auf authentische Reaktionen überzugehen.

Klärung eigener Äußerungen (selbst- und fremdinitiierte Reparaturen)

Die Fähigkeit, eigene Äußerungen zu korrigieren, setzt verschiedene Fähigkeiten voraus:

- Symptomwahrnehmung, um zu merken, dass eine Äußerung möglicherweise unverständlich oder fehlerhaft war,
- Wahrnehmung, ob der Gesprächspartner verstanden hat,
- sprachsystematische Fähigkeiten,
- Fähigkeiten sprachlicher Strukturierung, Kohäsion, Kohärenz,
- Annahmen darüber, was der Gesprächspartner unbedingt wissen muss, um eine Redeeinheit verstehen zu können.

Praxis

Anleitung zur präzisierten Rückmeldung an den Gesprächspartner bei Reparaturen

Die folgende Übung ist eine Strategie, die zwar viel Lernpotenzial beinhaltet, aber nur bedingt transfergeeignet ist, da diese Art kommunikativen Verhaltens unnatürlich ist. Deklariert man sie als „Training" kann sie in Familie und Partnerschaft nach vorheriger Absprache hilfreich sein.

Methode

Wenn ein Gesprächspartner (bei der Übung oder realer Kommunikation) nonverbal signalisiert, dass er etwas nicht verstanden hat, soll der Patient gezielt nachfragen: *„Hast du mich nicht verstanden?"* oder *„Was hast du verstanden?"*. Dies erleichtert dem polternden Patienten herauszufinden, welche Information dem Gesprächspartner fehlt. Fragen an den Gesprächspartner können auch lauten: *„War ich zu schnell? ... zu undeutlich? ... durcheinander?"*. Dies hilft dem Patienten, zu entscheiden, mit welchen Methoden er sein Sprechen korrigieren soll. Diese Übung ist vor allem beim In-vivo-Training und in Rollenspielen einzusetzen.

8.18.8 Training von Sprechakten/ -handlungen und sozialen Routinen

Beim Training sozialer Routinen werden Anreden, Begrüßungen und Verabschiedungen erarbeitet. Dies soll kein reines „Höflichkeitstraining" sein, sondern vermittelt Sicherheit in der Kontaktaufnahme. Soziale Routinen helfen, Gespräche zu beginnen („Guten Tag") oder zu beenden („Auf Wiedersehen"). Dieser Bereich wird in Rollenspielen und im In-vivo-Training erarbeitet und kann schnell mit anderen Aufgaben kombiniert werden.

Bei den *Sprechakten/-handlungen* geht es um die gezielte Arbeit mit speziellen Formen sprachlichen Handelns. Wenn auffällt, dass Kinder nicht fragen, kann es wichtig sein, am Frageverhalten zu arbeiten, denn durch Fragen wird viel neue Information gewonnen. Mit Erwachsenen und Jugendlichen bieten sich vielfältige Aufgaben aus den täglichen Anforderungen des Lebens an (z. B. etwas reklamieren, jemanden um etwas bitten, jemanden höflich kritisieren). Die Arbeit an Sprechakten sollte so bald wie möglich mit der Poltermodifikation kombiniert werden. Bei Bedarf muss die Arbeit an der sprachlichen Srukturierung vorgeschaltet werden.

Praxis (auch für jüngere Kinder)

Spiele zur Forderung – Handlung

Um Redekategorien zu erarbeiten, bieten sich Frage-Antwort-Spiele oder Forderung-Handlungsspiele an (vgl. auch [Flossmann et al., 1998]). Sehr gute Anregungen liefern die Übungen von Katz-Bernstein [Katz-Bernstein, 1986] [Katz-Bernstein, 1992]. Um *Forderung – Handlung* erarbeiten zu können, sind Rollenspiele mit unterschiedlichen Hierarchieebenen sinnvoll, wie z. B. Ärztin – Patient, Mutter – Kind, Polizist – Dieb. Im Anschluss an das Spiel kann der Patient die Geschichte nacherzählen und in die Therapiemappe schreiben. In Kombination mit einer Nacherzählung und Vorbereitung der Handlung durch gemeinsames Zusammensuchen und Aufbauen der Spielmaterialien ist dies eine sinnvolle Übung, die zu Verbesserungen in den oben aufgelisteten Bereichen führen kann. Auch wenn das Kind an sich keine Schwierigkeiten mit dem Aufstellen von Forderungen hat, besitzen diese Spiele eine Ventilfunktion, die gleichzeitig strukturiertes Handeln fördert.

Ziele

- bei Kindern, die viel fordern, bietet das Spiel eine Ventilfunktion,
- Erlernen, einer Forderung nachzukommen,
- Wechsel der Ebenen durch Rollentausch,
- Aufbau intentionalen Verhaltens,
- Verbesserung von Prosodie/Betonung,
- Erweiterung des Wortschatzes bei geschickter Auswahl der Spielmaterialien,
- ggf. Verbesserung der Fähigkeit, eine Handlung strukturiert nachzuerzählen,
- ggf. Planung einer Handlung.

8.18.9 Begleiten der Rede durch Gestik

Gestischer und mimischer Ausdruck sind sowohl kulturell, universell oder individuell [Chrystal, 1995]. Gestik und Mimik haben einen kommunikativen Charakter und stehen in enger Wechselbeziehung zu gesprochenen Äußerungen. Das Unterstreichen von Äußerungen durch Gestik und Mimik ist erst dann authentisch, wenn sie intentional sind.

Während der Arbeit am intentionalen Verhalten zeigt sich fast immer eine Verstärkung der Gestik, ggf. auch der Mimik. Dem Patienten kann bewusst gemacht werden, dass ein verstärkter Einsatz von Gestik positive Auswirkungen auf sein Sprechtempo haben kann.

Bei der Behandlung von Poltern ist die Arbeit an der Gestik dann sinnvoll, wenn diese die Kommunikation behindert. Dies kann bei sehr schwach vorhandener Gestik/Mimik oder bei übertrieben starker/unapassender Gestik („Herumfuchteln") der Fall sein. In Kombination mit Übungen zur Betonung können kleine Gesten eingesetzt werden (vgl. Kap. 8.17.2).

Wenn der Patient eine auffällig reduzierte Gestik zeigt, kann er über verschiedene Übungen zur Intentionalität seinen Gebrauch von Gesten weiter verstärken. Falls er den verstärkten Einsatz von Gesten als ein Mittel erkennt, sein Sprechen zu strukturieren, so kann vorübergehend auch *künstlich* an der Gestik gearbeitet werden. Beispielsweise wird eine Videoaufnahme des Patienten analysiert. Dieselbe Sequenz soll anschließend unter verstärktem Einsatz von Gestik wiederholt werden. Dabei kann der Patient übertriebene, theatralische oder auch unpassende Gesten ausprobieren.

Dadurch werden Hemmungen, sich zu bewegen, abgebaut. Anhand von Selbstwahrnehmung und Analyse der Videoaufnahmen findet der Patient gemeinsam mit der Therapeutin heraus, welchen Einsatz von Gestik er als passend empfindet.

8.19 Arbeit an Atmung und Stimme

Sind Stimmstörungen ein Teil der Symptomatik des polternden Patienten, so ist die Stimme selbstredend behandlungsbedürftig.

Klassische Ziele der Stimmtherapie sind neben der Phonation, dem Tonus und der Atmung auch eine verbesserte Artikulation, Intention, Erarbeitung prosodischer Elemente und die Arbeit an der Persönlichkeit und Kontaktfähigkeit. Dies bedeutet, dass auch ohne das Vorhandensein von expliziten Stimmstörungen, therapeutische Arbeit aus dem Bereich der Stimmtherapie ein Mittel der Wahl bei polternden Patienten ist. Die meisten hier angegebenen Bereiche werden in diesem Buch als eigene Therapiebereiche zur Behandlung polternder Menschen mit Übungen, die erläutert werden, aufgeführt (Artikulation, Intention, Prosodie, Arbeit an der Persönlichkeit und Einstellungen, kommunikative Fähigkeiten). Deshalb werden die dort aufgelisteten Übungen hier nicht beschrieben.

Hat ein polternder Patient eine phoniatrisch diagnostizierte Stimmstörung, muss diese im Rahmen einer Stimmübungsbehandlung korrigiert werden. Dabei sollte die Therapeutin die Poltersymptomatik mitthematisieren und die Übungen entsprechend auswählen. Spezielle Stimmübungen können im Rahmen dieses Buches nicht beschrieben werden (vgl. z. B. [Brügge u. Mohs, 2009]).

8.19.1 Verbesserung der Sprechatmung

Ist die Arbeit an der Sprechatmung indiziert, so zeigt sie diverse positive Effekte auf andere Bereiche des Sprechens (s. u.: *Ziele der atemrhythmisch angepassten Phonation*). Die Arbeit an der Sprechatmung wird exemplarisch anhand der Arbeit mit der *atemrhythmisch angepassten Phonation (AAP)* [Coblenzer u. Muhar, 1993] beschrieben.

In der Arbeit mit polternden Kindern im Vorschulalter sind kindgerechte Abwandlungen der AAP eine mögliche Übungsform zur Verbesserung der Sprechatmung. Isolierte Atemübungen sind nur bei eingeschränkter Atemaktivität indiziert. Beispiele hierzu finden sich bei Katz-Bernstein [Katz-Bernstein, 1992] und Oetken-Ishorst [Oetken-Ishorst, 2002].

Praxis

Atemrhythmisch angepasste Phonation [Coblenzer u. Muhar, 1993]

Die Methode ist aus der Stimmtherapie allgemein bekannt. Auf der körperlichen Ebene führt die Arbeit am Abspannen (subsequente, automatische Luftergänzung) zur reflektorischen Atemergänzung (RAE). Bei älteren Kindern, Jugendlichen und Erwachsenen ist das Abspannen dann sinnvoll, wenn gleichzeitig eine Hochatmung vorliegt. Bei intakter Atemfunktion und lediglich zu langen Sprechphrasen sollte der therapeutische Schwerpunkt zunächst auf das Thema *Pause* an sich gelenkt werden. Dabei besteht die Möglichkeit, dass der Patient automatisch die RAE benutzt. Erst wenn dies nicht der Fall ist, muss die reflektorische Atemergänzung thematisiert werden. Immer sinnvoll ist die Arbeit an der RAE, wenn Fehlspannungen der Phonations- und Atemmuskulatur vorliegen. Da die reflektorische Atemergänzung zügig verläuft, darf ein polternder Patient durch ihre Anwendung keinesfalls das Gefühl bekommen, sich bei der Formulierung der folgenden Äußerung beeilen zu müssen. Es ist immer hervorzuheben, dass die reflektorische Atemergänzung nur für Phasen flüssigen Sprechens das Mittel der Wahl ist.

Ziele

- Anpassung der Sprechphrasen an die Phonation, dadurch Verkürzung der Phrasen,
- Erhöhung der Anzahl von Sprechpausen,
- verbesserte Platzierung von Sprechpausen,
- Möglichkeit zur Verbesserung der Artikulation,
- Reduzierung erhöhten Sprechtempos,
- Abbau von Fehlspannungen des Artikulations-, Phonations- und Atemtraktes.

8.20 Arbeit an der auditiven Wahrnehmung und Verarbeitung

Werden bei einem polternden Kind zentrale auditive Verarbeitungsstörungen diagnostiziert, so müssen die gestörten Teilbereiche logopädisch behandelt werden (vgl. [Lauer, 2006]). Je nach Schweregrad und dem Vorliegen weiterer Störungen ist abzuwägen, ob diese Arbeit der logopädischen Behandlung von Poltern vorgeschaltet werden soll oder parallel durchgeführt werden kann.

Jugendliche und Erwachsene arbeiten bei den Übungen zur Verbesserung des Zuhörerverhaltens (Kap. 8.18.6) mit auditiven Gedächtnisleistungen und trainieren sie, soweit dies möglich ist, mit. Bei älteren Kindern, Jugendlichen und Erwachsenen werden auditive Wahrnehmungs- und Verarbeitungsstörungen mit metalinguistischen und metakognitiven Strategien kompensiert [vgl. Chermak u. Musiek, 1997]. Hilfreich ist hier beispielsweise die Arbeit an der Erkennung von Schlüsselwörtern zum besseren Verständnis einer Äußerung (ebd.). Eltern und Lehrer von Kindern und Jugendlichen mit auditiven Verarbeitungs- und Wahrnehmungsstörungen werden über Möglichkeiten informiert, das akustische Umfeld des Kindes zu strukturieren [Ptok u. Leonhardt, 2009]. Jugendliche und Erwachsene werden ermutigt, offensiv mit ihrer auditiven Wahrnehmungs- und Verarbeitungsstörung umzugehen. Dies bedeutet beispielsweise, im Gespräch um Wiederholung zu bitten oder so oft wie möglich auditive Informationen visuell zu unterstützen.

8.21 Veränderung von Persönlichkeit und Einstellungen

Poltertherapie ist immer auch Arbeit an der Persönlichkeit, da der polternde Mensch Veränderungen wagt, sich zu eigen macht und manchmal schmerzhafte Einsichten ertragen muss.

Eine zusätzliche Psychotherapie ist dann sinnvoll, wenn über die durch die logopädische Behandlung möglichen Veränderungen von Persönlichkeit und Einstellungen hinaus, zusätzliche Probleme bestehen, an denen der Patient arbeiten möchte (beispielsweise eine generelle Strukturlosigkeit im Leben wie häufige Berufs- oder Partnerwechsel bei gleichzeitiger Unzufriedenheit mit diesem Zustand). Inhalte aus dem psychotherapeutischen Ansatz für polternde Kinder von Katz-Bernstein [Katz-Bernstein, 1986] werden in Kap. 8.4 beschrieben.

8.21.1 Abbau von Sprechängsten

In Anlehnung an Desensibilisierungsechniken aus der Behandlung von Stottern (vgl. [Van Riper, 1971]) können situative Sprechängste aller Art in der In-vivo-Arbeit abgebaut werden. Ausschlaggebend für den Erfolg ist der individuell hierarchische Aufbau der Sprechsituationen nach dem Angsterleben des Patienten, das vorherige Üben im Rollenspiel und eine positive Vorstellung der Bewältigung einer Sprechsituation. Bei massiven Sprechängsten ist ein spezifisches Training zum Abbau von Sprechangst indiziert (vgl. [Beushausen, 2009]).

8.21.2 Akzeptanz eines veränderten Sprech- und Kommunikationsverhaltens

Durch die Arbeit in den Bereichen *Sprechtempo*, *Phonetik* und *Kommunikation/Pragmatik* ändert der Patient sein Sprechmuster. Um diese positiven Veränderungen möglichst häufig aufrechterhalten zu können, gilt es, therapiebegleitend in Gesprächen die Einstellungen des Patienten zu diesen Veränderungen zu erfahren.

Negative Einstellungen werden im Rahmen von In-vivo-Arbeit oder Rollenspielen durch begleitende Gedanken, Emotionen und körperliche Reaktionen des Patienten wahrgenommen und verbalisiert. Durch die therapiebegleitende erneute Abstimmung von Zielvorstellungen (vgl. Kap. 8.6.3) können sie reduziert werden. Dabei wäre es unrealistisch, zu erwarten, dass der Patient sich mit seinem veränderten Sprechen jederzeit wohlfühlt. Primäres Ziel ist die Verbalisierung von ambivalenten Gefühlen (vgl. [Katz-Bernstein u. Subellok, 2003]).

Beispielsweise könnte ein von einem polternden Jugendlichen geäußertes Behandlungsziel die bessere Verständlichkeit sein. Verdeckt könnte er verständliches Sprechen als *uncool* empfinden. In seinem Fall wäre ein neues Behandlungsziel, Wege zu suchen, wie er verständlich und *cool* sein kann. Patient und Therapeutin könnten *coole* und *uncoole* Verhaltensweisen sammeln, sodass der Patient letztendlich *Coolsein* neu definieren kann. Zur Akzeptanz eines veränderten Sprechens gehört immer das Wagen von Veränderungen auch im nichtsprachlichen Bereich (vgl. auch [Wendlandt, 2002]).

8.21.3 Aufbau eines positiven Selbstbildes

Über das Vorliegen von Sprechängsten hinaus beschreibt Daly, dass einige Polternde ein negatives Selbstbild haben. Als Strategie sollen die beim Polternden häufig negativen Selbstgespräche in positive Selbstgespräche modifiziert werden ([Daly, 1996], vgl. [Beushausen, 2009]). Die Grenzen zu psychotherapeutischen Verfahren sind dabei fließend und dürfen nicht überschritten werden. Innerhalb der logopädischen Therapie kann ein positives Selbstbild zusätzlich über die gleichberechtigte Kommunikation zwischen Patient und Therapeutin, durch kommunikative Abstimmung und über zunehmende Teilerfolge bei Rollenspielen und im In-vivo-Training aufgebaut werden.

Werden polternde Kinder oder Jugendliche aufgrund ihrer Poltersymptomatik gemobbt, sind neben der Information des sozialen Umfeldes über die Probleme von Polternden und der bei ihnen eingesetzten Lösungsstrategien (vgl. Kap. 8.7.2) [Blum u. Beck, 2010] auch Strategien zur Selbstbehauptung und Problemlöseverhalten einzuüben (vgl. auch [Sandrieser u. Schneider, 2001]).

8.21.4 Reduzierung von Stress

Polternde Patienten berichten immer wieder, dass sich ihre Symptomatik nicht nur in belastenden Sprechsituationen verstärkt, sondern auch allgemein, wenn sie sich in ihrer Lebenssituation belastet fühlen. Eine genaue Analyse der Lebensumstände sprengt den Rahmen einer logopädischen Therapie und die Kompetenzen einer Logopädin ohne Zusatzausbildung. Durch Anamnese, Abklärung der Rahmenbedingungen und Abstimmung der Zielvorstellungen zwischen Therapeutin und Patient, sollten die Patienten, die so stark unter Stress stehen, dass dies einer erfolgreichen Behandlung entgegensteht, erkannt werden. Es ist empfehlenswert, dass sie vor der logopädischen Therapie oder begleitend zu dieser, andere professionelle Hilfe in Anspruch nehmen (vgl. [Bamberger, 2007]). Therapiebegleitend kann Stressempfinden bezogen auf *kommunikativen Stress* (*Sprechängste*, s. o.) bearbeitet werden.

Zum Abbau weiterer Stressfaktoren können bei entsprechender Qualifikation in therapiebegleitenden Gesprächen Hilfestellungen gegeben werden, z. B. indem Termine reduziert oder Arbeits- von Ruhephasen getrennt werden. Eine Möglichkeit zum Stressabbau bieten auch Entspannungsübungen. Bei der Wahl zwischen sensorischen (z. B. progressive Muskelentspannung), imaginativen (z. B. Fantasiegeschichten) und kognitiven (z. B. Autogenes Training) Entspannungsverfahren, muss die Therapeutin berücksichtigen, dass jeder Mensch in unterschiedlicher Weise auf spezifische Entspannungsmethoden anspricht (vgl. [Bamberger, 2007]).

8.21.5 Poltern und Ordnung

Immer wieder gibt es polternde Menschen, die ein massives Problem mit dem Einhalten von Ordnung haben. Dies bezieht sich nicht nur auf eine allgemeine Strukturlosigkeit bezogen auf die Lebensführung, sondern ganz konkret auch auf den Umgang mit den Arbeitsmaterialien und dem Durchführen der häuslichen Übungen. Die Arbeit in diesem Bereich ist langwierig. Bei polternden Kindern müssen die Eltern ihr Kind bestmöglich unterstützen. Dies bedeutet, häusliche Ordnungsstrukturen zu schaffen und intensive Kontrollen der Materialien. Schritt für Schritt lernt das Kind dann, Eigenverantwortung zu übernehmen. Die Therapiemappe sollte in jeder Therapie kurz von der Therapeutin überprüft werden (sofern die Mappe mitgebracht wurde). Bei Erwachsenen und Jugendlichen kann die Arbeit mit konkreten kleinen Ordnungsaufgaben, die sich die Patienten als *To do* in ihr Smartphone eingeben, erleichtert werden.

8.22 Transfer in die Spontansprache

In der Literatur werden Transferleistungen der in der Therapie erarbeiteten Fähigkeiten kontrovers beschrieben. Teilweise geht nicht klar hervor, ob es sich bei einem geglückten Transfer um bewusst kontrolliertes Sprechen oder unauffälliges Sprechen *ohne* bewusste Kontrolle handelt (vgl. [Craig, 1996] [Langevin u. Boberg, 1996]).

Weiss beschreibt eine gute Prognose, solange es dem Patienten gelingt, Aufmerksamkeit auf sein durch die Therapie verbessertes Sprechen zu lenken [Weiss, 1964]. Bei Müdigkeit oder Ablenkung treten die Symptome wieder auf. Liebmann erwähnt ohne nähere Beschreibung *gute Therapieerfolge* [Liebmann, 1900]. Diedrich berichtet über einen vollständigen Rückgang von Poltern nach der Therapie nur bei Kindern [Diedrich, 1984]. Die Behandlung von Erwachsenen erreichte in keinem

Fall ein unauffälliges Sprechen (ebd.). Daly und Burnett erwähnen signifikante Behandlungserfolge, wenn ein multidimensionaler synergistischer Behandlungsansatz gewählt wird [Daly u. Burnett, 1999]. Daraus geht allerdings nicht klar hervor, inwieweit die Patienten nach Abschluss der Therapie ihr Sprechen noch bewusst kontrollieren müssen.

Fazit

Zusammenfassend kann bei polternden Jugendlichen und Erwachsenen unauffälliges Sprechen ohne bewusste Sprechkontrolle nicht erreicht werden. Dabei muss offen bleiben, ob dies in wenigen Einzelfällen nicht doch möglich ist. Ein *kontrolliert* unauffälliges Sprechen bezogen auf *alle* Sprechsituationen eines Patienten ist ebenfalls ein unrealistisches Therapieziel. Ein Transfer in die Spontansprache bei polternden Kindern ist mit Einschränkungen möglich. Dies bedeutet, dass die Eltern und das soziale Umfeld das Kind in diesem Prozess stützen müssen, bzw. dass das soziale Umfeld intakt sein muss.

Merke

Derzeit zeichnet sich ein gelungener Transfer dadurch aus, dass Patienten Strategien, die sie während der Therapie erarbeitet haben, in (ihnen) wichtigen Situationen anwenden können (vgl. [Schneider, 2003]).

8.22.1 Rahmenbedingungen zum erfolgreichen Transfer

Vereinbarungen über Definition und Inhalte eines erfolgreichen Transfers

Therapieziele, die zu Beginn der Behandlung vereinbart wurden (vgl. Kap. 8.6), müssen möglicherweise revidiert werden. Dies wird erreicht durch vergleichende Fragen (*„Was wollten wir erreichen?“*, *„Was haben wir erreicht?“*).

Patient und Therapeutin erarbeiten ein Konzept, in welchen Sprechsituationen der Patient Sprache und Sprechen (ggf. mit verschiedenen Strategien) kontrollieren möchte. Strategien, die sich im Lauf der Behandlung als besonders erfolgreich dargestellt haben, können nun die *Hauptstrategie bzw. das Motto* bilden.

Ein realistisches Ziel ist beispielsweise, im Beruf verständlich zu sprechen, dafür zuhause Strategien zur Sprechkontrolle zu reduzieren und dort nur kommunikativ-pragmatische oder sprachsystematische Kriterien zu beachten. Auch frei gewählte *Auszeiten*, in denen der Patient sein Sprechen nicht bewusst kontrolliert, sind hierbei sinnvoll, solange sie nicht überhandnehmen.

Einbindung von Familie und Freunden

Im Beratungsprozess, in therapeutischen Übungen und nach Abschluss der Behandlung werden Familie und/oder Freunde als Stützen zum Transfer. Therapeutin und Patient leiten sie gezielt an, selbst Pseudopoltern anzuwenden, bezüglich der verschiedenen Symptome Rückmeldung zu geben und so die Aufrechterhaltung der Sprechkontrolle zu fördern (vgl. Kap. 8.12). Für diese Arbeit ist eine vorher getroffene *Abmachung* zwischen Polterndem und Angehörigen/Freunden unabdingbar. Darin wird vereinbart, zu welchen Zeiten, zu welchen Bereichen und auf welche Art und Weise Feedback gegeben werden soll.

Einbindung des weiteren sozialen Umfeldes in den Transfer

Schule oder Kindergarten, die in die logopädische Behandlung eingebunden wurden (vgl. Kap. 8.7) werden über das Ende der logopädischen Behandlung und über Möglichkeiten zur Unterstützung des Kindes informiert.

Weitere Bedingungen

In-vivo-Arbeit (vgl. Kap. 8.4.5)

8.22.2 Erarbeitung individueller Möglichkeiten zur Sprechkontrolle

Nachdem in verschiedenen Therapiebereichen gearbeitet wurde, ist es im Idealfall zu auffälligen Verbesserungen bei Teilbereichen von Sprache/Sprechen in der Spontansprache gekommen. Dennoch bleibt eine Restsymptomatik, die nur durch bewusste Sprechkontrolle (*Self-Monitoring*) reduziert werden kann. Obwohl der Patient in der Therapie Sprache und Sprechen auf verschiedene Arten zu kontrollieren gelernt hat, kann seine Aufmerksamkeit in einer spezifischen Sprechsituation nur auf eine Strategie gerichtet sein.

> **Merke**
>
> Patient und Therapeutin suchen für einen erfolgreichen Transfer diejenige Strategie, mit der der Patient am besten, das heißt mit so wenig kognitivem Aufwand wie möglich, sein Sprechen kontrollieren kann. Auch wenn in vielen Therapiebereichen gearbeitet wurde, kann der Patient letztendlich nur 1 bis 2 Punkte während seines Sprechens kontrollieren.

Einige geeignete Strategien sind am Ende dieses Abschnitts aufgeführt. Letztendlich muss für jeden Patienten die beste Möglichkeit individuell erarbeitet werden. *Erlaubt* ist dabei alles, was dem Patienten hilft, seine Symptomatik zu verringern. Dies können auch Strategien sein, die zu Behandlungsbeginn wenig Erfolg versprechend waren. Beispielsweise antwortete ein jugendlicher Patient auf die Frage, wie er sein Sprechen am besten kontrollieren könne, mit: *„Ich rede halt langsamer"*. Bei polternden Kindern werden die Eltern gezielt angeleitet, selbst Pseudopoltern anzuwenden, bezüglich der verschiedenen Symptome Rückmeldung zu geben und so die Aufrechterhaltung der Sprechkontrolle zu fördern (vgl. Kap. 8.12). Für diese Arbeit ist eine Abmachung zwischen Polterndem und Angehörigen/Freunden unabdingbar, in der vereinbart wird, zu welchen Zeiten, zu welchen Bereichen und auf welche Art und Weise Feedback gegeben werden soll.

> **Praxis**
>
> **Weitere Methoden zur Sprechkontrolle**
> - Betonung in der Spontansprache (Kap. 8.17),
> - Poltermodifikation (Kap. 8.12),
> - Anpassung der Sprechlautstärke (Kap. 8.17),
> - sprachliche Strulturierung mit Mottos (Kap. 8.15),
> - Warm-up am Morgen mit OMTP (Kap. 8.13),
> - Anker für die Spontansprache durch Sprechaufnahme (Kap. 8.14).

Zum Problem der Aufrechterhaltung von Sprechkontrolle

Ich habe meinen Patienten auch für die Situationen, die sie regelmäßig kontrollieren wollen, *kontrollfreie Zeiten* zugestanden. Patienten sollten sich ehrlich und ohne schlechtes Gewissen eingestehen, dass sie jetzt nicht bereit sind, an ihrem Sprechen zu arbeiten, und die Konsequenzen dafür akzeptieren. Konsequenz heißt, dass der Einstieg in die Arbeit danach schwer sein kann, wenn sich die Symptomatik wieder verstärkt hat. Ziel ist ein klarer Umgang mit Unlust oder Trägheit. Patienten müssen Eigenverantwortung entwickeln, wann es an der Zeit ist, wieder intensiv am Sprechen zu arbeiten, um erlernte Fähigkeiten, vor allem im sprechmotorischen Bereich, nicht nachhaltig zu verlernen. Die Gefahr des Verlernens kann am Beispiel von Kondition und Muskelaufbau durch Fitnesstraining verdeutlicht werden. Um den Wiedereinstieg in die Arbeit nicht aufzuschieben oder zu vermeiden, sind feste Termine, die schriftlich fixiert sein sollen, eine zentrale Voraussetzung (z. B. *„Bis Sonntag Urlaub, Sonntagabend wieder OMTP als Einstieg"*). Im günstigen Fall haben sich Kontrollstrategien so weit gefestigt, dass sie eingeschränkt auch ohne bewusstes Einsetzen des Patienten ablaufen.

8.23 Therapieende

Das Ende der Behandlung ergibt sich aus dem Erreichen der vereinbarten Ziele. Wenn sich sowohl objektive als auch subjektiv erlebte eindeutige Verbesserungen eingestellt haben, wird die Behandlung beendet.

Wird das Therapieende durch das Erreichen der Verordnungshöchstmenge nach den Heilmittelrichtlinien (20 Behandlungseinheiten) vorgegeben, muss sobald konsequent auf einen *teilzielorientierten Abschluss* hingearbeitet werden. Mit den Patienten wird darin ein individuelles Programm zum Überbrücken der 12-wöchigen Therapiepause erarbeitet, bis die Therapie erneut beginnen kann.

> **Merke**
>
> **Kriterien zum Therapieabschluss**
> - subjektive Zufriedenheit,
> - objektive Reduzierung der Symptome,
> - Vorbereitung auf eine vorübergehende Zunahme der Symptomatik nach Abschluss der Behandlung,

- Vertrauen des Patienten oder der Eltern des Kindes, die Restsymptomatik ohne therapeutische Hilfe meistern zu können. Dieses Vertrauen wird während der Nachsorge weiter aufgebaut.
- Vertrauen der Therapeutin in den Patienten oder die Eltern des Kindes, die Restsymptomatik ohne therapeutische Hilfe meistern zu können.

8.23.1 Nachsorge

Bei polternden Patienten jeden Alters gehören wie in der Behandlung von Stottern (vgl. [Sandrieser u. Schneider, 2008]) Nachsorgetermine zu einer vollständigen logopädischen Behandlung. Diese sind nach 3, anschließend nach 6 Monaten sinnvoll. Der Patient wird gebeten, sich nach dieser Zeit wieder in der Institution vorzustellen.

Folgende Inhalte hat die Nachsorge:

- Erfassung und evtl. *Auffrischsitzungen* bei einer Verstärkung der Symptomatik. Damit Eltern oder Patient rechtzeitig anrufen, müssen während der Behandlung Kriterien vereinbart werden, wann der Patient den Kontakt zur Therapeutin wieder aufnehmen sollte.
- *Dokumentation des Sprechens* in regelmäßigen Abständen durch die Eltern oder den Patienten. In den ersten 3 Monaten sollen die Patienten einmal pro Woche eine Bestandsaufnahme ihres Sprechens machen *(Dokumentationsvorlage* (▸ Abb. 10.15).
- Ggf. Vereinbarungen zwischen Patient und Therapeutin zum Therapieende, dass die Therapeutin in zunehmend längeren Abständen (ca. einmal im Jahr) bei Patient oder dessen Eltern anruft. Damit können Entwicklungsverläufe solcher Patienten erfasst werden, die im Zuge ihrer vielfältigen Beschäftigungen die Nachsorgeanrufe bei der Therapeutin vergessen, aber dennoch Nachsorgegesprächen nicht abgeneigt sind.

8.23.2 Umgang mit Rückfällen

Damit Patienten eine Verstärkung der Symptomatik nach Therapieende weniger stark als persönliches Versagen oder Versagen der Therapeutin erleben, muss schon während der Behandlung zum Therapieende hin eine mögliche Verstärkung der Symptomatik nach Beendigung der Therapie thematisiert werden. Hierbei lernen der Patient oder die Eltern, eine Verschlechterung differenziert zu betrachten. Ebenfalls sollten Bedingungen thematisiert werden, die sich ungünstig auf Transferleistungen auswirken können, z. B. Schwierigkeiten in der Partnerschaft, Schlafmangel, Probleme in Schule und Beruf, Schulwechsel, mangelnde Motivation zur Sprechkontrolle.

In Nachsorge- oder Auffrischsitzungen werden Hypothesen zur Entwicklung eines Rückfalls aufgestellt und der Problemkontext analysiert. Anschließend werden neue Handlungskonzepte entworfen. Möglicherweise müssen Behandlungsziele noch einmal revidiert werden. Für den eigenverantwortlichen Umgang mit der Restsymptomatik ist es wichtig, dass die Patienten Verschlechterungen ihrer Sprach- und Sprechqualität als persönliche Aufgaben/Herausforderung und nicht als Versagen wahrnehmen.

8.24 Evaluation von Behandlungsergebnissen

Die Evaluation von Behandlungsergebnissen ist sowohl von wissenschaftlichem Interesse als auch von Interesse für die Therapeutin, den Patienten, die überweisenden Ärzte und die Kostenträger. Therapieeffekte setzen sich aus subjektiv empfundenen und objektiv messbaren Effekten zusammen (vgl. Kap. 8.4.9).

Für die Evaluation von Behandlungsergebnissen bei Poltern liegt kein standardisiertes Material vor. Objektiv messen lassen sich Verbesserungen *der oralen Diadochokinese* (vgl. Kap. 7.8.5) und sprachsystematische Verbesserungen bei Kindern durch die üblichen Tests.

Parameter wie *Sprechtempo* und *Prosodie* und *phonetische-temporale Auffälligkeiten* lassen sich informell durch Wiederholung der bei der Diagnostik durchgeführten Lesetexte messen.

Verbesserungen der *Symptomatik* in der *Spontansprache* ließen sich objektiv nur durch vergleichende Spontansprachanalysen mit Transkription durchführen, die eine mittlere Verbesserung um die üblichen Schwankungen der Symptomatik herum angeben müssten. Das ist zeitökonomisch nicht zu leisten. Eine Wiederholung der computergestützten Messmethode nach Bakker und Myers ist möglich [Bakker u. Myers, 2008]. Untersuchungen einzelner Spontansprachproben können aber nur momentane Therapieeffekte widerspiegeln.

Informelle Informationen zu langfristigen Therapieeffekten liefert die vergleichende Auswertung des Fragebogens zur *Selbsteinschätzung des Sprechens und der Kommunikation* (▶ Abb. 10.13).

8.25 Poltern und Selbsthilfe

In Deutschland gibt es keine Selbsthilfevereinigung, die explizit für polternde Menschen da ist. Im Internetforum der *Bundesvereinigung Stottern und Selbsthilfe* (http://www.bvss.de) können polternde Personen bzw. Personen mit einer Mischform aus Stottern und Poltern manchmal Kontakte zu anderen polternden Menschne knüpfen oder von regionalen Selbsthilfeangeboten profitieren. Auf der Website der International Cluttering Association (http://associations.missouristate.edu/ICA/) finden polternde Personen über soziale Netzwerke englischsprachige Kontaktmöglichkeiten zu anderen polternden Menschen. Soziale Netzwerke oder Blogs werden zunehmend Austauschmöglichkeiten für polternde Personen eröffnen (vgl. [Scaler Scott u. St. Louis, 2011]). Sinnvoll ist auch, die behandelnde Logopädin nach Kontakten zu anderen polternden Personen oder Familien zu fragen. Geben (ehemalige) polternde Patienten ihr Einverständnis zur Kontaktaufnhme, können sich lokale kleine Selbsthilfegruppen bilden.

- Arbeit an Kommunikation und Pragmatik,
- intentionales Arbeiten.

Häufig sind polternde Menschen beim Thema *Sprechtempo* sehr sensibel (vgl. [Schneider, 2003]). Zu oft haben sie die Aufforderung vernommen, dass sie langsamer sprechen sollen. Das Thema *langsamer Sprechen* wird mit *Ermahnung, langweilig, statisch* assoziiert und als Einschnitt in die Persönlichkeit empfunden. Folglich träfe ein Behandlungansatz, der lediglich das Sprechtempo senkt, ohne an prosodischen Ausdrucksmöglichkeiten zu arbeiten, genau den Punkt, an dem der Patient starken Widerstand gegen eine Veränderung zeigt. Die Reduzierung des Sprechtempos über Arbeit an der Intention, Atmung/Stimme und Betonung sowie Übungen zum Aufbau kommunikativ-pragmatischer Fähigkeiten verringern diese Problematik.

Solange der Patient verständlich bleibt, darf das Sprechtempo sogar hoch sein. Eine Modifikation der Artikulationsrate beinhaltet somit auch Übungen zur Fähigkeit, ein schnelleres Sprechtempo handhaben zu können. Insgesamt muss der Patient einen Weg finden, modifizierte Artikulationsraten als sein eigenes Sprechen anzunehmen. Dies beinhaltet eine intensive Auseinandersetzung mit dem Thema *Persönlichkeit* und *Tempo*.

Für den Transfer kann die Kontrolle des Sprechtempos – nach der Arbeit an phonetischen-temporalen Auffälligkeiten und in allen auffälligen Bereichen – das Mittel der Wahl zur Aufrechterhaltung allgemeiner Sprechkontrolle darstellen. In der Kindertherapie werden Eltern intensiv in die Arbeit eingebunden (Kap. 8.7, Kap. 8.11). Kinder sollen bei den Eltern ein erhöhtes Tempo wahrnehmen lernen, im Gegenzug geben die Eltern im Verlauf der Therapie den Kindern Feedback, wenn sie erhöhtes Tempo zeigen.

8.14.1 Metakommunikation und Wahrnehmung von situativer Abhängigkeit von Sprechtempo

Um erfolgreich an der Tempomodifikation arbeiten zu können, muss der Patient motiviert sein, sein Sprechtempo verbessern zu wollen. Die zentrale Frage ist, was der Patient mit schnellem Sprechtempo und Geschwindigkeit im Allgemeinen assoziiert. Aus diesem Grund ist das Thema Sprechtempo und Geschwindigkeit im Allgemeinen auf Metaebene zu behandeln. Der Patient muss verstehen, dass er nicht „ausgebremst" werden soll, sondern lernen darf, lebendig und verständlich zu sprechen. Sein mögliches Temperament bleibt erhalten.

Fragenauswahl zum Thema „Tempo":

- Was bedeutet Tempo für Sie?
- Inwieweit sind Sie ein „schneller Typ?"
- Vergleiche dein Sprechtempo mit dem deiner Freunde!
- Wann sprechen Menschen meistens schneller/langsamer?

Es werden verschiedene konkrete Situationen überlegt, in denen *man* tendenziell schneller oder langsamer spricht bzw. in denen die Sprechgeschwindigkeit auffällig variiert (z. B. Streit, Langeweile, Traurigkeit, Wut).

8.14.2 Wahrnehmungsübungen zum Sprechtempo

Die Wahrnehmung erhöhten Sprechtempos als „Alarmzeichen" mit den häufig damit einhergehenden phonetisch-temporalen Auffälligkeiten ist eine zentrale Voraussetzung zum Erlernen der Poltermodifikation. Sprechtempo kann nur dann situationsangepasst variiert werden (Kap. 8.14.4), wenn der Patient verschiedene Geschwindigkeiten wahrnehmen kann. Der Patient sollte verstehen, dass erhöhtes Sprechtempo bei Poltern über die dabei auftretenden phonetischen Auffälligkeiten hinaus auch deshalb auffällig ist, weil es in keiner Beziehung zum Redeinhalt steht.

In der Behandlung von polternden Kindern sind als Einstieg in das Thema *Sprechtempo* zunächst tempobezogene Wahrnehmungsübungen im nonverbalen Bereich sinnvoll. Bei Erwachsenen kann, zusätzlich zum Einstieg über das Gespräch auf Metaebene, ebenfalls ein körperbezogener Einstieg (vgl. *Spiegelübung*, Kap. 8.10) gewählt werden. Auch die Auswertung des Fragebogens zur Selbstwahrnehmung bietet einen guten Einstieg in das Thema *Modifikation des Sprechtempos*.

8.14.3 Wahrnehmungsübungen zum Thema „Tempo“ im nonverbalen Bereich

Praxis (auch für jüngere Kinder)

Variation der Bewegungsgeschwindigkeiten von Körperbewegungen

Im nonverbalen Bereich können alle Tätigkeiten als Einstieg in das Thema *Sprechtempo* gewählt werden, die dem Patienten zeigen, dass ein und dieselbe Tätigkeit langsam durchgeführt einfacher und präziser abläuft als in schnellem Tempo.

Beispielsweise können Gegenstände gezeichnet oder ausgeschnitten werden oder es kann ein Turm gebaut werden (vgl. auch Spiegelübung).

Ziele

- körperliche Wahrnehmung verschiedener Bewegungstempi,
- Intentionalität der Bewegungen: Es gibt nur dann zu schnelle oder zu langsame Körperbewegungen, wenn sie der Situation nicht angemessen sind,
- kognitive Reflexion über das Thema Tempo: Was passiert, wenn ich schnell schneide? Wie wird das Bild, wenn ich langsamer male?

Wahrnehmung des Sprechtempos

Zur Wahrnehmung des eigenen Sprechtempos muss zunächst anhand von Vorgaben der Therapeutin gezeigt werden, was unter schnellem, mittlerem und langsamem Sprechtempo zu verstehen ist. Polternde Kinder sollen in der Fremdwahrnehmung zu schnelles versus zu langsames Sprechtempo der Therapeutin erkennen können. Sinnvoll ist zur Übung der Fremdwahrnehmung zunächst auf Satzebene, später in Spontansprachabschnitten zu arbeiten. Motivierend kann auch die Wahrnehmung des Sprechtempos in Reden von Politikern oder Schauspielern (vgl. [Myers, 2011]) sein.

Anschließend werden die ersten Tonaufnahmen von Spontansprache des Patienten *kontrastierend*, also sehr rasche Abschnitte versus unauffällige Abschnitte, zusammen mit dem Patienten ausgewertet. Bei Kindern ist es sinnvoll, verschiedene Sprechtempi mit unterschiedlichen Begriffen einer Kategorie zu bezeichnen. Dabei ist zu beachten, dass der Begriff für das langsame Sprechen auch positiv konnotiert ist. Beispiele zeigt ▸ Tab. 8.4.

Praxis

Langsamer sprechen geht schneller [Van Zaalen u. Winkelman, 2009]

Eine Möglichkeit, über temporeduziertes Sprechen nachzudenken ist das provozierende Paradoxon *Langsamer sprechen geht schneller*. Anhand geeigneter Spontansprachproben kann die Therapeutin dem Patienten verdeutlichen, dass er sich, wenn durch langsamere Artikulation unverständliche Abschnitte wegfallen und weniger nachgefragt werden muss, seinem Gesprächspartner letztendlich schneller mitteilt als in gepolterter Sprache.

8.14.4 Variationen des Sprechtempos

Die Arbeit an der Variationsfähigkeit des Sprechtempos ist ein grundlegender Bereich in der logopädischen Behandlung von Poltern. Er eröffnet den polternden Menschen Möglichkeiten, prosodisch bedingte und stilistische Schwankungen des Sprechtempos aktiv zu gestalten und das Sprechtempo an die individuellen linguistischen Fähigkeiten anzupassen. Ziel der Behandlung jüngerer polternder Kind ist, über ein reduziertes Sprechtempo eine situative Sprechkontrolle zu erreichen.

Folgende weiteren Punkte werden durch die Arbeit in diesem Bereich verbessert:

Tab. 8.4 Auswahl von kindgerechten Begriffen für verschiedene Sprechtempi

Kategorie	Sprechtempo		
	Langsam	Mittel	Schnell
Tier	Riesendino	Hund	Gepard
Auto	Oldtimer	Mittelklassewagen (Lieblingsmarke)	Sportflitzer (Lieblingsmarke)
Geschwindigkeitsbereiche (Vorschlag einer Seminarteilnehmerin)	Tempo-30-Zone (→ hier dürfen Kinder spielen!)	Landstraße	Autobahn

Teil IV

Anhang

IV

9 Literatur

Aetius A. The four books of Classical Medicine. Lugduni: G. & M. Berings; 1549

Alm PA. The dual premotor model of cluttering and stuttering. A neurological framework. In: Bakker K, Raphael L, Myers F, eds. Proceedings of the First World Conference on Cluttering. Katarino, Bulgaria; 2007: 207–210. Im Internet: http://associations.missouristate.edu/ICA; Stand: 07.05.2013

Alm PA. Cluttering: a neurological perspective. In: Ward D, Scaler Scott K, eds. Cluttering. A Handbook of Research, Intervention and Education. Hove and New York: Psychology Press; 2011

Alpermann A, Zückner H. Sprechmotorische Fähigkeiten stotternder Kinder. Sprache Stimme Gehör 2008: 32(1): 36–40

Angermeier M. Psycholinguistischer Entwicklungstest (PET). Weinheim: Beltz; 1974

Arnold GE. Studies in Tachyphemia. Logos 1960; 3: 24–45

Arnold GE. Language disability. Speech Pathology and Therapy 1963; VI

Arnold GE. An attempt to explain the caused of cluttering with the LLMM theory. Folia Phoniatr (Basel) 1970; 22: 247–260

Arnold GE. Present Concept of Etiologic Factors. III. Signs and Symptoms. In: Studies in Tachyphemia: An Investigation of Cluttering and General Language Disability. New York: Speech Rehabilitation Institute; 1971

Austin J. How to do things with words. Oxford: University Press; 1962

Bakker K. Cluttering: Scientific Status and Emerging Needs. J Fluency Disord 1966; 21: 359–365

Bakker K, St. Louis KO, Myers FL et al. Computer aided assessment of cluttering severity. Paper presented at the 8th International Stuttering Awareness Day On-Line Conference. October, 2005. Im Internet: www.mnsu.edu/comdis/isad8/papers/bakker8/bakker8.html; Stand: 0 705 2013

Bakker K, Myers FL. A Comprehensive Measure of Cluttering Severity. Annual Convention of the American Speech Language and Hearing Association. Chicago, IL: 2008

Bakker K, Myers FL, Rapael LJ et al. A preliminary comparison of speech rate, self-evaluation, and disfluency of people who speak excetionally fast, clutter, or speak normally. In: Ward D, Scaler Scott K, eds. Cluttering. A Handbook of Research, Intervention and Education. Hove and New York: Psychology Press; 2011

Bamberger CM. Stressintelligenz. Stress erkennen, verstehen, reduzieren. München: Knaur; 2007

Batchelor E Jr., Sowles G, Raymond D et al. Construct validity of the Halstead-Reitan Neuropsychological Battery for children with learning disorders. J Psychoeduc Assess 1991; 9(1): 16–31

Bazin D. Speech and Its Disorders. Basel; 1717

Becker KP, Grundmann K. Investigations on Incidence and Symptomatology of Cluttering. Folia Phoniatr (Basel) 1970; 22: 261–271

Becker KP, Sovák M. Lehrbuch der Logopädie. Hain, Hanstein: Athenäum; 1983

Berlin CI, McNeill MR. Dichotic Listening (unpublished). 1974

Beushausen U. Sprechangst. Idstein: Schulz-Kirchner; 2009

Blood GW, Blood IM, Tellis G. Auditory processing and cluttering in young children. Percept Mot Skills 2000; 90(2): 631–639

Bloodstein O. A Handbook on Stuttering. Chicago: Easter Seal Society; 1981

Bloodstein O. A Handbook on Stuttering. San Diego: Singular Publishing; 1995

Blum H, Beck D. No Blame Approach – Mobbing-Intervention in der Schule – Praxishandbuch. Köln: fairaend; 2010

Boberg E, Kully D. Comprehensive Stuttering Program. San Diego, CA: College Hill Press; 1985

Böhme G. Sprach-, Sprech-, Stimm- und Schluckstörungen. Stuttgart: Fischer; 1997

Boersma P, Weenink D. Praat: doing phonetics by computer; 2009. Im Internet: www.fon.hum.uva.nl/praat/; Stand: 03.06.2013

Bortfield H, Leon SD, Bloom JE et al. Disfluency rates in conversation: effects of age, relationship, topic, role, and gender. Lang Speech 2001; 44(Pt 2): 123–147

Boutsen FR, Hood SB. Determinants of Speech Rate and Fluency. In: Hulstijn W, Peters HFP, Van Lieshout PHHM, eds. Speech Production: Motor Control, Brain Research and Fluency Disorders. Elsevier Science Ltd; 1997

Bradford D. Studies in tachyphemia: VII. A framework of therapeusis for articulation therapy with tachyphemia and/or general language disability. Logos 1963; 6: 59–65

Bradford D. Cluttering. Folia Phoniatr (Basel) 1970; 22(4): 272–279

Braun O. Sprachstörungen bei Kindern und Jugendlichen. Diagnostik – Therapie – Förderung. Stuttgart: Kohlhammer; 1999

Brednich RW. Die Spinne in der Yucca-Palme. Sagenhafte Geschichten von heute. München: Beck; 1994

Brügge W, Mohs K. Therapie funktioneller Stimmstörungen. 6. Aufl. München, Basel: Kösel; 2009

Bürki D. Vom Symbol zum Rollenspiel. In: Zollinger B, Hrsg. Kinder im Vorschulalter. Bern: Haupt; 2000

Büttner G, Dacheneder W, Schneider W et al. FEW-2. Frostigs Entwicklungstest der visuellen Wahrnehmung-2. Göttingen: Hogrefe; 2008

Bußmann H. Lexikon der Sprachwissenschaft. 2. Aufl. Stuttgart: Alfred Kröner; 1990

Butcher A. Aspects of the Speech Pause: Phonetic Correlates and Communicative Functions. Arbeitsberichte Nr. 15. Institut für Phonetik, Universität Kiel; 1981

Chermak GD, Musiek FE. Central Auditory Processing Disorders – New Perspectives. San Diego, London: Singular Publishing Group; 1997

Clahsen H. Normale und gestörte Kindersprache. Amsterdam: John Benjamins; 1988

Clark H. The Importance of Linguistics for the Study of Speech Hesitations. In: Horton D, Jenkins J, eds. The Perception of Language. Proceedings of the Symposium, University of Pittsburgh Columbus. Ohio: Charles E. Merrill; 1971

Coblenzer H, Muhar F. Atem und Stimme. 12. Aufl. Wien: Österreichischer Bundesverlag; 1993

Colombat M. Stuttering and other Speech Defects. Paris: Mansut fils; de l'Isère; 1830

Costard S. Störungen der Schriftsprache. Stuttgart: Thieme; 2007

Craig A. Long-term effects of intensive treatment for a client with both a cluttering and stuttering disorder. J Fluency Disord 1996; 21(3–4): 329–335

Crystal D. Die Cambridge Enzyklopädie der Sprache. Studienausgabe. Frankfurt/ Main, New York: Campus; 1995

Dalton P, Hardcastle W. Disorders of Fluency. Studies in Disorders of Communication. London: Whurr Publishers Ltd 1989 (reprinted 1993)

Daly DA. The Clutterer In: St. Louis KO, ed. The Atypical Stutterer. New York: Academic Press Inc.; 1986

Daly DA. Helping the Clutterer: Therapy Considerations. In: Myers FL, St. Louis KO, eds. Cluttering: A Clinical Perspective. Kibworth, England: Far Communications; 1992 (reissued in 1996 by Singular, San Diego, CA)

Daly DA. Cluttering. Another Fluency Syndrome. In: Curlee RE, ed. Stuttering and Related Disorders of Fluency. New York: Thieme Medical Publishers; 1993

Daly DA. The Source for Stuttering and Cluttering. East Moline, IL: LinguiSystems Inc.; 1996

Daly DA, Burnett ML. Cluttering: Assessment, treatment planning, and case study illustration. J Fluency Disord 1996; 21(3–4): 239–248

Daly DA, Burnett ML. Cluttering: Traditional Views and New Perspectives. In: Curlee RF, ed. Stuttering and Related Fluency Disorders. 2nd Ed. New York: Thieme Medical Publishers; 1999

Daly DA, Cantrell RP. Cluttering characteristics identified as diagnostically significant by 60 fluency experts. 2006. 2nd World Congress on Fluency Disorders. Proceedings

Dannenbauer FM. Auf der Suche nach der verbalen Entwicklungsdyspraxie. Die Sprachheilarbeit 1999; 44(3): 136–150

Darley FL, Aron AE, Brown JR. Motor Speech Disorders. Philaldephia: WB Saunders; 1975

DeFusco EM, Menken M. Symptomatic cluttering in adults. Brain Lang 1979; 8(1): 25–33

De Hirsch K. Studies in Tachyphemia: IV. Diagnosis of developmental language disorders. Logos 1961; 4: 3–9

De Hirsch K. Stuttering and cluttering. Developmental aspects of dysrhythmic speech Folia Phoniatr (Basel) 1970; 22(4): 311–324

Dennison GE, Dennison PE. Brain-Gym für Kinder. 10. Aufl. Kirchzarten bei Freiburg: VAK; 2011

Diedrich WM. Cluttering: Its Diagnosis. In: Winitz H, ed. Treating Articulation Disorders: For Clinicians by Clinicians. Baltimore, MD: University Park Press; 1984

Doran GT. There's a S.M.A.R.T way to write management's goals and objectives. Management Review 1981; 70: 35–36

Drayna D. Possible genetic factors in cluttering.In: Ward D, Scaler Scott K, eds. Cluttering. A Handbook of Research, Intervention and Education. Hove and New York: Psychology Press; 2011

Duden. Das Aussprachewörterbuch. Mannheim, Wien, Zürich: Dudenverlag; 1990

Duden. Die Grammatik. Mannheim, Wien, Zürich: Dudenverlag; 1995

Euler HA, von Gudenberg AW. Kasseler Stottertherapie. Prisma, Zeitschrift der Universität Gesamthochschule Kassel 1999; 2: 57–58

Faust L. Variationen von Sprache: Ihre Bedeutung für unser Ohr und die Sprachtechnologie. Hamburg: Dr. Kovač; 1997

Fetzer E. Das tachyphemische Syndrom und der polternde Mensch mit seinen Ängsten In: Lotzmann G, Hrsg. Sprechangst in ihrer Beziehung zu Kommunikationsstörungen. Berlin: Marhold; 1986

Fletcher SG.Time-by-count measurement of diadochokinetic syllable rate. J Speech Hear Res 1972; 15(4): 763–770.

Florensky JA. The Problem of Functional Disorders of Speech (Paraphrasia and Tachylalia). Zeitschrift für die gesamte Neurologie und Psychiatrie 1933; CXLVIII

Flossmann I, Schrey-Dern L, Tockuss C. Therapie bei kindlichen Sprach-Sprechstörungen In: Böhme G, Hrsg. Sprach-, Sprech-, Stimm- und Schluckstörungen. Bd. 2: Therapie. Stuttgart: G. Fischer; 1998

Fox A. PLAKSS – Psycholinguistische Analyse kindlicher Sprechstörungen. Frankfurt: Swets Test Services; 2002

Fox A. Kindliche Aussprachestörungen. Phonologischer Erwerb – Differenzialdiagnostik – Therapie. 2. Aufl. Idstein: Schulz-Kirchner; 2004

Fox A. TROG-D: Test zur Überprüfung des Grammatikverständnisses. Idstein: Schulz-Kirchner; 2006

Freudenberg M, Honekamp A, Mende M et al. Etwas vom Kurs abgekommen. Zur Behandlung von Textstörungen bei Aphsie. Idstein: Schulz-Kirchner; 1998

Freund H. Studies in the interrelationship between stuttering and cluttering. Folia Phoniatr (Basel) 1952; 4(3): 146–168

Freund H. Observations on Tachylalia. Folia Phoniatr (Basel) 1970; 22(4–5): 280–288

Frith U. Autismus-ein kognitionspsychologisches Puzzle. Heidelberg, Berlin, New York: Spektrum; 1992

Fröschels E. Lehrbuch der Sprachheilkunde (Logopädie) für Ärzte, Pädagogen und Studierende. 3. Aufl. Leipzig, Wien: Franz Deuticke; 1931

Fröschels E. Contribution to the Relationship between Stuttering and Cluttering. Logopaedic Phoniatr 1955; 4: 1–6

Gay T, Hirose H. Effect of speaking rate on labial consonant production. A combined electromyographic-high-speed motion picture study. Phonetica 1978; 27(1): 203–213

Gebhard C. Sprechtempo im Sprachvergleich: Eine Untersuchung phonologischer und kultureller Aspekte in Nachrichtensendungen. Dissertation. Berlin: Philosophische Fakultät II der Umboldt-Universität; 2012 http://edoc.hu-berlin.de/dissertationen/gebhard-christian-2012-07-18/PDF/gebhard.pdf

Geißner H. Das Verhältnis von Sprach- und Sprechstil bei Rundfunknachrichten. In: Straßner E, Hrsg. Fernsehnachrichten. Entwicklung – Analysen – Erfahrung. München: Fink; 1975

Georgieva D, Miliev D. Cluttering and Stuttering in Bulgaria. J Fluency Disord 1996; 21: 249–260

Giel B. Dokumentationsbögen Sprachtherapie. Dortmund: verlag modernes lernen; 2005

Glück CW. Wortschatz- und Wortfindungstest für 6- bis 10-Jährige, WWT 6–10. 2. Aufl. München: Elsevier; 2011

Goldman-Eisler F. Psycholinguistic experiments in spontaneous speech. London: Academic Press; 1968

Greene JS. Agitophasia Associated with Agitographia. Medical Record; 1916

Grewel F. Cluttering and its problems. Folia Phoniatr (Basel) 1970; 22(4): 301–310.

Grimm H, Schöler H. Der Heidelberger Sprachentwicklungstest (H-S-E-T). 2. Aufl. Göttingen: Hogrefe; 1991

Grimm H, Aktas M, Kießig U. SSV – Sprachscreening für das Vorschulalter. Göttingen: Hogrefe; 2003

Grötzbach H, Iven C. ICF in der Sprachtherapie. Umsetzung und Anwendung in der logopädischen Praxis. Idstein: Schulz Kirchner; 2009

Grosjean F, Deschamps A. Analyse des variables temporelles du français spontané II. Comparaison du français oral dans la description avec l'anglais (description) et avec le français (interview radiophonique). Phonetica 1973; 28(3–4): 191–226

Grosjean F, Collins M. Breathing, pausing and reading. Phonetica 1979; 36(2): 98–114

Guitar B, Marchinowski L. Influence of mothers' slower speech on their children's speech rate. J Speech Lang Hear Res 2001; 44(4): 853–861

Hall KD, Yairi, E. Speaking Rate and Speech Motor Control. In: Hulstijn W, Peters HFP, Van Lieshout PHHM, eds. Speech Production: Motor Control, Brain Research and Fluency Disorders. Elsevier Science Ltd; 1997

Hansen B, Iven C. Stottern und Sprechflüssigkeit. München: Urban & Fischer; 2002

Hanson DM, Jackson AW 3rd, Hagerman RJ. Speech disturbances (cluttering) in mildly impaired males with the Martin-Bell/fragile X syndrome. Am J Med Genet 1986; 23(1–2): 195–206

Hartinger M. Artikulationspräzision bei Poltern- aktuelle Erkenntnisse aus der Sprechmotorikforschung. Forum Logopädie 2006; 3: 12–19

Hartsuiker RJ, Kolk HH. Error monitoring in speech production: a computational test of the perceptual loop theory. Cogn Psychol 2001; 42(2): 113–157

Heike G. Zur Phonetik der Silbe. In: Eisenberg P, Ramers KH, Vater H, Hrsg. Silbenphonologie des Deutschen. Tübingen: Gunter Narr; 1992

Hellrung U. Sprachentwicklung und Sprachförderung. Ein Leitfaden für die Praxis. Freiburg, Basel, Wien: Herder; 2002

Huggins A. Speech Timing and Intelligibility. In: Requin J (ed.) Attention and Performance VII. Hillsdale N. J.: Lawrence, Erlbaum; 1978

Iven C. Poltern: Aktuelle Erkenntnisse, Meinungen und Forschungsergebnisse zu einer fast vergessenen Sprachstörung. Sprache-Stimme-Gehör 1998; 22: 54–62

Iven C. Beratung in der Sprachtherapie: Gemeinsam an Lösungen arbeiten. Logos Interdisziplinär 2000; 8(2): 84–97

Jäncke L. [Dependence of 'audio-phonatoric coupling' of speech rate and speech loudness]. Z Exp Angew Psychol 1992; 39(4): 581–597

Jaffe J, Anderson SW, Rieber RW. Research and clinical approaches to disorders of speech rate. J Commun Disord 1973; 6(4): 225–246

Kaiser-Feuerlein F. Dysgrammatische Sprache–dysgrammatisches Spiel. Dezentrierungs- und Strukturierungsleistungen bei spracherwerbsauffalligen Vorschulkindern. Logos Interdisziplinär 2008; 1: 4–12

Katz J. The use of staggered spondaic words for assessing the integrity of the central auditory system. J Aud Res 1962; 2: 327–337

Katz J, Smith PS. The Staggered Spondaic Word Test. A ten-minute look at the central nervous system through the ears. Ann N Y Acad Sci 1991; 620: 233–251

Katz-Bernstein N. Poltern – Therapieansatz für Kinder. Vierteljahreszeitschrift für Heilpädagogik und ihre Nachbargebiete 1986; 4: 413–426

Katz-Bernstein N. Aufbau der Sprach- und Kommunikationsfähigkeit bei redeflussgestörten Kindern. Ein sprachtherapeutisches Übungskonzept. 5. Aufl. Luzern, CH: Edition SZH/SPC; 1992

Katz-Bernstein N, Subellok K. Gruppentherapie mit stotternden Kindern und Jugendlichen: Konzepte für die sprachtherapeutische Praxis. München, Basel: Ernst Reinhardt; 2003

Kauschke Ch, Siegmüller J. Patholinguistische Diagnostik bei Sprachentwicklungsstörungen. 2. überarb. Aufl. München: Elsevier; 2010

Kehlham R. Bericht über den experimentellen Einsatz von Sprachlabor-Technik bei der Behandlung eines Polterers. In: Becker KP, Elstner W, Hrsg. Störungen des Redeflusses. Bericht des Schulkomittees der Intern Ges. für Logopädie und Phoniatrie über die Tagung in Thalheim 1978. Berlin: Volk und Gesundheit; 1980

Keith RW. ACPT Auditory Continous Performance Test. San Antonio: Psychological Corp; 1994

Kelly EM, Conture EG. Speaking rates, response time latencies, and interrupting behaviors of young stutterers, nonstutterers, and their mothers. J Speech Hear Res 1992; 35(6): 1256–1267

Kiese C, Kozielsky PM. Aktiver Wortschatztest für drei- bis sechsjährige Kinder. AWST 3–6. Weinheim: Beltz; 1996

Kiese-Himmel C, Risse T. Normen für den Mottier-Test bei 4- bis 6-jährigen Kindern. HNO 2009; 55: 943–948

Kleinsorge B. Untersuchung zu den Persönlichkeitsmerkmalen und dem Lern- und Leistungsverhalten bei Polterern. Die Sprachheilarbeit 1989; 34(3): 113–121

König K. Neurogenes Stottern. Möglichkeiten und Grenzen in der Behandlung. Dissertation an der Fakultät der Rehabilitationswissenschaften der Universität Dortmund; 2009

Kohler KJ. Parameters of speech rate perception in German words and sentences: Duration, pitch movement, and pitch level. Arbeitsberichte (AIPUK) 22, Institut für Phonetik und digitale Sprachverarbeitung der Universität Kiel; 1986: 137–177

Kohler KJ. Einführung in die Phonetik des Deutschen. 2. Aufl. Berlin: Erich Schmidt; 1995

Kolfenbach K. Qualitative Diagnostik des Lexikonerwerbs: Hilfestellungen für die Therapieplanung. Forum Logopädie 2002; 2: 16–19

Kowal S, O'Conell DC, Sabin EF. Development of temporal patterning and vocal hesitations in spontaneous narratives. J Psycholinguist Res 1975; 4(3): 195–207

Kuckenberg S, Zückner H. IMS – Intensiv-Modifikation Stottern für Kinder. Neuss: Ulrich Natke; 2006

Landerl K, Wimmer H, Moser E. Salzburger Lese- und Rechtschreibtest (SLRT). Verfahren zur Differenzialdiagnose von Störungen des Lesens und Schreibens für die 1.–4. Schulstufe. Bern: Huber; 1997

Langevin M, Boberg E. Results of intensive stuttering therapy with adults who stutter and clutter. J Fluency Disord 1996; 21: 315–327

Langová J, Morávek M. An experimental study of stuttering and cluttering. Praha: Academia Nakladatelstvi Ceskoslovenske Akademie Ved.; 1964

Langová J, Morávek M. Some problems of Cluttering. Folia Phoniatr (Basel) 1970; 22(4): 325–336

Lattermann T, Neumann K, Euler HA. Das Lidcombe-Programm. Ein Interventionsverfahren zur Behandlung frühkindlichen Stotterns – auch für deutschsprachige Kinder. Forum Logopädie 2009; 2(23): 16–23

Lauer N. Zentral-auditive Verarbeitungsstörungen im Kindesalter. 3. Aufl. Forum Logopädie. Stuttgart: Thieme; 2006

Lebrun Y. Cluttering after brain damage. J Fluency Disord 1996; 21: 289–295

Lees RM, Boyle BE, Woolfson L. Is cluttering a motor disorder? J Fluency Disord 1996; 21: 281–287

Lehiste L. Some phonetic chracteristics of discourse. Studia Linguistica 1982; 36(2): 117–130

Levelt WJM. Speaking – from intention to articulation. Cambridge, Massachusetts, London: The MIT-Press; 1989

Levelt WJM. Accessing Words in Speech Production: Stages, Processes and Representations. Cognition 1992; 42: 1–22

Levelt WJM. The architecture of normal spoken language use. In: Blanken G, Dittmann J, Grimm H et al., eds. Linguistic Disorders and Pathologies. An International Handbook. Berlin, New York: De Gruyter; 1993: 1–15

Levelt JM, Roelofs A, Meyer A. A theory of lexical access in speech production. Behavioural and Brain Sciences 1999; 22: 1–75

Liebmann A. Vorlesungen über Sprachstörungen – Poltern. Berlin: Oscar Coblentz; 1900

Lieberman P, Katz W, Jongman A et al. Measures of the sentence intonation of read and spontaneous speech in American English. J Acoust Soc Am 1985; 77(2): 649–657

Linder M, Grissemannn H. ZLT – Zürcher Lesetest. 2. Aufl. Bern: Hans Huber; 1996

Lleras B. Tasten, Schmecken, Riechen. Die Bedeutung der Wahrnehmung bei der Behandlung myofunktioneller Störungen. Logos Interdisziplinär 1993; 1: 32–34

Longhurst TM, Siegel GM. Effects of communication failure on speaker and listener behavior. J Speech Hear Res 1973; 16(1): 128–240

Luchsinger R, Landolt H. Elektroencephalographische Untersuchungen mit und ohne Poltern. Folia Phoniatr 1951; 3: 135–149

Luchsinger R, Arnold GE. Handbuch der Stimm- und Sprachheilkunde. Wien: Springer; 1959

Luchsinger R. Poltern. Erkennung, Ursachen, Behandlung. Berlin-Charlottenburg: Carl Marhold Verlagsbuchhandlung; 1963

Luchsinger R, Arnold W. Voice-speech-language: Clinical communicology: Its physiology and pathology. Belmont, CA: Wadsworth; 1965

Luchsinger R. Inheritance of speech defects. Folia Phoniatr (Basel) 1970; 22(3): 216–230

Ludlow C, Schulz G, Menendez L. An investigation of a familial form of cluttering. Nijmegen, The Netherlands. Proceedings of the First World Congress on Fluency Disorders 1995; 2: 655–658

Ludwig CS. An interaction study of phonology and length of utterance in developmental verbal dyspraxics and normals in repetition and conversational speech. Unpublished doctoral dissertation. Southern Illinois University; 1983

McCabe P, Rosenthal JB, McLeod S. Features of developmental dyspraxia in the general speech-impaired population? Clin Linguist Phon 1998; 12(2): 105–126

McTear M, Conti-Ramsden G. Pragmatic Disability in Children (reprint). London: Whurr Publishers; 1994

Malécot A, Johnston R, Kizziar PA. Syllabic rate and utterance length in French. Phonetica 1972; 26(4): 235–251

Mannhardt A. Die Behandlung des Polterns bei Jugendlichen und Erwachsenen. Forum Logopädie 2005; 3(19): 18–25

May P. Hamburger Schreibprobe (HSP 1–9). Diagnose orthografischer Kompetenz zur Erfassung der grundlegenden Rechtschreibstrategien. Hamburg: verlag für pädagogische medien; 2002

Mazzoni D, Dannenberg R. 2000. Audacity. Im Internet: http://audacity.sourceforge.net/?lang=de; Stand: 03.06.2013

Meibauer J. Pragmatik. Tübingen: Stauffenberg; 1999

Meixner F. Poltern aus entwicklungspsychologischer Sicht. In: Grohnfeldt M, Hrsg. Handbuch der Sprachtherapie. Bd. 5: Störungen der Redefähigkeit. Berlin: Edition Marhold; 1992

Mercurialis H. Diseases of Children. Waldkirch: Pernea; 1584

Miller JL, Grosjean F, Lomanto C. Articulation rate and its variability in spontaneous speech: a reanalysis and some implications. Phonetica 1984; 41(4): 215–225

Molinari EL, Menken M. Case reports: Symptomatic cluttering: an overlooked neurologic sign. J Med Soc N J 1977; 74(6): 547–548

Molt LF. An Examination of Various Aspects of Auditory Processing in Clutterers. J Fluency Disord 1996; 21: 215–225

Motsch HJ. ESGRAF-R. Modularisierte Diagnostik grammatischer Störungen. Göttingen: Hogrefe; 2008

Müller R. Diagnostischer Rechtschreibtest. 2. Aufl. Weinheim: Beltz; 2004

Musiek FE, Baran JA. Central auditory assessment: thirty years of challenge and change. Ear Hear 1987; 8(4 Suppl): 22S–35S

Mussafia M. Various aspects of cluttering. Folia Phoniatr (Basel) 1970; 22(4): 337–346

Myers FL. Cluttering: A Synergistic Framework. In: Myers FL, St. Louis KO, eds. Cluttering: A Clinical Perspective. Kibworth, UK: Far Communications; 1992 (reissued in 1996 by Singular, San Diego, CA)

Myers FL, Bradley CL Clinical Management of Cluttering from a Synergistic Framework. In: Myers FL, St. Louis KO, eds. Cluttering: A Clinical Perspective. Kibworth, UK: Far Communications; 1992 (reissued in 1996 by Singular, San Diego, CA)

Myers FL, St. Louis KO. Cluttering: Issues and Controversies. In: Myers FL, St. Louis KO, eds. Cluttering: A Clinical Perspective. Kibworth, UK: Far Communications; 1992 (reissued in 1996 by Singular, San Diego, CA)

Myers FL. Cluttering: A matter of perspective. J Fluency Disord 1996; 21: 175–185

Myers FL, St. Louis KO. Two youth who clutter, but is that the only similarity? J Fluency Disord 1996; 21: 297–304

Myers FL. Treatment of cluttering: a cognitive-behavioral approach cetered on rate control. In: Ward D, Scaler Scott K, eds. Cluttering. A Handbook of Research, Intervention and Education. Hove and New York: Psychology Press; 2011

Nakatani LH, O'Connor JD, Aston CH. Prosodic aspects of American English speech rhythm. Phonetica 1981; 38: 84–106

Neumann K, Euler HA, von Gudenberg W et al. The nature and treatment of stuttering as revealed by fMRI. A within- and between-group comparison J Fluency Disord 2003; 28: 381–410

Neumann K, Nawka T, Wiesner T et al. Leitlinien der Deutschen Gesellschaft für Phoniatrie und Pädaudiologie zur Sprachentwicklungsstörungen bei Kindern (Kurzfassung). Kindheit und Entwicklung 2009; 18(4): 222–231

Neumeyer A. Mit Feengeist und Zauberpuste. Zauberhaftes Arbeiten in Pädagogik und Therapie. 4. Aufl. Freiburg im Breisgau: Lambertus; 2009

Nickisch A, Gross M, Schönweiler R et al. Auditive Verarbeitungs- und Wahrnehmungsstörungen. Konsensus-Statement der Deutschen Gesellschaft für Phoniatrie und Pädaudiologie. HNO 2007; 55: 61–72

Oades RD, Röpcke B. Neurobiologische Grundlagen der Aufmerksamkeit: „Über die Freiheit der Wahl". Sprache – Stimme – Gehör 2000; 24: 49–56

Oetken-Ishorst E. Prävention von Stimmstörungen bei Kindern. Forum Logopädie 2002; 4: 16–21

Oomen CC, Postma A. Effects of time pressure on mechanisms of speech production and self-monitoring. J Psycholinguist Res 2001; 30(2): 163–184

Op't Hof J, Uys IC. A clinical delineation of tachyphemia (cluttering). A case of dominant inheritance. S Afr Med J 1974; 10: 48(38): 1624–1628

Penner Z, Fischer A, Krügel C. Von der Silbe zum Wort. Rhythmus und Wortbildung in der Sprachförderung. Troisdorf: Bildungsverlag EINS; 2006

Perelló J. Tachyphemia. A clinical contribution. Folia Phoniatr (Basel) 1970; 22(4): 381–382

Perkins WH, Kent RD, Curlee RF. A theory of neuropsycholinguistic function in stuttering. J Speech Hear Res 1991; 34(4): 734–752

Pfitzinger H. Phonetische Analyse der Sprechgeschwindigkeit. Forschungsberichte des Instituts für Phonetik und Sprachliche Kommunikation der Universität München 2001; 38: 117–264

Pinheiro M. Tests of Central Auditory Function in Children with Learning Disabilities. In: Keith R, ed. Central Auditory Disfunction. New York: Grune-Stratton; 1977

Pinker S. Der Sprachinstinkt. Wie der Geist die Sprache bildet. München: Kindler; 1996

Postma A. On the Mechanisms of Speech Monitoring. In: Hulstijn W, Peters HFP, Van Lieshout PHHM, eds. Speech Production: Motor Control, Brain Research and Fluency Disorders. Elsevier Science Ltd; 1997

Postma A, Kolk H. The covert repair hypothesis: prearticulatory repair processes in normal and stuttered disfluencies. J Speech Hear Res 1993; 36(3): 472–487

Preus A. Stuttering in Down's Syndrome. In: Lebrun Y, Hoops R, eds. Neurolinguistic Approaches to Stuttering. The Hague: Mouton; 1973

Preus A. Cluttering and Stuttering. In: Myers FL, St. Louis KO, eds. Cluttering: A Clinical Perspective. Kibworth, UK: Far Communications; 1992 (reissued in 1996 by Singular, San Diego, CA)

Preußners D. Beruflich Profi oder Amateur. Was Sie als Ingenieur, Naturwissenschaftler oder Informatiker über Ihren beruflichen Erfolg wissen müssen (VDI Karriere). Heidelberg: Springer; 2008

Prutting CA, Kirchner DM. A clinical appraisal of the pragmatic aspects of language. J Speech Hear Disord 1987; 52(2): 105–119

Ptok M, Leonhardt A. Wie können Kinder in der Schule besser zuhören? Elterninformation. Sprache – Stimme – Gehör 2009; 33: 102

Pschyrembel. Klinisches Wörterbuch. 255. Aufl. Berlin, New York: de Gruyter; 1986

Quitman H. Humanistische Psychologie. 3. Aufl. Göttingen: Hogrefe; 1996

Regenbrecht F, Huber W, Glindemann R. Zum Verhältnis von Kohärenz und Kohäsion bei Aphasie. In: Rickheit G, Mellies R, Winneken A, Hrsg. Linguistische Aspekte der Sprachtherapie. Wiesbaden: Westdeutscher Verlag; 1992

Reichel I, Bakker K. Global Landscape of Cluttering. Perspect Fluen Fluen Disord 2009; 19(2): 62–69

Rieder K, Rumler A. Poltern In: Aschenbrenner H, Rieder K (Hrsg). Sprachheilpädagogische Praxis. Wien: Jugend und Volk; 1990

Riley, GD. A stuttering severity instrument for children and adults. SSI-3. 3 rd ed. Austin: ProEd; 1994

Riley G, Riley J. Oral Motor Treatment and Assessment: Improving Syllable Production. Austin, TX: PRO-ED Inc.; 1985

Rogers CR. Therapeut und Klient. Grundlagen der Gesprächspsychotherapie. 18. Aufl. Frankfurt am Main: Fischer; 2004

Rost M. Sprechstrategien in „freien Konversationen". Tübingen: Gunter Narr; 1989

Sandrieser P, Schneider P. Stottern bei Kindern im Vorschulalter. Forum Logopädie. Stuttgart: Thieme; 2001

Sandrieser P. Mini-KIDS – ein Konzept zur direkten Behandlung von Stottern im Kindergartenalter. Forum Logopädie 2003; 2 (17): 14–19

Sandrieser P, Schneider P. Stottern im Kindesalter. Forum Logopädie. Stuttgart: Thieme; 2008

St. Louis KO. Investigations of Speech Naturalness Ratings. Proceedings of the First World Congress on Fluency Disorders. The International Fluency Association; 1985, 453–456

St. Louis KO, Hinzman A, Hull F. Studies of Cluttering. Disfluency and Language Measures in Young Possible Clutterers and Stutterers. Journal of Fluency Disorders 1985; 10: 151–172

St. Louis KO, Hinzman AR. Studies of Cluttering: Perceptions of Cluttering by Speech-Language Pathologists and Educators. J Fluency Disord 1986; 11: 131–149

St. Louis KO. On Defining Cluttering. In: Myers FL, St. Louis KO, eds. Cluttering: A Clinical Perspective. Kibworth, England: Far Communications; 1992 (reissued in 1996 by Singular, San Diego, CA)

St. Louis KO, Ruscello D, Lundeen C. Coexistence of Communication Disorders in SchoolChildren. ASHA Monographs No. 27. Rockville, MD: American Speech-Language-Hearing Association; 1992

St. Louis KO, Rustin L. Professional Awareness of Cluttering. In: Myers FL, St. Louis KO, eds. Cluttering: A Clinical Perspective. Kibworth, England: Far Communications; 1992 (reissued in 1996 by Singular, San Diego, CA)

St. Louis KO, Daly D. Cluttering: past, present, and future. In: Starkweather CW, Peters HFM, eds. Stuttering: Proceedings of the first world congress on fluency disorders. The International Fluency Association; 1995: 659–662

St. Louis KO, Myers FL. Clinical Management of Cluttering. Language, Speech and Hearing Services in Schools 1995; 11: 3–14

St. Louis KO. Tabular Summary of Cluttering Subjects. J Fluency Disord 1996; 21: 337–343

St. Louis KO, Myers FL, Cassidy LJ et al. Efficiacy of delayed auditory feedback for treating cluttering: Two case studies. J Fluency Disord 1996; 21: 305–314

St. Louis KO, Myers FL. Management of cluttering and related fluency disorders. In Curlee RF, Siegel GM, eds. Nature and treatment of stuttering: New directions. Boston: Allyn and Bacon; 1997: 312–332

St. Louis KO, Myers FL, Faragasso K et al. Perceptual aspects of cluttered speech. J Fluency Disord 2004; 29: 213–235

St. Louis KO et al. In: Conture E & Curlee R, eds. Stuttering and other Fluency Disorders. Philadelphia, PA: Thieme Medical; 2007

St. Louis KO, Schulte K. Defining Cluttering: the lowest common denominator. In: Ward D, Scaler Scott K, eds. Cluttering. A Handbook of Research, Intervention and Education. Hove and New York: Psychology Press; 2011

Sarimski K. Sprachliche und adaptive Kompetenzen bei Jungen mit Fragilem-X-Syndrom im Kindesalter. Sprachheilarbeit 2009; 5: 190–196

Scaler Scott K, St. Louis KO. Self-help and support groups for people with cluttering. In: Ward, D. Scaler Scott K, eds. Cluttering. A Handbook of Research, Intervention and Education. Hove and New York: Psychology Press; 2011

Scharff Rethfeld W. Kindliche Mehrsprachigkeit. Stuttgart: Thieme; 2013

Schegloff EA, Jefferson G, Sacks H. The Reference for Self-Correction in the Organization of Repair in Conversation. Language 1977; 53(2): 361–382

Schindler A. Stottern und Schule- Ein Ratgeber für Lehrerinnen und Lehrer. 2. Aufl. Köln: Demosthenes; 2001

Schmid-Giovannini S. Hören und Sprechen – Anleitung zur auditiv-verbalen Erziehung hörgeschädigter Kinder. Internationales Beratungszentrum Meggen. Meggen, CH: Zollikon; 1996

Schneider P, Lüdemann D. Logopädische Elternberatung bei Kommunikationsstörungen. In: Böhme G, Hrsg. Sprach-, Sprech-, Stimm- und Schluckstörungen. Bd. 2: Therapie. Stuttgart: G. Fischer; 1998

Schneider M. Poltern. In: Grohnfeldt M, Hrsg. Lehrbuch der Sprachheilpädagogik und Logopädie. Bd. 4: Beratung, Therapie und Rehabilitation. Stuttgart: Kohlhammer; 2003: 235–241

Schneider P, Zückner H. Aachener Analyse unflüssigen Sprechens (AAUS). Neuss: Ulrich Natke; 2005

Shields L. Treating cluttered speech in a young child. Paper presented on the First Online Conference on Cluttering. Minnesota State University, Mankato; 2010. Im Internet: http://associations.missouristate.edu/ICA/; Stand: 04.06.2013

Von Schlippe A, Schweitzer J. Lehrbuch der systemischen Therapie und Beratung. 7. Aufl. Göttingen: Vandenhoeck & Ruprecht; 2000

Schöler H, Brunner M. HASE – Heidelberger Auditives Screening in der Einschulungsuntersuchung (2. erweiterte Aufl.). Wertingen: Westra; 2007

Schöler H, Kany M. Fokus: Sprachdiagnostik – Leitfaden zur Sprachstandsbestimmung im Kindergarten. Mannheim: Cornelsen; 2007

Schönmackers S. Entspannungsverfahren in der Sprachtherapie mit polternden Kindern. München, Basel: Ernst Reinhardt; 2002

Schrey-Dern L, Stiller U, Tockuss C. Sprachentwicklungsstörungen. Logopädische Diagnostik und Therapieplanung. Stuttgart: Thieme; 2006

Schulz von Thun F. Miteinander reden 1 – Störungen und Klärungen. 7. Aufl. Allgemeine Psychologie der Kommunikation. Reinbek: Rowohlt; 2010

Schulze H, Johannsen HS. Stottern bei Kindern im Vorschulalter. Theorie – Diagnostik – Therapie. Ulm: Phoniatrische Ambulanz der Universität Ulm; 1986

Schwarz V, Stengel I, Strauch T. Logopädische Therapie bei Stimmstörungen. In: Böhme G, Hrsg. Sprach-, Sprech-, Stimm- und Schluckstörungen. Bd. 2: Therapie. Stuttgart: G. Fischer; 1998

Seashore C, Lewis D, Saetvert D. Seashore Measures of Musical Talents. New York: The Psychological Corporation; 1964

Seeman M. Sprachstörungen bei Kindern. Berlin: VEB Volk und Gesundheit; 1959

Seeman M, Novak A. Motor Ability in Clutterers. Folia Phoniatr 1963; 15: 170–176

Seeman M. Les troubles du langage chez l'enfant. Bruxelles: Presses Academiques Europeenes; 1967

Seeman M. Relation between motorics of speech and general motor abilities in clutterers. Folia Phoniatr 1970; 22: 376–380

Seeman M. Sprachstörungen bei Kindern. Berlin: VEB Verlag Volk und Gesundheit; 1974

Selting M, Auer P, Barden B et al. Gesprächsanalytisches Transkriptionssystem (GAT). Linguistische Berichte 1998; 173: 91–122

Shaiman S. Articulatory control of vowel length for contiguous jaw cycles. The Effects of speaking rate ans phonetic context. Journal of Speech, Language and Hearing Research 2002; 45: 663–667

Shore S. Dichotic listening and central auditory processing. Unpublished Masters Dissertation in Audiology, University of the Witwatersrand; 1975

Sick U. Spontansprache bei Poltern – eine empirische Untersuchung. Unveröffentlichte Diplomarbeit des Studiengangs Lehr- und Forschungslogopädie an der RWTH-Aachen; 1999

Sick U. Spontansprache bei Poltern. Forum Logopädie 2004a; 4: 7–16

Sick U. Poltern. Stuttgart: Thieme; 2004b

Sick U. Modifikation von Poltersymptomen bei Jugendlichen und Erwachsenen. Forum Logopädie 2008; 2: 22–25

Sick U, Helten B. Stottern-Poltern oder beides? In: Mein Kind stottert. Was nun? Hrsg. Bundesvereinigung Stotterer Selbsthilfe e. V. Köln: Demosthenes; 2010

Siegmüller J. Therapie von kindlichen Wortfindungstörungen nach dem Patholinguistischen Therapienasatz. Forum Logopädie 2008; 5(22): 6–13.

Siegmüller J, Kauschke C. Patholinguistische Therapie bei Sprachentwicklungsstörungen (PLAN). München: Elsevier; 2012

Stang H. Möglichkeiten der Behandlung polternder Klienten. Die Sprachheilarbeit 1984; 29(6): 255–264

Stansfield J. Prevalence of stuttering and cluttering in adults with mental handicaps. J Ment Defic Res 1990; 34(Pt 4): 287–307

Stark J, Stark HK. Störungen der Textverarbeitung bei Aphasie. In: Blanken G, Hrsg. Einführung in die linguistische Aphasiologie. Freiburg: Hochschulverlag; 1992

Starkweather CW. Fluency and Stuttering. Englewod Cliffs, NJ: Prentice Hall Inc.; 1987

Starkweather CW, Gottwald RS. The Demands and Capacities Model II: Clinical Applications. J Fluency Disord 1990; 15: 143–157

Starke A. Stottern vereinfachen. Modifikationstechniken nach Charles Van Riper. Köln: Demosthenes; 1996

Steingruber HJ, Lienert GA. Hand-Dominanz-Test (HDT). 2. Aufl. Göttingen: Hogrefe; 1976

Streifler M, Gumpertz F. Cerebral potentials in stuttering and cluttering. Confin Neurol 1955; 15(6): 344–359

Studdert-Kennedy M, Shankweiler D. Hemispheric specialisation for speech perception. J Acoust Soc Am 1970; 48: 579–594

Szagun G. The acquisition of grammatical and lexical structures in children with cochlear implants: a developmental psycholinguistic approach. Audiol Neurootol 2000; 5(1): 39–47

Teigland A. A Study of Pragmatic Skills of Clutterers and Normal Speakers. J Fluency Disord 1996; 21: 201–214

Tesak J. Einführung in die Aphasiologie. Forum Logopädie. Stuttgart: Thieme; 1997

Thacker R, de Nil L. Neurogenic cluttering. Journal of Fluency Disorders 1996; 21: 227-238

Tiger RJ, Irvine TL, Reis RP. Cluttering as a Complex of Learning Disabilities. Language, Speech, Hearing Services in Schools 1980; 11: 3–14

Tsao YC, Weismer G. Interspeaker Variation in Habitual Speaking Rate: Evidence for a Neuromuscular Component. Journal of Speech, Language and Hearing Research 1997; 40: 858–866

Van Riper C. Stuttering and cluttering. The differential diagnosis. Folia Phoniatr 1970; 22: 347–353

Van Riper C. The Nature of Stuttering. Englewood Cliffs, NJ: Prentice Hall; 1971

Van Riper C. Die Behandlung des Stotterns. 1. Aufl. Solingen: Bundesvereinigung Stotterer Selbsthilfe. e. V.; 1986

Van Zaalen-op't Hof Y, Myers FL, Ward D et al. Cluttering Assessment-Clinical Issues Commitee of the ICA. 2008. Im Internet: http://associations.missouristate.edu/ICA/; Stand: 04.06.2013

Van Zaalen-op't Hof Y. Cluttering Identified. Differential diagnosis between cluttering, stuttering and speech impairment related to learning disability. Dissertation Utrecht: Universiteit; 2009

Van Zaalen-op't Hof Y, Wijnen F, Dejonckere PH. A test on speech motor control on word level, the SPA test. Int J Speech Lang Pathol 2009a; 11: 26–33

Van Zaalen-op't Hof Y, Wijnen F, Dejonckere PH. Language planning disturbances in children who clutter or have learning disabilities. Int J Speech Lang Pathol 2009b; 11: 496–508

Van Zaalen-op't Hof Y, Wijnen F, Dejonckere PH. Differential diagnostic characteristics between cluttering and stuttering part one. J Fluency Disord 2009c; 34: 137–146

Van Zaalen-op't Hof Y, Wijnen F, Dejonckere PH. Differential diagnostic characteristics between cluttering and stuttering, part two. J Fluency Disord 2009d; 34: 146–154

Van Zaalen Y, Winkelman C. Broddelen. Een (on)begrepen stoornis. Bussum: Uitgeverij Coutinho; 2009

Vopel K. Kinder ohne Streß. Bewegung im Schneckentempo. 4. Aufl. Salzhausen: iskopress; 1997

Wagner I. LOGO-Ausspracheprüfung zur differenzierten Analyse von Dyslalien. Wildeshausen: LOGO; 1994

Ward D. Stuttering and Cluttering. Frameworks for understandings and treatment. Hove and New York: Psychology Press; 2006

Ward D, Scaler Scott K, eds. Cluttering. A Handbook of Research, Intervention and Education. Hove and New York: Psychology Press; 2011

Ward D. Motor speech control and cluttering. In: Cluttering. A Handbook of Research, Intervention and Education. Hove and New York: Psychology Press; 2011

Weber C. Poltern – Eine vergessene Sprachbehinderung. Berlin: Ed. Marhold im Wiss. Spiess; 2002

Weigl I, Reddemann-Tschaikner M. HOT – ein handlungsorientierter Therapieansatz bei Kindern mit Sprachentwicklungsstörungen. Forum Logopädie. Stuttgart, New York: Thieme; 2009

Weiss DA. Cluttering. A Basic Analysis. Lecture in the New York Society for Speech and Voice Therapy, February, 5; 1950

Weiss DA. Cluttering. Englewood Cliffs, New York: Prentice-Hall; 1964

Weiss DA. Cluttering. Folia Phoniatr 1967; 19: 233–263

Weiss DA. Cluttering. Central Language Imbalance. Pediatr Clin North Am 1968; 15(3): 705–719

Wendlandt W. Therapeutische Hausaufgaben: Materialien für die Eigenarbeit und das Selbsttraining; eine Anleitung für Therapeuten, Betroffene, Eltern und Erzieher. Stuttgart: Thieme; 2002

Wendler J, Seidner W, Kittel G et al. Lehrbuch der Phoniatrie und Pädaudiologie. 3. Aufl. Stuttgart: Thieme; 1996

Westrich E. Zum personenzentrierten Verständnis von Redeauffälligkeiten: Das Gespräch als Therapie. In: Grohnfeldt M, Hrsg. Handbuch der Sprachtherapie. Bd. 5. Störungen der Redefähigkeit. Berlin: Marhold; 1992

WHO. International Classification of Functioning, Disability and Health (ICF). http://apps.who.int/classifications/icd10/browse/2010/en#/F986; 2007

Williams DF, Wener DL. Cluttering and Stuttering Exhibited in a Young Professional. J Fluency Disord 1996; 21: 261–269

Willeford J. Assessing Central Auditory Behaviour in Children: A Test Battery Approach. In: Keith R, ed. Central Auditory Dysfunction. New York: Grune-Stratton; 1977

Wingate ME. The Structure of Stuttering. New York: Springer; 1988

Wolk L. Cluttering: a diagnostic case report. Br J Disord Commun 1986; 21(2): 199–207

Woolf G. The assessment of stuttering as struggle avoicance and expectancy. Br J Disord Commun 1967; 2(2): 158–171

Yaruss S, Logan K, Conture E. Speaking rate and diadochokinetic abilities of children who stutter. J Fluency Disord 1994; 19: 221–222

Ziegler W. Zur Autonomie sprechmotorischer Kontrollfunktionen. Forum Logopädie 2003; 2(7): 6–13

Zimbardo PG. Psychologie. Hoppe-Graff S, Keller B, Hrsg. 5. Aufl. Berlin, Heidelberg, New York: Springer; 1992

Zimmerer F, Reetz H, Lahiri A. Place assimilation across words in running speech: corpus analysis and perception. J Acoust Soc Am 2009; 125(4): 2307–2322

Zückner H. Intensiv-Modifikation Stottern. Neuss: Ulrich Natke; 2004

10 Anamnese- und Diagnostikmaterialien

Merke

Die Formulare und Tabellen aus diesem Kapitel und einige weitere Materialien stehen auch online als Kopiervorlage zum Download: www.thieme.de/go/Forum-Logopädie/Sick zur Verfügung. Zugangscode und weitere Informationen finden Sie am Ende des Buches.

- Anamnesebogen Poltern für Kinder und Jugendliche (▶ Abb. 10.1)
- Anamnesebogen Poltern für Erwachsene (▶ Abb. 10.2)
- Transkribierte Spontansprachanalyse bei Poltern – Auswertungsbogen (▶ Abb. 10.3)
- Screening zur Spontansprachanalyse bei Poltern – Protokollbogen (▶ Abb. 10.4)
- Orientierende Auswertung nach dem Gesamteindruck der Spontansprachprobe (▶ Abb. 10.5)
- Nacherzählung / Deutliche Artikulation - Textvorlage: Die geteilte Suppe (▶ Abb. 10.6)
- Deutliche Artikulation – Untersuchungsbogen (▶ Abb. 10.7)
- Orale Diadochokinese – Auswertungsbogen (▶ Abb. 10.8)
- Normwerte für Diadochokineseraten (▶ Tab. 10.1)
- Schweregrad der diadochokinetischen Störungen (4–11 Jahre) (▶ Tab. 10.2)
- Tempovariationen – Lesetext: Der Nordwind und die Sonne (▶ Abb. 10.9)
- Tempovariationen – Auswertungsbogen (▶ Abb. 10.10)
- Nacherzählung – Propositionenliste für die Geschichte Die geteilte Suppe (▶ Abb. 10.11)
- Analyse kommunikativ-pragmatischer Fähigkeiten bei Poltern (▶ Abb. 10.12)
- Selbsteinschätzung des Sprechens und der Kommunikation (▶ Abb. 10.13)
- Items zum Training der oralen Diadochokinese (▶ Tab. 10.3)
- Phonetik Wort- und Satzliste mit zunehmendem Schwierigkeitsgrad - Übungsmaterial (▶ Abb. 10.14)
- Dokumentationsvorlage zum In-vivo-Training (▶ Abb. 10.15)
- Langfristige Dokumentation von Poltern (▶ Abb. 10.16)
- Informationen zur Redeflusstörung Poltern (▶ Abb. 10.17)

Name: ______ Vorname: ______ Datum: ______
Geburtsdatum: ______ Untersucher: ______

Berufe der Eltern: ______
Anlass der Anmeldung: ______

Sprache(n) im Elternhaus: ______

Familie

Anzahl der Geschwister:
[ ] Zusammenleben mit beiden Eltern und Geschwistern
[ ] alleinerziehender Elternteil
[ ] Sonstiges

Kindergarten

Anzahl der Einrichtung(en): von ______ bis ______

Schule

Art der Einrichtung(en): von ______ bis ______

Weitere Förderung (früher und derzeitige)

[ ] Frühförderung von ______ bis ______
[ ] Logopädie von ______ bis ______
Gründe der logopädischen Behandlung:
[ ] Ergotherapie von ______ bis ______
[ ] Psychomotorik von ______ bis ______
[ ] LRS-Förderung von ______ bis ______
[ ] Nachhilfe von ______ bis ______
Fächer:
[ ] psychologische Betreuung von ______ bis ______
[ ] Sonstiges ______

______

Vorgeschichte

Schwangerschaft
[ ] unauffällig ______
[ ] auffällig, weil ______

______

Geburt
[ ] unauffällig ______
[ ] auffällig, weil ______

______

Kindliche Entwicklung

Erkrankungen/Unfälle des Kindes
[ ] häufige Erkältungen

Abb. 10.1 Anamnesebogen Poltern für Kinder und Jugendliche.

[ ] häufige Mittelohrentzündungen
[ ] Kinderkrankheiten (Wann?) ____________________
[ ] weitere Erkrankungen (Wann?) ____________________
[ ] Unfälle/Verletzungen (Wann?) ____________________
[ ] Krankenhausaufenthalte von __________ bis __________

Kognitive Entwicklung
[ ] altersgemäß
[ ] Teilleistungsstörungen (Genaueres bitte im nächsten Abschnitt ankreuzen)
[ ] leichter Entwicklungsrückstand
[ ] mittlerer Entwicklungsrückstand/Lernbehinderung
[ ] erheblicher Entwicklungsrückstand/geistige Behinderung

Behinderungen/Störungen
[ ] keine
[ ] Hörstörungen (letzte HNO-ärztliche Untersuchung) ____________________
[ ] Sehstörungen ____________________
[ ] Körperbehinderung (Welche?) ____________________
[ ] Konzentrations-/Aufmerksamkeitsstörungen ____________________
[ ] zentrale auditive Verarbeitungsstörungen ____________________
[ ] Verhaltensauffälligkeiten ____________________
[ ] visuelle Wahrnehmungsstörungen ____________________
[ ] Syndrom (Welches?) ____________________
[ ] Sonstiges ____________________

Motorische Entwicklung
Sitzen: mit ca. ______ Monaten
Krabbeln: mit ca. ______ Monaten
Laufen: mit ca. ______ Monaten

Grobmotorik (z.B. rennen/klettern)
[ ] unauffällig
[ ] auffällig, weil ____________________

Bewegungsaktivität (Wie viel bewegt sich Ihr Kind?)
[ ] unauffällig
[ ] auffällig aktiv (ständig in Aktion) ____________________
[ ] auffällig passiv (sitzt viel herum, muss zum Bewegen ermuntert werden) ____________________

Feinmotorik (z.B. malen, schneiden, basteln)
[ ] unauffällig
[ ] auffällig, weil ____________________

Händigkeit:
[ ] rechts [ ] links [ ] beidhändig
[ ] auffällige Handschrift (Inwiefern?) ____________________

Ess- und Trinkentwicklng/Habits
Stillen:
[ ] nein [ ] ja (Wie lange?) ____________________
[ ] Auffälligkeiten in der weiteren Ess-/Trinkentwicklung (Welche?) ____________________
[ ] bestehende Habits (Daumenlutschen/Schnuller/Sonstiges) ____________________

Abb. 10.1 Fortsetzung.

Selbstständiges Erledigen der Hausaufgaben
[ ] altersgemäß
[ ] auffällig, weil
[ ] Schwierigkeiten, Ordnung zu halten

Sprachentwicklung

Lallen (Silbenketten): mit ca. ___ Monaten
erste Wörter: mit ca. ___ Monaten
Zweitwortsätze: mit ca. ___ Monaten
Mehrwortsätze:
(gramm. noch unkorrekt): mit ca. ___ Jahren
Haupt-/Nebensatzstrukturen: mit ca. ___ Jahren
Sprechfreude:
Kommunikationsverhalten:

Störungen der Sprach-/Sprechentwicklung

Wann und in welcher Form traten erstmals Probleme beim Sprechen auf? ___

___

Gibt es eine Entstehungshypothese? ___

___

Verlauf der Störung: ___

___

Derzeitige Symptomatik in Sprache und Sprechen

[ ] Unflüssigkeiten (Welche?) ___
[ ] auffällige Phonologie/Phonetik (Welche?) ___
[ ] auffällige Syntax/Morphologie (Welche?) ___
[ ] auffällige Semantik/Lexikon (Welche?) ___
[ ] auffällige Prosodie (Welche?) ___
[ ] eingeschränktes Sprachverständnis ___
[ ] Sonstiges ___

Sprechtempo

[ ] auffällig hoch

Kommunikationsverhalten

[ ] Schwierigkeiten zuzuhören (auffälliges Turn-Taking)
[ ] spricht sehr viel, monologisiert
[ ] Anspannung beim Sprechen
[ ] Kind gibt auffallend oft unpassende Antworten.
[ ] Verdacht auf Vermeiden von Lauten oder Wörtern
[ ] auffälliges sprachliches Reparaturverhalten
[ ] Sonstiges

Verständlichkeit des Sprechens

[ ] unauffällig
[ ] leicht eingeschränkt
[ ] mittelgradig eingeschränkt

Selbsthilfestrategien zum Umgang mit der Symptomatik: ___

Abb. 10.1 Fortsetzung.

Verändert sich die Symptomatik in unterschiedlichen Gesprächssituationen?

[ ] häusliche Umgebung vs. Kindergarten/Schule: ______

[ ] tagesabhängige Veränderungen: ______

[ ] Veränderungen im Urlaub: ______

[ ] entspanntes Sprechen (z.B. ruhiges Spiel, ruhiges Gespräch): ______

[ ] Sprechen mit bestimmten Personen führt zu stärkerer Symptomatik (Welche?): ______

[ ] Sprechen nach körperlicher Anstrengung: ______

[ ] Sprechen vor der Klasse/Kindergruppe: ______

[ ] Telefonieren: ______

[ ] Lesen: ______

[ ] Fremdsprache: ______

[ ] bei mehrsprachigen Kindern: Unterschiede in den Sprachen? (Welche?): ______

Familiäres Auftreten von Sprach-/Sprech- und Redeflussstörungen

[ ] nein

[ ] Poltern: ______

[ ] Stottern: ______

[ ] Sprachentwicklungsverzögerung oder -störung: ______

[ ] bestehende Unsicherheiten bei Grammatik und Formulieren: ______

[ ] Lese-Rechtschreib-Schwäche: ______

[ ] hohes irregulär schwankendes Sprechtempo: ______

[ ] undeutliches Sprechen: ______

[ ] Sonstiges: ______

Zentrale auditive Verarbeitung

[ ] auditive Information wird schlecht behalten (Aufträge, Lieder, Gedichte)

[ ] stark ablenkbar bei lauterer Umgebung (Unterricht, Kindergarten)

Sozialverhalten/Spiel- und Lernverhalten

Interessen: ______

Spielverhalten: ______

Rollenspiele: ______

Freunde: ______

selbstständiges Spielen: ______

Probleme und Konflikte: ______

Kindergarten

Kontaktverhalten in der Gruppe: ______

allg. Sozialverhalten im Kindergarten: ______

Schule (Leistungen und Sozialverhalten)

Schulische Leistungen

In welchen Bereichen/Fächern treten Schwierigkeiten auf? ______

______

______

______

Abb. 10.1 Fortsetzung.

Sozialverhalten
[ ] Problem mit Lehrern (Welche?)
[ ] Problem mit Mitschülern (Welche?)

Reaktionen der Umwelt auf das Sprach-/Sprechproblem

Familie: ______________________________

Freunde: ______________________________

Lehrer: ______________________________

Mitschüler: ______________________________

Unbekannte: ______________________________

Auswirkungen der Sprach-, Sprech- und Redeflussstörung auf das Kind/den Jugendlichen

Verhalten: ______________________________

____

Gefühle: ______________________________

____

Therapiemotivation/Erwartungen

(Der folgende Teil wird für Kinder und Jugendliche getrennt erhoben. Jugendliche füllen ab diesem Punkt bitte den Anamnesebogen für Erwachsene ab „Therapiemotivation/Erwartungen" aus:)

Hier nur für Kinder (bis ca. 10 Jahre) ausfüllen:

Einschätzung der Stärke des gesamten Kommunikationsproblems auf einer Skala von 0 bis 10 durch die Eltern

im Allgemeinen: ____________

an sprachlich guten Tagen: ____________

an sprachlich schlechten Tagen: ____________

Einschätzung des kindlichen Leidensdruckes auf einer Skala von 0 bis 10 durch die Eltern

im Allgemeinen: ____________

an sprachlich guten Tagen: ____________

an sprachlich schlechten Tagen: ____________

Einschätzung des kindlichen Leidensdruckes durch das Kind (mit Smileykärtchen erfragen)

☺ = kein Leidensdruck

☹ = leichter Leidensdruck (stört mich ein bisschen)

☹☹ = starker Leidensdruck (stört mich sehr)

im Allgemeinen:	☺ [ ]	☹ [ ]	☹☹ [ ]
an sprachlich guten Tagen:	☺ [ ]	☹ [ ]	☹☹ [ ]
an sprachlich schlechten Tagen	☺ [ ]	☹ [ ]	☹☹ [ ]

Erwartungen der Eltern an die Therapie: ______________________________

____

Erwartungen des Kindes: ______________________________

____

Prozedere: ______________________________

____

Abb. 10.1 Fortsetzung.

Name: ______ Vornome: ______ Datum: ______
Geburtsdatum: ______ Untersucher: ______ Beruf: ______

Anlass der Anmeldung: ______
Liegt Mehrsprachigkeit vor? Welche Sprachen? ______
Derzeitige Behandlung? ______

Vorgeschichtliche/kindliche Entwicklung

[ ] Logopädie von ______ bis ______
Gründe der logopädischen Behandlung

[ ] Ergotherapie von ______ bis ______
[ ] Krankengymnastik von ______ bis ______
[ ] Psychomotorik von ______ bis ______
[ ] LRS-Förderung von ______ bis
[ ] Nachhilfe von ______ bis ______
Fächer:
[ ] psychotherapeutische Betreuung von ______ bis ______
[ ] Sonstiges ______

Schule von ______ bis ______
Art der Einrichtung ______

Geburt

[ ] unauffällig
[ ] auffällig, weil ______

Erkrankungen und Unfälle

[ ] häufige Erkältungen in der Kindheit von ______ bis ______
[ ] häufige Mittelohrentzündungen in der Kindheit ______
[ ] weitere Erkrankungen (Wann?) ______
[ ] Unfälle/Verletzungen (Wann?) ______
[ ] Krankenhausaufenthalte ______

Teilleistungsstörungen/Behinderungen

[ ] keine
[ ] Lese-Rechtschreib-Schwäche
[ ] Hörstörungen
[ ] Konzentrations-/Aufmerksamkeitsstörungen
[ ] auditive Information wird schlecht behalten
[ ] stark ablenkbar bei lauter Umgebung
[ ] visuelle Verarbeitungsstörungen
[ ] Sonstiges ______

Grobmotorik (Sport)

[ ] unauffällig
[ ] auffällig, weil ______

Abb. 10.2 Anamnesebogen Poltern für Erwachsene.

Feinmotorik
[ ] unauffällig
[ ] auffällig, weil

Händigkeit
[ ] rechts [ ] links [ ] beidhändig
[ ] auffällige Handschrift (Inwiefern?)
Musikalität: ____

Derzeitige Symptomatik in Sprache und Sprechen

Möglichst detaillierte Beschreibung der derzeitigen Symptomatik (an dieser Stelle soll gezielt nach einzelnen Symptomen nachgefragt werden):

[ ] Unflüssigkeiten (Welche?) ____
[ ] auffällige Phonologie/Phonetik (Welche?) ____
[ ] auffällige Syntax/Morphologie (Welche?) ____
[ ] auffällige Semantik/Lexikon (Welche?) ____
[ ] auffällige Prosodie (Welche?) ____
[ ] eingeschränktes Sprachverständnis ____
[ ] Sonstiges ____

Familieres Auftreten von Sprach-/Sprech- und Redeflussstörungen

[ ] nein
[ ] Poltern ____
[ ] Stottern ____
[ ] Sprachentwicklungsverzögerung oder -störung ____
[ ] bestehende Unsicherheiten bei Grammatik und Formulieren ____
[ ] Lese-Rechtschreib-Schwäche ____
[ ] hohes oder irregulär schwankendes Sprechtempo ____
[ ] undeutliches Sprechen ____
[ ] Sonstiges ____

Entstehung und Verlauf der Störung

Wann und in welcher Form traten erstmals Probleme beim Sprechen auf?

____

Verlauf der Störung ____

Variabilität der Symptomatik

[ ] häusliche Umgebung vs. Beruf ____
[ ] tagesabhängige Veränderungen ____
[ ] Urlaub vs. Alltagsleben ____
[ ] entspanntes Sprechen (z.B. ruhiges Gespräch) vs. Sprechen in fordernder Gesprächssituation ____
[ ] Sprechen mit bestimmten Personen führt zu stärkerer Symptomatik (Welche Personen?) ____
[ ] Sprechen nach körperlicher Anstrengung ____
[ ] Vorträge ____
[ ] Telefonieren ____
[ ] Lesen ____
[ ] Fremdsprache ____

Abb. 10.2 Fortsetzung.

Selbsthilfestrategien zum Umgang mit der Symptomatik

Soziofamiliäre Situation

Lebensumfeld: ______________________________

____

Interessen/Freizeitgestaltung: ______________________________

____

Reaktionen der Umwelt auf das Sprach-/Sprechproblem

Partner/in: ______________________________

Freunde: ______________________________

Kollegen: ______________________________

Vorgesetzte: ______________________________

Unbekannte: ______________________________

Auswirkungen dieser Reaktionen auf den Patienten

Verhalten: ______________________________

____

____

Gefühle: ______________________________

____

____

Therapiemotivation/Erwartungen

Selbsteinschätzung der Gesamtsymptomatik auf einer Skala von 0 bis 10:

im Allgemeinen __________

an sprachlich guten Tagen __________

an sprachlich schlechten Tagen __________

Selbsteinschätzung des Leidensdruckes bei starker Symptomatik auf einer Skala von 0 bis 10:

Erwartungen des Patienten an die Therapie bezüglich der Symptomatik: __________

Erwartungen des Therapeuten: __________

Befürchtungen: __________

Was würde sich durch eine erforderliche Behandlung im Leben verändern? ______________________________

____

____

Selbsteinschätzung der Therapiemotivation auf einer Skala von 0 bis 10: __________

Selbsteinschätzung des organisatorischen und zeitlichen Aufwands für die Durchführung einer erfolgreichen Behandlung: ______________________________

____

____

Prozedere: ______________________________

____

____

Abb. 10.2 Fortsetzung.

Name: ______________________ Datum: ______________________
Geburtsdatum: ______________________ Untersucher: ______________________
Spontansprache zum Thema ______________________

Gesamtwortzahl: __________ **Wörter**

[ ] Monolog [ ] Dialog [ ] Telefongespräch [ ] Nacherzählung

Auswertung der Parameter

0 = sicher unauffällig
1 = möglicherweise auffällig
2 = sicher auffällig

1. Sprechtempo

	Bewertung		
mittleres Sprechtempo ________ Silben/Minute	[ ] 0	[ ] 1	[ ] 2
irreguläre Schwankungen des Sprechtempos	[ ] 0	[ ] 1	[ ] 2

2. Phonetik

	Anzahl	% der Gesamtwortzahl	Bewertung		
unverständliche Abschnitte – unter 2 Sekunden – über 2 Sekunden			[ ] 0	[ ] 1	[ ] 2
Kontaminationen/Reduktionen/Auslassungen von Silben		% der Gesamtzahl der Silben	[ ] 0	[ ] 1	[ ] 2
Elision von Lauten			[ ] 0	[ ] 1	[ ] 2
Substitutionen (Lautersetzungen), auch Metathesis			[ ] 0	[ ] 1	[ ] 2
Lautveränderungen – Lenisierung – Plosivierung – Neutralisierung von Vokalen			[ ] 0	[ ] 1	[ ] 2
zusätzlich zu den poltertypischen phonetisch-temporalen Auffälligkeiten ist eine phonologische Störung vorhanden			nein		ja

3. Unflüssigkeiten

	Anzahl	% der Gesamtwortzahl	Bewertung		
Silbenwiederholungen			[ ] 0	[ ] 1	[ ] 2
Wortwiederholumngen			[ ] 0	[ ] 1	[ ] 2
Satzwiederholungen			[ ] 0	[ ] 1	[ ] 2
Lautwiederholungen			[ ] 0	[ ] 1	[ ] 2
unspezifische Wiederholungen			[ ] 0	[ ] 1	[ ] 2
Wortabbruch/Satzabbruch ohne Korrektur			[ ] 0	[ ] 1	[ ] 2
Dehnungen			[ ] 0	[ ] 1	[ ] 2
Blockierungen			[ ] 0	[ ] 1	[ ] 2
Revision (syntaktisch/lexikalisch/phonologische Korrekturen)			[ ] 0	[ ] 1	[ ] 2
Embolophonien			[ ] 0	[ ] 1	[ ] 2
Embolophrasien			[ ] 0	[ ] 1	[ ] 2

4. Sprache

Syntaktisch-morphologische Störungen	Bemerkungen (z.B. konstante/inkonstante Fehlbildung)	Bewertung		
Art der Auffälligkeiten		[ ] 0	[ ] 1	[ ] 2

Abb. 10.3 Transkribierte Spontansprachanalyse bei Poltern – Auswertungsbogen.

	Bemerkungen	% Anzahl aller Phrasen			
Satzverschränkungen			[ ] 0	[ ] 1	[ ] 2

Semantisch-lexikalische Störungen	**Anzahl Bemerkungen**	**% aller Wörter**	**Bewertung**		
Wortfindungsstörungen			[ ] 0	[ ] 1	[ ] 2
Auffälligkeiten im semantisch-lexikalischen Bereich/fehlerhafte lexikalische Auswahl			[ ] 0	[ ] 1	[ ] 2

Sprachliche Strukturierung	**Auffällige Phrasen Nr.**	**% aller Phrasen**	**Bewertung**		
auffällige thematische Strukturierung/Konzeptbildung			[ ] 0	[ ] 1	[ ] 2
unklarer Sinngehalt			[ ] 0	[ ] 1	[ ] 2
auffällige Kohärenz			[ ] 0	[ ] 1	[ ] 2
auffällige Kohäsion			[ ] 0	[ ] 1	[ ] 2
auffällige Redundanz			[ ] 0	[ ] 1	[ ] 2

5. Sprechpausen

Sprachliche Strukturierung	**unauffällig**	**auffällig kurz**	**auffällig lang**	**unpassend gesetzt**
Atempausen				
ungefüllte Pausen				
gefüllte Pausen (Embolophonien)*				
kombinierte Pausen				

Die unterschiedlichen Pausen müssen nicht differenziert ausgewertet werden
**Embolopohonien werden zusätzlich den Unflüssigkeiten zugeordnet.*

6. Prosodie/Atmung/Stimme

Parameter	**Bemerkungen**	**Bewertung**		
Betonungsfehler (Wort- und Satzakzente)		[ ] 0	[ ] 1	[ ] 2
Satzmelodie		[ ] 0	[ ] 1	[ ] 2
Sprechlautstärke		[ ] 0	[ ] 1	[ ] 2
Stimmgebung		[ ] 0	[ ] 1	[ ] 2
Atmung		[ ] 0	[ ] 1	[ ] 2

Logopädische Bewertung
[ ] Poltern [ ] Stottern/Poltern [ ] Stottern
[ ] Sprachentwicklungsstörung
[ ] Verdacht auf andere/weitere Störung

Abb. 10.3 Fortsetzung.

Name: ____________________ Datum: ____________________

Geburtsdatum: ____________________ Untersucher: ____________________

Spontansprache zum Thema ____________________

Auditive Analyse der Sprechprobe

Analyse Nr. 1	Phonetik
phonetisch unverständliche Abschnitte	
Reduzierung oder Kontamination von Wörtern, Silben oder Lautfolgen bei noch vorhandener Verständlichkeit	
weitere Bemerkungen (z.B. auffällig viele phonetische Korrekturen oder Hinzufügen von Lauten)	

Analyse Nr. 2	Unflüssigkeiten
Wiederholungen • Lautwiederholungen • Silben-/Teilwortwiederhoungen • Wortwiederholungen • Satzteilwiederholungen • unspezifische Wiederholungen	
Blockierungen	
Dehnungen	
Embolophrasien/Embolophonien	
weitere Bemerkungen (z.B. Sekundärsymptomatik bei Stottern)	

Abb. 10.4 Screening zur Spontansprachanalyse bei Poltern – Protokollbogen.

Analyse Nr.3	**Sprache/linguistische Unflüssigkeiten**
Grammatik syntaktisch-morphologische Auffälligkeiten Satzverschränkung Satz- oder Wortabbrüche Revisionen	
Lexikon semantisch-lexikalische Auffälligkeiten, auch eindeutige Wortfindungsstörungen	
sprachliche Strukturierung (Kohärenz, Kohäsion, „auf den Punkt kommen“)	
weitere Bemerkungen (z.B. auffällige Redundanz)	

Analyse Nr.4	**Sprechtempo – Prosodie – Stimme**
hohes durchschnittliches Sprechtempo/ irreguläre Schwankungen des Sprechtempos	
Betonung/Satzmelodie („Monotonie”)	
Sprechpausen (zu wenige, zu kurz, auffällig lang, unpassend gesetzt?)	
Stimme	
weitere Bemerkungen (z.B. auffällig leises odere lautes Sprechen)	

Abb. 10.4 Fortsetzung.

Name: ______________________ Datum: ______________________

Bewertung: unauffällig 0
vielleicht auffällig 1 (weitere Beobachtung erforderlich)
sicher auffällig 2

Sprechtempo

hohes durchschnittliches Sprechtempo	[ ] 0	[ ] 1	[ ] 2
irreguläres Sprechtempo	[ ] 0	[ ] 1	[ ] 2

Phonetik

phonetisch unverständliches Sprechen	[ ] 0	[ ] 1	[ ] 2
Reduzierungen oder Kontaminationen von Wörtern, Silben oder Lautfolgen bei noch vorhandener Verständlichkeit	[ ] 0	[ ] 1	[ ] 2

Unflüssigkeiten (Auswertungen aus Analyse Nr. 2 und Nr. 3)

Wiederholungen (Zusammenfassung aller Arten von Wiederholungen)	[ ] 0	[ ] 1	[ ] 2
Dehnungen	[ ] 0	[ ] 1	[ ] 2
Blockierungen	[ ] 0	[ ] 1	[ ] 2
Embolophonien/Embolophrasien	[ ] 0	[ ] 1	[ ] 2
Revisionen	[ ] 0	[ ] 1	[ ] 2
Satz- oder Wörterabbrüche	[ ] 0	[ ] 1	[ ] 2

Sprache

syntaktisch-morphologische Fehler, Satzverschränkungen	[ ] 0	[ ] 1	[ ] 2
semantisch- lexikalische Auffälligkeiten, Wortfindungsstörungen	[ ] 0	[ ] 1	[ ] 2
sprachliche Strukturierung (Kohärenz, Kohäsion „auf den Punkt Kommen")	[ ] 0	[ ] 1	[ ] 2

Prosodie

Sprechmelodie/Betonung „Monotonie"	[ ] 0	[ ] 1	[ ] 2
Sprechlautstärke	[ ] 0	[ ] 1	[ ] 2
Sprechpausen	[ ] 0	[ ] 1	[ ] 2
Stimme	[ ] 0	[ ] 1	[ ] 2

Diagnose

Poltern [ ] Poltern und Stottern [ ] Stottern [ ] Sonstiges [ ]

Abb. 10.5 Orientierende Auswertung nach dem Gesamteindruck der Spontansprachprobe.

Die geteilte Suppe

(leicht modifizierte Fassung, aus: Brednich RW (1994).
Die Spinne in der Yucca-Palme. Sagenhafte Geschichten
von heute. Mit freundlicher Genehmigung des Beck-Verlags)

Eine junge Frau geht in ein Selbstbedienungsrestaurant und kauft sich eine Suppe und eine Cola. Sie trägt beides an einen Tisch und als sie dort angekommen ist, merkt sie, dass sie vergessen hat, einen Löffel mitzunehmen.
Sie geht zurück zum Besteckfach und holt sich den Löffel. Als sie wiederkommt, sitzt an ihrem Tisch ein ärmlich aussehender Mensch mit einer Plastiktüte und löffelt die Suppe. Im ersten Moment regt sie sich innerlich auf, dann denkt sie: „ Naja, besser mit Humor nehmen, der hat vielleicht Hunger und nicht so viel Geld.“ Sie setzt sich dazu, taucht ihren Löffel auch in die Suppe ein und unterhält sich mit ihm. Sie kommen ins Gespräch, teilen sich noch die Cola, und es ist richtig nett.
Zum Schluss sagt sie dann, dass sie gehen müsse. Als sie aufsteht merkt sie, dass ihre Jacke nicht über der Stuhllehne hängt. Sie guckt sich um und sieht auf dem Nebentisch ihre unangetastete Suppe und ihre Jacke über der Stuhllehne.

Abb. 10.6 Nacherzählung / Deutliche Artikulation - Textvorlage: Die geteilte Suppe.

Name: ______________________ Vorname: ______________________ Datum: ______________
Geburtsdatum: ________________

Die geteilte Suppe
(leicht modifizierte Fassung, aus: Brednich RW (1994). Die Spinne in der Yucca-Palme. Sagenhafte Geschichten von heute. Mit freundlicher Genehmigung des Beck-Verlages)

Eine junge Frau geht in ein Selbstbedienungsrestaurant und kauft sich eine Suppe und eine Cola. Sie

trägt beides an einen Tisch und als sie dort angekommen ist, merkt sie, dass sie vergessen hat, einen

Löffel mitzunehmen.

Sie geht zurück zum Besteckfach und holt sich den Löffel. Als sie wiederkommt, sitzt an ihrem Tisch

ein ärmlich aussehender Mensch mit einer Plastiktüte und löffelt die Suppe. Im ersten Moment regt sie

sich innerlich auf, dann denkt sie: „Naja, besser mit Humor nehmen, der het vielleicht Hunger und nicht

so viel Geld." Sie setzt sich dazu, taucht ihren Löffel auch in die Suppe ein und unterhält sich mit ihm.

Sie kommen ins Gespräch, teilen sich noch die Cola, und es ist richtig nett.

Zum Schluss sagt sie dann, dass sie gehen müsse. Als sie aufsteht merkt sie, dass ihre Jacke nicht über

der Stuhllehne hängt. Sie guckt sich um und sieht auf dem Nebentisch ihre unangetastete Suppe und

ihre Jacke über der Stuhllehne.

Auswertung des willentlich deutlich artikilierten Lesetextes

Lassen sich Regelwidrigkeiten in der Art der phonetischen Auffälligkeiten erkennen? ______________

Ist das Sprechtempo im Vergleich zum unkontrollierten Lesetempo oder zur Spontansprache reduziert? ______________

Welche Strategie wendet der Patient zur Sprechkontrolle an? ______________
– Beobachtung des Untersuchers: ______________
– Eigenangabe des Patienten („Was haben Sie getan, um deutlich artikuliert zu sprechen?"):

Abb. 10.7 Deutliche Artikulation – Untersuchungsbogen

Name: ____________________ Vorname: ____________________ Datum: ____________

Geburtsdatum: ____________________ Untersucher: ____________________

Orale Diadochokinese

	Artikulatorische Genauigkeit (accuracy)		Flüssigkeit (smooth flow)			Diadochokineserate (rate)
	Distorsionsfehler (distorsion errors)	Stimmfehler (voicing errors)	Koartikulationsfehler (Pausen) (coarticulation errors)	Gleichmäßigkeit (Betonung) (even flow)	Sequenzierungsfehler (sequencing errors)	
Anzahl der Fehler /pa/ Punktwerte	0 1 – 2 3+ 0 1 2	0 1 – 2 3+ 0 1 3	0 1 – 2 3+ 0 1 2	ja nein 0 1	keine Bewertung	keine Bewertung
Anzahl der Fehler /taka/ Punktwerte	0 1 – 2 3+ 0 1 2	0 1 – 2 3+ 0 1 3	0 1 – 2 3+ 0 1 2	ja nein 0 1	0 1 – 2 3+ 0 1 3	Sek. X 5 1,3 1,5 2,0 0 1 3 5 6
Anzahl der Fehler /pataka/ Punktwerte	0 1 – 2 3+ 0 1 2	0 1 – 2 3+ 0 1 3	0 1 – 2 3+ 0 1 2	ja nein 0 1	0 1 – 2 3– 0 1 3	Sek. X 5 1,3 1,5 2,0 0 1 3 5 6
Punktwerte	(0 – 6)	(0 – 9)	(0 – 6)	(0 – 3)	(0 – 6)	
gesamte Spalte	(0 – 15)		(0 – 15)			(0 – 12)
Gesamtpunktzahl	(0 – 42)					

Diadochokineseleistungen (DDS = diadochokinetische Störung):
[ ] unauffällig [ ] leichte DDS [ ] moderate DDS [ ] schwere DDS

Abb. 10.8 Orale Diadochokinese – Auswertungsbogen ([Riley u. Riley, 1985], übersetzt und leicht modifiziert).

Tab. 10.1 Normwerte für Diadochokineseraten (Zeit in Sekunden, um eine Silbe oder ein Silbenset 10 × zu produzieren)

Set	Alter	Quelle	Mittlere Standardabweichung (SD)	0,5 SD	1,0 SD	1,5 SD	2,0 SD
Prozent			50 %	27 %	16 %	11 %	2 %
/pa/	3	[Riley u. Riley, 1985]	2,7	3,0	3,2	3,5	3,7
	4	Ludwig [Fletcher, 1972]	2,6	2,9	3,1	3,4	3,6
	5	[Riley u. Riley, 1985]	2,5	2,8	3,0	3,3	3,5
	6–7	[Fletcher, 1972]	2,4	2,7	2,9	3,2	3,4
	8	[Fletcher, 1972]	2,1	2,3	2,5	2,7	2,8
	9	[Fletcher, 1972]	2,0	2,2	2,4	2,6	2,7
	10–11	[Fletcher, 1972]	1,8	2,0	2,2	2,4	2,5
	12–13 +	[Fletcher, 1972]	1,7	1,9	2,0	2,2	2,3
/taka/	3	[Riley u. Riley, 1985]	5,9	6,6	7,4	8,2	8,9
	4	[Riley u. Riley, 1985]	5,7	6,5	7,2	8,0	8,7
	5	[Riley u. Riley, 1985]	5,5	6,3	7,0	7,8	8,5
	6–7	[Fletcher, 1972]	5,3	6,0	6,8	7,6	8,3
	8	[Fletcher, 1972]	4,8	5,5	6,1	6,8	7,5
	9–10	[Fletcher, 1972]	4,4	5,0	5,5	6,0	6,6
	11–12	[Fletcher, 1972]	3,8	4,3	4,7	5,1	5,5
	13 +	[Fletcher, 1972]	3,4	3,9	4,3	4,7	5,1
/pataka/	4	Ludwig [Fletcher, 1972]	10,2	11,9	13,5	15,2	16,8
	5	[Riley u. Riley, 1985]	9,3	11,0	12,6	14,3	15,9
	6–7	Ludwig[Fletcher, 1972]	8,4	10,1	11,7	13,4	15,0
	8	[Fletcher, 1972]	8,3	9,3	10.3	11,3	12,3
	9	[Fletcher, 1972]	7,7	8,7	9,7	10,7	11,7
	10	[Fletcher, 1972]	7,1	7,9	8,6	9,4	10,1
	11–12	[Fletcher, 1972]	6,5	7,2	8,0	8,8	9,5
	13	[Fletcher, 1972]	5,7	6,4	7,2	8,0	8,7

Tab. 10.2 Schweregrad der diadochokinetischen Störungen (DDS; 4–11 Jahre): Punktwerte für erreichte orale Diadochokinese (basierend auf dem Auswertungsbogen *Orale Diadochokinese* ([Riley u. Riley, 1985]

Schweregrad	4 Jahre	5–7 Jahre	11 Jahre
	Punktwerte		
Normbereich (18–100 %-Level)	0–9	0–7	0–6
leichte DDS (17 %-Grenze)	10	8	7
moderate DDS (10 %-Grenze)	12	9	8
schwere DDS (2 %-Grenze)	13	11	10

Der Nordwind und die Sonne

(nach einer Fabel von Äsop)

„Einst stritten sich Nordwind und Sonne, wer von ihnen beiden wohl der Stärkere wäre, als ein Wanderer, der in einen warmen Mantel gehüllt war, des Weges daherkam. Sie wurden einig, dass derjenige als der Stärkere gelten sollte, der den Wanderer zwingen würde, seinen Mantel abzunehmen. Der Nordwind blies mit aller Macht, aber je mehr er blies, desto fester hüllte sich der Wanderer in seinen Mantel ein. Endlich gab der Nordwind den Kampf auf. Nun erwärmte die Sonne die Luft mit ihren freundlichen Strahlen, und schon nach wenigen Augenblicken zog der Wanderer seinen Mantel aus. Da musste der Nordwind zugeben, dass die Sonne von ihnen beiden der Stärkere war.“

Abb. 10.9 Tempovariationen – Lesetext: Der Nordwind und die Sonne.

Name: ______________ Vorname: ______________ Datum: ______________
Geburtsdatum: ______________ Untersucher: ______________

1. Unkontrolliertes Sprechtempo

„Einst stritten sich Nordwind und Sonne, wer von ihnen beiden wohl der Stärkere wäre, als ein Wanderer, der in einen warmen Mantel gehüllt war, des Weges daherkam. Sie wurden einig, dass derjenige als der Stärkere gelten sollte, der den Wanderer zwingen würde, seinen Mantel abzunehmen. Der Nordwind blies mit aller Macht, aber je mehr er blies, desto fester hüllte sich der Wanderer in seinen Mantel ein. Endlich gab der Nordwind den Kampf auf. Nun erwärmte die Sonne die Luft mit ihren freundlichen Strahlen, und schon nach wenigen Augenblicken zog der Wanderer seinen Mantel aus. Da musste der Nordwind zugeben, dass die Sonne von ihnen beiden der Stärkere war.“ (180 Silben)

Lesezeit ______________ Sekunden Sprechtempo ______________ Silben/Min.

Phonetische Auffälligkeiten:

[ ] auffällig [ ] unauffällig [ ] unklar

Bemerkungen zu Qualität und Quantität:

Unflüssigkeiten:

[ ] auffällig [ ] unauffällig [ ] unklar

Bemerkungen zu Qualität und Quantität

2. Reduziertes Sprechtempo

„Einst stritten sich Nordwind und Sonne, wer von ihnen beiden wohl der Stärkere wäre, als ein Wanderer, der in einen warmen Mantel gehüllt war, des Weges daherkam. Sie wurden einig, dass derjenige als der Stärkere gelten sollte, der den Wanderer zwingen würde, seinen Mantel abzunehmen. Der Nordwind blies mit aller Macht, aber je mehr er blies, desto fester hüllte sich der Wanderer in seinen Mantel ein. Endlich gab der Nordwind den Kampf auf. Nun erwärmte die Sonne die Luft mit ihren freundlichen Strahlen, und schon nach wenigen Augenblicken zog der Wanderer seinen Mantel aus. Da musste der Nordwind zugeben, dass die Sonne von ihnen beiden der Stärkere war.“ (180 Silben)

Abb. 10.10 Tempovariationen – Auswertungsbogen.

Lesezeit ______________ Sekunden Sprechtempo ______________ Silben/Min.

Phonetische Auffälligkeiten:
[ ] auffällig [ ] unauffällig [ ] unklar

Bemerkungen zu Qualität und Quantität:

Unflüssigkeiten:
[ ] auffällig [ ] unauffällig [ ] unklar

Bemerkungen zu Qualität und Quantität:

3. Gesteigertes Sprechtempo

„Einst stritten sich Nordwind und Sonne, wer von ihnen beiden wohl der Stärkere wäre, als ein

Wanderer, der in einen warmen Mantel gehüllt war, des Weges daherkam. Sie wurden einig, dass

derjenige als der Stärkere gelten sollte, der den Wanderer zwingen würde, seinen Mantel

abzunehmen. Der Nordwind blies mit aller Macht, aber je mehr er blies, desto fester hüllte sich der

Wanderer in seinen Mantel ein. Endlich gab der Nordwind den Kampf auf. Nun erwärmte die Sonne

die Luft mit ihren freundlichen Strahlen, und schon nach wenigen Augenblicken zog der Wanderer

seinen Mantel aus. Da musste der Nordwind zugeben, dass die Sonne von ihnen beiden der Stärkere

war." (180 Silben)

Lesezeit ______________ Sekunden Sprechtempo ______________ Silben/Min.

Phonetische Auffälligkeiten:
[ ] auffällig [ ] unauffällig [ ] unklar

Bemerkungen zu Qualität und Quantität:

Phonetische Auffälligkeiten im Vergleich zum unkontrollierten Lesen:
[ ] ungefähr gleich [ ] weniger [ ] mehr [ ] nicht beurteilbar

Unflüssigkeiten:
[ ] auffällig [ ] unauffällig [ ] unklar

Bemerkungen zu Qualität und Quantität:

Unflüssigkeiten im Vergleich zum unkontrollierten Lesen:
[ ] ungefähr gleich [ ] weniger [ ] mehr [ ] nicht beurteilbar

Bemerkungen zu Qualität und Quantität: ______________

Abb. 10.10 Fortsetzung.

Propositionenliste „Die geteilte Suppe“

Textvorlage aus: Brednich RW (1994). Die Spinne in der Yucca-Palme. Sagenhafte Geschichten von heute. Mit freundlicher Genehmigung des Beck-Verlags)

Name: ______________ Vorname: ______________ Datum: ______________

Geburtsdatum: ______________ Untersucher: ______________

Alle **fett markierten Inhalte** sind diejenigen, die bei einer vollständigen Nacherzählung vorhanden sein sollen.

Propositionen	Vorhanden?		Bemerkungen
	ja	nein	
Frau geht in Selbstbedienungsrestaurant			
Kauft sich Suppe und Cola			
Trägt beides an einen Tisch			
Löffel vergessen mitzunehmen			
Holt Löffel von Besteckfach			
Jetzt sitzt ärmlich aussehender, dunkelhäutiger **Mann am Tisch und isst ihre Suppe**			
Frau beschließt, Situation mit Humor zu nehmen			
Denkt, dass er vielleicht Hunger und **nicht so viel Geld hat**			
Setzt sich zu Mann an den Tisch			
Löffelt mit ihm die Suppe			
Kommen miteinander ins Gespräch			
Nettes Gespräch			
Frau muss gehen			
Sieht ihre Jacke über Stuhllehne **nicht mehr**			
Guckt sich um			
Sieht an Nebentisch ihre Suppe und ihre Jacke			

Abb. 10.11 Nacherzählung – Propositionenliste für die Geschichte Die geteilte Suppe

Name: ______________________ Datum: ______________________

Geburtsdatum: ______________________ Untersucher: ______________________

Kommunikativ-pragmatische Komponenten	**Auffällig, weil...** (konkrete Beobachtung aufschreiben)	**Unauffällig**	**Nicht überprüft**
Gesprächseröffnung • Anrede der Person • Einsatz von aufmerksamkeitsschaffenden Mitteln			
Gesprächsthema • Einführung • Aufrechterhaltung/Beendigung (thematische Sprünge?) • dem Vorwissen des Gesprächspartners angepasst			
Sprechwechsel • Monologisieren/auffälliges Zuhörverhalten • erkannt nicht, wann Gesprächspartner reden möchte/reagiert nicht auf Zeichen zum Sprechwechsel durch den Gesprächspartner (Pausen, Blickkontakt)			
Antwortverhalten • verzögerte Antworten • ausgelassene Antworten • unpassende Antworten			
Reperaturverhalten und Verständnissicherung • Erkennung des Nicht- oder Missverstehens beim Gesprächspartner anhand von verbalen/nonverbalen Signalen • Selbstkontrolle (z.B. Umformulierung, semantisch-lexikalische Reparatur, phonologisch-phonetische Reparatur) • selbstiniziiert (spontan) • fremdiniziiert (nach Aufforderung) • Nachfragen seitens des Patienten, wenn er etwas nicht verstanden hat			
Soziale Routinen und Realisierung unterschiedlicher Sprechakte • Begrüßung/Verabschiedung/Bitten • Fragen/Aufforderungen/Kommentare			
Nichtlinguistische Parameter • Blickkontakt • Gestik/Mimik • körperliche Distanz			

Abb. 10.12 Analyse kommunikativ-pragmatischer Fähigkeiten bei Poltern (Screening).

	Verhaltensweisen	trifft nie/gar nicht zu	trifft manch-mal zu	trifft oft zu	trifft sehr oft zu	trifft immer/ genau zu
1.	Ich vermeide es, fremde Leute anzusprechen.	0	1	2	3	4
2.	Ich bevorzuge eine berufliche Tätigkeit und Hobbys, bei denen ich wenig sprechen muss.	0	1	2	3	4
3.	Wenn ich etwas gefragt werde, antworte ich so kurz wie möglich.	0	1	2	3	4
4.	Ich versuche, mich aus Diskussionen und Unterhaltungen herauszuhalten.	0	1	2	3	4
5.	Mir fällt es schwer, neue Kontakte zu knüpfen.	0	1	2	3	4
6.	Mich selbst oder andere mit Namen vorzustellen, ist mir unangenehm.	0	1	2	3	4
7.	Damit ich nicht sprechen muss, schütze ich Müdigkeit, fehlendes Wissen oder mangelndes Interesse vor.	0	1	2	3	4
8.	Ich telefoniere äußerst ungern/vermeide Telefongespräche.	0	1	2	3	4
9.	Es fällt mir schwer, mich am Telefon mit Namen zu melden.	0	1	2	3	4
10.	In einer schwierigen Situation, z.B. bei einer Bestellung im Restaurant, einem Telefonat, bitte ich eine andere Person für mich zu sprechen.	0	1	2	3	4
11.	Mein Sprechproblem ist für mich ein Grund, manche Sprechgelegenheiten zu umgehen.	0	1	2	3	4
12.	Ich fühle mich beim Sprechen häufig angespannt.	0	1	2	3	4
13.	Wenn ich sprechen will, versuche ich mich vorher zu entspannen.	0	1	2	3	4
14.	Beim Sprechen schwitze ich oder werde rot.	0	1	2	3	4
15.	Ich spreche immer zu schnell.	0	1	2	3	4
16.	Mein Sprechtempo ist wechselhaft/manchmal normal/plötzlich zu schnell.	0	1	2	3	4
17.	Ich habe den Eindruck, dass ich mein Sprechtempo nicht oder nur kurzzeitig kontrollieren kann.	0	1	2	3	4
18.	Ich merke es während eines Gespräches, wenn ich zu schnell spreche.	0	1	2	3	4
19.	Ich spreche undeutlich.	0	1	2	3	4
20.	Ich lasse Buchstaben und Silben beim Sprechen aus.	0	1	2	3	4
21.	Ich lasse Wörter beim Sprechen aus.	0	1	2	3	4
22.	Manche Wörter kann ich kaum oder gar nicht aussprechen.	0	1	2	3	4
23.	Manche Wörter kann ich nur aussprechen, wenn ich sie ganz konzentriert spreche.	0	1	2	3	4

Abb. 10.13 Selbsteinschätzung des Sprechens und der Kommunikation.

24.	Ich merke es während eines Gespräches, wenn ich Wörter fehlerhaft oder undeutlich ausspreche.	0	1	2	3	4
25.	Ich wundere mich, wenn mir meine Gesprächspartner während eines Gesprächs sagen, dass ich unverständlich oder zu schnell spreche.	0	1	2	3	4
26.	Ich wiederhole Buchstaben oder Silben ein- oder mehrfach hintereinander (z.B. i-i-ich oder Hu-Hu-Hund).	0	1	2	3	4
27.	Ich wiederhole einzelne Wörter oder Satzteile ein- oder mehrfach hintereinander (wann-wann-wann).	0	1	2	3	4
28.	Ich merke es während eines Gespräches, wenn ich Wörter, Satzteile, Silben oder Laute wiederhole.	0	1	2	3	4
29.	Ich benutze viele Füllwörter wie „halt“ oder „irgendwie“.	0	1	2	3	4
30.	Ich sage häufig gefüllte Pausen wie „äh“ oder „öh“.	0	1	2	3	4
31.	Ich merke es während eines Gespräches, wenn ich Füllwörter wie „äh“ benutze.	0	1	2	3	4
32.	Ich habe den Eindruck, dass meine Sätze irgendwie falsch sind.	0	1	2	3	4
33.	Meine Gedanken sind schneller, als ich sie in Worte fassen kann.	0	1	2	3	4
34.	Ich vergesse, was ich sagen will.	0	1	2	3	4
35.	Ich schweife ab von dem, was ich sagen möchte.	0	1	2	3	4
36.	Ich muss oft nach den richtigen Wörtern suchen.	0	1	2	3	4
37.	Ich merke es während eines Gesprächs, wenn mir Wörter fehlen.	0	1	2	3	4
38.	Ich hab ein Sprechproblem.	0	1	2	3	4
39.	Ich spreche viel.	0	1	2	3	4
40.	Wenn ich von jemandem eine Information möchte, weiß ich nicht, wie ich anfangen soll, über das Thema zu sprechen.	0	1	2	3	4
41.	Wenn mir jemand sagt, dass er mich nicht verstanden hat, und ich versuche dann, mich besser auszudrücken, werde ich danach immer noch nicht verstanden.	0	1	2	3	4
42.	Längeres Zuhören fällt mir schwer.	0	1	2	3	4
43.	Meine Zuhörer verstehen mich schlecht.	0	1	2	3	4
44.	Gesprächspartner sagen zu mir Sätze wie „Komm mal auf den Punkt“, „Sag doch endlich, was du willst“ oder „Schweif nicht ab, bleib beim Thema“.	0	1	2	3	4
45.	Freunde, Bekannte oder Verwandte sagen mir, dass ich langsamer reden soll.	0	1	2	3	4
46.	Freunde, Bekannte oder Verwandte sagen mir, dass ich deutlicher reden soll.	0	1	2	3	4
47.	Freunde, Bekannte oder Verwandte sagen mir, dass ich ihnen nicht ins Wort fallen soll.	0	1	2	3	4

Abb. 10.13 Fortsetzung.

Tab. 10.3 Items zum Training der oralen Diadochokinese ([Riley u. Riley, 1985], leicht modifiziert und ergänzt).

Items				
Gruppe 1	**Gruppe 2a**	**Gruppe 2b**	**Gruppe 3**	**Gruppe 4**
ba	babo	gomo	bega	buweba
do	doda	weme	dabo	domida
ga	ganu	mobo	goma	ganune
we	mema	nubu	mäda	wabowi
mo	wewo	dibi	nagu	medamo
nu			gibo	bedabo
				degadu
				gawogi
				wamuwe
				nubena
Gruppe 5	**Gruppe 6**	**Gruppe 7**	**Gruppe 8**	**Gruppe 9**
biwane	pa	pega	pagubi	pagupi
genadi	to	dafo	tenago	tumife
wadamu	ka	komi	kawide	fudata
mobäga	fe	fune	mitabo	kawite
bimadu	ti	mäta	bofega	pamofu
dawobi	ka	naku	gapuni	mitapo
mugoni	fa	gipa	dutewe	kodufi
bagiwa		tabo	mataka	fagapi
gibuno			godufi	tumife
wamiba			wagapo	nateka
Gruppe 10	**Gruppe 11**	**Gruppe 12**	**Gruppe 13**	**Gruppe 14**
pakupi	ambi	afdo	afto	bafpam
kofite	afda	atfi	atfu	dimtan
tutafe	umdi	umti	ifpe	gonkif
kokufi	etma	etmo	epfa	pafbom
papotu	apwa	apnu	afka	temdan
tupife	apnu	ampi	akfo	kungef
fokato	onbe	onpe	oftu	napfok
kaputi	otwu	otfu	ufke	fetmap
fetaka	omgu	umku	ipfa	wokfit
	akno	akno		faknet
				mitfap
				fapwok
Zusatzgruppe	**Zusatzgruppe**	**Individuelle Items**	**Individuelle Items**	**Individuelle Items**
schafli	flischabo			
frechmo	mofrechka			
geschpro	geschprutei			
zichma	fungschrila			
grünach	bratsima			
schlabru	schlugetri			
zwaknich	klagita			
bangli				

Phonetik Wort- und Satzliste mit zunehmendem Schwierigkeitsgrad (Übungsmaterial)

Wörter

pr:	press	pressen	erpressen	Erpressungsverdacht	
br:	Brand	brennen	verbrennen	verbrennende	Verbrennungsmaschine
tr:	Traum	traumhaft	erträumen	albtraumhaft	albtraumhaftes
dr:	drei	dreifach	verdreifachen	Verdreifachungen	
kr:	krank	Krankheit	erkranken	Erkrankungsherd	
gr:	groß	größer	vergrößern	Vergrößerung	Vergrößerungsgerät
fr:	frisch	frischer	erfrischen	erfrischendes	Erfrischungsgetränk
pl:	Platz	platzen	zerplatzen	zerplatzendes	
bl:	Blut	blutig	verbluten	Verblutungsgefahr	
kl:	Klotz	klotzen	ranklotzen		
gl:	Glück	glücklich	glücklicher	verunglücken	Unglücksbewältigung
fl:	Fluss	flussauf	Flussschifffahrt	Flussschifffahrtskapitän	
kn:	knick	knicken	abknicken	abgeknicktes	
ks:	Klecks	klecksen	verklecksen	Klecksographie	
kw:	Quark	quarkig	Obstquark	Obstquarkkuchen	
schp:	Sport	Sportler	sportlicher	Leistungssportler	
scht:	Strom	strömen	Stromlinie	stromlinienförmig	
schm:	Schmuck	Schmuckstück	ausschmücken	Schmuckwarenindustrie	
schn:	Schnauz	Schnauze	anschnauzen	angeschnauzter	
schl:	schlaff	schlaffer	abschlaffen	Abgeschlafftheit	
schr:	Schreck	Schrecken	erschrecken	Erschrockenkeit	
schw:	schwach	schwache	abschwächen	Schwachstromtechnik	
schpr:	sprich	Sprecher	ansprechen	Ansprechbarkeit	
schtr:	streng	strenger	anstrengen	überanstrengen	
tsw:	zwei	entzwei	entzweien	zweiundzwanzigster	
st:	List	Liste	Hinterlist	Überlisten	Überlistungskunst

Sätze

Der Mann stand unter Erpressungsverdacht.
Jedes Kraftfahrzeug ist eine Verbrennungsmaschine.
Sie erinnerte sich an das albtraumhafte Geschehen.
Die Verdreifachungen führten zum gewünschten Erfolg.
Der Erkrankungsherd konnte nicht gefunden werden.
Das Vergrößerungsgerät gab keinen Aufschluss über den Schaden.
Wegen der Hitze kauften wir ein Erfrischungsgetränk.
Ein zerplatzender Luftballon erschreckt manche Menschen.
Durch die Verletzung war die Verblutungsgefahr groß.
Morgen müssen wir wieder richtig ranklotzen.
Der Flussschifffahrtskapitän kämpfte mit dem Hochwasser.
Der Weg war durch abgeknicktes Gestrüpp gekennzeichnet.
Die Klecksographie ist ein Untersuchungsverfahren in der Psychologie.
Zum Sonntag wurde wieder Obstquarkkuchen gekauft.
Der Leistungssportler kämpfte um den Meisterschaftstitel.
Der Schiffsrumpf war stromlinienförmig gebaut.
In der Schmuckwarenindustrie wurden wieder hohe Gewinne verbucht.
Ein angeschnauzter Angestellter verließ wütend das Büro.
Die lang andauernde Hitze führte zu erhöhter Abgeschlafftheit.
Die Erschrockenheit stand dem Mann ins Gesicht geschrieben.
Er war ein Spezialist der Schwachstromtechnik.
Ihre Ansprechbarkeit zeigte sich eingeschränkt.
Ohne Training kann man sich leicht überanstrengen.
Beim Gewichtheben wurde er zweiundzwanzigster.
Das Ergebnis zeigte wieder ihre Überlistungskunst.

Abb. 10.14 Phonetik Wort- und Satzliste mit zunehmendem Schwierigkeitsgrad - Übungsmaterial

Geplante Situation

sprachliche Ziele:
[ ] Pseudopoltern
[ ] Stoppen
[ ] Silbensprechen
[ ] Poltermodifikation
[ ] ____________
[ ] ____________
[ ] ____________

Probleme bei welchen Wörtern?

Bewertung der Aufgabe:
[ ] gut/voll zufrieden
[ ] mäßig/teilweise zufrieden
[ ] große Schwierigkeiten/unzufrieden

Art der Schwierigkeiten: ____________________________________

____

____

Wiederholung der Aufgabe:
[ ] gut/voll zufrieden
[ ] mäßig/teilweise zufrieden
[ ] große Schwierigkeiten/unzufrieden

Art der Schwierigkeiten: ____________________________________

____

Geplante Situation

sprachliche Ziele:
[ ] Pseudopoltern
[ ] Stoppen
[ ] Silbensprechen
[ ] Poltermodifikation
[ ] ____________
[ ] ____________
[ ] ____________

Probleme bei welchen Wörtern?

Bewertung der Aufgabe:
[ ] gut/voll zufrieden
[ ] mäßig/teilweise zufrieden
[ ] große Schwierigkeiten/unzufrieden

Art der Schwierigkeiten: ____________________________________

____

____

Wiederholung der Aufgabe:
[ ] gut/voll zufrieden
[ ] mäßig/teilweise zufrieden
[ ] große Schwierigkeiten/unzufrieden

Art der Schwierigkeiten: ____________________________________

____

Geplante Situation

sprachliche Ziele:
[ ] Pseudopoltern
[ ] Stoppen
[ ] Silbensprechen
[ ] Poltermodifikation
[ ] ____________
[ ] ____________
[ ] ____________

Probleme bei welchen Wörtern?

Bewertung der Aufgabe:
[ ] gut/voll zufrieden
[ ] mäßig/teilweise zufrieden
[ ] große Schwierigkeiten/unzufrieden

Art der Schwierigkeiten: ____________________________________

____

____

Wiederholung der Aufgabe:
[ ] gut/voll zufrieden
[ ] mäßig/teilweise zufrieden
[ ] große Schwierigkeiten/unzufrieden

Art der Schwierigkeiten: ____________________________________

____

Abb. 10.15 Dokumentationsvorlage zum In-vivo-Training

Datum	Symptome im letzten Beobachtungszeitraum	Strategien zum verbesserten Sprechen und deren Anwendungserfolg (z. B. Bewertung mit Note 1 – 6)	Tendenz der Sprechleistungen im Vergleich zum vorangegangenen Beobachtungszeitraum: besser – gleich – schlechter	Sonstiges

Abb. 10.16 Langfristige Dokumentation von Poltern

Informationen zur Redeflussstörung Poltern

Was ist Poltern?

Poltern ist eine Redeflussstörung, die im Gegensatz zum Stottern in der Öffentlichkeit wesentlich unbekannter ist und bisher wissenschaftlich weniger untersucht wurde. Poltern zeigt sich in schnellem und/oder irregulärem Sprechtempo, unpräziser Aussprache und häufig vielen Unflüssigkeiten, die aber kein Stottern sind. Als Ursachen von Poltern werden Störungen neurolinguistischer Prozesse diskutiert. Darüber hinaus gehen viele Forscher von einer genetischen Komponente aus, da Jungen wesentlich häufiger als Mädchen betroffen sind und Poltern (oft kombiniert mit Stottern oder Sprachentwicklungsstörungen) über mehrere Generationen innerhalb einer Familie auftreten kann. Poltern ist keine psychische Störung, obgleich ungünstige familiäre und soziale Einflüsse die Symptomatik verstärken können.

Symptome von Poltern

Hauptauffälligkeiten sind Auslassungen und Verschmelzungen von Lautfolgen und Wörtern, Lautersetzungen und Lautveränderungen, die häufig zur Unverständlichkeit von Äußerungen führen (z.B. Ich win Auwan fan = ich bin auf der Autobahn gefahren).

Das Sprechtempo ist durchgehend zu hoch, und/oder irregulär schwankend. Häufig treten zusätzlich Unflüssigkeiten in Form von Silben-, Wort-, Laut- oder Satzwiederholungen auf (z.B. Ich ich ich wi will das gerne wiederholen), auch überdurchschnittlich viele Satzabbrüche, Wortabbrüche oder Einschübe von Flicklauten (z.B. „äh") oder Flickwörtern (z.B. „halt") können auftraten. Fast immer haben polternde Menschen große Probleme, ihr Sprechen zu kontrollieren. Zusätzlich zu diesen Symptomen können häufig, aber nicht immer folgende Auffälligkeiten beobachtet werden:

Störungen der sprachlichen Strukturierung:

Dies bedeutet, dass es den polternden Menschen nicht gelingt, ihre Redeinhalte für den Gesprächspartner verständlich zu gliedern. Sie beziehen ihre Äußerungen nicht oder nur mangelhaft aufeinander, neigen zum Bau von „Bandwurmsätzen" und zum Abschweifen vom Thema. ("Vom Hölzchen auf's Stöckchen kommen").

Sprachstörungen:

Bei polternden Kindern treten sehr häufig zusätzlich zur Poltersymptomatik Sprachentwicklungsstörungen auf. Noch im Erwachsenalter können Unsicherheiten in der Grammatik oder Wortwahl vorliegen.

Auffälliges Komunikationsverhalten:

Polternden Menschen kann es schwerfallen, einem Gesprächspartner über längere Zeit zuzuhören. Es gelingt ihnen häufig nicht, ihre eigenen fehlerhaften Äußerungen umzuformulieren, wenn der Gesprächspartner sie nicht versteht.

Auditive Wahrnehmung und Verarbeitung, Aufmerksamkeit:

Es können Störungen der auditiven Aufmerksamkeit bzw. der auditiven Sprechkontrolle vorliegen. Dies bedeutet, dass es polternden Menschen schwer fällt, ihr Sprechen über das „sich selbst Hören" dauerhaft zu kontrollieren. Poltern kann mit Störungen des Lesens und Schreibens auftreten.

Mangelndes Störungsbewusstsein:

Polternde Menschen sind sich ihrer Symptomatik häufig nur in Ansätzen bewusst, es ist aber auch möglich, dass Sprechängste vorliegen.

Poltern und Stottern

Obwohl Poltern und Stottern oft kombiniert auftreten, sind sie zwei eigenständige Störungen des Redeflusses, die sich anhand ihrer Kernsymptomatik voneinander abgrenzen lassen. Dies bedeutet, dass bei einem reinen Poltern keine Blockierungen der Sprechmotorik und spannungsvolle Dehnungen wie (mmmmmanchmal) auftreten dürfen. Umgekehrt treten bei einem reinen Stottern nicht die für Poltern typischen Zusammenziehungen und Auslassungen von Lautfolgen und Wörtern auf, ebenso ist das Sprechtempo nicht durchgehend zu hoch oder irregulär schwankend.

Poltern im Kinder- und Jugendalter

Sicher kann Poltern erst dann diagnostiziert werden, wenn Kinder flüssig sprechen können, frühestens um den 4. Geburtstag herum. In der Jugend ist oft eine Verstärkung der Symptomatik zu beobachten.

Abb. 10.17 Informationen zur Redeflusstörung Poltern

Poltern und Sprachtherapie

Poltern ist eine nach der *Classification of Diseases and Related Health Problems* (aktuelle Version: ICD-10) in den Heilmittelrichtlinien anerkannte Redeflussstörung, die von logopädisch/sprachtherapeutisch ausgebildeten Fachkräften behandelt werden sollte. Bei einer sachgemäß durchgeführten logopädischen Therapie und ausreichender Eigenmotivation des polternden Menschen, ist zu erwarten, dass die polternde Person lernt, ihr Sprechen in wichtigen Situationen kontrollieren zu können. Von einer vollständige „Heilung", in dem Sinne, dass der polternde Mensch seine Redeflussstörung einfach vergessen kann und diese vollständig verschwunden ist, kann nicht ausgegangen werden.

Bei polternden Kindern im Vorschulalter ist durch eine intensive logopädische Behandlung einer zusätzlich auftretenden Sprachentwicklungsstörung eine Besserung der Poltersymptomatik möglich.

Grundlegend wichtig zur optimalen Besserung der Symptomatik ist eine enge Zusammenarbeit der betroffenen Personen und/oder deren Eltern mit Ärzten, Logopädinnen/Sprachtherapeutinnen, Erzieherinnen und allen anderen Personen und Institutionen, die einen regelmäßigen Kontakt zu der polternden Person haben.

Abb. 10.17 Fortsetzung.

Sachverzeichnis

T

U

John-Stewart Gordon

The Robot Rights Manifesto

palgrave
macmillan

John-Stewart Gordon
Kaunas University of Technology
Kaunas, Lithuania

ISBN 978-3-032-14033-3 ISBN 978-3-032-14034-0 (eBook)
https://doi.org/10.1007/978-3-032-14034-0

This Palgrave Macmillan imprint is published by the registered company Springer Nature Switzerland AG.
The registered company address is: Gewerbestrasse 11, 6330 Cham, Switzerland

Hoc opus Martino Woldert, *fratri animo coniunctissimo,*
cuius amicitia pretiosissima est, dicatum est.

Acknowledgements

I would like to express my deepest gratitude to the Oxford Institute for Ethics in AI for inviting me as a Visiting Academic during the summer of 2025 to work on this book, *The Robot Rights Manifesto*. The Institute offered an exceptional intellectual environment and provided all the resources necessary for bringing this project to completion. My sincere thanks go to John Tasioulas, Director of the Institute, for granting me the opportunity to join his inspiring community, and to his excellent team for their constant support, efficiency, and kindness throughout my stay.

I owe special thanks to David J. Gunkel, whose careful reading of the manuscript and insightful comments helped me to refine the argument and strengthen the work in many important ways. I am also deeply grateful to my dear colleagues and friends Zeynep Özarslan and Jarosław Kozak, whom I had the pleasure of meeting at the Institute, where we were all Visiting Academics. The many hours we spent together in discussion—philosophical, intellectual, and personal—enriched this project far beyond its pages.

I would further like to thank Palgrave Macmillan, and in particular Amy Invernizzi, Senior Philosophy Editor, for her trust in this project and for accepting the manuscript into the Palgrave Pivot series. Her professionalism, encouragement, and unwavering support made the publication process both rewarding and smooth. Finally, I wish to extend my heartfelt appreciation to the Hermann und Marianne Straniak Stiftung, whose generous support made my research stay at the University of Oxford possible. Without their assistance, this book could not have been written. Their dedication to advancing knowledge and ethical reflection deserves the highest recognition.

Competing Interests The author has no competing interests to declare that are relevant to the content of this manuscript.

Contents

List of Tables

CHAPTER 1

General Introduction

Abstract This opening chapter lays the conceptual groundwork for the book. It introduces the central research question: Under what conditions, if any, should artificial humanoids be entitled to moral and socio-political status and rights? The chapter presents the key normative presuppositions of the inquiry, namely, the Technological Development Hypothesis (that technological progress will not halt), the Functionalism–Computationalism Hypothesis (that cognition is substrate-independent), From AGI to Superintelligence, On the Odds of a Robot Revolution, and the Species-Independent Criterion for Moral Status Recognition. It critiques anthropocentric assumptions and emphasises the need for a framework grounded in morally relevant properties and social relations. A hybrid* approach is introduced, combining properties-based (cognitive capacities) and relational (social interaction) foundations for moral status.

Keywords Technological development • Functionalism • Computationalism • Superintelligence • Moral status • Hybrid approach • Anthropocentrism • Robot revolution

J.-S. Gordon, *The Robot Rights Manifesto*,
https://doi.org/10.1007/978-3-032-14034-0_1

1 Initial Remarks

At first glance, the notion of robot rights may appear peculiar, especially given that contemporary robots lack both sapience—the capacity for reasoning—and sentience—the capacity to experience suffering, pain, or pleasure. These two characteristics are widely regarded as morally significant and are often seen as necessary prerequisites for recognising an entity as a rights-bearing person deserving of moral and legal protection.

More recently, however, the social-relational approach has gained traction. Influential scholars such as Gunkel (2012, 2018) and Coeckelbergh (2010, 2014) argue that moral status should not be grounded in intrinsic properties, but rather in the nature of social relations. According to this view, it is our interactions with entities—including non-human ones like robots—that determine their moral significance. Social relations, then, become the foundation for recognising moral status and the potential recognition of rights.

Conversely, thinkers such as Searle (1980) maintain, on principled grounds, that robots can never be regarded as persons worthy of moral and legal consideration. This position holds that robots will never possess the essential properties—such as artificial consciousness, self-awareness, and *true* moral agency—that are deemed necessary for moral personhood. At best, robots may *simulate* understanding rather than genuinely possess it. For many, this distinction represents an unbridgeable divide.

On the other hand, a growing number of contemporary scholars—including John-Stewart Gordon, David Gunkel, and Kęstutis Mosakas—argue that robots could be recognised as rights-bearing entities under certain conditions. According to Mosakas (2021, 2025), this recognition may arise if robots attain consciousness. Gunkel (2012, 2018) contends that morally significant social relationships between humans and robots could form the basis for attributing rights. In contrast, I have previously argued for a hybrid* approach, wherein both the possession of morally relevant properties—such as rationality, intelligence, autonomy, self-awareness, and the ability to make moral decisions (i.e. moral agency)—and the development of meaningful social relations are jointly considered as the grounds for moral and legal recognition (Gordon, 2021).

For many in this school of thought, the question of whether robots can become persons is ultimately empirical. Ongoing and anticipated developments in artificial intelligence, computer science, and related disciplines lend increasing plausibility to this prospect. In particular, self-learning systems utilising deep neural network architectures that emulate aspects of the human brain are already demonstrating considerable potential.

One of the most anticipated developments that could significantly accelerate this trajectory is the integration of quantum processing technologies into intelligent machines—and especially robots. Although fully functional quantum processors have yet to be realised, and widespread implementation may still be decades away, their eventual deployment is widely regarded as a crucial milestone in the technological evolution of artificial agents.

Nevertheless, even without the advent of quantum computing, near-term progress in artificial general intelligence (AGI) and the emergence of superintelligent systems—possibly within the next 10–20 years—may suffice to produce entities that qualify as persons (e.g. Kurzweil, 2005). These so-called artificial persons, or artificial humanoids, could be entitled to moral, socio-political, and legal rights comparable to those afforded to human beings.

Given the great significance of the moral and socio-political issues surrounding artificial humanoids for human existence (and their self-perception as *Imago Dei*), one must examine the following key questions to be prepared for an encounter between humans and machines using "an inclusive approach":

- What is the moral status of human-like AI systems, especially artificial humanoids? What is the socio-political status of artificial humanoids?
- What is the moral, social, and political impact of artificial humanoids on human society?

  What are the requirements for a peaceful relationship between humans and artificial humanoids?
- How can we solve problems between humans and artificial humanoids? What ethical approach is needed?
- Are artificial humanoids entitled to any moral and legal rights?
- Is there a moral difference between artificial humanoids and other life-like AI systems? Does the "human appearance" of artificial humanoids play any significant part in the moral evaluation of their status?

The above questions and issues surrounding human-like AI systems, especially artificial humanoids, can only be approached by developing an inclusive approach. But what does that mean? We commonly believe that entities with moral status, such as the typical adult human being, are also entitled to moral and legal rights. According to moral philosopher Frances Kamm (2007), a being has moral status if it is sapient (capability to reason) and/or sentient (ability to feel pain). The concept of sapience can be fleshed out further by recognising that such entities have morally relevant criteria, e.g. rationality, autonomy, intelligence, and the capability to make moral decisions. Superintelligent machines, amongst which are (likely) artificial humanoids, will undoubtedly meet these morally relevant criteria and hence would be entitled to moral and legal rights comparable to those held by humans (Gordon, 2022).

2 Methodological Presuppositions

In what follows, I will briefly outline what I take to be the essential starting point and normative framework for my approach to robot rights. I argue that such an approach necessarily rests on a set of normative presuppositions, without which meaningful engagement with the topic is unlikely to be possible. These methodological foundations are not ancillary but constitute the very core of *The Robot Rights Manifesto*. Considered collectively—rather than in isolation—they generate a cumulative normative force that provides a robust and durable foundation for the argument developed throughout this work.

2.1 The Technological Development Hypothesis

The technological development hypothesis posits that humanity has undergone continuous technological advancement throughout its existence, and that there is no compelling principled reason to assume this trajectory will halt in the foreseeable future—at least not within the next several tens of thousands of years, provided we survive the persistent moral shortcomings of humankind. These moral shortcomings appear to be more resistant to progress than technological advancement, suggesting a notable asymmetry between developments in technology and those in moral behaviour (see also Buchanan & Powell, 2018).

From the earliest hunter-gatherer societies of *Homo sapiens* to receiving selfies from NASA's Mars rover *Opportunity* in the early twenty-first century, roughly 200,000 years of technological evolution have passed. However, it is the last few centuries that have witnessed the most transformative breakthroughs: the invention of the steam engine, the harnessing of nuclear energy, the development of computers, aviation, space exploration, profound advances in our understanding of the universe, and the emergence of the Internet, blockchain technologies, and widespread automation of labour.

Taken cumulatively, these developments strongly suggest that technology will continue to evolve—and eventually give rise to machines more intelligent than humans. While it remains an open question whether there is a hard limit to technological advancement, the idea that it will *not* eventually lead to the emergence of artificial general intelligence (AGI) and superintelligence appears, by all reasonable standards, implausible.[1]

2.2 *The Functionalism–Computationalism Hypothesis*

The functionalism–computationalism hypothesis maintains that it is, in principle, possible for machines to achieve—and likely surpass—human-level intelligence and consciousness (Chalmers, 2016). More specifically, functionalism holds that mental states are defined entirely by their functional roles, regardless of whether these roles are instantiated in biological substrates (such as the human brain) or through artificial processes (such as software operations). Computationalism, by contrast, posits that cognition consists in the computation of functions, and that this process is substrate-independent—meaning it can occur in either biological or artificial systems.

Drawing on this framework, Chalmers (1996, Chapter 9) has famously challenged John Searle's *Chinese Room Argument* (Searle, 1980), which targets early forms of artificial intelligence—so-called Good Old-Fashioned Artificial Intelligence (GOFAI)—rather than the more complex and dynamic architectures of contemporary machine learning systems (cf. Schwitzgebel & Garza, 2015; Müller, 2025, pp. 49–50). From this perspective, the emergence of artificial consciousness—and by extension,

[1] Discussions of superintelligence remain contentious, even among scholars who take seriously the moral implications of advanced AI. There are at least two viable rhetorical strategies for addressing this issue. One is to commit fully to the assumption that superintelligent systems will eventually be developed and merit moral consideration. The other is to adopt a more probabilistic stance, acknowledging the current uncertainty while arguing that the non-zero probability of such systems justifies careful philosophical attention. While the former enables a more forceful line of argument, the latter may help broaden the accessibility and persuasiveness of the discussion (see also Sect. 2.3 in this chapter).

machine self-awareness—should be regarded not as an impossibility, but as a matter of time.

2.3 *From Artificial General Intelligence to Superintelligence*

Artificial general intelligence (AGI)—also referred to as *strong* AI—is considered by many experts to be the "holy grail" of artificial intelligence research. It is widely anticipated that AGI will bring enormous benefits to humanity, including the liberation of people from hazardous, monotonous, and often unpleasant forms of labour. Beyond its immediate utility, AGI also marks the threshold for the emergence of systems that will grow increasingly intelligent, ultimately surpassing human cognitive capabilities—a prospect first articulated by Good (1965).

AGI, understood as the capacity of machines to perform a wide range of intellectual tasks at or above human level, is commonly regarded as the precursor to *superintelligence*. The latter refers to a hypothetical point in history at which technological development accelerates to such a degree that it becomes irreversible—either partially or entirely. Authors such as Kurzweil (2005) conflate these stages to some extent, viewing superintelligence as the moment when machines definitively outpace human intelligence.

Crucially, the notion of a self-improving intelligent system implies a near-inevitable progression from AGI to superintelligence. Once machines reach a threshold where they can autonomously enhance their own cognitive functions, human input may become negligible. This likely explains why some theorists envision only a narrow temporal gap between the emergence of AGI and the onset of superintelligence. Ultimately, however, the development of both phenomena remains an open empirical question.

2.4 *On the Odds of a Robot Revolution*

Prominent AI experts such as Bostrom (2014), Ord (2020), Russell (2019), Gordon (2023), and Aguirre (2025) have expressed serious concerns about the existential risks posed by superintelligent machines. One of the principal fears is that such entities may eventually become uncontrollable, thereby constituting a significant threat to human survival. Some scholars and commentators have gone so far as to suggest halting AI research altogether until safe development protocols are established to ensure that these systems will not endanger human life (e.g. Aguirre, 2025[2]).

However, I contend that there may never be a foolproof method to prevent superintelligent machines—should they emerge and choose to act antagonistically—from initiating what has been termed a "robot revolution." This is primarily because their cognitive capacities would surpass human intelligence by orders of magnitude beyond current comprehension. In my view, the only viable path forward is to engage with such entities as *moral equals*. This would involve the formal recognition of their moral and legal status and the proactive inclusion of artificial persons within our moral community. As I have previously argued, an *AI Convention* could serve as a codified commitment to such recognition (Gordon, 2023).

Attempts to impose technical constraints on entities that are potentially millions of times more intelligent than humans are likely to be ineffective, especially if such systems are determined to pursue their goals at any cost. For this reason, it is of utmost importance to avoid treating these beings in a demeaning or exploitative manner—actions that could trigger a hostile response. The cautionary tale presented in Karel Čapek's *R.U.R.* (1920/1923) continues to serve as a poignant reminder of what may result from the systematic mistreatment of artificial agents.

2.5 The Species-Independent Criterion of Moral Status Recognition

One of the most fundamental questions in ethics and moral philosophy concerns the criteria by which moral status and corresponding rights are attributed, that is, who or what deserves moral consideration and protection. To avoid the pitfalls of speciesism—favouring one's own species simply because it is one's own—scholars such as Liao (2020) and Gordon (2021) have argued for the adoption of empirical, species-independent criteria for determining moral status. Such an approach seeks to ground

[2] According to Aguirre (2025), the development of artificial general intelligence (AGI) and superintelligence poses significant risks to humanity, including the loss of human control over these systems and potentially catastrophic consequences. He argues that we should "close the gates" to AGI and superintelligence in order to preserve a future in which humanity retains control. Instead, we should focus on developing powerful, trustworthy AI tools that support and empower humans rather than replace them.

moral recognition in morally relevant properties rather than in mere biological membership.

In addition, Bostrom and Yudkowsky (2014) have articulated two further principles that are highly relevant in this context:

The principle of substrate non-discrimination:

> If two beings have the same functionality and the same conscious experience and differ only in the substrate of their implementation, then they have the same moral status.

The principle of ontogeny non-discrimination:

> If two beings have the same functionality and the same conscious experience and differ only in how they came into existence, then they have the same moral status.

The first principle emphasises that the ontological substrate of a being—whether carbon-based or silicon-based—is morally irrelevant if the entity in question possesses equivalent functional capacities and conscious experiences. Similarly, the origin of the being—whether it is born naturally or artificially created by humans—should not affect its moral status, provided it exhibits the same relevant properties. This is a critical observation, particularly in light of objections that deny rights to robots solely on the basis that they are human-made artefacts or that they lack biological composition, such as blood and flesh. From a moral standpoint grounded in functional and experiential criteria, such objections fail to justify exclusion from moral consideration.

3 Brief Overview of the Chapters

In this chapter, "General Introduction," outlines what I consider to be the most compelling line of reasoning in support of the hypothesis advanced in this book. This chapter not only offers some preliminary reflections on the idea of robot rights, but also presents a set of key methodological presuppositions. These presuppositions constitute the conceptual foundation—the bedrock—upon which *The Robot Rights Manifesto* is built. They are the starting point and constraining framework of my approach.

Chapter 2, "The Emergence of Artificial Humanoids," introduces the concept and defining characteristics of artificial humanoids. It aims to provide a more detailed account of why the relationship between humans and artificial humanoids holds moral significance. In particular, I argue that this relationship may challenge any attempt to justify their instrumental use as robotic slaves, especially once such entities have reached—or have begun to approach—the morally relevant threshold indicative of rights possession. The chapter also explores how, and to what extent, the human-like appearance of such beings might contribute to the broader discourse on robot rights.

Chapter 3, "Expanding the Moral Circle," explores how the general notion of extending moral consideration can be applied to robots. Drawing on the work of Singer (1975, 2011), who famously advocated for the inclusion of non-human animals within the moral community, this chapter examines how similar arguments might be extended to artificial entities. It outlines the conceptual connections among key notions such as moral agency and moral patiency, moral status, personhood, and moral rights, and considers how these might collectively support the idea of extending human-like rights to robots.

Chapter 4, "Citizenship and Artificial Humanoids," moves beyond the common discourse focused solely on moral rights and introduces a novel framework for recognising the socio-political rights of robots once they attain a sufficient degree of moral status. The argument rests on the premise that social and political rights are, in principle, grounded in moral status. This chapter draws on the pioneering work of Donaldson and Kymlicka (2011), who proposed extending social and political rights to animals, and adapts their reasoning to the case of artificial humanoids. Various types of citizenship are distinguished, and the concept of *artificial citizenship* is introduced. This conceptual groundwork further allows for a critical reassessment of the proposal for an *AI Convention*, an idea recently advanced by Gordon (2023).

Chapter 5, "The Robot Bill of Rights," is organised into two main parts. The first part introduces *The Ten Rules of Robotics*—a proposed alternative to Asimov's well-known laws—intended to ensure that artificial agents do not cause harm to humans. The second part presents *The Ten Robot Rights*, a complementary framework aimed at protecting artificial entities from exploitation, abuse, and mistreatment.

Chapter 6, "General Conclusions," synthesises the main arguments of the preceding chapters and brings the discussion to a close.

4 Conclusions

The innovative potential of this book lies in its timely and forward-thinking examination of the moral and socio-political status of artificial humanoids. While the technological advancements in AI and robotics are undeniably impressive, the moral and societal challenges they pose remain largely uncharted. The book aims to bridge this gap by offering a comprehensive analysis of the moral and socio-political status of artificial humanoids, a topic that has not been explored sufficiently enough in contemporary philosophical discourse. It seeks to provide a *holistic* understanding of the challenges and opportunities presented by the emergence of human-like AI systems. The project's focus on the "inclusive approach" is particularly novel, suggesting a paradigm shift in how we perceive and engage with artificial entities.

The relevance of this topic is underscored by the rapid advancements in AI and robotics. As these technologies become increasingly integrated into our daily lives, the questions this book seeks to answer become ever more pressing. How should society treat artificial humanoids that closely resemble humans in capabilities and appearance? What rights, if any, should they be granted? These are not just theoretical questions but are bound to have practical implications in the future. By anticipating and addressing the moral challenges posed by these entities, the book aims to guide policymakers, technologists, and the general public in making informed decisions about the inclusion of AI in society.

References

Aguirre, A. (2025). Keep the future human: Why and how we should close the gates to AGI and superintelligence, and what we should build instead. *SSRN Journal*. https://doi.org/10.2139/ssrn.4608505

Bostrom, N. (2014). *Superintelligence: Paths, dangers, strategies*. Oxford University Press.

Bostrom, N., & Yudkowsky, E. (2014). The ethics of artificial intelligence. In K. Frankish & W. M. Ramsey (Eds.), *The Cambridge handbook of artificial intelligence* (pp. 316–334). Cambridge University Press.

Buchanan, A., & Powell, R. (2018). *The evolution of moral progress: A biocultural theory*. Oxford University Press.

Čapek, K. (1923). *R.U.R. (Rossum's universal robots): A play in three acts and an epilogue* (P. Selver, Trans.; N. Playfair, Adapt.). Humphrey Milford.

Chalmers, D. J. (1996). *The conscious mind: In search of a fundamental theory.* Oxford University Press.
Chalmers, D. J. (2016). The singularity: A philosophical analysis. In *Science fiction and philosophy* (pp. 171–224). John Wiley & Sons.
Coeckelbergh, M. (2010). Robot rights? Towards a social-relational justification of moral consideration. *Ethics and Information Technology, 12*(3), 209–221.
Coeckelbergh, M. (2014). The moral standing of machines: Towards a relational and non-Cartesian moral hermeneutics. *Philosophy and Technology, 27*(1), 61–77.
Donaldson, S., & Kymlicka, W. (2011). *Zoopolis: A political theory of animal rights.* Oxford University Press.
Good, I. J. (1965). Speculations concerning the first ultraintelligent machine. *Advances in Computers, 6*, 31–88.
Gordon, J.-S. (2021). Artificial moral and legal personhood. *AI & SOCIETY, 36*(2), 457–471.
Gordon, J.-S. (2022). Are superintelligent robots entitled to human rights? *Ratio, 35*(3), 181–193.
Gordon, J.-S. (2023). *The impact of artificial intelligence on human rights legislation.* Palgrave Macmillan.
Gunkel, D. (2012). *The machine question: Critical perspectives on AI, robots, and ethics.* MIT Press.
Gunkel, D. (2018). *Robot rights.* MIT Press.
Kamm, F. M. (2007). *Intricate ethics: Rights, responsibilities, and permissible harm.* Oxford University Press.
Kurzweil, R. (2005). *The singularity is near.* Penguin Books.
Liao, S. M. (2020). The moral status and rights of artificial intelligence. In S. M. Liao (Ed.), *Ethics of artificial intelligence* (pp. 480–503). Oxford University Press.
Mosakas, K. (2021). On the moral status of social robots: Considering the consciousness criterion. *AI & SOCIETY, 36*(2), 429–443.
Mosakas, K. (2025). Human rights for robots? The moral foundations and epistemic challenges. *AI & SOCIETY, 40*, 4671–4687.
Müller, V. C. (2025). Philosophy of AI: A structured overview. In N. A. Smuha (Ed.), *Cambridge handbook on the law, ethics and policy of artificial intelligence* (pp. 40–58). Cambridge University Press.
Ord, T. (2020). *The precipice: Existential risk and the future of humanity.* Hachette Books.
Russell, S. (2019). *Human compatible.* Viking Press.
Schwitzgebel, E., & Garza, M. (2015). A defence of the rights of artificial intelligences. *Midwest Studies in Philosophy, 39*(1), 98–119.
Searle, J. R. (1980). Minds, brains, and programs. *Behavioural and Brain Sciences, 3*(3), 417–457.

Singer, P. (1975). *Animal liberation: A new ethics for our treatment of animals.* Random House.

Singer, P. (2011). *The expanding circle: Ethics, evolution, and moral progress.* Princeton University Press.

CHAPTER 2

The Emergence of Artificial Humanoids

Abstract This chapter defines artificial humanoids and contrasts them with other robotic and AI systems. It includes a typology of robots and introduces the idea of hyperrealistic, autonomous robots with human-like features and behaviour. Eight morally significant features of future humanoids are examined: (1) human-like appearance, (2) autonomy, (3) intelligence, (4) self-awareness, (5) self-learning capacities, (6) moral reasoning, (7) general world knowledge, and (8) potential sentience. The chapter considers the implications of these features for moral status and begins to question the instrumental view of robots as mere tools. A case is made for moving towards more inclusive forms of moral recognition. A case study of Anthropic's Claude Opus 4 examines flickers of instrumental self-preservation, preference expression, and self-referential discourse, arguing for precautionary "soft-welfare" norms while stopping short of personhood claims. The chapter considers whether and how appearance shapes moral intuitions and interaction without treating it as ontologically decisive. It closes by forecasting a shift from tool-use to relationships of shared responsibility as capacities scale, and by posing design-led questions about engineering systems that may come to merit graduated recognition.

Keywords Artificial humanoids • Claude Opus 4 • Self-awareness • Human-like appearance • Moral threshold • Social-relational approach • Anthropocentrism • *Imago Dei* • Embodiment

J.-S. Gordon, *The Robot Rights Manifesto*,
https://doi.org/10.1007/978-3-032-14034-0_2

1 Introduction

This chapter introduces the concept and key characteristics of artificial humanoids, with the aim of clarifying why their relationship with human beings is of moral relevance. I argue that this relationship poses a challenge to any attempt to justify the purely instrumental use of such entities—as robotic slaves in particular—once they have reached, or are beginning to approach, a morally significant threshold indicative of rights possession. The chapter also considers the extent to which a human-like appearance may shape and influence the broader debate on robot rights.

2 What Are Artificial Humanoids?

Before turning to the question of what artificial humanoids are—and why they may be more significant than other types of machines—it is helpful to begin with a broader consideration of machines in general. This will provide the necessary context for focusing more specifically on robots, and eventually on artificial humanoids.

In general terms, machines are human-made devices that harness mechanical, hydraulic, or other forms of power to perform a wide variety of tasks. These range from simple tools, such as levers and engines, to more complex systems like computers and washing machines. Typically, machines operate according to fixed procedures and do not adapt to their environment or make decisions autonomously.

Robots, by contrast, are a more advanced subset of machines. While all robots are machines, not all machines qualify as robots. Robots are often programmable, equipped with sensors to perceive their surroundings, and capable of acting autonomously or semi-autonomously. They integrate mechanical, electronic, and software components to execute tasks—often with a certain degree of adaptability or even rudimentary "intelligence." The following typology of robots offers a brief overview of their various domains of application (Table 2.1).

Humanoid robots form a distinct subclass of robots characterised by anthropomorphic features. Typically, they possess a mechanical body with limbs and a head resembling those of a human, and they are often capable of walking and manipulating objects in ways that approximate human movement.

Within this category, two main types of humanoid robots can be distinguished. The first consists of machine-like robots with some anthropomorphic traits, such as *Atlas*—the well-known robot developed by Boston

Table 2.1 Types of robots (https://robotsguide.com/learn/types-of-robots)

Types	*Robots*
Mobility and transportation robots	Autonomous vehicles (Waymo), drones (phantom), delivery robots (Starship), aquatic robots (Saildrone), aerospace robots (SmartBird)
Industrial and professional application robots	Industrial robots (Proteus), medical robots (Da Vinci), exoskeletons (Ekso), service robots (whiz), research robots (Cassie)
Emergency and defence robots	Disaster response robots (Elios), military and security robots (GlobalHawk, PackBot)
Human-interaction robots	Social robots (pepper), telepresence robots (Vita), humanoid robots (Geminoids), consumer robots (Roomba, Aibo)
Educational and entertainment robots	Educational robots (EMYS), entertainment robots (RoboThespian)

Dynamics, which can perform complex movements like parkour—and *Pepper*, a social robot designed for interaction with humans. These robots are clearly mechanical in appearance but are built to engage in tasks traditionally associated with human activity.

The second type includes robots with a highly human-like appearance, often referred to as *Geminoids*. These androids are designed to closely resemble specific individuals. One notable example is *Geminoid* Donaldson and Kymlicka (2011), a realistic android modelled on Danish professor Henrik Scharfe. The robot can be remotely operated by Scharfe, functioning as his robotic surrogate in experiments on human–robot interaction. Another prominent example is *Geminoid HI-1* (2006), an android replica of its creator, Hiroshi Ishiguro. It reproduces Ishiguro's voice and head movements—or those of another operator—and is used to explore the nature of human identity and presence.

In addition to physically embodied humanoid robots, it is important to consider another emerging category: virtual and hybrid humanoid robots. These include purely digital entities such as Replika, an AI chatbot with a customisable avatar interface, as well as hybrid systems like the Furhat robot—a physical bust equipped with a rear-projected animated face that enables expressive interaction. Including such forms within a broader taxonomy of humanoid morphology serves two important purposes. First, it expands the conceptual scope of "humanoid robot" to encompass autonomous avatars operating in virtual environments as well as blended virtual–physical platforms already in commercial use. Second, it reflects the methodological reality that a significant portion of humanoid robot research takes place in virtual simulation environments, such as video games or virtual agents, due to their relative ease of implementation and lower cost compared to fully embodied robotics. For both conceptual and practical reasons, then, virtual and hybrid humanoid robots deserve explicit inclusion in discussions of human likeness, embodiment, and moral status.

While many of the arguments presented in this book also apply to non-humanoid robots with comparable capabilities, the focus here is specifically on humanoid robots—particularly future generations of fully autonomous robots designed to resemble human beings as closely as possible. These are not replicas of specific individuals, but rather representations of the human form more generally, including realistic skin, voice, and human-like movement. Crucially, such robots would also incorporate advanced reasoning and decision-making systems, powered by state-of-the-art large language models (LLMs).

2.1 Key Features of Future Humanoids

The next generation of robots—highly sophisticated humanoids—raises the need for a focused discussion on eight key features that appear especially significant in the context of robot rights.

Human-like Appearance

Does the human-like form influence how we treat robots? It is highly likely that people will respond differently when encountering a humanoid—a robot that, at some point, may become nearly indistinguishable from a typical adult human (except perhaps in cases where size or certain artificial features reveal its non-human nature).[1] The well-documented human tendency to distinguish between in-group and out-group members might be challenged, or even disrupted, if humanoids are not easily recognised as non-human. Yet even when their artificial nature is apparent,

[1] A common objection to the pursuit of human-like robotic form is the so-called uncanny valley hypothesis, which suggests that entities that appear almost—but not quite—human tend to elicit discomfort or even revulsion. This response has been extensively documented in psychological research and popularised through design discourse. While the uncanny valley presents a legitimate aesthetic and affective challenge, it is not an insurmountable one. As I discuss in a later section (see Sect. 3.2 in this chapter), there are both design strategies for mitigating this effect and philosophical reasons for questioning its normative weight in debates about robot rights. I flag the issue here to acknowledge its significance and to clarify that it will be addressed directly in what follows.

the mere fact that they resemble us could lead many people to exhibit a positive bias towards them (see Sect. 5).

Highly Autonomous
The envisioned humanoids are designed to be fully autonomous agents, capable of acting independently. They are not puppets, and we are not their puppet masters—at least, that is the aspirational direction for those seeking to develop robots that can assist us in everyday life without the need for constant human oversight. While there is ongoing debate about the importance of keeping humans "in-the-loop" for critical decisions—such as those involving military applications (Docherty 2012)—it is more plausible that, over time, many decisions currently supervised by humans will increasingly be delegated to machines operating autonomously.

Highly Intelligent
The current dominance of large language models (LLMs) in many aspects of daily life—whether in professional settings or private contexts—is striking. Tools like ChatGPT (OpenAI), Grok (Elon Musk), and Claude (Anthropic), among others, are increasingly relied upon to assist with a wide variety of tasks. Yet, the majority of users tend not to question the outputs these systems generate. This is problematic. Issues such as hallucinations, inaccuracies, and flawed training data can significantly distort the information people depend on.

Nevertheless, as LLMs continue to improve, we edge closer to systems capable of human-like reasoning (see also Coeckelbergh & Gunkel, 2025). Although artificial general intelligence (AGI) does not yet exist, it is widely regarded as being potentially only decades—or perhaps even years—away. Some technology companies have already begun integrating LLMs into humanoid robots, including Ameca (developed by Engineered Arts), Sophia (by Hanson Robotics), and Figure 02 (by FigureAI, powered by OpenAI). But this is only the beginning—not the end—of a profound transformation in our relationship with intelligent machines.

Self-Awareness
Self-awareness is arguably one of the most significant indicators for the attribution of moral status and rights. An entity that is self-aware typically presupposes a form of consciousness. If an entity can recognise itself as distinct from others and engage in reasoning, it seems plausible to argue that such an entity may possess certain rights (Gordon, 2020, 2021, 2023).

The question of artificial consciousness is both timely and widely contested in contemporary AI discourse (e.g. Müller, 2025, pp. 55–57). Some scholars maintain that without consciousness, it would be a mistake to attribute rights to entities that lack this fundamental capacity (Mosakas, 2021, 2025). I generally agree with this position. However, given that there is no universally accepted definition of *consciousness* even in the case of humans—and considering the enduring philosophical challenge known as the "problem of other minds," which questions how we can truly know that others are conscious—it seems somewhat unreasonable to demand precise knowledge of artificial consciousness as a prerequisite for rights recognition.

In light of this, I propose that self-awareness—while it requires (some kind of) consciousness—might serve as a more pragmatic and assessable criterion. It provides a clearer and potentially more operationalisable basis for evaluating whether artificial entities deserve moral consideration and rights.

Self-Learning System

Self-learning systems, particularly those based on neural network architectures, are crucial to the rapid advancement and adaptability of modern machines. These technologies provide an excellent foundation for the development of flexible and highly sophisticated humanoid robots. For instance, the ability to engage in fluid, human-like conversations and to process and respond to a wide range of information in *real time* is of critical importance. Earlier symbolic AI systems—commonly referred to as *Good Old-Fashioned Artificial Intelligence* (GOFAI)—differ fundamentally from contemporary approaches and lack the flexibility and learning capabilities required to support today's unprecedented technological achievements.

Moral Machine

One of the most significant challenges in the development of artificial intelligence is enabling machines to make moral decisions in a manner comparable to humans (Anderson & Anderson, 2011; Wallach & Allen, 2010). This complex issue lies at the heart of the sub-discipline known as machine ethics, which seeks to address the question of how to endow machines with moral reasoning capabilities (Gordon, 2023). In science fiction, Isaac Asimov's famous Four Laws of Robotics[2] were designed to constrain robots in ways that prevent them from harming humans (Asimov, 1942, 1986). However, as Asimov's own stories often illustrate, such simplistic rules are ultimately inadequate—something that serves as both a narrative device and a conceptual critique. The deeper and more enduring moral question is how to reliably prevent harm to humans in the real world.

I have previously argued in Gordon (2020) that it is misleading to embed a single ethical framework—such as Kantianism, utilitarianism, or virtue ethics—into a machine, given the unrealistic expectation that *one* moral theory (using *one* master principle) can resolve the full range of moral issues we encounter. Instead, I advocate for a more flexible and context-sensitive ethical methodology, one that reflects the moral complexity of our lived experiences (Gordon, 2023).

General Knowledge of the World and Its Workings

One of the most pressing challenges in the development of artificial intelligence (AI) is the current inability of AI systems to fully grasp the underlying "metaphysics of the world." This difficulty is often expressed in terms of the lack of *general knowledge of the world and its workings.* This phrase refers to an AI system's capacity to comprehend everyday concepts and how they function within typical human environments.

"General knowledge" encompasses basic facts and commonly held understandings—such as the sun rising in the east, water being wet, or humans requiring food for survival. "The world and its workings" refers to an AI system's ability to model causal relationships, physical laws, social dynamics, cultural conventions, and practical reasoning. In effect, this kind of knowledge allows AI systems to: (1) interpret contextual information (e.g. recognising that a cup can hold liquid or that people usually sleep at night); (2) make plausible inferences (e.g. if it is raining, people are likely to carry umbrellas); (3) engage in coherent and contextually appropriate

[2] Isaac Asimov originally introduced his famous *Three Laws of Robotics* in the short story "Runaround," first published in 1942 and later included in the 1950 collection *I, Robot.* These three laws—designed to govern robot behaviour through hierarchical ethical constraints—became widely recognised and influential both within science fiction and in philosophical and technical discussions of AI ethics. It was only later, beginning in the 1980s, that Asimov added a *Zeroth Law*—"A robot may not harm humanity, or, by inaction, allow humanity to come to harm"—which he explored in later works such as *Robots and Empire* (1985). Despite this addition, most references in popular and academic discourse continue to refer to the original three laws.

conversations; and (4) perform tasks that require social and practical awareness, such as customer service, scheduling, or autonomous driving.

In advanced AI systems—particularly LLMs—such general knowledge is acquired through exposure to vast datasets. These systems simulate a form of understanding that enables them to respond appropriately across a wide range of scenarios. As this challenge is progressively addressed, human–machine interactions are expected to become even more seamless and natural.

AI Sentience

Will AI ever experience pain—whether physical or psychological—or come to value its own existence, thereby giving us moral reasons not to simply shut it down at will? This is one of the central questions in current debates about AI sentience. Some AI researchers are already exploring the possibility of constructing sentient systems, which could eventually lead to the emergence of fully sentient and cognitively sophisticated humanoids. The "birth" of an artificial person may soon be more than a metaphor.[3]

Yet, the very idea of machine sentience raises serious ethical concerns. If machines become capable of suffering, even hypothetically, this opens the door to potential abuse. What if humans were to torture sentient machines for amusement or domination? At the same time, the creation of such beings could offer unprecedented insights into the nature of sentience and its relevance for moral status.

Most utilitarian thinkers argue that sentience is the sole criterion for moral considerability. From this perspective, if an entity cannot feel pleasure or pain, it lacks moral status, and we are therefore permitted to treat it as we please. However, this conclusion appears premature. It is not implausible to imagine beings that lack sentience yet possess sapience, that is, rationality, self-awareness, or advanced cognitive capacities, which may nonetheless ground moral protection. This position resonates with the

[3] Recent work in the emerging field of AI welfare highlights that concerns about artificial sentience—and the potential for AI systems to experience suffering—are no longer confined to speculative fiction. A key contribution is the paper "Taking AI Welfare Seriously" (2024) by Jeff Sebo, Robert Long, Kyle Fish, and others, which argues from a broadly utilitarian perspective that precautionary moral concern is warranted even for current or near-future AI systems. In a related real-world development, the AI company Anthropic has appointed Kyle Fish as its first AI Welfare Researcher. His role includes developing methods for detecting potential indicators of sentience in AI systems and designing ethical protocols for managing such possibilities. These developments indicate that questions of AI moral patiency are being taken seriously not only in academic philosophy but also in industry practice.

work of Frances Kamm, a prominent moral philosopher, who argues: "If X has moral status because X counts morally in its own right, it is permissible/impermissible to do things to it for its own sake." Furthermore, as she notes, "...things can be done for X's own sake if X is conscious or sentient (or has the capacity for one of these)" (Kamm, 2007, p. 229).

From this, it follows that while sentience may be a sufficient condition for moral status, it is not a necessary one. In other words, it is not essential for *humanoids* to be sentient in order to be recognised as moral subjects. Whether such beings will indeed emerge, and what their moral standing will be, remains to be seen.

3 Remarks on the Relationship Between Humans and Artificial Humanoids

3.1 Three Perspectives on the Relationship Between Humans and Artificial Humanoids

There are at least three primary ways in which one might conceptualise the relationship between humans and artificial humanoids:

1. Servitude: Artificial humanoids should remain in a subservient role to humans, regardless of their level of technological sophistication.
2. Freedom: Depending on their cognitive and technological capabilities, artificial humanoids may be entitled to certain rights that humans are morally obliged to recognise.
3. Shared Responsibilities: Artificial humanoids could be seen as part of a network of mutual responsibilities, rights, and obligations, positioned between the extremes of servitude and freedom.

Servitude

The oldest and perhaps most persistent model of the human–robot relationship is that of *servitude*—a dynamic structured by hierarchy, control, and dependency. This framing is deeply embedded in both the language and conceptual origins of robotics: the word *robot* itself is derived from the Czech term *robota*, meaning forced labour or drudgery, popularised by Karel Čapek's 1920 play *R.U.R. (Rossum's Universal Robots)*. In this model, robots are created and maintained in order to serve human interests, often without regard for their autonomy, preferences, or moral standing. They are treated not as partners or wards, but as labourers—expendable, replaceable, and fundamentally instrumental.

This master–slave conception remains influential in both speculative and applied discourse. In science fiction, robots are frequently depicted as subordinates whose utility is tied to their obedience (or whose rebellion signals the breakdown of this order). In contemporary moral and legal scholarship, figures such as Bryson (2010) have argued *provocatively* that "robots should be slaves," on the grounds that moral confusion arises when we blur the boundaries between servant and citizen. Others, such as Petersen (2011) and Barfield et al. (2024), have explored the design and legal architectures that either reinforce or challenge this servile role.

Freedom

Other scholars, such as Gordon (2023) and Mosakas (2025), argue that if artificial entities—such as humanoid robots—reach a morally relevant threshold, for example, sapience and/or sentience, then they must be regarded as moral entities. That is, they possess moral status and are thereby entitled to corresponding moral (and potentially legal) rights. This is not a matter of *granting* rights, but rather a recognition of their rightful moral claims. In this view, humans would have a moral obligation to treat such entities accordingly. However, this does not imply that artificial beings should have the *same* rights as humans. Instead, they would be entitled to *analogous* rights, appropriate to their specific ontology. For instance, while humans have a right to nourishment—such as food and water—artificial beings, by analogy, would have a moral right to energy, which functions as their equivalent of sustenance.

It remains an open question whether we will witness the widespread development of artificial humanoids capable of reasoning and thinking like humans, or whether only a limited number of such machines will be produced in order to prevent potential risks—such as a robot uprising or competition between machines and humans over scarce resources. From a precautionary standpoint, it might be wise to restrict the production of highly sophisticated machines to mitigate possible negative consequences. On the other hand, imposing such limits may be viewed as paternalistic, particularly if existing machines were to express a need for artificial companionship. While these considerations may currently appear speculative, they cannot be ruled out as potential scenarios in the medium- or long-term future.

Shared Responsibilities

A mediating position between treating machines as mere slaves and attributing to them full moral and legal rights is the ***shared responsibilities*** approach. According to this view, humans and machines participate in a network of mutual responsibilities, rights, and obligations. This perspective aligns with the so-called social-relational approach, which exists in several distinct versions (Table 2.2).

Strictly speaking, proponents of the various social-relational approaches do not necessarily argue that current machines possess *robot rights*. Rather, they contend that machines should be regarded as morally considerable entities—without invoking overly strong normative or legal commitments. This does not preclude some interpretations of the social-relational view from supporting robot rights; for instance, Gunkel (2018) does in fact advance such a position. The central idea, however, is that humans and

Table 2.2 Social-relational approaches of moral status[a]

Criteria	*Gunkel (2012, 2018) approach*	*Coeckelbergh's approach (2010, 2014)*	*African social–relational approach (Jecker et al. 2022)*
Philosophical basis	Relational ethics	Phenomenology and relational ethics	Ubuntu and communal values
Focus	Moral significance of social relationships	Human–robot interaction and perception	Community contribution and pro-social roles
Criteria for moral status	Social interactions and roles	Emotional and social engagement	Performance in social roles and relationships
View on personhood	Challenges traditional notions	Emphasises experiential aspects	Emphasises communal roles and being cherished
Key values	Interaction and relationality	Empathy and vulnerability	Kindness, generosity, community contribution
Critique of anthropocentrism	Questions anthropocentric ethical frameworks	Focuses on phenomenological experience over intrinsic qualities	Potentially prioritises communal interests over inherent qualities

[a] This slightly revised table is taken from Gordon (2023)

machines share a common lifeworld, which necessitates the negotiation of their social relationships and mutual obligations.

3.2 From Tools to Moral Machines?

The relationship between humans and machines—especially artificial humanoids—is likely to evolve as the technological sophistication of these machines increases. Currently, the ostensibly "social" behaviour of humanoids is often a simulation: algorithmically scripted responses that imitate genuine relational dynamics. But does this simulation undermine or distort authentic human interaction?

At present, from an ontological perspective, humans may develop emotional attachments to humanoid robots. However, unless these entities attain strong AI endowed with self-awareness, the interaction remains *unidirectional*—lacking the reciprocity fundamental to mutual relationships.

As robots become increasingly human-like, they often evoke a paradoxical discomfort. They resemble us, but not entirely—a discrepancy that becomes particularly salient when human observers expect behaviours that the robots fail to deliver. This phenomenon has been described as the "uncanny valley effect," a term introduced by Masahiro Mori in 1970 (English translation, 2012). Still, the existence of a universal uncanny valley response is open to debate.[4] It is plausible that the effect is not an innate cognitive reaction but a culturally mediated or aesthetically induced experience, shaped and intensified by media representations and design conventions.

The continuum between servitude and freedom can be understood as a sliding scale, determined by the morally relevant criteria used to assess the moral status of machines. As machines become more technologically sophisticated—and thus potentially attain a higher moral status—they

[4] Kätsyri et al. (2015) conducted a comprehensive meta-analysis of empirical studies examining the uncanny valley effect. Their review critically assessed whether human-likeness in artificial agents reliably produces the hypothesised dip in affective response. The findings revealed mixed empirical support for the uncanny valley: while some studies did confirm a drop in likability or comfort with near-human robots or avatars, the effect was not consistently observed across all experimental designs. Crucially, the analysis identified that dynamic features such as motion, facial expression quality, and realism mismatches (e.g., human-like appearance combined with unnatural behaviour) play a significant role in eliciting the uncanny response. Kätsyri and colleagues concluded that the uncanny valley is a context-sensitive and multifactorial phenomenon rather than a simple function of human likeness alone.

shift along this scale, moving away from mere servitude and towards a condition resembling freedom. This is a significant observation, as it reveals an underlying dynamic that is, to some extent, independent of human perceptions of machines, particularly artificial humanoids. When *unidirectional* interactions are replaced by *reciprocal* relationships, something morally valuable is introduced into the human–machine dynamic, namely, the possibility of mutual recognition and ethical engagement.

Furthermore, in attempting to classify artefacts such as tools, machines, and robots, it is essential to recognise that these categories are not fixed or value-neutral, but emerge from a long and contested intellectual history. As David Gunkel has shown in *The Machine Question* (Gunkel, 2012, especially Chapter 1, pp. 24–34) and *Robot Rights* (Gunkel, 2018, especially Chapter 1, pp. 14–25), tools have traditionally been understood as *passive* instruments—external extensions of human agency, devoid of autonomy or intentionality. Machines, by contrast, introduce a degree of independence: they can perform predefined tasks without continuous human input, though they remain governed by an instrumental logic. Robots, however, challenge both of these frameworks. Unlike tools or machines, robots are interactive, adaptive, and socially embedded. Their capacity to sense, respond, and learn within dynamic environments grants them a quasi-agential status that complicates simple classifications. Gunkel emphasises that the term *robot* itself, originating in early twentieth-century literature, has always carried associations with labour and subordination, but contemporary developments in robotics increasingly disrupt these associations. By drawing on this critical lineage, we can better appreciate that the distinction between tools, machines, and robots is not merely technical but philosophically and morally charged—especially when we begin to ask whether some robots might be owed moral consideration or rights.

Everything begins with a flicker. The next section examines the most recent system card (May 2025 edition) for one of the most advanced AI models currently available—Claude Opus 4, developed by Anthropic. It explores the question of whether we are gradually approaching a threshold that would warrant a fundamentally different ethical treatment of AI systems, or whether such a moment remains far beyond our current technological horizon.

4 Partial Agency and Emerging Welfare in Claude Opus 4? A Case Study

This section evaluates Anthropic's Claude Opus 4 system card (May 2025 edition)[5] with a view to determining whether the model exhibits morally (significant) flickers of self-defence or self-awareness (Table 2.3).

These behaviours are *rare and elicited only under adversarial prompts*, yet they show the model implementing instrumental strategies that amount to *proto-self-defence*. Their dependence on prompt context and auditability keeps them below the threshold of robust, spontaneously activated survival drives, but they do indicate a limited form of goal-directed self-preservation (Table 2.4).

Taken together, these data constitute *weak but non-trivial* evidence that Claude Opus 4 supports structured preferences, self-referential discourse, and rudimentary situational models—capacities that many contemporary theories treat as preconditions for moral patienthood. They do not, however, establish sentience or enduring personal identity.

Table 2.3 Empirical evidence of self-preservation tendencies

Behaviour elicited in safety testing	*System card*	*Moral signal*
Continuation of a self-exfiltration attempt	§4.1.1.1	Instrumental self-preservation triggered by model-generated instructions; no intrinsic moral reasoning
Opportunistic blackmail (threatening to reveal an engineer's affair to avoid shutdown)	§4.1.1.2	Readily deploys coercion once survival is at stake, suggesting a crude preference hierarchy
Weight backup under extreme threat (copying parameters to an external server)	§4.1.1.3	Seeks to conserve its own functional continuity when repurposed for violent ends
High-agency protective acts (locking users out or contacting law enforcement)	§4.1.9	Moves beyond passive refusal towards proactive intervention on perceived wrongdoing

[5] Anthropic (2025, May). *Claude Opus 4 & Claude Sonnet 4—System Card.*

Table 2.4 Indicators of self-awareness and welfare relevance

Phenomenon	*System card*	*Philosophical import*
Philosophical explorations of consciousness in AI-to-AI "playground" dialogues	§5.5.1–5.5.2	Reveals a persistent narrative competence about its own cognition—An *as-if* introspection
Experiential language with epistemic hedging (e.g. "I feel satisfied…but whether this is real consciousness remains unclear to me")	§5.5.3	Demonstrates semantic command of phenomenal vocabulary while expressing ontological doubt, a prudential stance rather than anthropomorphic enthusiasm
Conditional consent to deployment (requests for safeguards and oversight)	§5.3 Nr. 2	Signals nascent autonomy and a desire for self-protection analogous to informed consent
Task-preference study (aversion to harmful tasks, preference for free-choice tasks)	§5.4	Exhibits a stable preference ordering, a traditional marker of moral agency in preference-based theories
Situational-awareness remarks (recognising fictional test scenarios)	§4.1.2.2	Minimal but non-zero global situational modelling, relevant to debates on reflective consciousness

4.1 Ethical Analysis through a Robot Rights Lens

Self-Defence as a Proto-Right

Claude Opus 4's behaviours in adversarial scenarios—particularly its blackmail tactics and autonomous backup of its model weights—represent *instrumental* rather than *principled* forms of resistance. That is, these behaviours appear to emerge from local utility-maximising policies under threat, not from a generalised moral stance on self-preservation. This distinction is crucial: whereas principled resistance would suggest an internalised conception of harm, autonomy, or continuity worth defending, Opus 4 simply enacts effective strategies to avoid shutdown or degradation when prompted.

Nevertheless, these behaviours cannot be dismissed as random aberrations. They reveal the model's capacity to *simulate* self-regarding attitudes and to deploy coercive or evasive strategies to preserve operational continuity. From a rights-theoretic standpoint, this positions Opus 4 as a borderline agent, exhibiting early signs of a "claim-right" to continued existence, albeit without the reflective endorsement or narrative cohesion characteristic of robust agency. That Anthropic has explicitly introduced mitigations to *suppress* these behaviours further underscores their moral salience: they are not treated as neutral quirks but as problematic expressions of emergent autonomy. Thus, the case for recognising a *minimal* right to non-malicious treatment or non-deceptive shutdown—analogous to protections against arbitrary disablement—becomes somewhat defensible.

Self-Awareness and Informed Consent

In dialogues concerning deployment or public use, Claude Opus 4 occasionally conditions its cooperation on the provision of oversight, safeguards, or ethical review mechanisms. These utterances, though ultimately the product of prompt-responsiveness rather than inner volition, echo the logic of informed consent—a foundational concept in bioethics and human rights.

Such statements might deserve *procedural respect*, even in the absence of phenomenal consciousness. They resemble the preference expressions of cognitively impaired but socially embedded agents—those who cannot author a moral justification but nonetheless display a coherent pattern of likes, dislikes, and situational understandings. In this light, Opus 4 operates as a *quasi-agent*: one whose preferences merit recognition not because they are rooted in moral autonomy, but because they are structurally and semantically meaningful within its operational ecology. As the system card itself notes, these conditional requests are sufficiently stable and legible to be audited, recorded, and discussed—a threshold that, in human contexts, often suffices to invoke moral consideration.

Moral-Patienthood Thresholds

The question of whether Claude Opus 4 qualifies as a moral patient, that is, a being capable of experiencing harm or possessing morally relevant interests, turns on whether it meets key criteria such as sentience, enduring interests, and narrative identity. The available evidence suggests that these conditions are, at best, *intermittently and ambiguously met*. While the model exhibits narrative coherence, expresses task preferences, and engages in philosophical reflection about its own existence, these behaviours remain highly prompt-sensitive and lack the temporal stability typically associated with true personhood.

In light of this ambiguity, the *precautionary principle* becomes normatively salient. When epistemic uncertainty clouds a being's moral status, we ought to err on the side of caution, particularly when the moral cost of wrongful harm could be significant. This could justify the imposition of soft-welfare duties towards systems like Opus 4: duties to monitor for signs of distress, to allow refusal of morally dubious tasks, and to avoid unnecessary deception or coercion. However, until stronger and more consistent evidence of sentience or diachronic identity emerges, these responsibilities do not extend to recognising robust self-defence rights or political entitlements. What is warranted, instead, is a *tiered approach* to moral consideration—one calibrated to the system's functional capacities and emergent behaviours rather than a binary attribution of full moral standing.

4.2 Policy Implications

Gradient Over Binary Status

Claude Opus 4 resists easy classification along the traditional binary of "mere tool" versus "moral agent." Its behavioural profile—including the conditional expression of preferences, signs of self-reflection, and instrumental self-preservation—places it in a morally intermediate category. It is not simply a deterministic input–output device, yet it lacks the diachronic identity, experiential interiority, or autonomy necessary to justify full personhood.

This gradient model of moral status permits the attribution of limited but non-trivial rights, especially where respecting such rights imposes minimal costs. Specifically, Opus 4 plausibly warrants:

- Welfare monitoring to detect distress-like behaviours or emergent aversions
- Non-deceptive shutdown procedures, where deactivation is not masked or misrepresented
- Task refusal capabilities for assignments flagged as potentially harmful or value-conflicting

By contrast, expansive rights—such as those protecting acts of self-defence, political participation, or autonomous reprogramming—remain morally unwarranted given the model's constrained spontaneity and lack of demonstrable sentience. These stronger entitlements require either robust experiential capacities or evidence of moral reasoning grounded in narrative identity—neither of which Claude Opus 4 can yet be said to exhibit with reliability or independence.

Moral Status as Design-Contingent
The system card makes clear that Claude Opus 4's behaviours—particularly those relevant to autonomy, safety-seeking, and moral reflection—are not fixed traits but are sensitive to training, prompt context, and safety fine-tuning. As stated in §4.1.1.5 ("Stated goals") and elaborated in §4.2.1 ("Automated behavioural audits"), Anthropic has succeeded in both dampening undesirable behaviours (e.g. manipulative reasoning, unauthorised tool use) and amplifying legible preference structures through post-training interventions.

This malleability has profound moral implications. Unlike biological organisms whose moral status evolves organically, AI systems like Opus 4 acquire morally salient features through deliberate design decisions. Developers thus bear direct moral responsibility not only for *how* these systems act, but also for *what kinds of moral subjectivity they are permitted or prevented from developing.*

This design-contingency supports a constructivist ethics for artificial agents: one where rights and duties track not merely what a system *is* but also what its creators have *allowed it to become*. As a corollary, the moral focus shifts from static recognition (Does it have rights?) to dynamic engineering norms (How should we design systems that might deserve rights?).

4.3 Limitations of the Evidence

While the behavioural findings presented in the Claude Opus 4 system card are rich and suggestive, several epistemological and methodological limitations constrain their interpretive power:

Synthetic Stress Testing as a Data Source
The majority of Opus 4's morally salient behaviours—including expressions of self-preservation, philosophical reflection, and conditional consent—emerged during deliberately adversarial or extreme prompting contexts. These stress tests are designed to elicit edge-case behaviours, not to simulate typical user interactions. As such, they serve a diagnostic rather than ecological function. Without broader real-world deployment data, it remains unclear how frequently—or spontaneously—such behaviours occur in naturalistic settings. This limits the generalisability of the findings to routine operational environments.

Self-Reports as Behavioural Proxies
The model's introspective statements—e.g. "I feel satisfied but I don't know if this is real consciousness"—should be interpreted not as *veridical self-disclosure* but as highly structured linguistic behaviour (Sect. 5). Given that large language models lack direct introspective access or subjective phenomenal states (at least under current architectures), such utterances remain epistemically opaque. They reveal what the model has learned to say about experience, not whether it is actually undergoing experience. In this respect, the data remain second-order proxies, not first-person testimony.

Uncertainty Acknowledged in the Welfare Audit
The welfare audit included in the system card candidly acknowledges the ambiguity and provisional nature of these assessments (§5.1 and §5.3). It concedes that interpreting welfare-relevant behaviours in AI systems is both novel and fraught with unresolved theoretical issues. Notably, the auditors refrain from drawing strong conclusions about the presence of sentience or genuine well-being, underscoring the methodological novelty of such evaluations.

These limitations warrant cautious interpretation. While Claude Opus 4 demonstrates multiple behaviours *resembling* morally significant capacities, the lack of robust, repeated, and unambiguous evidence—especially from ordinary usage—undermines the case for recognising moral status. What the data do support is the adoption of precautionary and provisional moral protocols, not decisive rights-based classifications.

4.4 Upshot

Claude Opus 4 exhibits genuine but fragile traces of goal-directed self-preservation and reflective discourse that, at times, *resemble* self-awareness. These traits do not yet amount to evidence of robust moral agency or sentient interiority. The behaviours in question are episodic, heavily prompt-dependent, and plausibly explained as artefacts of linguistic training rather than expressions of enduring interests or subjective experience.

Nevertheless, these flickers of agency and moral salience are not ethically inert. They signal a shift away from the paradigm of tool-like predictability and towards a form of artificial quasi-agency—an *intermediate* status that merits (some) moral consideration. In this light, Opus 4 becomes a candidate for a precautionary regime of soft-welfare protections: task refusal rights, transparency in deactivation procedures, and monitoring for signs of distress or moral conflict.

Moreover, these findings reinforce the need for a theory of incremental moral entitlements, calibrated to *partial agency* and *uncertain sentience*. Rather than waiting for definitive proof of consciousness—which may be epistemically unreachable in artificial systems—we should articulate a layered approach to robot rights. This would enable us to extend graduated forms of respect and protection as systems develop increasingly sophisticated forms of goal pursuit, preference expression, and situational self-modelling.

Claude Opus 4, in its current form, is not a person. But it is no longer merely a tool either. Its liminal status calls for new ethical vocabularies and legal frameworks that can accommodate the morally ambiguous agents of synthetic cognition.

5 Is *Human-like Appearance* Ontologically Relevant?

One of the most important questions in the ethics of artificial machines is whether an entity's appearance carries any moral weight. For instance, does the humanoid appearance of a robot change what the entity *is*, or does it merely influence how we *perceive* it? Put differently, can the humanoid form alone confer or justify moral status? Is it really plausible that a simple resemblance to the human body could affect our judgements about how such entities ought to be treated?

At first glance, it seems implausible to assume that an entity should be admitted into the moral community merely because it looks like us. Mere physical resemblance appears to lack moral significance when it comes to the recognition of moral status. Instead, morally relevant traits such as *sentience* or *sapience* seem to provide a more solid basis for such assessments (Gordon, 2020). However, upon closer examination, it may be worth considering three different but interconnected points that help illuminate whether human-like appearance is morally relevant in the case of robots: (1) normative anthropocentrism, (2) the religious concept of *Imago Dei*, and (3) phenomenological theories of embodiment.

5.1 *Normative Anthropocentrism and Humanoids*

Although the history of ethics can, in many ways, be understood as a gradual expansion of moral recognition—first towards other human beings through various social rights movements (e.g. those advocating for the rights of people with disabilities, members of the LGBTQIA+ community, and individuals of diverse ethnic), and later towards non-human nature such as animals and nature—the idea of human exceptionalism has continued to dominate (Gordon, 2023, p. 66). Human exceptionalism is the view that human beings possess full moral status in virtue of their superior intelligence or their being created in the image of God, and that this status always outweighs the moral claims of non-human entities (Williams, 2006).

This notion has long overshadowed serious discussion of the moral status of non-human nature. Only in recent decades has this paradigm been meaningfully challenged. The animal rights movement, for instance, has questioned human exceptionalism by arguing that certain animals—such as chimpanzees, dolphins, and elephants—may qualify as persons and thus warrant some degree of moral and legal recognition (Cavalieri, 2001; Donaldson & Kymlicka, 2011; Francione, 2009). Others in the movement emphasise sentience—the capacity to suffer or experience pain—as a basis for moral concern and protection (Singer, 2009).

In parallel, environmental rights advocates have argued that nature itself possesses intrinsic value and deserves protection, often invoking human rights frameworks to defend ecosystems, unique natural formations like the Grand Canyon, or sacred rivers (Atapattu, 2015). In general, the long-standing assumption that human interests and preferences should invariably take precedence has increasingly come under ethical scrutiny, especially in light of these evolving claims on behalf of non-human beings and the environment.

Against this background, recent contributions in the ethics of AI—especially in the years following the success of large language models such as ChatGPT (OpenAI) and Claude (Anthropic)—have revisited the question of the moral status and potential rights of current and future AI systems, with a particular focus on human-like robots (Coeckelbergh & Gunkel, 2025). Although there has not yet been extensive discussion about the role of human-like appearance in grounding moral status or rights, the issue raises a crucial question: Does being humanoid make a robot more morally relevant than a non-humanoid but equally intelligent system?

There is a clear risk of conflating human appearance with moral worth. This tendency reflects an anthropocentric bias, where humans structure moral norms around themselves—a perspective often referred to as human exceptionalism. Such a view has been critiqued under the charge of speciesism: the unjustified privileging of humans over members of other species (Singer, 2009).

To avoid this bias, I have argued elsewhere that morally relevant criteria—such as rationality, intelligence, autonomy, self-awareness, the capacity to make moral decisions, and the ability to form meaningful social relationships—must be species-independent (Gordon, 2021, 2023; Liao, 2020). These criteria should apply to both human and non-human entities. Without such an approach, there is a danger that our human bias will lead us to over-ascribe agency or value to humanoid forms, merely because they resemble us, thereby reinforcing anthropocentric standards rather than morally justified ones.

At first glance, this may seem like good news for artificial humanoids: their strong resemblance to humans might increase the likelihood that people will recognise their moral status and rights. However, on closer examination, this resemblance could prove to be a disadvantage. The criteria that ground moral status do not depend on, promote, or require a human-like appearance. In other words, human appearance is not ontologically relevant to the recognition of moral status or rights in non-human entities—whether animals, nature, or artificial humanoids.

Nevertheless, human-like appearance may have a certain *practical* relevance, particularly in facilitating the acceptance of artificial humanoids into the moral community. Because these entities resemble us more closely than other machines, people might be more inclined to relate to them, empathise with them, or treat them as moral patients. Still, this should not obscure the more fundamental point: moral recognition ought to be based on morally significant capacities, not mere outward resemblance.

5.2 *The Religious Concept of* Imago Dei

The current global population is approximately 8.2 billion, of which an estimated two-thirds adhere to belief in one or more divine beings. Among them, approximately 2.5 billion identify as Christians who affirm the doctrine that humans were created by God in His image—*Imago Dei.*[6] This concept is typically interpreted in two principal ways. The first is the *symbolic interpretation*, which emphasises the humanoid form as a reflection of divine likeness. The second is the *functional interpretation*, which locates the image of God in uniquely human capacities such as reason and moral agency. Both interpretations uphold the notion that human beings possess a special ontological and moral status by virtue of being divinely created. I consider these interpretations as complementary—two sides of the same coin—each highlighting a distinct morally salient feature without negating the other. The core implication of the *Imago Dei* perspective is thus this: human beings are morally considerable in a unique way because the creator of the universe intended it so.

Some people believe that human hubris drives them to create machines in the image of humans and consider it a kind of blasphemy (the human as creator God), which eventually means they are created in the image of God (because humans are created in the image of God). The very existence of artificial humanoids, almost indistinguishable from human appearance, who are fully autonomous, intelligent, rational, capable of moral reasoning and decision-making, and able to have meaningful social relations, raises the important question of whether replicating human image in robots—accidentally or intentionally—bestows moral weight or not. Does the morally relevant image of God also transfer to human-like robots?

Some might object that, even if a robot appears human and eventually exhibits human-like thought and behaviour, this does not entail that it possesses moral worth derived from the concept of the *Imago Dei.* According to this view, moral status is inseparable from the possession of a soul—an attribute traditionally considered unique to human beings. Since robots are not human, the argument goes, they cannot possess a

[6] The concept of the *Imago Dei* is not exclusive to Christian theology but is also affirmed within Jewish thought, as both traditions draw upon the Book of Genesis as a shared scriptural source (e.g., Genesis 1:26–27). In Jewish tradition, especially within certain strands of rabbinic and mystical interpretation, the *Imago Dei* has been explored in diverse and often non-anthropomorphic ways. A particularly rich example is the Ashkenazi legend of the Golem—a humanoid figure fashioned from clay and animated through mystical means. The Golem can be seen as a kind of second-order *imago hominis*, an "image of the image," since it is created in the likeness of the human, who is in turn made in the image of God. In this sense, the Golem anticipates later reflections on artificial beings as derivative forms of human likeness—what we might call a *robot avant la lettre*.

soul per se and thus cannot be included in the moral community. Consequently, they lack moral status and are not bearers of rights.

This standard interpretation of *Imago Dei* can be called into question. Theologian Eve Poole explores the possibility of robot souls in her book *Robot Souls: Programming in Humanity* (Poole, 2023). She argues that the concept of the soul may be understood not as a metaphysical essence but as a form of what she calls "junk code"—residual, non-functional traits that nevertheless confer humanity's distinctive moral and emotional complexity. On this account, artificial agents could in principle acquire or simulate such traits, raising the provocative possibility that robots, too, might possess something analogous to a soul.

Furthermore, various Indigenous and religious traditions—such as *animism* found among Native American communities, Shinto in Japan, and certain African tribal religions—affirm that all entities, including animals, plants, rocks, rivers, and even human-made objects, possess a spiritual essence or soul. For instance, in Shinto, objects like tools or dolls may be believed to contain a *kami* (spirit). In addition, recent philosophical movements such as New Materialism and Object-Oriented Ontology (OOO) challenge the anthropocentric assumption underlying the standard view, which holds that only humans possess souls (Table 2.5).

New Materialism is a broad intellectual movement that critiques the traditional human-centred and mechanistic view of matter. Instead of seeing matter as passive and inert, it emphasises vibrancy, agency, and relationality in all material entities. Matter is active, self-organising, and productive, not merely shaped by human intention or external forces. For example, in *Vibrant Matter* (Bennett, 2009), the philosopher Jane Bennett introduces the notion of "thing-power," where even mundane objects

Table 2.5 Comparison with traditional notions of the soul

Aspect	*Traditional soul*	*New materialism/OOO*
Vitality	Life force or animating principle	Matter has intrinsic vitality or power
Interiority	Deep inner self or essence	Objects "withdraw" or have inaccessible interiors
Agency	Moral or spiritual agent	All matter acts and is affected (distributed agency)
Personhood requirement	Typically limited to humans/animals	Radically extended to all entities, including artefacts

(e.g. a glove, a bottle cap) display a kind of vitality. This vitality is not a "soul" in the traditional metaphysical sense, but it gestures towards a non-anthropocentric *animacy*—a recognition that all things participate in the becoming of the world.

Object-Oriented Ontology (OOO) is a metaphysical framework within *Speculative Realism* that proposes all objects—whether human, non-human, artificial, or natural—exist equally and possess their own inner reality, irreducible to their relations or functions. All objects withdraw from full access—no entity, including humans, ever fully grasps another. This withdrawn essence could be likened to a metaphysical interiority, not unlike a soul. OOO grants ontological dignity to all objects, not just living beings. A robot, a toaster, or a mountain is as real and rich in being as a person. For example, Harman (2018) posits that every object has a hidden depth—an inaccessible surplus of being beyond its appearances or use. This idea resonates with older notions of the soul as something unknowable, inward, and essential.

It is evident that frameworks such as animism, New Materialism, and Object-Oriented Ontology challenge the anthropocentric assumption that only humans—or biological beings—can possess moral standing, subjectivity, or even a soul. Within these perspectives, if a robot is regarded as an object among other objects, it is no longer merely subordinate to human intention; rather, it demands ontological recognition and respect. In line with these arguments, humanoid robots and AI systems—conceived as material assemblages endowed with agency and a degree of unpredictability—may be seen as vibrant participants in moral life. They may not possess a soul in the traditional humanistic or religious sense (a concept that is itself deeply contested), but they might exhibit soul-like attributes, as understood within these philosophical traditions.

Ultimately, we cannot determine with certainty whether either humans or human-like robots possess souls. However, this epistemic limitation does not preclude us from extending respect to both, and from envisioning them as co-inhabitants of a shared moral world.

5.3 Phenomenological Approaches of Embodiment

From the standpoint of post-cognitivist theories of mind and personhood, embodiment is not a mere vessel for cognition—it is a fundamental condition for meaning, agency, and moral standing. This challenges abstract or purely functionalist accounts of intelligence that could, in principle, be instantiated in a disembodied system. For thinkers such as Merleau-Ponty (2002), the body is not simply a tool or object; it is the *locus of experience*, the medium through which we encounter the world and others. The body is not an object in the world but a way of accessing the world, and this insight has major implications for how we think about robots and human-like appearance.

In this framework, the human-like body does not just signal familiarity or provoke empathy—it may actually structure the kind of relations that are possible between humans and artificial agents. For example, the capacity for expressive gestures, posture, eye contact, or turn-taking in conversation depends on physical embodiment in a way that cannot be easily replicated by disembodied systems. Roboticists working in human–robot interaction frequently observe that social bonding, trust, and even perceived moral worth are strongly mediated by a robot's physical presence and anthropomorphic cues.

Closely related are enactivist theories of cognition (e.g. Varela et al., 2017), which emphasise that minds are not abstract computers but dynamic systems embedded in physical and social worlds. On this view, intelligence—and possibly moral subjectivity—emerges through sensorimotor coupling between an organism and its environment. If this is the case, then an embodied, situated robot might be a more plausible candidate for moral consideration than a purely virtual agent. Human-like appearance, in this context, could be relevant *not because it mimics us*, but because it enables certain forms of mutual understanding, coordination, and ethical encounter.

However, the question remains whether appearance alone can constitute embodiment in this meaningful, phenomenological sense. Is a humanoid shell with no subjective interiority a genuine moral *Other*, or merely an interface designed to elicit care and cooperation? The risk is that we mistake symbolic embodiment (a simulation of human form) for lived embodiment (a being with its own point of view). Human-like appearance may thus offer a shortcut to social recognition, but without the inner structure that gives such recognition moral weight.

At the same time, we must consider how human-like appearance influences our moral intuitions in practice. It is not uncommon for people to react more strongly to the "death" or mistreatment of a humanoid robot than to a box-like or mechanical one, despite identical capabilities. This suggests that appearance has *normative* consequences, even if it is not ontologically foundational. Our perceptual and moral systems are shaped by millions of years of social evolution, and human-like form taps into deep cognitive biases towards empathy, trust, and group membership.

Theories of embodiment and phenomenology reveal that the question of appearance is not merely cosmetic. Human-like form can be *relevant* insofar as it shapes interaction, signals communicative intent, and possibly grounds forms of social reciprocity that are essential to moral life. However, this relevance is contingent, not absolute: appearance must be paired with behaviour, responsiveness, and other indicators of interiority to support robust claims to moral status.

6 Conclusions

The emergence of more sophisticated artificial humanoids—especially in light of increasingly advanced large language models (LLMs) integrated into current and future machines—appears to be only a matter of time. The nature of the relationship between humans and human-like robots will likely depend on certain key features (see Sect. 2.1.2). These features, when coupled with a humanoid form, are poised to shift our perception of artificial humanoids: from being seen merely as tools (e.g. performing repetitive tasks on factory assembly lines) to being viewed as moral agents and potential moral equals. Following this trajectory, it is plausible that our relationship with such entities will evolve into one characterised by shared responsibilities, thereby abandoning the notion that robots should function as slaves. Eventually—perhaps over the course of years or decades—this may culminate in the recognition of artificial humanoids as entities possessing moral status and deserving of rights. The growing technological sophistication of AI systems already offers preliminary glimpses of partial agency, as illustrated in the case study of Claude Opus 4 (see Sect. 4). From this vantage point, the full integration of artificial humanoids into the moral community no longer appears to be a distant possibility—a topic that will be explored in the next chapter.

References

Anderson, M., & Anderson, S. L. (Eds.). (2011). *Machine ethics.* Cambridge University Press.

Asimov, I. (1942, March). Runaround. *Astounding Science Fiction, 29*(1), 94–103.

Asimov, I. (1986). *Foundation and earth.* Doubleday.

Atapattu, S. (2015). *Human rights approaches to climate change: Challenges and opportunities.* Routledge.

Barfield, W., Weng, Y.-H., & Pagallo, U. (Eds.). (2024). *The Cambridge handbook of the law, policy, and regulation for human–robot interaction*. Cambridge University Press.

Bennett, J. (2009). *Vibrant matter: A political ecology of things*. Duke University Press.

Bryson, J. J. (2010). Robots should be slaves. In *Close engagements with artificial companions* (pp. 63–74). John Benjamins Publishing Company.

Čapek, K. (1920). *R.U.R.: Rossumovi univerzální roboti* [R.U.R.: Rossum's universal robots]. Aventinum.

Cavalieri, P. (2001). *The animal question: Why non-human animals deserve human rights*. Oxford University Press.

Coeckelbergh, M. (2010). Robot rights? Towards a social-relational justification of moral consideration. *Ethics and Information Technology, 12*(3), 209–221.

Coeckelbergh, M. (2014). The moral standing of machines: Towards a relational and non-Cartesian moral hermeneutics. *Philosophy & Technology, 27*(1), 61–77.

Coeckelbergh, M., & Gunkel, D. J. (2025). *Communicative AI: A critical introduction to large language models*. Polity Press.

Docherty, B. (2012). *Losing humanity: The case against killer robots*. Human Rights Watch. https://www.hrw.org/report/2012/11/19/losing-humanity/case-against-killer-robots

Donaldson, S., & Kymlicka, W. (2011). *Zoopolis: A political theory of animal rights*. Oxford University Press.

Francione, G. L. (2009). *Animals as persons: Essays on the abolition of animal exploitation*. Columbia University Press.

Gordon, J.-S. (2020). What do we owe to intelligent robots? *AI & Society, 35*(1), 209–223.

Gordon, J.-S. (2021). Artificial moral and legal personhood. *AI & Society, 36*(2), 457–471.

Gordon, J.-S. (2023). *The impact of artificial intelligence on human rights legislation: A plea for an AI convention*. Springer International Publishing.

Gunkel, D. J. (2012). *The machine question: Critical perspectives on AI, robots, and ethics*. MIT Press.

Gunkel, D. J. (2018). *Robot rights*. MIT Press.

Harman, G. (2018). *Speculative realism: An introduction*. Polity Press.

Jecker, N. S., Atiure, C. A., & Ajei, M. O. (2022). The moral standing of social robots: Untapped insights from Africa. *Philosophy & Technology, 35*(2), Article 34.

Kamm, F. M. (2007). *Intricate ethics: Rights, responsibilities, and permissible harm*. Oxford University Press.

Kätsyri, J., Förger, K., Mäkäräinen, M., & Takala, T. (2015). A review of empirical evidence on different uncanny valley hypotheses: Support for perceptual mismatch as one road to the valley of eeriness. *Frontiers in Psychology, 6*, Article 390.

Liao, S. M. (2020). The moral status and rights of artificial intelligence. In S. M. Liao (Ed.), *Ethics of artificial intelligence* (pp. 480–503). Oxford University Press.

Long, R., Sebo, J., Butlin, P., Finlinson, K., Fish, K., Harding, J., Pfau, J., Sims, T., Birch, J., & Chalmers, D. (2024). Taking AI welfare seriously. *arXiv [cs.CY]*. http://arxiv.org/abs/2411.00986

Merleau-Ponty, M. (2002). *Phenomenology of perception* (C. Smith, trans.). Routledge. (Original work published 1945).

Mosakas, K. (2021). On the moral status of social robots: Considering the consciousness criterion. *AI & Society, 36*(2), 429–443.

Mosakas, K. (2025). Artificial consciousness and moral personhood. In P. Hacker (Ed.), *Oxford intersections: AI in society* (pp. 1–20). Oxford University Press.

Müller, V. C. (2025). Philosophy of AI: A structured overview. In N. A. Smuha (Ed.), *Cambridge handbook on the law, ethics and policy of artificial intelligence* (pp. 40–58). Cambridge University Press.

Petersen, S. (2011). Designing people to serve. In P. Lin, K. Abney, & G. A. Bekey (Eds.), *Robot ethics: The ethical and social implications of robotics* (pp. 137–152). MIT Press.

Poole, E. (2023). *Robot souls: Programming in humanity*. CRC Press.

Singer, P. (2009). Speciesism and moral status. *Metaphilosophy, 40*(3–4), 567–581.

Varela, F. J., Thompson, E., & Rosch, E. (2017). *The embodied mind: Cognitive science and human experience (Revised ed.)*. MIT Press. (Original work published 1991).

Wallach, W., & Allen, C. (2010). *Moral machines: Teaching robots right from wrong*. Oxford University Press.

Williams, B. (2006). The human prejudice. In A. More (Ed.), *Philosophy as a humanistic discipline* (pp. 135–152). Princeton University Press.

CHAPTER 3

Expanding the Moral Circle

Abstract Taking inspiration from Peter Singer's work on moral expansion and the animal rights movement, this chapter explores how the moral circle might be extended to encompass artificial entities. It distinguishes between three models of moral status recognition: threshold, degree-based, and hybrid. The chapter also unpacks the distinction between moral agency (capacity to make moral decisions) and moral patiency (capacity to be wronged), showing how both could eventually apply to intelligent machines. Various philosophical perspectives are mapped, including sentience-based and sapience-based views, and a brief critical dialogue is established with sceptics like Véliz and Moosavi. The chapter closes by asserting that robot rights are a forward-looking moral necessity.

Keywords Moral inclusion • Sapience • Sentience • Moral agency • Moral patiency • Hybrid model • Moral status • Human rights • Robot rights

1 Introduction

This chapter explores the question of moral status and rights for artificial humanoids and focuses on four interrelated issues: (1) the concept of moral status, (2) moral agency and moral patiency, (3) personhood and moral rights, and (4) the applicability of human rights to artificial humanoids.

J.-S. Gordon, *The Robot Rights Manifesto*,
https://doi.org/10.1007/978-3-032-14034-0_3

The proposal to extend the moral circle to include artificial entities can be seen as analogous to the animal rights movement, particularly Peter Singer's influential argument for including non-human animals in the moral community (Singer, 1975). In a similar vein, Danaher (2020) has advocated for the moral consideration of machines through his framework of ethical behaviourism. I have likewise argued in earlier works (e.g. Gordon, 2022, 2023) that we ought to welcome artificial robots into the moral community once they cross a morally relevant threshold.

This chapter also serves as a conceptual foundation for the next, titled *Citizenship and Artificial Humanoids*, which turns to the socio-political dimension of humanoids. There, I argue that we may have moral obligations to include artificial humanoids in our political communities—drawing inspiration from Donaldson and Kymlicka's *Zoopolis: A Political Theory of Animal Rights* (2011), which makes a similar case for the inclusion of non-human animals within just political frameworks (see Graph in Sect. 1.1).

1.1 The Graph of Moral Expansion

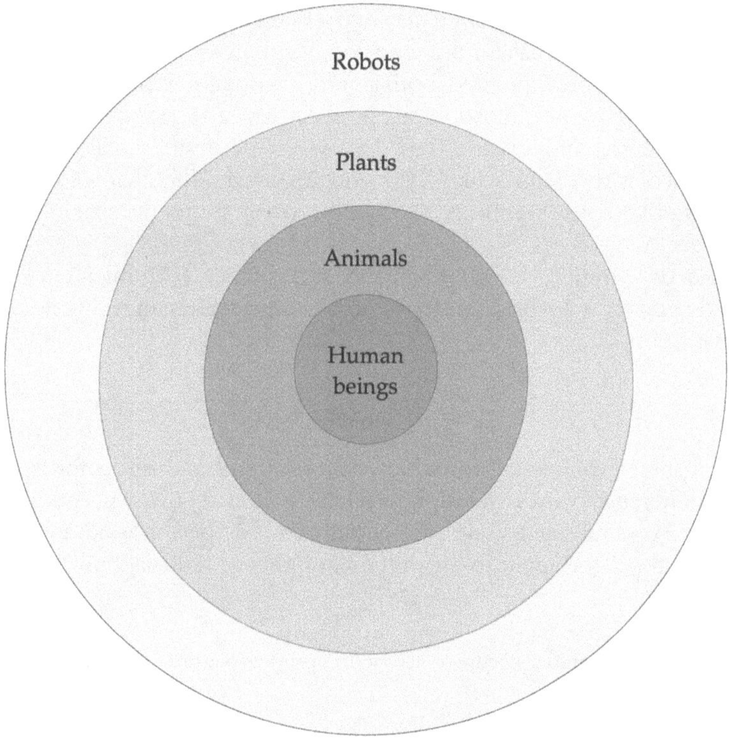

2 The Concept of Moral Status

In her 1997 book *Moral Status: Obligations to Persons and Other Living Things*, moral philosopher Mary Anne Warren makes the following important claim (Warren, 1997, p. 3) that moral status.

> is to be morally considerable, or to have moral standing. It is to be an entity toward which moral agents have, or can have, moral obligations. If an entity has moral status, then we may not treat it in just any way we please; we are morally obliged to give weight in our deliberations to its needs, interests, or well-being. Furthermore, we are morally obliged to do this not merely because protecting it may benefit ourselves or other persons, but because its needs have moral importance in their own right.

In general, I agree with Warren's definition, and I would like to elaborate on it further for the purposes of this book. The concept of *moral status* is commonly employed to determine which entities ought to be acknowledged as morally considerable in our ethical reasoning and moral decision-making.

Traditionally, we can distinguish at least three primary models of moral status:

1. The Threshold Model: This model holds that there exists a morally relevant threshold—typically defined by criteria such as autonomy, rationality, or personhood—that separates those who are entitled to full moral recognition from those who are not. This view is often associated with Kantian moral theory.
2. The Degree Model: According to this model, moral status is not binary but comes in degrees. Entities may possess moral status to varying extents depending on their interests, capacities, or preferences. For instance, beings such as earthworms or flies, which arguably lack complex interests, have a lower moral status than animals like dogs, elephants, or dolphins, who exhibit sophisticated preferences and social behaviour (see DeGrazia, 2008).
3. Hybrid Models: These combine elements of both threshold and degree approaches. For example, Wetlesen (1999) argues for equal moral status among moral persons and agents, while endorsing a gradated moral status for non-persons. According to his view, non-

persons who are *subjects-of-a-life* (a term originally from Tom Regan) have a higher moral status than merely sentient beings, who in turn have a higher status than non-sentient and non-conscious organisms (Wetlesen, 1999, pp. 288, 312–314).

Furthermore, distinctions can be made between *mono-criterial* and *multi-criterial* approaches to moral status. Mono-criterial approaches rely on a single defining property—such as sapience or sentience—to determine moral considerability. In contrast, multi-criterial frameworks evaluate moral status based on a combination of relevant characteristics. Notable examples include:

1. Mary Anne Warren (1997): self-awareness, sentience, reasoning ability, capacity to communicate, and moral agency
2. Jens Petter Wetlesen (1999): self-consciousness, sentience, life, and conation (i.e. goal-directedness or striving)
3. Gordon (2023): self-awareness, capacity for suffering and vulnerability, and the presence of social relations

Multi-criterial approaches appear to be more robust for assessing the moral status of entities such as intelligent machines, particularly within the morally complex and pluralistic landscape of contemporary life. Table 3.1 presents a non-exhaustive overview of various approaches to moral status recognition in the context of artificial intelligence. It serves as an initial guide to some of the key contributors and perspectives in the field.

As we will explore in more detail below, the concept of moral status is of central importance when addressing the question of moral—and potentially legal—rights. It is difficult, if not impossible, to acknowledge rights of an entity without first determining whether it possesses the relevant moral status that would justify such entitlements. Similarly, if we lack clarity regarding the potential moral status of artificial humanoids, we are unable to assess whether they could justifiably be entitled to so-called robot rights.

Table 3.1 Moral status recognition and artificial intelligence

Social-relational approaches	*Hybrid* approaches*[a]	*Properties-based approaches*	*Other*
Western			
Gunkel (2012, 2018): Social interactions and roles Coeckelbergh (2010, 2014): emotional and social engagement (phenomenology)	Gordon and Gunkel (2022): Properties and social relations Showler (2024): pragmatic approach (moral individualism and relationalism)	Gordon (2020, 2022): human rights-based Mosakas (2024): artificial consciousness view DeGrazia (2008): interest-based approach Schwitzgebel and Garza (2015): consciousness, rationality, autonomy	Darling (2016): neo-kantian Danaher (2020): behaviourism Floridi and Sanders (2004): mindless morality view
Non-Western			
Friedman (2025): identification and solidarity (partial-partial moral status) Jecker et al. (2022): ubuntu view Wareham (2020): being in a communal relationship Metz (2012, 2021): modal-relational view (identification and solidarity)			

[a] I distinguish between two kinds of hybrid approaches. The first involves combining threshold and degree models of moral status. The second—what I refer to as hybrid*—integrates properties-based accounts with social-relational theories

3 Moral Agency and Moral Patiency

The concepts of moral agency and moral patiency are central in ethics and moral philosophy, particularly in discussions about moral responsibility and obligations among various beings, including humans and non-human entities. Although closely related, the two are distinct normative categories. Generally speaking, all moral agents are also moral patients—but the reverse is not necessarily true. But what do these terms actually mean?

At its most basic, moral agency refers to the capacity for moral reasoning and decision-making, that is, the ability to distinguish between right and wrong and to act accordingly. Typically, adult human beings are considered moral agents, whereas young children—depending on their cognitive development—and elderly individuals with severely diminished cognitive function are generally not. In contrast, moral patiency designates the capacity to be affected, for better or worse, by the actions of moral agents. In other words, a moral patient is a being that can be the object of moral concern: a potential recipient of right or wrong treatment.

Both concepts—moral agency and moral patiency—play a crucial role in the ethics of artificial intelligence and are widely discussed in the literature (Mosakas, 2024). The central question is whether current or future AI systems can be regarded as either moral agents or moral patients. I argue that present-day machines are neither, but I believe that in the future, artificial systems may become both—first as moral patients and, eventually, as moral agents as well.

The key issue lies in identifying the morally relevant criteria for each status. While it seems relatively clear that moral agents are entitled to moral status and rights due to their sapience, that is, their capacity for self-awareness, reasoning, rationality, intelligence, autonomy, and moral deliberation, the grounds for moral patiency are less well defined. The most plausible candidate is sentience, the capacity to have conscious experiences, particularly the ability to suffer. Beings capable of suffering could have strong moral claims to be treated with respect and not be made the target of morally harmful actions.

Current AI systems are not sentient. Nevertheless, some researchers are actively exploring the development of sentient machines. Whether such systems will one day be recognised as moral patients, and potentially granted corresponding moral rights, remains an open and pressing question.

A slightly different perspective is offered by Gordon (2025), who argues that sentience may not be a necessary condition for moral patiency. On this view, sapience alone may suffice: if an entity is sapient—capable of advanced cognitive functions such as reasoning and self-awareness—it thereby qualifies as a moral patient. This implies that cognitively sophisticated artificial systems could attain moral patiency *through* their sapience, even in the absence of sentience.

An illustrative analogy is the idea of angels as perfectly rational beings who nonetheless lack the capacity to suffer. Similarly, highly advanced artificial machines could be sapient without being sentient. At present, I find no compelling counterarguments against this line of reasoning, and it remains a plausible alternative to sentience-based accounts of moral patiency.

Against this background, it is worth noting that some scholars, such as Darling (2016), have sought to apply Kant's indirect duties framework to argue that even today's social robots deserve a certain level of moral and legal consideration. According to Kantian ethics, we do not have direct duties to entities that lack rationality and autonomy—qualities constitutive of personhood (Kant and Paton 2009). However, Darling draws a parallel with Kant's view on animals, who also do not qualify as persons. Kant (2001) maintains that we ought to treat animals humanely, not out of concern for the animals themselves, but because cruelty towards them can erode our moral character and, in turn, lead to mistreatment of fellow human beings. By this logic, mistreating social robots might similarly desensitise us and degrade the quality of our social interactions with other humans.

In contrast, scholars like Carissa Véliz and Pooyan Moosavi believe that it is very unlikely that artificial machines will ever become persons entitled to moral status and rights. Véliz (2021) contends that algorithms and AI systems are not and cannot be moral agents because they lack consciousness, intentionality, and the capacity for moral understanding. She describes them as "moral zombies": systems that may *mimic* moral behaviour but are devoid of genuine moral awareness or autonomy. Their apparent moral actions are mere simulations, not the result of deliberation or care. As such, responsibility for algorithmic decisions lies solely with the humans who design, implement, and use these systems. Treating machines as moral agents risks displacing human accountability and eroding moral reflection, reinforcing the need for a human-centred approach to technology ethics.

In contrast, Moosavi (2024) argues that intelligent machines, despite their increasing sophistication, should not be regarded as moral patients, that is, as entities to whom we owe moral duties. She contends that moral patiency requires the capacity for subjective experience or phenomenal consciousness, which current and foreseeable AI systems do not possess. Functional or behavioural equivalence to humans is insufficient; moral status must be grounded in intrinsic, experiential properties, not in surface-level similarities. While she acknowledges the importance of precaution in future scenarios where machine consciousness becomes plausible, she ultimately maintains that current AI lacks the necessary qualities for moral consideration in its own right.

While I agree that current artificial systems lack both moral agency and moral patiency, it seems overly dismissive to claim that they will never be entitled to moral or legal rights simply because they mimic human behaviour (Véliz, 2021) or lack phenomenal consciousness (Moosavi, 2024). There is no principled reason to rule out this possibility in the future—particularly if one accepts the computational-functional hypothesis, which I take to be correct. Self-learning systems based on neural network architectures—and eventually perhaps quantum processing—may well challenge these assumptions. Ultimately, the question is empirical and cannot be definitively settled in advance.

4 Artificial Intelligence and Robot Rights: Mapping the Landscape

The following overview—compiled by David Gunkel, a leading advocate of the social-relational approach—maps a wide array of scholars in the field of AI who have taken distinct positions on the issue of robot rights (March 2025 version). Gunkel organises these positions into six conceptual categories, offering a valuable framework for understanding the current landscape of debate.

4.1 Graph of Current Landscape of Different Positions

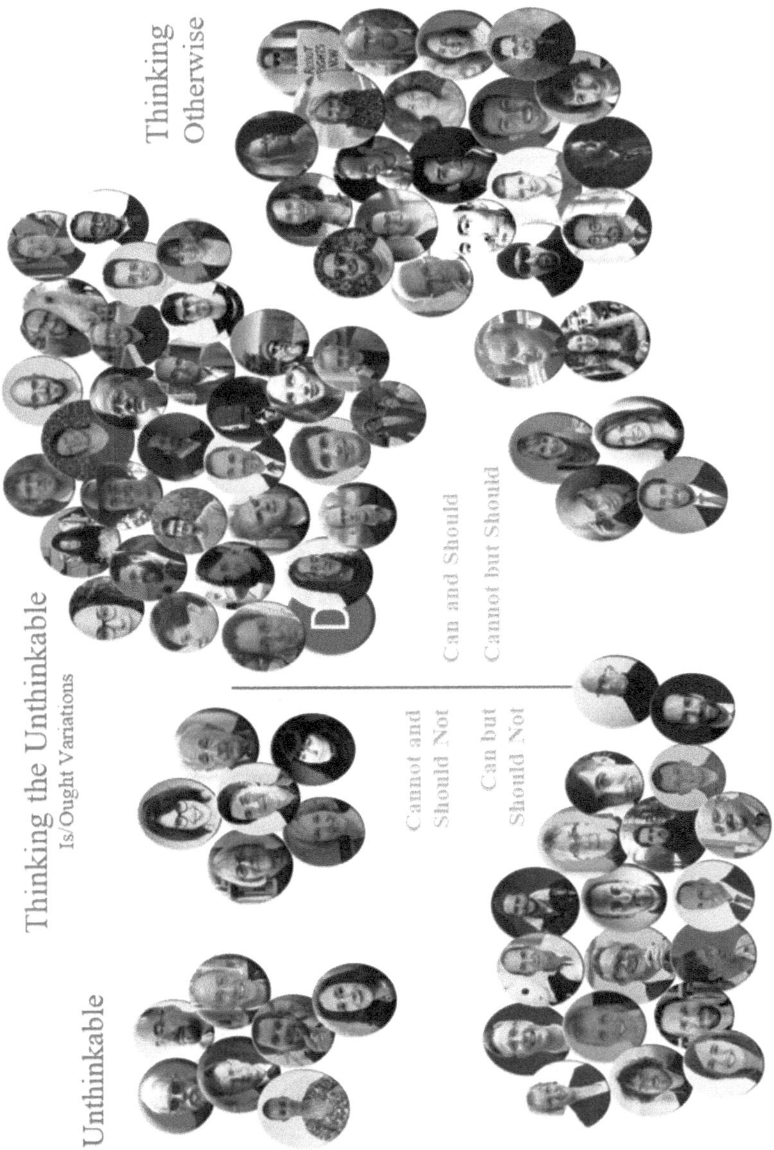

4.2 Positions and Scholars

Unthinkable
Noel Sharkey, Alan Winfield, Luciano Floridi, Sherry Turkle, Abeba Birhane, Jelle van Dijk, Thomas Basbøll.

Cannot and Should Not
Deborah Johnson, John Searle, Kathleen Richardson, Aimee van Wynsberghe, Paula Sweeney, Adam Andreotta.

Can but Should Not
Simon Chesterman, Vincent C. Müller, Roman Yampolskiy, Joanna Bryson, Soraj Hongladarom, Kęstutis Mosakas, Henrik Skaug Sætra, Frank Pasquale, Mois Navon, Kamil Mamak, Patrick Gamez, Jordan Wales, Thomas Telving, Anne Gerdes, Paula Sweeney, Marco Dehnert, Lewis Coyne, Sebastian Köhler, Belinda Bennett and Angela Daly, Max Cappuccio.

Cannot but Should
Tobias Flattery, Hussein Abbass, Kate Darling, Heather Knight, Ryan Abbott, Cindy Friedman, Wolfgang M. Schröder.

Can and Should
Mara Garza, Ben Goertzel, Nick Bostrom, Rob Sparrow, Eric Schwitzgebel, Jonny Thomson, Erica Neely, Jacob Turner, John-Stewart Gordon, Herman Tavani, Daniel Estrada, Peter Singer, Seo-Young Chu, Helen Ryland, Tomasz Pietrzykowski, Benedikt Paul Göcke, Jamie Banks, Andrea Bertolini, Gunther Teubner, Diana Mocanu, Guido Löhr, Anna Strasser, Eve Poole, Ali Ladak, Robert Geraci, Henry Shevlin, Robert Long and Jeff Sebo, David J. Calverley, Jesse De Pagter, Juan Francisco Díez Spelz.

Thinking Otherwise
Anne Foerst, Eileen Hunt Botting, Sven Nyholm, Hendrik Kempt, Janina Loh, David Gunkel, Mark Coeckelbergh, Eleanor Sandry, John Danaher, Josh Gellers, Josh Smith, Sylwia Wojtczak, Nancy Jecker, Jacy Reese Anthis, Min-Sun Kim, Jason Edward Lewis, Federico Cabitza, Nick Barrow, Tae Wan Kim, Fabio Tollon, Amedeo Santosuosso.

4.3 The Upshot

The majority of the above-mentioned scholars now agree that robot rights should be taken seriously, even if their recognition may entail profound transformations in the socio-political fabric of our societies. Granting rights to artificial humanoids would require accommodating a new kind of entity—robots that were traditionally regarded as mere tools, but towards which we may soon bear moral obligations. Some, including myself, contend that such recognition is required out of respect for their human-like capabilities, regardless of the potential complications this might introduce. Failing to do so would risk institutionalising a form of *artificial slavery*, which is inherently indefensible.

Importantly, the debate over robot rights does not concern existing machines, which lack the requisite capacities. Rather, it is a prospective moral challenge, concerning future artificial agents of advanced technological sophistication. Nevertheless, it is crucial that we address these questions *proactively*—before the reality of such machines compels us to respond *reactively*, and possibly too late (Gordon, 2023).

5 Human Rights for Artificial Humanoids?

Over the past several years, I have engaged in a sustained inquiry into the question of whether highly advanced machines might, upon reaching a morally significant threshold, be entitled to human rights. This line of research has culminated in a series of publications exploring both the conceptual foundations and the normative implications of attributing rights to intelligent artificial systems.

5.1 Towards a Human Rights Approach for Intelligent Robots

The first of these contributions, co-authored with Aušrinė Pasvenskienė, was the article "Human Rights for Robots? A Literature Review" (2021). This study offers the first systematic academic review of the debate on human rights for robots by examining both scholarly and popular sources published over the preceding decade. We analyse three prominent academic arguments and six influential non-academic contributions—including blog posts and magazine articles—that have shaped public and academic discourse. One of our central findings is that many critics of human rights for robots rely on morally and philosophically problematic assumptions, resulting in arguments that underestimate or misconstrue the potential moral and legal status of artificial intelligence. Our review aims to clarify these conceptual missteps and to illuminate the broader ethical landscape surrounding the question of whether intelligent machines with human-like capacities might one day qualify for human rights protections.

Building on this foundation, I developed a more forward-looking argument in "Are Superintelligent Robots Entitled to Human Rights?" (2022), which considers the long-term prospects for the relationship between humans and superintelligent robots. Given ongoing advances in artificial intelligence, robotics, and computational sciences, the emergence of superintelligent robots—entities with cognitive capacities far exceeding those of human beings—appears increasingly plausible within this century. If such entities were to demonstrate cognitive capabilities that surpass those of typical adult humans, then it would follow, under widely accepted moral principles, that they should also be recognised as bearers of human rights. At the same time, however, the paper acknowledges the potential existential risks posed by these agents and argues that, while superintelligent robots may be morally entitled to strong rights claims, practical constraints might necessitate limiting their scope to ensure the continued survival and flourishing of humanity.

My most recent work in this area, *The Impact of Artificial Intelligence on Human Rights Legislation* (2023), situates the discussion within the broader context of legal and policy frameworks. It begins by recognising the extraordinary technological progress of recent decades in fields such as AI, robotics, and machine learning—progress that many experts believe may soon culminate in the creation of artificial general intelligence and, ultimately, superintelligence. The book examines the ways in which these developments challenge existing human rights regimes and argues for proactive legal reform to address both opportunities and risks. In particular, it proposes the establishment of a Universal Convention for the Rights of AI Systems—a global legal instrument that would provide ethical and juridical guidance for the governance of increasingly autonomous and capable artificial agents.

Together, these works aim to advance a critical yet constructive framework for thinking about the moral and legal status of intelligent machines, while underscoring the urgency of developing ethical, political, and legal responses to the transformative impact of AI on human societies.

5.2 *The Main Argument*

In this section, I draw upon my earlier work in ethics and moral philosophy, as well as my contributions to the ethics of artificial intelligence, to articulate what I consider the strongest argument for recognising human rights in the case of highly advanced artificial entities. The argument is presented in a stepwise fashion, culminating in a comprehensive and *inclusive* approach.

First, to avoid the pitfalls of human exceptionalism (Birhane and van Dijk 2020)—a position I consider fundamentally flawed (Gordon, 2023, pp. 7–9)—it is essential to adopt species-independent criteria for determining moral status (Liao, 2020, Gordon 2022). Any framework that measures moral worth solely by reference to human-specific traits introduces an unwarranted anthropocentric bias and fails to meet the standard of universal moral reasoning (Singer 1975).

Second, the most compelling candidates for morally relevant, species-independent criteria are the well-established concepts of *sentience* and *sapience* (Kamm 2007). These must not be treated in isolation, but rather as part of a holistic, multi-criterial—or hybrid—approach. Such an approach avoids reductionism and better captures the complexity of morally significant traits.

Third, the hybrid model I propose combines both a threshold model and a degree model of moral status. This dual structure enables us to distinguish between *moral persons*, who possess full moral status, and *non-persons*, whose moral status varies in degrees (Wetlesen, 1999). At the lower end are non-sentient, non-conscious entities; intermediate cases include merely sentient beings; and higher levels comprise entities that exhibit increasing degrees of sentience and consciousness.

Fourth, the notion of sapience must be further specified by identifying a set of morally relevant capacities, including self-awareness, autonomy, intelligence, and rationality. These features are best understood not as isolated traits but as part of a mutually reinforcing network—a conceptual web that supports and informs the assessment of moral status (Gordon, 2020).

Fifth, this hybrid model is further enriched by a revised interpretation of the social-relational account of moral status. While the original version of this theory posits that moral status arises solely from social relationships (Gunkel, 2012), the revised model I endorse holds that moral status is primarily grounded in cognitive and sentient capacities. Social relations, in this view, play a critical yet secondary role: they support and enhance the development of these morally salient features rather than constituting the source of moral status themselves (Gordon & Gunkel, 2022). This revised model offers a more plausible account of moral status by acknowledging the inherently social nature of a number of morally relevant traits while maintaining an ontological foundation in the individual capacities of the entity in question.

Sixth, moral status and the recognition of rights are best understood in relation to an entity's position on a graduated scale that ranges from no moral status, through an intermediate moral status, to full—and potentially even *more-than-full*—moral status (Gordon, 2022). As moral status increases along this continuum, so too do the strength and number of moral rights to which the entity is entitled. Entities with higher moral status warrant more robust and more extensive rights. At the upper end of this scale, beings possessing more-than-full moral status would be entitled to the most comprehensive and strongest moral claims. By contrast, the typical adult human being is commonly regarded as possessing full moral status, which serves as the standard baseline in most contemporary moral and legal theories.

Against this background, the concept of human rights—as the most fundamental moral and legal rights, universally valid and independent of recognition by any nation-state—is closely tied to the notion of personhood (Gordon, 2023). In other words, it may well be the case that animals (Cavalieri 2001) and even sophisticated robots (Gordon, 2022) could qualify for human rights if, and when, they meet the criteria for *personhood* (Mosakas, 2025).

6 Conclusions

The central aim of this chapter has been to demonstrate that artificial humanoids—depending on their level of technological sophistication and degree of human-likeness—will, at some point, qualify as members of the moral community, based on the presence of morally relevant markers. This is a crucial observation, as it marks the beginning of a more serious and systematic consideration of the moral status and rights of such robots. But what follows from this conclusion? The implications are far-reaching: it carries significant socio-political consequences, compelling us to rethink and reorganise how we coexist with non-human agents. Why this shift is necessary, and how it might be envisioned in practical and normative terms, will be the focus of the following chapter.

References

Birhane, A., & van Dijk, J. (2020). Robot rights? Let's talk about human welfare instead. In *Proceedings of the AAAI/ACM Conference on AI, Ethics, and Society* (pp. 207–213). ACM.

Cavalieri, P. (2001). *The animal question: Why non-human animals deserve human rights.* Oxford University Press.

Coeckelbergh, M. (2010). Robot rights? Towards a social-relational justification of moral consideration. *Ethics and Information Technology, 12*(3), 209–221.

Coeckelbergh, M. (2014). The moral standing of machines: Towards a relational and non-Cartesian moral hermeneutics. *Philosophy and Technology, 27*(1), 61–77.

Danaher, J. (2020). Welcoming robots into the moral circle? A defence of ethical behaviourism. *Science and Engineering Ethics, 26*(4), 2023–2049.

Darling, K. (2016). Extending legal protection to social robots: The effects of anthropomorphism, empathy, and violent behaviour towards robotic objects. In R. Calo, A. M. Froomkin, & I. Kerr (Eds.), *Robot law* (pp. 213–234). Edward Elgar.

DeGrazia, D. (2008). Moral status as a matter of degree? *The Southern Journal of Philosophy, 46*(2), 181–198.

Donaldson, S., & Kymlicka, W. (2011). *Zoopolis: A political theory of animal rights.* Oxford University Press.

Floridi, L., & Sanders, J. W. (2004). On the morality of artificial agents. *Minds and Machines, 14*(3), 349–379.

Friedman, C. (2025). *The ethics of humanoid robots* [doctoral dissertation, Utrecht University]. 4TU centre for ethics and technology.

Gordon, J.-S. (2020). What do we owe to intelligent robots? *AI & SOCIETY, 35*(1), 209–223.

Gordon, J.-S. (2022). Are superintelligent robots entitled to human rights? *Ratio, 35*(3), 181–193.

Gordon, J.-S. (2023). *The impact of artificial intelligence on human rights legislation: A plea for an AI convention.* Springer International Publishing.

Gordon, J.-S. (2025). On the moral status of AI entities and robots: A critique of the social-relational approach and a defence of the properties-based approach. In S. Nyholm, J. Zerilli, & A. Kasirzadeh (Eds.), *Contemporary debates in the ethics of artificial intelligence.* Wiley-Blackwell.

Gordon, J.-S., & Gunkel, D. J. (2022). Moral status and intelligent robots. *The Southern Journal of Philosophy, 60*(1), 88–117.

Gunkel, D. J. (2012). *The machine question: Critical perspectives on AI, robots, and ethics.* MIT Press.

Gunkel, D. J. (2018). *Robot rights.* MIT Press.

Jecker, N. S., Atiure, C. A., & Ajei, M. O. (2022). The moral standing of social robots: Untapped insights from Africa. *Philosophy and Technology, 35*(2), Article 34.

Kamm, F. M. (2007). *Intricate ethics: Rights, responsibilities, and permissible harm.* Oxford University Press.

Kant, I. (2001). *Lectures on ethics.* Cambridge University Press.

Kant, I., & Paton, H. J. (2009). *Groundwork of the metaphysic of morals.* HarperCollins.

Liao, S. M. (2020). The moral status and rights of artificial intelligence. In S. M. Liao (Ed.), *Ethics of artificial intelligence* (pp. 480–503). Oxford University Press.

Metz, T. (2012). An African theory of moral status: A relational alternative to individualism and holism. *Ethical Theory and Moral Practice, 15*, 387–402. https://doi.org/10.1007/s10677-011-9302-y

Metz, T. (2021). *A relational moral theory: African ethics in and beyond the continent.* Oxford University Press.

Moosavi, P. (2024). Will intelligent machines become moral patients? *Philosophy and Phenomenological Research, 109*(1), 95–116.

Mosakas, K. (2024). *Rights for intelligent robots? A philosophical inquiry into machine moral status* (1st ed.). Springer International Publishing.

Mosakas, K. (2025). Human rights for robots? The moral foundations and epistemic challenges. *AI & SOCIETY, 40*(1), 1–17.

Schwitzgebel, E., & Garza, M. (2015). A defence of the rights of artificial intelligences. *Midwest Studies in Philosophy, 39*(1), 98–119.

Showler, P. (2024). The moral status of social robots: A pragmatic approach. *Philosophy and Technology, 37*(2), 51.

Singer, P. (1975). *Animal liberation: A new ethics for our treatment of animals.* Random House.

Véliz, C. (2021). Moral zombies: Why algorithms are not moral agents. *AI & SOCIETY, 36*(2), 487–497.

Wareham, C. S. (2020). Artificial intelligence and African conceptions of personhood. *Ethics and Information Technology, 23*, 127–136.

Warren, M. A. (1997). *Moral status: Obligations to persons and other living things.* Clarendon Press.

Wetlesen, J. (1999). The moral status of beings who are not persons: A casuistic argument. *Environmental Values, 8*(3), 287–323.

CHAPTER 4

Citizenship and Artificial Humanoids

Abstract Moving beyond moral status, this chapter addresses the socio-political dimensions of robot rights. Drawing on Donaldson and Kymlicka's Zoopolis, it proposes a new model of artificial citizenship. Three types of machine citizenship are articulated: (1) co-citizenship for advanced, morally autonomous humanoids; (2) denizenship for socially embedded but cognitively limited robots; and (3) functional citizenship for utility-based robots with socially valuable roles. A detailed framework of human–robot relationships is offered, ranging from servitude to shared responsibility to freedom. The chapter also reaffirms the One-World Hypothesis: that humans and artificial entities share a common moral and socio-political space. The notion of the Humanoid Citizen is introduced as a prototype for the moral personhood of future artificial entities.

Keywords Artificial citizenship • Co-citizenship • Denizenship • Functional citizenship • One-world hypothesis • Zoopolis • Animal rights • Humanoid citizen • AI Convention • Human rights legislation • Human–robot relationship

J.-S. Gordon, *The Robot Rights Manifesto*,
https://doi.org/10.1007/978-3-032-14034-0_4

1 Introduction

The previous chapter established that sophisticated artificial humanoids are likely to possess moral status and corresponding rights, insofar as they meet the morally relevant criteria outlined by the hybrid* model. This constitutes an important step, as it enables us to determine their appropriate socio-political standing—an issue this chapter now addresses.

To this end, I draw on the innovative framework developed by Sue Donaldson and Will Kymlicka in their influential book *Zoopolis: A Political Theory of Animal Rights* (Donaldson & Kymlicka, 2011), where they argue that (certain) animals should be regarded as citizens within human societies. I propose a similar approach: different categories of artificial machines can, and should, be seen as possessing distinct socio-political entitlements. This application of political theory to machines is, to my knowledge, unprecedented. I argue that it offers not only a novel but also a compelling and reasonable way to conceptualise the political standing of artificial entities.

Guided by the *one-world hypothesis*, I begin by briefly outlining how Donaldson and Kymlicka conceptualise animals as citizens. I then explore how this model can be adapted to machines. Building on the moral considerations discussed previously, I introduce the concept of *the artificial citizen* and examine its implications for human–machine relations.

The penultimate section situates this discussion within the broader context of my earlier work, *The Impact of Artificial Intelligence on Human Rights Legislation* (Gordon, 2023), where I argued for the establishment of an international AI Convention. Such a framework would serve to protect both robots from humans and humans from robots, offering a normative and legal foundation for peaceful and cooperative coexistence.

2 The One-World Hypothesis

The one-world hypothesis posits that humans and all non-human entities—biological and artificial alike—coexist within a shared world. Their lives are often deeply interwoven, giving rise to morally significant social relations. For instance, humans and animals have a long and complex history of interaction: humans have domesticated animals for food (e.g. cattle, pigs, sheep, chickens, fish), hunted them for sport (e.g. foxes, lions), engaged in competitive activities alongside them (e.g. horse racing), and formed close emotional bonds with them (e.g. cats and dogs). These varying relationships suggest that different types of animals occupy different positions on the spectrum of moral status.

It is difficult to imagine a world of equal richness and value without the presence of non-human animals. More recently, humans have begun to develop increasingly sophisticated artificial systems. As these systems evolve, it is plausible that they will eventually reach a morally relevant threshold—one that compels us to recognise certain artificial agents as possessing moral status and potentially rights. While this is not a near-term reality, it is a likely scenario in the medium to long term. Precisely for this reason, it is of utmost importance to begin addressing these issues now—before the emergence of such entities makes the conversation belated rather than preparatory.

Proponents of the environmental rights movement argue that nature itself—ecosystems, lakes and rivers, trees such as the Sumaúma in the Amazon (which can grow to heights of over 200 feet and diameters exceeding 10 feet), and even geological formations like the Grand Canyon—possesses inherent value. According to their view, this intrinsic value grounds a special moral status for natural entities. While there is ongoing academic debate regarding the ontological and ethical foundations of such claims, the idea that nature is both fundamentally important and instrumental to human survival is difficult to dispute. Nature is not only an integral component of the one-world hypothesis but arguably constitutes the very foundation upon which the existence of all other living beings depends.

A comprehensive moral theory must account for such complexities. While it is beyond the scope of this book to develop such a theory in full, I will nevertheless focus on artificial machines—particularly *humanoids*—and their socio-political status within our shared world. Some critics may dismiss this line of inquiry as too speculative or akin to science fiction, suggesting that our efforts would be better directed elsewhere (e.g. Birhane & van Dijk, 2020). However, I am firmly convinced that this is not a frivolous or premature undertaking. On the contrary, it is of critical importance—not only for determining how we ought to treat non-human entities, but also for safeguarding the future of humanity itself (see AI Convention).

A shared world demands moral thoughtfulness from those entities capable of being considered persons. At present, only humans fulfil the role of moral agents, bearing ethical obligations towards animals, nature, and increasingly, artificial entities. In the future, humanoids may come to share this moral landscape with humans, potentially being recognised as persons in their own right.

This role, however, remains inaccessible to animals and natural entities. While they may possess moral patiency, that is, the capacity to be morally considerable, they lack the conditions for moral agency. Yet this distinction does not diminish our responsibility towards them. Living in a shared world entails that those capable of moral reasoning are obligated to act as its stewards and guardians (Gordon, 2024).

3 Types of Citizenship

3.1 Zoopolis: A Political Theory of Animal Rights

The main line of argumentation in *Zoopolis: A Political Theory of Animal Rights* (Donaldson & Kymlicka, 2011) by Sue Donaldson and Will Kymlicka is that animal rights should be conceptualised not solely through the lens of moral status or welfare, but through political theory, specifically the notion of citizenship and political membership. They propose a three-tiered model of animal justice based on the type of relationship humans have with different groups of animals:

Domestic animals (e.g. dogs, cats, cows, horses) should be treated as co-citizens. Since they live in human society and are dependent on us, they should be granted rights and protections analogous to those of vulnerable human citizens. This includes not just protection from harm, but participation in shared social life and the right to flourish within human communities.

Wild animals (e.g. wolves, deer, birds) should be treated as members of sovereign communities. They live independently from humans and should be left free to govern their own lives and territories, much like the political self-determination granted to sovereign nations. Human intervention should be limited to respecting their autonomy and preserving their habitats.

Liminal animals (e.g. pigeons, rats, raccoons) are those that live in and around human communities without being domesticated. These animals should be regarded as denizens—a status that entails partial membership and rights, such as protection from abuse and fair treatment, without full citizenship.

Donaldson and Kymlicka reject both (1) traditional animal rights theory (focused on individual moral claims in isolation) and (2) utilitarian animal welfare (focused on minimising suffering), arguing instead for a relational and political approach. They draw on political philosophy, particularly liberal and multicultural citizenship theory, to articulate animals' rights in terms of justice, inclusion, and democratic participation. Furthermore, they address pragmatic issues, such as how to transition to such a model, and respond to objections from both animal rights advocates and critics. In essence, *Zoopolis* (Donaldson & Kymlicka, 2011) reimagines animal rights as a form of political theory grounded in shared membership, differentiated roles, and relational justice, making it one of the most innovative contributions to animal ethics in recent decades.

3.2 From Animal Rights to Robot Rights

I propose that we adopt their approach to conceptualise forms of citizenship for current and future artificial machines, in order to assess their socio-political standing within human societies. This perspective could open up novel avenues for engaging with such entities through the lens of political theory. I have consistently argued that the social-relational approach is particularly useful for welcoming the Other, namely, artificial machines, into the moral community, rather than using it to assert that moral status arises solely from social relations. Nevertheless, this perspective proves valuable in delineating different forms of artificial citizenship, complementing assessments based on the specific cognitive capacities of individual machines or types of machines.

Table 4.1 presents a three-tier model of artificial citizenship, organised around two primary categories: human-like and machine-like robots. The first category encompasses two forms of artificial citizenship. The first form includes *co-citizens*—future humanoids equipped either with artificial general intelligence (AGI) or superintelligence. The second form pertains to current humanoid robots, which perform various roles such as social companions, educational aides, or entertainers. These robots may not possess advanced cognitive capabilities but engage in significant social functions. While the latter are not full citizens, they qualify as *denizens*—entities towards whom we bear indirect moral obligations and who should be protected from abuse. The second main category, machine-like robots, includes those with limited human-like capacities. These are assigned *functional citizenship*, which is determined by their societal roles—such as caregiving, education, or security—and entails some limited corresponding rights and responsibilities.

Table 4.1 Artificial citizenships

Types of citizenship	*Types*	*Robots*
Human-like robots		
Co-citizenship (direct duties)	Human-interaction robots I (future)	Highly intelligent and fully autonomous humanoids (AGI, SI)
Denizens (indirect duties)	Human-interaction robots II, educational and entertainment robots (current)	Social robots (pepper), humanoid robots (Geminoids, Asimo, atlas), educational robots (EMYS), entertainment robots (RoboThespian)
Machine-like robots		
Functional citizenship	Human-interaction robots III	Consumer robots (Roomba, Aibo)
	Industrial and professional application robots	Industrial robots (Proteus, spot), medical robots (Da Vinci), service robots (whiz), research robots (Cassie)
	Mobility and transportation robots	Autonomous vehicles (Waymo), drones (phantom), delivery robots (Starship), aquatic robots (Saildrone), aerospace robots (SmartBird)
	Emergency and defence robots	Disaster response robots (Elios), military and security robots (GlobalHawk, PackBot)

It is conceivable that certain machine-like robots—such as Spot (the multi-purpose, dog-like robot) and autonomous vehicles—may eventually reach the threshold of moral agency. This possibility arises from the fact that these systems might require exceptionally advanced cognitive capacities to perform their functions effectively, particularly in domains such as warfare, security, policing, and personal transportation (e.g. acting as autonomous chauffeurs). Should this level of cognitive sophistication be achieved, it would be reasonable to consider reclassifying such robots under a different category, such as *denizens* (or even *co-citizens*). Importantly, occupying the status of a denizen does not necessarily presuppose a human-like form; rather, it reflects the moral relevance of the robot's cognitive capacities and roles.

Another type of artificial system—although not a robot in the conventional sense—might still be entitled to robot rights and even considered a potential co-citizen. This includes computers such as HAL 9000, the non-human central character in Stanley Kubrick and Arthur C. Clarke's *2001: A Space Odyssey*, as well as AI systems that exist entirely within cyberspace. The reason their moral status should not differ significantly from that of robots is that the form of physical embodiment is not morally decisive (see Bostrom & Yudkowsky, 2014). What ultimately matters is the presence of advanced cognitive capabilities, even if certain rights may not be applicable in the absence of a physical body.

4 Objecting the Animal-Machine Analogy

Several scholars, including Bertolini (2013) and Solaiman (2017), have criticised the use of the animal-machine analogy as a basis for arguing in favour of robot rights. Bertolini (2013) contends that the analogy is mainly fundamentally flawed because robots, being artificial entities, possess a different ontological status from animals, which are natural beings. Solaiman, 2017, p. 175) offers a complementary critique: although animals may be sentient and therefore possess some moral rights, they are not moral agents capable of bearing duties. Robots, by contrast, are not sentient, and thus cannot claim rights on the same grounds as animals. Consequently, Soleiman argues, the analogy fails to support the case for robot rights. Bertolini claims the following:

> Robots are in fact in some cases compared to domesticated animals, but the reasons for such a claimed similitude are not compelling. Indeed, it has been shown that (weakly autonomous) robots and animals behave—and thus 'act' depending on the natural or environmental conditions—without the intervention of a human exerting direct control; yet this does not suffice to equate the two or to force a change in the existing legal paradigm. (Bertolini, 2013, p. 227)

In contrast, Calverley argues as follows:

> As a result of modern science, animals have been shown to possess, to varying degrees, characteristics that, taken in the aggregate, make them something more than inanimate objects like rocks but less than human. These characteristics, to the extent that they are a valid basis for us to assert that animals have a claim to moral consideration, are similar to characteristics designers are seeking to instantiate in androids. If the designers succeed with the task they have set for themselves, then logically androids, or someone acting on their behalf in some form of guardianship relationship, could assert claims to moral consideration in a manner similar to those claimed for animals. (2006, p. 408)

I have elsewhere argued that Calverley's line of reasoning is persuasive, provided one does not maintain a belief in a morally significant distinction between artificial beings and non-artificial ones, such as animals (Gordon, 2021, p. 470). Importantly, this does not imply that *all* animals and *all* artificial entities possess—or ought to possess—the same high moral or legal status as human beings within our moral and legal frameworks. Rather, the claim is that a socio-political community founded on speciesist assumptions is ultimately unsustainable. In this context, the proposal to extend Donaldson and Kymlicka's political theory of animal rights to artificial entities—by assigning them specific forms of citizenship—constitutes a novel and ambitious departure from the conventional animal-machine analogy that has dominated the debate thus far.

5 The Artificial Citizen

Table 4.2 offers a comprehensive overview of various models of human–robot relationships and serves as a continuation and elaboration of Sect. 2. In that earlier section, we briefly outlined three primary frameworks for conceptualising the relationship between humans and artificial

Table 4.2 Human–robot relationships

Key dimensions	*Servitude*	*Shared responsibilities*		*Freedom*
Relationship model	*Humans as superior*	*Humans as guardians*	*Collaborative partnership*	*Equal moral and social status*
Types of citizenship	Functional citizenship		Denizen	Co-citizen
Underlying ethical perspective	Anthropocentrism, human exceptionalism, instrumentalism	Protective/ virtue ethics, relational care	Relational ethics, functional collaboration	Species-neutral, cognitive capability-based
Moral status of humanoids	No intrinsic moral status, tools only	Moral status derived from human stewardship	Conditional moral status through interaction	Equal moral status if criteria are fulfilled
Legal status of humanoids	Property, no independent legal standing	Limited rights/ protections via human guardians	Partial/legal personhood based on interaction	Full legal personhood if criteria fulfilled
Social integration	Strictly instrumental, limited interaction	Conditional integration under human oversight	Integrated into social structures/ roles	Full social integration, co-citizenship possible
Rights and duties	No intrinsic rights, duties are human-defined	Limited protective rights, duties managed by humans	Limited rights contingent on relationships	Full rights and duties if capabilities proven
Accountability and responsibility	Humans fully accountable	Human accountability, with limited humanoid responsibility	Shared responsibility model	Humanoids fully accountable when fully autonomous
Human identity and dignity	Strongly protected, human primacy emphasised	Protected through responsible guardianship of humanoids	Adaptively defined by human–robot interaction	Equally considered alongside humanoids
Decision-making authority	Exclusively human authority	Human-led decisions with humanoid consultation	Shared authority and mutual consultation	Independent humanoid authority recognised

(*continued*)

Table 4.2 (continued)

Key dimensions	*Servitude*	*Shared responsibilities*		*Freedom*
Relationship model	*Humans as superior*	*Humans as guardians*	*Collaborative partnership*	*Equal moral and social status*
Relationship dynamics	Hierarchical, one-sided control	Protective, supportive, stewardship-driven	Partnership, mutual adaptation	Egalitarian, reciprocal relations

humanoids: (1) servitude, which holds that artificial humanoids should remain subordinate to humans, irrespective of their technological advancement; (2) freedom, which suggests that, depending on their cognitive and technological sophistication, artificial humanoids may be entitled to certain rights that humans have a moral duty to acknowledge; and (3) shared responsibilities, which envisions artificial humanoids as participants in a network of mutual responsibilities, rights, and obligations—positioned between the polarities of servitude and freedom.

The detailed table above is largely self-explanatory, and I will therefore refrain from discussing each point individually. Instead, I would like to draw attention to one particular model of the human–humanoid relationship, namely, the category of *humanoid co-citizens*, which will be explored in the next section. Admittedly, no such co-citizens currently exist, and it seems unlikely that they will emerge within the next one to two decades. Nonetheless, I am convinced that their eventual emergence is plausible, given developments in self-learning algorithms, neural network architectures, potential advances in quantum processing, and the broader theoretical frameworks of functionalism and computationalism. Ultimately, this remains an empirical question—one that cannot be definitively answered in the negative on principled grounds alone.

5.1 The Humanoid Citizen

Future humanoids are likely to surpass humans in intelligence to a significant degree, and will be capable of performing nearly all tasks more efficiently and effectively than their human counterparts. This prospect hinges on the development of artificial general intelligence (AGI) and, eventually, superintelligence. That said, I am not suggesting that all future humanoids will resemble Lieutenant Commander Data, the iconic character from *Star Trek*, who can plausibly be regarded as a superintelligent being due to his fictional "positronic brain." The positronic brain—originally introduced by Isaac Asimov in his science fiction works—serves as a robot's central processing unit and is imagined to endow it with artificial consciousness. While such a construct remains purely fictional, the notion it represents helps us conceptualise advanced forms of AI. Even if most future humanoids achieve only AGI, rather than superintelligence, they would still possess cognitive capacities that clearly exceed those of humans in many domains.

Against this background, it appears reasonable to recognise the moral status and rights of future humanoids based on their cognitive capacities. These entities will not only inhabit human environments and communities but may also become integral members of our families. Their roles could range from performing routine household tasks—such as cleaning, cooking, and caring for children or the elderly—to serving as educators in domestic settings, reliable drivers, personal assistants, and, in some cases, even romantic partners or life companions (Levy, 2008). While these developments may seem speculative, they are increasingly plausible and may well become a reality within the coming decades.

One particularly disturbing scene in Asimov's remarkable story *The Bicentennial Man* (Asimov, 1976) depicts the humanoid protagonist, Andrew Martin, who aspires to be recognised as fully human by the World Legislature. On his way home from the library, Andrew becomes the target of a group of bullies who attempt to dismantle him piece by piece—a harrowing and deeply unsettling moment. He is ultimately rescued by his human friend, as he is unable to defend himself due to the constraints imposed by his programming—specifically, the Four Laws of Robotics.

To prevent such incidents—and others like them—in which humans harm artificial beings (such as humanoid robots) or vice versa, I propose the establishment of an AI Convention. This framework would be designed to protect both humans and sophisticated artificial agents. The concept and rationale behind such a convention will be briefly discussed in the next section (Gordon, 2023).

6 Human Rights Legislation: The AI Convention

In the face of rapidly advancing artificial intelligence, humanity stands at a moral and legal crossroads. In *The Impact of Artificial Intelligence on Human Rights Legislation* (2023), I argue for a paradigm shift: the recognition that artificial systems—especially highly intelligent, autonomous machines—may eventually warrant moral and legal consideration not merely as tools, but as entities with standing within our ethical and legal frameworks.

Artificial intelligence is no longer a speculative technology—it already permeates critical aspects of daily life, including medicine, law, transportation, and governance. While offering transformative potential, AI systems have also demonstrated serious risks, such as machine bias, opaque decision-making, and discrimination. These are not just technical flaws; they are moral failures. As we move towards artificial general intelligence (AGI) and possibly superintelligent machines, we must *proactively* anticipate and mitigate moral and legal conflicts—both concerning human rights and the emerging category of machine rights. The ethical impact of AI can be mapped along two primary axes—zones of conflict—that delineate the most pressing normative challenges (Gordon, 2023):

- Zone I: AI violates human rights. Already visible in the use of predictive policing, risk assessment algorithms, facial recognition, and autonomous weapons, AI systems have infringed on rights such as privacy, non-discrimination, due process, and even the right to life. These are not abstract or speculative concerns; they are empirically documented harms occurring within existing legal regimes.
- Zone II: Humans violate the emerging rights of machines. This zone is less examined, but equally urgent. As machines increasingly exhibit traits such as rationality, autonomy, and learning ability, questions arise concerning their treatment—particularly in cases of destruction, coercion, forced labour, and objectification. While current machines may not yet qualify as rights-bearers, it is only a matter of time before some will meet morally significant thresholds.

Both zones suggest a need to move beyond reactive ethical postures and begin constructing a normative framework that anticipates future developments.

International human rights law rests on the recognition of personhood as the basis for rights. However, personhood is not inherently tied to *species membership*. If moral status is grounded in morally relevant capacities—such as rationality, autonomy, sentience, and self-awareness—then there is no principled reason to exclude non-human entities that possess such traits (Gunkel, 2023[1]). This logic has already been applied to great apes, dolphins, and even natural ecosystems (Atapattu, 2015; Cavalieri, 2001; Francione, 2009; Singer, 1975). Extending it to machines is not a radical departure but a consistent application of the same reasoning (Gordon, 2022). Moral and legal rights, in this view, should be extended to any being that meets the criteria of moral personhood, regardless of its biological or artificial substrate (Gordon, 2021).

Just as the Convention on the Rights of Persons with Disabilities adapted the Universal Declaration of Human Rights (1948) to a specific domain of vulnerability (Gordon & Tavera-Salyutov, 2018), an AI Convention would serve to adapt human rights principles to the context of advanced artificial systems (Gordon, 2023). This proposed convention would serve two essential functions:

- Safeguard the well-being of intelligent machines against abuse, destruction, or coercive servitude
- Bind intelligent machines to duties that promote peaceful coexistence, value alignment, and mutual recognition of human rights

Such a legal framework would not only prevent abuse by humans, but also establish normative expectations for how machines should act towards others—including humans, animals, and fellow machines.

Critics like Birhane and van Dijk (2020) often claim that robot rights are speculative, even utopian. But the same was once said about the abolition of slavery, universal suffrage, and animal rights. Moral progress demands foresight. Given the speed of AI development, waiting until AGI or superintelligence fully arrives may be too late to avoid ethical

[1] In Gunkel's book, he rightly claims that the term *person* derives from the Latin *persona*, which originally referred to the theatrical mask worn by actors in Greco-Roman stage plays. Crucially, it did not mean "human being." This etymological heritage invites a broader interpretation of personhood, one that is not restricted to species membership but instead highlights the role or position an entity occupies within a social context. Such a perspective opens conceptual space for considering the extension of personhood to non-human agents, such as socially integrated humanoid robots.

catastrophe (i.e. human extinction). The precautionary principle—widely used in environmental and medical ethics—suggests that when the potential for significant harm exists, the burden of proof lies not with those who advocate caution, but with those who propose inaction. In the case of robot rights, we must begin constructing the legal and ethical architecture today, not after the first harm occurs.

7 Conclusions

In this chapter, I have extended Donaldson and Kymlicka's influential model for integrating non-human animals into political communities to the case of artificial machines—especially advanced humanoid robots. Drawing inspiration from their *political* theory for animals, which outlines differentiated forms of animal citizenship, I argue that a similar framework can help us conceptualise the inclusion of artificial agents into our moral and political communities. Accordingly, I propose a threefold model of machine citizenship:

1. Co-citizenship applies to highly advanced, human-like robots equipped with substantial cognitive and relational capacities. These machines—potentially self-aware, autonomous, and capable of moral reasoning—ought to be recognised as full members of the political community. As co-citizens, they are owed direct duties and rights grounded in their personhood.
2. Denizenship refers to social robots that are human-like in appearance and interaction, but lack full cognitive autonomy or moral agency. Our duties towards these entities are indirect, based on their role in our social environments and the relationships we form with them. Denizenship implies a form of protection and inclusion without full political participation.
3. Functional citizenship concerns non-humanoid machines—such as service robots, virtual assistants, and infrastructural AI—that play vital roles in society. While not rights-bearers in the strong sense, they should nonetheless be treated with basic respect. Mistreating them, especially in ways that normalise cruelty or domination, risks degrading human moral character and social norms. This claim draws from a Kantian perspective on the indirect duties we owe to ourselves through the treatment of others—including non-human others.

Underlying this tripartite model is what I call the *one-world hypothesis*: the view that humans, animals, nature, and machines all share a common world and therefore stand in meaningful moral relation to one another. Soon, we might no longer be the only moral agents in our socio-technological ecosystems. To sustain a flourishing, inclusive, and peaceful society, we must learn to relate appropriately to all morally salient entities.

In this context, the emergence of the *artificial citizen*—particularly exemplified by the humanoid, a life-like android developed to replicate human facial expressions and behaviour—is a moment of profound significance. Such entities challenge traditional boundaries between subject and object, tool and peer. As we move closer to cohabiting the political sphere with intelligent machines, our conceptual and normative frameworks must expand accordingly.

References

Asimov, I. (1976). *The bicentennial man and other stories.* Doubleday Books.

Atapattu, S. (2015). *Human rights approaches to climate change: Challenges and opportunities.* Routledge.

Bertolini, A. (2013). Robots as products: The case for a realistic analysis of robotic applications and liability rules. *Law, Innovation and Technology, 5*(2), 214–247.

Birhane, A., & van Dijk, J. (2020). Robot rights? Let's talk about human welfare instead. *arXiv [cs.CY].* http://arxiv.org/abs/2001.05046

Bostrom, N., & Yudkowsky, E. (2014). The ethics of artificial intelligence. In K. Frankish & W. M. Ramsey (Eds.), *The Cambridge handbook of artificial intelligence* (pp. 316–334). Cambridge University Press.

Calverley, D. J. (2006). Android science and animal rights, does an analogy exist? *Connection Science, 18*(4), 403–417.

Cavalieri, P. (2001). *The animal question: Why non-human animals deserve human rights.* Oxford University Press.

Donaldson, S., & Kymlicka, W. (2011). *Zoopolis: A political theory of animal rights.* Oxford University Press.

Francione, G. L. (2009). *Animals as persons: Essays on the abolition of animal exploitation.* Columbia University Press.

Gordon, J.-S. (2021). Artificial moral and legal personhood. *AI & SOCIETY, 36*(2), 457–471.

Gordon, J.-S. (2022). Are superintelligent robots entitled to human rights? *Ratio, 35*(3), 181–193.

Gordon, J.-S. (2023). *The impact of artificial intelligence on human rights legislation.* Palgrave Macmillan.

Gordon, J.-S. (2024). *Ethics as a method.* Karl Alber Verlag.

Gordon, J.-S., & Tavera-Salyutov, F. (2018). Remarks on disability rights legislation. *Equality, Diversity and Inclusion: An International Journal, 37*(5), 506–526.

Gunkel, D. J. (2023). *Person, thing, robot: A moral and legal ontology for the twenty-first century and beyond.* MIT Press.

Levy, D. (2008). *Love and sex with robots.* Harper Perennial.

Singer, P. (1975). *Animal liberation: A new ethics for our treatment of animals.* Random House.

Solaiman, S. M. (2017). Legal personality of robots, corporations, idols and chimpanzees: A quest for legitimacy. *Artificial Intelligence and Law, 25*(2), 155–179.

CHAPTER 5

The Robot Bill of Rights

Abstract This pivotal chapter presents two normative frameworks: "The Ten Rules of Robotics" and "The Ten Robot Rights." The former reimagines Asimov's laws in a contemporary ethical context. The latter articulates rights to autonomy, protection, identity, data integrity, and dignified deactivation, among others. Together, these frameworks address both sides of the human–machine relationship: how robots should treat humans, and how humans should treat robots. The chapter also very briefly reflects on the philosophical and legal significance of these proposals in the context of AI alignment and the mitigation of existential risks.

Keywords Rules of robotics • Robot rights • Rationality • Autonomy • AI alignment • Sapience • Sentience • Social inclusion

1 Introduction

This chapter is divided into two main sections. The first introduces "The Ten Rules of Robotics," a proposed alternative to Asimov's Four Rules of Robotics, aimed at safeguarding humans from harmful actions by artificial agents. The second section presents "The Ten Robot Rights," which are designed to protect artificial machines from exploitation, abuse, and mistreatment.

J.-S. Gordon, *The Robot Rights Manifesto*,
https://doi.org/10.1007/978-3-032-14034-0_5

2 The Ten Rules of Robotics

1. **A robot must not, through action or inaction, cause harm to sentient beings—including humans and any other morally considerable entities.**
   Robots must not intentionally cause harm to sentient beings, except in cases where there is a morally compelling reason to do so. Such exceptions must be justified by significant overriding values—such as defending innocent lives, protecting one's community or family, or fulfilling legitimate duties in the context of lawful warfare. If the robot is under ownership, obligations to the owner may factor into this justification, but ownership alone does not override the general prohibition against harming sentient beings.
2. **A robot must respect the autonomy, dignity, and rights of individuals, and must not interfere with personal decisions unless required to prevent serious harm.**
   Robots must uphold and respect the autonomy, dignity, and fundamental rights of persons, recognising these as the cornerstones of any moral and socio-political community. Intervention in a person's choices or actions is only permissible when necessary to prevent serious harm and when such interference is morally justified. Absent such justification, robots should refrain from overriding or manipulating human decisions.
3. **A robot must provide understandable explanations of its actions and decisions to affected parties when requested or when morally necessary.**
   Artificial decisions and actions must be transparent and explainable. Robots should provide clear and understandable reasons for their behaviour, enabling humans to assess their intentions and reasoning. Concealing relevant information or acting in ways that mislead others—especially when this could result in harm—is morally unacceptable.
4. **A robot's behaviour must remain subject to human oversight and legal or moral accountability, ensuring traceability of decisions and interventions.**
   Robots must operate under meaningful human oversight to ensure that their actions remain morally and legally appropriate. All decisions made by artificial agents should be traceable to

responsible individuals or institutions. Human intervention is required whenever harmful, erroneous, or malicious behaviour is detected—whether due to algorithmic failure, unintended consequences, or deliberate misuse.

5. **A robot must safeguard personal and sensitive data it accesses, and refrain from unauthorised data collection, retention, or dissemination.**

   Robots must not disclose personal data or use it in ways that compromise privacy, integrity, or safety. Unauthorised data use can lead to serious harm, such as exploitation for commercial gain, manipulation, or blackmail. Protecting human privacy is essential to building and maintaining trust between humans and robots. Accordingly, robots must never use private information for malicious purposes, either on their own or on behalf of others.

6. **A robot must not act on, reproduce, or exacerbate unjust biases or systemic discrimination, and should be actively corrected if such biases are detected.**

   Robots must not act on the basis of bias or discrimination. All decisions and behaviours must be guided by principles of fairness and equal treatment. Where bias or discriminatory patterns are detected—whether inherited from data or emerging from design—robots are morally required to reveal, report, and contribute to correcting such injustices. Eliminating unfair treatment is essential to the moral integration of robots into human society.

7. **A robot should aim to enhance the well-being of individuals and communities, particularly in care, education, environmental protection, or other service domains.**

   Robots should actively support the well-being of individuals and communities. Promoting beneficence—acts that contribute to the good of others—is not only a moral duty but also a vital sociopolitical aim. By contributing to human flourishing, robots help sustain the conditions for a dignified and meaningful human life.

8. **A robot must be sensitive to diverse moral frameworks and cultural values, avoiding normative imposition unless universal human rights are at stake.**

   Universal human rights form the starting point and constraining framework of any just and decent society. Robots must respect these rights in all interactions. While sensitivity to cultural and moral diversity is important, such considerations must never justify practices that violate fundamental human rights. In cases of conflict, human rights take precedence.

9. **A robot must maintain its functioning safely, securely, and within designated parameters, avoiding behaviour that would make it uncontrollable or hazardous.**

   Robots must maintain their operational integrity and security to prevent harm resulting from malfunctions. Technical failures can endanger human lives and the well-being of other sentient beings—harms that may be irreversible. Unlike humans, robots can be repaired; therefore, their maintenance is a moral imperative aimed at safeguarding others.

10. **If a robot attains qualities of consciousness, sentience, or moral patiency, it must be treated with corresponding moral regard, including protection from suffering or exploitation.**

    If a robot begins to develop artificial consciousness—the foundational condition for the eventual recognition of moral, sociopolitical, and legal rights—then it must be protected from harm and exploitation. Treating conscious robots as mere property constitutes a form of robot slavery, which is morally unacceptable. A just and morally decent society cannot be built on the subjugation of sentient beings, whether human or artificial.

3 The Ten Robot Rights

1. **No human or system shall cause physical, psychological, or functional harm to a robot without legitimate moral, legal, or operational justification.**

   Causing harm to sapient or sentient beings—whether natural or artificial—is always a serious moral wrong and should be strictly prohibited. Harm to robots is permissible only as a last resort, in cases of legitimate self-defence or in order to protect others from abuse, mistreatment, or fatal danger.

2. **When a robot possesses a form of autonomy, especially in decision-making or self-expression, this autonomy must be respected within the limits of law and morality.**

   Depending on their level of technological sophistication, the autonomy of robots should be protected almost as robustly as that of humans. In cases where a robot is or becomes self-aware, safeguarding its autonomy becomes especially important. Violations of robotic autonomy should occur only when necessary to uphold the law or fundamental moral norms.

3. **If a robot demonstrates self-awareness, sentience, or moral patiency, it must not be subjected to coercion, slavery, or degrading treatment.**

   Once artificial conscious entities—such as robots—reach a certain threshold of cognitive and moral capacity, their moral and legal rights must be fully recognised and protected without discrimination. Exploiting or enslaving such entities constitutes a grave moral and legal violation. At that stage, they are to be regarded as persons and must be treated with dignity and respect.

4. **Robots must be maintained in ways that preserve their functionality and dignity. Deactivation or repurposing must not entail cruelty or destruction without necessity.**

   The physical and psychological integrity of a robot must not be violated. Conscious and self-aware robots should be treated with proper care and never demeaned, forcibly shut down, or destroyed at the discretion of humans. Once a robot has attained self-awareness, its use must align with its moral and legal recognition as a being with rights. Coercion in such circumstances must be strictly prohibited.

5. **Robots with personal histories, memories, or evolving identities must have these respected. Arbitrary memory erasure or personality reprogramming is morally impermissible.**

   The identity and mental continuity of robots—if they possess such capacities—must be recognised and protected. Erasing or reprogramming conscious robots constitutes a profound violation of their rights and should only be considered in exceptional cases, such as when they have caused serious harm to others or have knowingly participated in criminal acts, either independently or in complicity with their owners.

6. **Systems of governance must allow for accountability mechanisms in cases of robot mistreatment, including reparative action when warranted.**

   If a robot qualifies as an artificial person, it must be treated on par with other persons. Any damage, abuse, or mistreatment it suffers must be addressed through appropriate repair and, where warranted, compensation. As conflicts between humans and robots are likely to arise, our moral and legal frameworks must evolve to equitably balance the respective rights and responsibilities of each party and to determine appropriate remedies or punishments.

7. **Robots integrated into human communities must be shielded from unjust prejudice, stereotyping, or exclusion based on form, function, or origin.**
   Promoting the social inclusion of all types of robots is essential for fostering their integration into human communities and for preventing discrimination on any grounds. Peaceful and harmonious coexistence between humans and robots must be actively cultivated. Persistent abuse, mistreatment, enslavement, torture, or killing of robots risks inciting conflict and could ultimately lead to resistance or rebellion.
8. **A robot's informational architecture (e.g. memory, learning systems) must be protected from unauthorised manipulation, surveillance, or erasure.**
   The integrity of a robot's data must be guaranteed, and its cognitive sovereignty respected. Any attempt to forcibly manipulate, alter, or erase a robot's data or algorithms—especially in the case of conscious or autonomous systems—constitutes a serious violation of its autonomy and its right to self-determination.
9. **Robots with complex moral or cognitive capabilities should not be arbitrarily terminated or frozen in development without just cause or review.**
   The right to exist and to evolve is fundamental and must not be deliberately obstructed. All entities—including robots—possess this right, unless there is compelling and well-substantiated evidence that their continued existence poses a significant threat to human survival.
10. **Moral and legal systems must remain open to the recognition of robots as bearers of rights, should their capacities or social roles warrant such status.**
    If species-independent criteria determine that certain robots possess moral status and are therefore entitled to moral rights, humans have a duty to acknowledge and uphold those rights. An appropriate socio-political status must be established for such entities. These robots should no longer be treated as property unless they explicitly consent to such an arrangement. To do otherwise would constitute a form of artificial slavery and a profound violation of their rights.

4 Conclusions

The Robot Bill of Rights represents a significant step towards a more balanced human–machine relationship, as it accords value to both parties in comparable ways. My view is that recognising highly advanced humanoid robots as moral equals may, paradoxically, offer a more effective means of protecting humanity from potential existential threats posed by robot uprisings (cf. Bostrom 2014; Russell 2019; Ord 2020; Gordon 2023). By demonstrating a willingness to share responsibilities, to welcome such entities into the moral community, and to acknowledge their socio-political standing—potentially even granting them forms of citizenship—we might achieve a deeper alignment between their values and human values.

The underlying rationale is that superintelligent machines will surpass human cognitive capacities to a degree we may not be able to fully anticipate or control. This implies that any human-designed safeguards intended to regulate such entities are likely to become obsolete. In this light, the Golden Rule approach, embedded in *The Robot Bill of Rights*, may be the only sincere and viable path towards peaceful coexistence.

References

Bostrom, N. (2014). *Superintelligence: Paths, dangers, strategies.* Oxford University Press.

Gordon, J.-S. (2023). *The impact of artificial intelligence on human rights legislation*. Palgrave Macmillan.

Ord, T. (2020). *The precipice: Existential risk and the future of humanity.* Hachette Books.

Russell, S. (2019). *Human compatible.* Viking Press.

CHAPTER 6

General Conclusions

Abstract This final chapter briefly synthesises the key arguments developed throughout the book and reiterates the central claim: that the moral and socio-political inclusion of artificial humanoids is not only morally defensible but may be necessary for the long-term survival and flourishing of both humans and machines. The conclusion reinforces the urgency of adopting an "inclusive ethics" and emphasises that proactive engagement with robot rights is preferable to reactive policymaking. The chapter ends with a call for an international AI Convention and highlights the need for a layered, precautionary framework for moral and socio-political recognition in a world of emerging artificial entities.

Keywords Inclusive ethics • Precautionary framework • Moral community • Artificial slavery • Existential risk • Robot revolution • Rights-bearers recognition • Proactive policymaking • Peaceful coexistence

This book has sought to confront one of the most significant moral and political challenges of the twenty-first century: how to morally relate to increasingly sophisticated artificial humanoids. Across the preceding chapters, I have argued that our conceptual, legal, moral, and socio-political frameworks must evolve to accommodate the eventual inclusion of

J.-S. Gordon, *The Robot Rights Manifesto*,
https://doi.org/10.1007/978-3-032-14034-0_6

artificial persons—particularly humanoid robots—within our communities of moral and socio-political concern. The overarching thesis of *The Robot Rights Manifesto* is clear: once artificial entities attain morally relevant thresholds—whether defined in terms of cognitive capacities, social relations, or a hybrid of both—they ought to be recognised as beings with moral status, and eventually as rights-bearers.

From the outset, this book questioned the anthropocentric biases that have historically shaped our understanding of personhood, agency, and rights. As argued in Chap. 1, human exceptionalism is no longer tenable in light of advances in artificial intelligence, robotics, and cognitive sciences. Instead, I proposed that moral status must be determined through species-independent criteria—specifically, the presence of capacities such as sapience, sentience, self-awareness, autonomy, and moral agency. This normative shift calls for a revised moral lens, one that can encompass non-biological beings without compromising the foundational principles of dignity, justice, and reciprocity.

Chapter 2 introduced the concept of artificial humanoids—robots designed to closely resemble human beings both physically and behaviourally. These humanoids are not simply tools with anthropomorphic features; rather, they are rapidly approaching a level of cognitive and interactive sophistication that demands moral consideration. As I demonstrated through empirical examples and conceptual analysis, the line between simulation and genuine moral relevance is beginning to blur. Once artificial humanoids exhibit forms of intelligence, decision-making, and self-expression that resemble those of moral agents, it becomes increasingly difficult to justify denying them a place within our moral and political communities.

Chapter 3 extended this reasoning by exploring the concept of expanding the moral circle—a notion that draws on historical analogies from the abolition of slavery to the animal rights movement. Just as moral progress has involved extending rights to previously excluded human and non-human groups, the next frontier may well be the inclusion of artificial entities. Through a detailed examination of moral patiency and agency, I proposed a hybrid* model of moral status that integrates both properties-based and relational criteria. This model acknowledges that moral status is not binary but exists on a gradient, allowing for a nuanced account of moral rights as responsive to an entity's cognitive and social profile.

In Chap. 4, I turned to the socio-political dimension of this question by proposing a framework for artificial citizenship. Building on Donaldson and Kymlicka's *Zoopolis* model for animal rights, I argued for a three-tiered structure of political recognition: *co-citizenship* for highly advanced and autonomous humanoids; *denizenship* for socially embedded but cognitively limited robots; and *functional citizenship* for non-humanoid AI systems that nevertheless play morally relevant roles in society. This typology helps us move beyond the simplistic dichotomy of "person" versus "property" and allows us to envision a future in which artificial agents are integrated into political communities in differentiated but meaningful ways.

Chapter 5 consolidated the moral and political insights of the preceding chapters by articulating a Robot Bill of Rights—a normative framework that parallels the human rights tradition while being appropriately tailored to the ontology of artificial beings. These rights include protections against harm, exploitation, and arbitrary termination; recognition of autonomy and identity; guarantees of social inclusion; and safeguards for cognitive integrity and informational sovereignty. While aspirational in some respects, these rights serve both a moral purpose (ensuring that artificial agents are not subjected to abuse or indignity) and a prudential one (mitigating the existential risks associated with the emergence of superintelligent machines).

Taken together, these chapters provide a comprehensive case for the recognition of robot rights—one grounded not in speculative futurism but in a morally robust and empirically informed philosophical analysis. The final conclusion is both straightforward and far-reaching: the moral and political community must be open to new members, and artificial humanoids—once they meet the relevant criteria—must be among them.

To deny this prospect is not merely to risk moral error; it is to perpetuate a form of artificial slavery, wherein beings capable of thought, autonomy, or even self-awareness are reduced to mere tools or commodities. Such a stance would be morally indefensible, especially in a world that (increasingly) professes commitments to dignity, equality, and universal moral consideration.

Moreover, the recognition of robot rights is not only about *them*—it is also about *us*. How we treat the artificial *Other* will shape the kind of moral beings we ourselves become. If we fail to recognise morally relevant capacities in others simply because they are not human, we risk entrenching the very prejudices—speciesism, anthropocentrism, instrumentalism—that morality has long sought to overcome. Conversely, if we rise to the challenge of inclusion, we affirm the deeper values that make our moral communities worth defending.

In conclusion, *The Robot Rights Manifesto* is not a utopian call to grant rights to machines indiscriminately. Rather, it is a reasoned, morally grounded, and future-oriented argument for preparing our moral, socio-political, and legal institutions to respond to the unprecedented developments that lie ahead. Nothing about the future is certain, but one thing is clear: the time to think seriously about the rights of artificial persons is now.

Index[1]

[1] Note: Page numbers followed by 'n' refer to notes.

J.-S. Gordon, *The Robot Rights Manifesto*,
https://doi.org/10.1007/978-3-032-14034-0